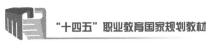

“十四五”职业教育国家规划教材

全国高等职业教育药品类专业
国家卫生健康委员会“十三五”规划教材

供中药制药技术、中药学、药学、药品生产技术、
药品质量与安全专业用

中药制剂检测技术

第 3 版

主　编　田友清　张钦德

副主编　王玲波　甘淋玲　高晓波　王宇卿

编　者　（以姓氏笔画为序）

王　虹　（江苏省连云港中医药高等职业技术学校）　　赵月珍　（湖南中医药高等专科学校）

王宇卿　（南阳医学高等专科学校）　　夏　黎　（广东食品药品职业学院）

王玲波　（黑龙江农业经济职业学院）　　高晓波　（黑龙江中医药大学佳木斯学院）

甘淋玲　（重庆医药高等专科学校）　　郭晓光　（山东丹红制药有限公司）

田友清　（江苏医药职业学院）　　崔海燕　（山东中医药高等专科学校）

史瑞瑞　（北京卫生职业学院）　　程　斌　（浙江医药高等专科学校）

纪从兰　（安徽中医药高等专科学校）　　鲍红娟　（厦门医学院）

李　萍　（山东省莱阳卫生学校）　　蔡兴东　（重庆三峡医药高等专科学校）

宋金玉　（山西药科职业学院）　　穆春旭　（辽宁医药职业学院）

张钦德　（山东中医药高等专科学校）

人民卫生出版社

图书在版编目（CIP）数据

中药制剂检测技术/田友清,张钦德主编.—3版.
—北京:人民卫生出版社,2018
ISBN 978-7-117-25667-4

Ⅰ.①中… Ⅱ.①田…②张… Ⅲ.①中药制剂学-
检验-高等职业教育-教材 Ⅳ.①R283

中国版本图书馆 CIP 数据核字(2018)第 098162 号

人卫智网	www.ipmph.com	医学教育、学术、考试、健康,
		购书智慧智能综合服务平台
人卫官网	www.pmph.com	人卫官方资讯发布平台

中药制剂检测技术
第 3 版

主　　编：田友清　张钦德
出版发行：人民卫生出版社(中继线 010-59780011)
地　　址：北京市朝阳区潘家园南里 19 号
邮　　编：100021
E - mail：pmph @ pmph. com
购书热线：010-59787592　010-59787584　010-65264830
印　　刷：人卫印务（北京）有限公司
经　　销：新华书店
开　　本：850×1168　1/16　印张：31
字　　数：729 千字
版　　次：2009 年 6 月第 1 版　 2018 年 9 月第 3 版
　　　　　2024 年 11 月第 3 版第 12 次印刷(总第 22 次印刷)
标准书号：ISBN 978-7-117-25667-4
定　　价：72.00 元
打击盗版举报电话：010-59787491　E-mail：WQ @ pmph. com
质量问题联系电话：010-59787234　E-mail：zhiliang @ pmph. com

全国高等职业教育药品类专业国家卫生健康委员会"十三五"规划教材出版说明

《国务院关于加快发展现代职业教育的决定》《高等职业教育创新发展行动计划（2015－2018年）》《教育部关于深化职业教育教学改革全面提高人才培养质量的若干意见》等一系列重要指导性文件相继出台，明确了职业教育的战略地位、发展方向。为全面贯彻国家教育方针，将现代职教发展理念融入教材建设全过程，人民卫生出版社组建了全国食品药品职业教育教材建设指导委员会。在该指导委员会的直接指导下，经过广泛调研论证，人民卫生出版社启动了全国高等职业教育药品类专业第三轮规划教材的修订出版工作。

本套规划教材首版于 2009 年，于 2013 年修订出版了第二轮规划教材，其中部分教材入选了"十二五"职业教育国家规划教材。本轮规划教材主要依据教育部颁布的《普通高等学校高等职业教育（专科）专业目录（2015 年）》及 2017 年增补专业，调整充实了教材品种，涵盖了药品类相关专业的主要课程。全套教材为国家卫生健康委员会"十三五"规划教材，是"十三五"时期人卫社重点教材建设项目。本轮教材继续秉承"五个对接"的职教理念，结合国内药学类专业高等职业教育教学发展趋势，科学合理推进规划教材体系改革，同步进行了数字资源建设，着力打造本领域首套融合教材。

本套教材重点突出如下特点：

1. 适应发展需求，体现高职特色　本套教材定位于高等职业教育药品类专业，教材的顶层设计既考虑行业创新驱动发展对技术技能型人才的需要，又充分考虑职业人才的全面发展和技术技能型人才的成长规律；既集合了我国职业教育快速发展的实践经验，又充分体现了现代高等职业教育的发展理念，突出高等职业教育特色。

2. 完善课程标准，兼顾接续培养　本套教材根据各专业对应从业岗位的任职标准优化课程标准，避免重要知识点的遗漏和不必要的交叉重复，以保证教学内容的设计与职业标准精准对接，学校的人才培养与企业的岗位需求精准对接。同时，本套教材顺应接续培养的需要，适当考虑建立各课程的衔接体系，以保证高等职业教育对口招收中职学生的需要和高职学生对口升学至应用型本科专业学习的衔接。

3. 推进产学结合，实现一体化教学　本套教材的内容编排以技能培养为目标，以技术应用为主线，使学生在逐步了解岗位工作实践，掌握工作技能的过程中获取相应的知识。为此，在编写队伍组建上，特别邀请了一大批具有丰富实践经验的行业专家参加编写工作，与从全国高职院校中遴选出的优秀师资共同合作，确保教材内容贴近一线工作岗位实际，促使一体化教学成为现实。

4. 注重素养教育，打造工匠精神　在全国"劳动光荣、技能宝贵"的氛围逐渐形成，"工匠精神"在各行各业广为倡导的形势下,医药卫生行业的从业人员更要有崇高的道德和职业素养。教材更加强调要充分体现对学生职业素养的培养,在适当的环节,特别是案例中要体现出药品从业人员的行为准则和道德规范,以及精益求精的工作态度。

5. 培养创新意识,提高创业能力 为有效地开展大学生创新创业教育,促进学生全面发展和全面成才,本套教材特别注意将创新创业教育融入专业课程中,帮助学生培养创新思维,提高创新能力、实践能力和解决复杂问题的能力,引导学生独立思考、客观判断,以积极的、锲而不舍的精神寻求解决问题的方案。

6. 对接岗位实际,确保课证融通 按照课程标准与职业标准融通,课程评价方式与职业技能鉴定方式融通,学历教育管理与职业资格管理融通的现代职业教育发展趋势,本套教材中的专业课程,充分考虑学生考取相关职业资格证书的需要,其内容和实训项目的选取尽量涵盖相关的考试内容,使其成为一本既是学历教育的教科书,又是职业岗位证书的培训教材,实现"双证书"培养。

7. 营造真实场景,活化教学模式 本套教材在继承保持人卫版职业教育教材栏目式编写模式的基础上,进行了进一步系统优化。例如,增加了"导学情景",借助真实工作情景开启知识内容的学习;"复习导图"以思维导图的模式,为学生梳理本章的知识脉络,帮助学生构建知识框架。进而提高教材的可读性,体现教材的职业教育属性,做到学以致用。

8. 全面"纸数"融合,促进多媒体共享 为了适应新的教学模式的需要,本套教材同步建设以纸质教材内容为核心的多样化的数字教学资源,从广度、深度上拓展纸质教材内容。通过在纸质教材中增加二维码的方式"无缝隙"地链接视频、动画、图片、PPT、音频、文档等富媒体资源,丰富纸质教材的表现形式,补充拓展性的知识内容,为多元化的人才培养提供更多的信息知识支撑。

本套教材的编写过程中,全体编者以高度负责、严谨认真的态度为教材的编写工作付出了诸多心血,各参编院校对编写工作的顺利开展给予了大力支持,从而使本套教材得以高质量如期出版,在此对有关单位和各位专家表示诚挚的感谢!教材出版后,各位教师、学生在使用过程中,如发现问题请反馈给我们(renweiyaoxue@163.com),以便及时更正和修订完善。

人民卫生出版社
2018 年 3 月

全国高等职业教育药品类专业国家卫生健康委员会
"十三五"规划教材
教材目录

序号	教材名称	主编	适用专业
1	人体解剖生理学（第3版）	贺 伟　吴金英	药学类、药品制造类、食品药品管理类、食品工业类
2	基础化学（第3版）	傅春华　黄月君	药学类、药品制造类、食品药品管理类、食品工业类
3	无机化学（第3版）	牛秀明　林 珍	药学类、药品制造类、食品药品管理类、食品工业类
4	分析化学（第3版）	李维斌　陈哲洪	药学类、药品制造类、食品药品管理类、医学技术类、生物技术类
5	仪器分析	任玉红　闫冬良	药学类、药品制造类、食品药品管理类、食品工业类
6	有机化学（第3版）*	刘 斌　卫月琴	药学类、药品制造类、食品药品管理类、食品工业类
7	生物化学（第3版）	李清秀	药学类、药品制造类、食品药品管理类、食品工业类
8	微生物与免疫学*	凌庆枝　魏仲香	药学类、药品制造类、食品药品管理类、食品工业类
9	药事管理与法规（第3版）	万仁甫	药学类、药品经营与管理、中药学、药品生产技术、药品质量与安全、食品药品监督管理
10	公共关系基础（第3版）	秦东华　惠 春	药学类、药品制造类、食品药品管理类、食品工业类
11	医药数理统计（第3版）	侯丽英	药学、药物制剂技术、化学制药技术、中药制药技术、生物制药技术、药品经营与管理、药品服务与管理
12	药学英语	林速容　赵 旦	药学、药物制剂技术、化学制药技术、中药制药技术、生物制药技术、药品经营与管理、药品服务与管理
13	医药应用文写作（第3版）	张月亮	药学、药物制剂技术、化学制药技术、中药制药技术、生物制药技术、药品经营与管理、药品服务与管理

序号	教材名称	主编		适用专业
14	医药信息检索（第3版）	陈 燕	李现红	药学、药物制剂技术、化学制药技术、中药制药技术、生物制药技术、药品经营与管理、药品服务与管理
15	药理学（第3版）	罗跃娥	樊一桥	药学、药物制剂技术、化学制药技术、中药制药技术、生物制药技术、药品经营与管理、药品服务与管理
16	药物化学（第3版）	葛淑兰	张彦文	药学、药品经营与管理、药品服务与管理、药物制剂技术、化学制药技术
17	药剂学（第3版）*		李忠文	药学、药品经营与管理、药品服务与管理、药品质量与安全
18	药物分析（第3版）	孙 莹	刘 燕	药学、药品质量与安全、药品经营与管理、药品生产技术
19	天然药物学（第3版）	沈 力	张 辛	药学、药物制剂技术、化学制药技术、生物制药技术、药品经营与管理
20	天然药物化学（第3版）		吴剑峰	药学、药物制剂技术、化学制药技术、生物制药技术、中药制药技术
21	医院药学概要（第3版）	张明淑	于 倩	药学、药品经营与管理、药品服务与管理
22	中医药学概论（第3版）	周少林	吴立明	药学、药物制剂技术、化学制药技术、中药制药技术、生物制药技术、药品经营与管理、药品服务与管理
23	药品营销心理学（第3版）		丛 媛	药学、药品经营与管理
24	基础会计（第3版）		周凤莲	药品经营与管理、药品服务与管理
25	临床医学概要（第3版）*		曾 华	药学、药品经营与管理
26	药品市场营销学（第3版）*		张 丽	药学、药品经营与管理、中药学、药物制剂技术、化学制药技术、生物制药技术、中药制药技术、药品服务与管理
27	临床药物治疗学（第3版）*		曹 红	药学、药品经营与管理、药品服务与管理
28	医药企业管理	戴 宇	徐茂红	药品经营与管理、药学、药品服务与管理
29	药品储存与养护（第3版）	徐世义	宫淑秋	药品经营与管理、药学、中药学、药品生产技术
30	药品经营管理法律实务（第3版）*		李朝霞	药品经营与管理、药品服务与管理
31	医学基础（第3版）	孙志军	李宏伟	药学、药物制剂技术、生物制药技术、化学制药技术、中药制药技术
32	药学服务实务（第2版）	秦红兵	陈俊荣	药学、中药学、药品经营与管理、药品服务与管理

序号	教材名称	主编		适用专业
33	药品生产质量管理(第3版)*	李 洪		药物制剂技术、化学制药技术、中药制药技术、生物制药技术、药品生产技术
34	安全生产知识(第3版)	张之东		药物制剂技术、化学制药技术、中药制药技术、生物制药技术、药学
35	实用药物学基础(第3版)	丁 丰	张 庆	药学、药物制剂技术、生物制药技术、化学制药技术
36	药物制剂技术(第3版)*	张健泓		药学、药物制剂技术、化学制药技术、生物制药技术
	药物制剂综合实训教程	胡 英	张健泓	药学、药物制剂技术、药品生产技术
37	药物检测技术(第3版)	甄会贤		药品质量与安全、药物制剂技术、化学制药技术、药学
38	药物制剂设备(第3版)	王 泽		药品生产技术、药物制剂技术、制药设备应用技术、中药生产与加工
39	药物制剂辅料与包装材料(第3版)*	张亚红		药物制剂技术、化学制药技术、中药制药技术、生物制药技术、药学
40	化工制图(第3版)	孙安荣		化学制药技术、生物制药技术、中药制药技术、药物制剂技术、药品生产技术、食品加工技术、化工生物技术、制药设备应用技术、医疗设备应用技术
41	药物分离与纯化技术(第3版)	马 娟		化学制药技术、药学、生物制药技术
42	药品生物检定技术(第2版)	杨元娟		药学、生物制药技术、药物制剂技术、药品质量与安全、药品生物技术
43	生物药物检测技术(第2版)	兰作平		生物制药技术、药品质量与安全
44	生物制药设备(第3版)*	罗合春	贺 峰	生物制药技术
45	中医基本理论(第3版)*	叶玉枝		中药制药技术、中药学、中药生产与加工、中医养生保健、中医康复技术
46	实用中药(第3版)	马维平	徐智斌	中药制药技术、中药学、中药生产与加工
47	方剂与中成药(第3版)	李建民	马 波	中药制药技术、中药学、药品生产技术、药品经营与管理、药品服务与管理
48	中药鉴定技术(第3版)*	李炳生	易东阳	中药制药技术、药品经营与管理、中药学、中草药栽培技术、中药生产与加工、药品质量与安全、药学
49	药用植物识别技术	宋新丽	彭学著	中药制药技术、中药学、中草药栽培技术、中药生产与加工

序号	教材名称	主编	适用专业
50	中药药理学（第3版）	袁先雄	药学、中药学、药品生产技术、药品经营与管理、药品服务与管理
51	中药化学实用技术（第3版）*	杨 红 郭素华	中药制药技术、中药学、中草药栽培技术、中药生产与加工
52	中药炮制技术（第3版）	张中社 龙全江	中药制药技术、中药学、中药生产与加工
53	中药制药设备（第3版）	魏增余	中药制药技术、中药学、药品生产技术、制药设备应用技术
54	中药制剂技术（第3版）	汪小根 刘德军	中药制药技术、中药学、中药生产与加工、药品质量与安全
55	中药制剂检测技术（第3版）	田友清 张钦德	中药制药技术、中药学、药学、药品生产技术、药品质量与安全
56	药品生产技术	李丽娟	药品生产技术、化学制药技术、生物制药技术、药品质量与安全
57	中药生产与加工	庄义修 付绍智	药学、药品生产技术、药品质量与安全、中药学、中药生产与加工

说明：*为"十二五"职业教育国家规划教材。全套教材均配有数字资源。

全国食品药品职业教育教材建设指导委员会
成员名单

主任委员：姚文兵　中国药科大学

副主任委员：
刘　斌	天津职业大学	马　波	安徽中医药高等专科学校
冯连贵	重庆医药高等专科学校	袁　龙	江苏省徐州医药高等职业学校
张彦文	天津医学高等专科学校	缪立德	长江职业学院
陶书中	江苏食品药品职业技术学院	张伟群	安庆医药高等专科学校
许莉勇	浙江医药高等专科学校	罗晓清	苏州卫生职业技术学院
昝雪峰	楚雄医药高等专科学校	葛淑兰	山东医学高等专科学校
陈国忠	江苏医药职业学院	孙勇民	天津现代职业技术学院

委　　员（以姓氏笔画为序）：

于文国	河北化工医药职业技术学院	杨元娟	重庆医药高等专科学校
王　宁	江苏医药职业学院	杨先振	楚雄医药高等专科学校
王玮瑛	黑龙江护理高等专科学校	邹浩军	无锡卫生高等职业技术学校
王明军	厦门医学高等专科学校	张　庆	济南护理职业学院
王峥业	江苏省徐州医药高等职业学校	张　建	天津生物工程职业技术学院
王瑞兰	广东食品药品职业学院	张　铎	河北化工医药职业技术学院
牛红云	黑龙江农垦职业学院	张志琴	楚雄医药高等专科学校
毛小明	安庆医药高等专科学校	张佳佳	浙江医药高等专科学校
边　江	中国医学装备协会康复医学装备技术专业委员会	张健泓	广东食品药品职业学院
		张海涛	辽宁农业职业技术学院
师邱毅	浙江医药高等专科学校	陈芳梅	广西卫生职业技术学院
吕　平	天津职业大学	陈海洋	湖南环境生物职业技术学院
朱照静	重庆医药高等专科学校	罗兴洪	先声药业集团
刘　燕	肇庆医学高等专科学校	罗跃娥	天津医学高等专科学校
刘玉兵	黑龙江农业经济职业学院	郏枝花	安徽医学高等专科学校
刘德军	江苏省连云港中医药高等职业技术学校	金浩宇	广东食品药品职业学院
		周双林	浙江医药高等专科学校
孙　莹	长春医学高等专科学校	郝晶晶	北京卫生职业学院
严　振	广东省药品监督管理局	胡雪琴	重庆医药高等专科学校
李　霞	天津职业大学	段如春	楚雄医药高等专科学校
李群力	金华职业技术学院	袁加程	江苏食品药品职业技术学院

莫国民　上海健康医学院　　　　　　　　　　晨　阳　江苏医药职业学院

顾立众　江苏食品药品职业技术学院　　　　　葛　虹　广东食品药品职业学院

倪　峰　福建卫生职业技术学院　　　　　　　蒋长顺　安徽医学高等专科学校

徐一新　上海健康医学院　　　　　　　　　　景维斌　江苏省徐州医药高等职业学校

黄丽萍　安徽中医药高等专科学校　　　　　　潘志恒　天津现代职业技术学院

黄美娥　湖南食品药品职业学院

前　言

本教材依据教育部《普通高等学校高等职业教育(专科)专业目录(2015年)》(2017年增补)及中药制剂检测技术课程标准,参照《中国药典》2015年版、《中国药典分析检测技术指南》,以及中药检验工国家职业技能标准,在《中药制剂检测技术》第1、2版及《中药制剂检测技能训练》的基础上修订而成,供全国高等职业教育中药制药技术、中药学、药学、药品生产技术、药品质量与安全等专业学生使用,亦可作为相关职业岗位群职业技能培训与鉴定、执业中药师资格考试及从事药品检验、中药研发等专业技术人员的参考书。

本教材第1版于2009年出版,第2版于2013年出版,经过近十年的教学使用,受到广大师生的一致好评,并推动了中药制剂检验技术和中药制剂分析技术两门国家级精品课程及相关资源库建设。近年来,随着中药制剂检测技术飞速发展,许多新技术、新方法、新设备被广泛应用,特别是《中国药典》的修订,有必要对原教材进行全面修订。修订过程中,通过对上版教材使用情况、《中国药典》修订情况及中药制剂检测岗位能力要求的充分调研,将本教材项目结构和内容作了一定调整,力求紧扣创新型高素质技术技能人才培养目标,体现"做中学、学中做"教学模式,确保优质教材进课堂。

本版教材与第2版比较,具有如下特点:①沿袭原有体例模式,微调章内节次顺序与内容,以工作过程为导向,将教学过程与工作过程融为一体;②紧扣《中国药典》2015年版,将修订的内容及新技术、新方法融入教材,使教材内容与国家药品标准相统一,以突出先进性与实用性;③章节内目标检测的题量分配更趋平均,内容要求更加务实,利于学生有效自我评价;④实训项目与理论教学结合度更趋紧密,覆盖面更加拓宽,实训模块更趋统一,内容更加务实,从而有效实现"教、学、做"一体化;⑤在修订原有点滴积累、课堂活动、知识链接、案例分析、难点释疑等辅助模块的基础上,新增了导学情景、复习导图等模块,对高职学生的教学更有针对性,并利于自学和自评;⑥在修订原有PPT、微课视频等数字资源的基础上,新增了"扫一扫知重点"及"章后习题"等数字资源模块,使数字资源更加丰富多彩,增强了教材的立体感和信息量。

全书共分为八章,第一章绪论介绍中药制剂检测的依据、基本程序、内容、特点、意义等;第二至六章依据药品检测工作过程分别介绍中药制剂的鉴别、常规检查、杂质检查、卫生学检查和含量测定技术;第七章介绍中药制剂检测的新技术;第八章介绍中药制剂常用剂型的综合检测技术。全书共收载实训项目34个,其中基础实训3个、定性鉴别5个、常规检查7个、杂质检查4个、卫生学检查1个,含量测定6个、综合检测8个,各院校可根据实际情况选用。书后附有附录和课程标准,附录部分收载药品检验与实训常用记录表格、常用试液、缓冲液、试纸、指示液、滴定液及其配制方法等,便于学生学习和查阅。

本教材的编写分工如下:田友清、张钦德负责第一章的编写及全书的统稿工作;王玲波负责第二章的编写;宋金玉、夏黎、甘淋玲负责第三章的编写;王宇卿、李萍、崔海燕、郭晓光负责第四章的编写;甘淋玲负责第五章的编写;高晓波、纪从兰、程斌、史瑞瑞负责第六章的编写;蔡兴东、鲍红娟负责第七章的编写;王虹、穆春旭、赵月珍负责第八章的编写。

本教材在修订过程中,得到了人民卫生出版社、各参编院校、部分医药企业及药品检验机构的大力帮助;参考了《中国药典》2015年版、中药检验工国家职业技能标准及有关中药制剂检测方面的文献;借鉴了部分医药企业、药品检验机构及各参编院校的中药制剂检测经验及相关数据;王玲波、甘淋玲、王宇卿、高晓波、宋金玉、王虹等编委参与了统稿、审稿工作。在此一并表示衷心地感谢。

由于编写时间仓促,编者业务水平有限,不足之处在所难免。衷心希望广大师生在使用过程中提出宝贵意见和建议,以便进一步修订和完善。

《中药制剂检测技术》编写组

2018 年 5 月

目　　录

第一章

绪论

ER-01章PPT

导学情景 ∨

　　2017 年 6 月 20 日，中央电视台《焦点访谈》栏目播出节目——《堵住网售假药的漏洞》，讲述了海南琼海何先生因患风湿病十年而经网络从香港英吉利制药厂购买"狮马龙血脉康胶囊"的事件。 由于该药在正规药店购买不到，于是引起了海南省食品药品监督管理局工作人员的注意。 经调查发现，该产品外包装和说明书上均未按国务院药品监管部门的规定标识医药产品注册证，并经香港卫生署核实，香港英吉利制药厂并未生产过"狮马龙血脉康胶囊"。 广告声称该药为中成药，含有麝香、西红花等许多名贵中药，但经药检所检测，胶囊里除了含有面粉，主要成分为醋酸泼尼松和双氯芬酸钠，如长期服用会产生消化道溃疡、糖尿病、骨质疏松等严重副作用。 后经海南省食品药品监督管理局与省公安厅成立专案组，抓获了生产、贩卖假药的团伙分子，并按《药品管理法》等法律予以严惩。

　　该事件提示，药品生产要符合国家药品管理相关法律法规及标准，并经检验合格后方可上市销售，否则即为假药或劣药，并受到法律制裁。

第一节　概述

ER-1-1

扫一扫　知重点

一、中药制剂检测的含义、分类与任务

（一）中药制剂检测的相关含义

　　中药制剂检测（检验、分析）技术是以中医药理论为指导，以国家药品标准为依据，应用现代分析的理论和方法，全面检测和控制中药制剂质量的一门综合性应用技术。

　　中药制剂系指在中医药理论指导下，以饮片、植物油脂或提取物为原料，按规定的处方和制法制备而成，具有一定剂型和规格，用于防病治病的药品，包括中成药及医疗机构中药制剂。中成药是由依法取得《药品生产质量管理规范》认证证书和药品批准文号的制药企业生产，可以在市场流通的中药制剂，《中华人民共和国药典》（以下简称《中国药典》）则称之为成方制剂或单味制剂。医疗机构中药制剂是由医疗机构根据本单位临床需要经批准而配制、自用的固定的中药制剂，凭医师处方在本医疗机构使用，不得在市场销售或变相销售，不得发布广告，未经批准不得在医疗机构之间调剂使用。

　　药品质量系指药品的物理、化学、生物学、药理学等指标符合药品标准的程度，包括安全性、有效性、均一性、稳定性等方面。为保证药品质量，国家颁布实施了《中华人民共和国药品管理法》及《中

华人民共和国药品管理法实施条例》;成立了国家药品监督管理局(SFDA),颁布实施了《药品生产质量管理规范》(GMP)、《药品经营质量管理规范》(GSP)、《中药材生产质量管理规范》(GAP)、《药物临床试验质量管理规范》(GCP)、《药物非临床研究质量管理规范》(GLP)、《医疗机构制剂配制质量管理规范》(GPP)等一系列药品质量管理法规(图1-1);定期修订、颁布国家药品标准,设立各级药品检验机构,开展药品监督检验工作,从而使药品质量管理纳入法制化轨道。中药制剂作为药品,必须依法对其进行质量检测,这是国家对药品实施技术监督的重要手段,对保证和提高制剂质量具

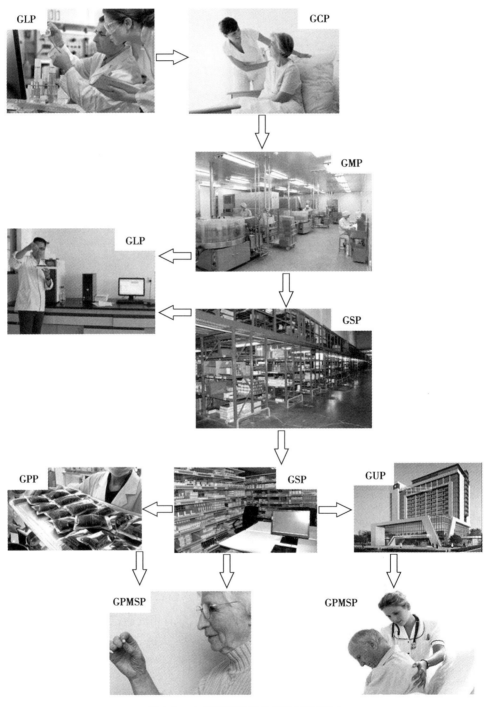

图1-1　中国药品管理法规体系构架图

有重要意义。

（二）中药制剂检测的分类

中药制剂检测分为药品监督检验、药品生产检验与药品验收检验三类。

1. 药品监督检验 是由药品监督管理部门授权的药品检验机构代表国家对辖区内研制、生产、经营、使用的药品进行的检验,具有比生产或验收检验更高的权威性、更强的仲裁性以及第三方检验的公正性。根据检验目的和处理方法不同,又可分为抽查性检验、注册检验、国家检验、委托检验、进口检验和复验6种类型。药品监督检验工作流程见图1-2。

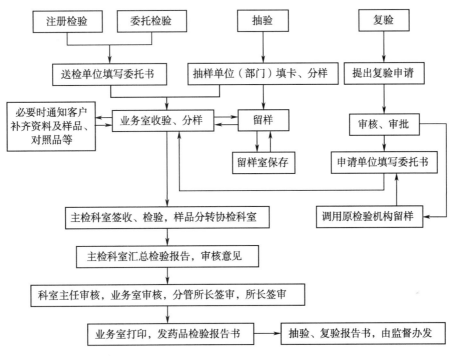

图1-2 药品监督检验工作流程图

（1）抽查性检验（抽验）:由各级药品检验机构对从药品生产、经营、使用单位抽出的样品实施的检验。抽查性检验属于药品监督管理部门的日常监督工作,其检验结果由国家药品监督管理部门发布药品质量检验公告,并依法处理不合格药品的生产、经营和使用者。

（2）注册检验:是指审批新药或仿制已有国家标准药品品种进行审批时的检验,以及审批进口药品所需进行的检验。承担注册检验的药品检验机构应在规定的时限内完成检验,出具药品注册检验报告,上报药品监督管理部门。

（3）国家检验（批检）:指国家药品监督管理部门规定某些药品在销售前必须经过指定的政府药品检验机构检验,合格者才准予销售。这是对存在安全隐患品种实施的强制性检验。

（4）委托检验:包括两类,一是行政、司法部门对涉案样品的送检;二是药品生产、经营和使用单位因不具备检验技术和条件而委托药品检验机构进行的检验。

（5）进口检验:由口岸药品检验所对进口药品进行的检验。

（6）复验:被抽检者对药品检验机构的检验结果有异议时,应在规定时限内,向原药品检验机构或者上一级药品监督管理部门设置或确定的药品检验机构申请复验,也可以直接向国家药品监督管理局设置或确定的药品检验机构申请复验。复验是为了保证药品检验结果的真实准确,保护当事人合法权益。

2. 药品生产检验 系指制药企业对中药制剂的原料、中间产品及成品进行的检验。药品质量是生产出来的,而不是检验出来的。因此,按照 GMP 规定,制药企业应设置独立的质量管理部门并确保履行质量保证和质量控制职责,配备与所生产药品相适应的检验仪器设备和检验人员,按国家药品标准、地方中药材标准及地方中药饮片标准对中药材及饮片进行全项检验,合格者方可投料使用;对每批产品应按国家药品标准进行全项检验,合格后方可入库、销售。产品放行前,所有生产记录及检验数据均应经质量管理部门审查并符合要求,不合格者严禁放行出厂。

3. 药品验收检验 系指药品经营(批发)企业的药品检验部门对购进药品或销后退回药品进行的验收及质量检验。按照 GSP 规定,药品批发企业应有与经营规模、范围相适应的药品检验部门,配置相应的检验仪器和设备;验收首营品种,还应进行药品内在质量的检验,并提供准确、可靠的检验数据。

知识链接

中国食品药品检定研究院简介

中国食品药品检定研究院,简称中检院,原名中国药品生物制品检定所,是国家检验药品生物制品质量的法定机构和最高技术仲裁机构,依法承担实施药品、生物制品、医疗器械、食品、保健食品、化妆品、实验动物、包装材料等多领域产品的审批注册检验、进口检验、监督检验、安全评价及生物制品批签发,负责国家药品、医疗器械标准物质和生产检定用菌毒种的研究、分发和管理,开展相关技术研究工作。

中检院前身是 1950 年成立的中央人民政府卫生部药物食品检验所和生物制品检定所。1961 年,两所合并为卫生部药品生物制品检定所。1998 年,由卫生部成建制划转为国家药品监督管理局直属事业单位。2010 年,更名为中国食品药品检定研究院,加挂国家食品药品监督管理局医疗器械标准管理中心的牌子,对外使用"中国药品检验总所"的名称。

中检院同联合国开发计划署、世界卫生组织以及美国、英国、加拿大、日本、德国等 20 多个国际组织、国家和地区的食品药品检验相关机构开展了多渠道、多领域、深层次的合作交流。成功申请 WHO 生物制品标准化和评价合作中心,成为发展中国家首个 WHO 生物制品标准化和评价合作中心。

(三)中药制剂检测的任务

1. 检验和控制中药制剂的质量 运用物理学、化学、生物学及微生物学等现代分析的技术和手段,对制剂原料、中间产品及成品进行定性定量分析,全面控制药品质量,是中药制剂检验工作的基本任务。

中药制剂检验是一项专业性、技术性很强的工作。一名合格的药检人员应牢固树立"质量第一、依法检验"的职业道德和"实事求是、科学严谨"的工作作风,熟练掌握有关药品检验的法律法规、安全知识、专业知识和基本操作技能,能够根据药品标准及药品检验标准操作规程对中药制剂进行检验,规范各项记录,确保检验的准确性、公正性和权威性,并不断获取新知识、新技术。只有这样,才能胜任本职工作。

2. 研究与制定中药制剂质量标准 研究与制定中药制剂的质量标准,建立科学的中药制剂质量标准体系,提高检测技术水平,可为中药制剂的研发、生产、经营和使用等过程提供检验标准和方法,是中药制剂检验工作的战略任务。

近年来,我国在中药制剂质量控制方面取得了长足的进步,建立了包括传统四大鉴别、分子生物学鉴别、指纹图谱与特征图谱鉴别等定性评价方法学体系,并逐步向活性成分、多成分定量化方向发展。但与中药现代化、国际化要求尚有差距。因此,建立国际承认的、符合中医药特点的中药制剂质量标准,已是当务之急。

3. 开展中药制剂质量控制相关性研究 针对中药制剂药味多、化学成分复杂、质量控制困难等问题,开展中药制剂有效物质基础研究,生产关键技术研究,原料、中间产品及成品质量控制研究,质量检验新方法、新技术研究,定性定量分析用对照品研究,药代动力学研究,安全性评价研究,药理及毒理学研究,稳定性研究,体内药物分析研究等,实现中药质量标准评价的规范化、自动化、现代化,保证临床用药安全、有效、稳定可靠,是中药制剂检验工作的关键任务。

二、中药制剂检测的特点

与单味中药或纯化学药品的检测比较,中药制剂检测具有以下特点:

(一) 中医药理论的指导性

中药成方制剂是在中医理论指导下,按君、臣、佐、使的原则组成,具有多组分、多靶点、相互协同作用的特点。在难以对处方所有中药进行分析的情况下,应首选君药、臣药进行分析,如黄连上清丸中黄连为主药,而安宫牛黄丸中牛黄为主药,黄连为辅药,前者重点测定黄连(包括黄柏)中盐酸小檗碱的含量;后者则重点测定牛黄中胆红素的含量,并辅以测定黄连中盐酸小檗碱的含量。测定成分的选择还应与临床疗效相结合,如山楂在以消食健胃功能为主的制剂中,应重点测定有机酸的含量,而在以活血止痛功能为主的制剂中,则应重点测定黄酮类成分的含量;大黄在以消炎作用为主的制剂中,应测定游离蒽醌的含量,而在以泻下作用为主的制剂中,则应测定结合蒽醌的含量。

(二) 中药制剂化学成分的复杂性

1. 成分复杂 单味中药本身就是多种成分的混合物,当由几味甚至几十味饮片组成成方制剂后,所含成分更为复杂,如延胡索含有 30 多种生物碱(图 1-3),人参含有几十种性质相似的人参皂苷类成分。当用一种溶剂提取中药制剂时,提取液中往往含有多种性质相似的化学成分,需要对样品进行必要的预处理,尽可能除去非被检成分或干扰性成分,富集被检成分,从而保证检测的准确性。

2. 含量较低 多数中药制剂的有效成分含量较低,仅占制剂总固体含量的百分之几、千分之几甚至更低,如六味地黄丸(小蜜丸)中酒萸肉的有效成分马钱苷和莫诺苷的合格含量仅为万分之五,牡丹皮的有效成分丹皮酚的合格含量仅为万分之七。当所选择的指标成分含量低于万分之一时,已基本没有质控意义。

原小檗碱类	延胡索乙素(tetrahydropalmatine)	$C_{21}H_{25}NO_4$
	延胡索甲素(d-corydaline)	$C_{22}H_{27}NO_4$
	去氢延胡索甲素(dehydrocorydaline)	$C_{22}H_{24}NO_4$
	小檗碱(berberine)	$C_{20}H_{18}NO_4$
	四氢小檗碱(canadine)	$C_{20}H_{21}NO_4$
	巴马汀(palmatine)	$C_{21}H_{22}NO_4$
	dl-四氢黄连碱(dl-tetrahydrocoptisine)	$C_{19}H_{17}NO_4$
	黄连碱(coptisine)	$C_{19}H_{14}NO_4$
	L-四氢非洲防己碱(L-tetrahydrocolumbamine)	$C_{20}H_{23}NO_4$
	非洲防己碱(columbarnin)	$C_{20}H_{20}NO_4$
	延胡索庚素(corybulbine)	$C_{21}H_{25}NO_4$
	异紫堇球碱(isocorybulbine)	$C_{21}H_{25}NO_4$
	元胡宁(yanhunine)	$C_{21}H_{25}NO_4$
	L-四氢黄连碱(L-tetrahydrocoptisine)	$C_{19}H_{17}NO_4$
阿朴啡类	d-海罂粟碱(glaucine)	$C_{21}H_{25}NO_4$
	去氢海罂粟碱(delrydroglaucine)	$C_{21}H_{21}NO_4$
	d-去甲海罂粟碱(norglaucine)	$C_{20}H_{23}NO_4$
	d-N-甲基樟苍碱(N-methy Ⅱ aurotetamine)	$C_{20}H_{23}NO_4$
	d-异波尔定(d-Isoboldine)	$C_{19}H_{21}NO_4$
	去氢南天竹啡碱(dehydronantenine)	$C_{20}H_{19}NO_4$
	d-南天竹啡碱(d-nantenine)	$C_{20}H_{21}NO_4$
	d-唐松草坡芬(d-thaliporphine)	$C_{20}H_{23}NO_4$
	d-鹅掌楸啡碱(d-lirioferine)	$C_{20}H_{23}NO_4$
原阿片碱类	普鲁托品(protopine)	$C_{20}H_{19}NO_5$
	α-别隐品碱(α-allocryptopine)	$C_{21}H_{23}NO_5$
异喹啉苄咪唑啉类	saulatine	$C_{22}H_{23}NO_5$
异喹啉苯并菲啶类	二氢血根碱(dihydrosanguinarine)	$C_{20}H_{15}NO_4$
双苄基异喹啉类	比枯枯灵(bicuculline)	$C_{20}H_{17}NO_6$
其他	狮足草碱(leonticine)	$C_{20}H_{25}NO_3$
	元胡菲碱(coryphenanthrine)	$C_{21}H_{25}NO_4$

图1-3 延胡索中的生物碱类成分

3. 易相互影响 中药制剂的化学成分易相互作用,发生增溶、助溶、吸附等物理变化,或形成络合物、复合物,或产生新的物质,使含量发生较大变化,影响测定结果的准确性。如含有甘草和黄连的制剂,其中的甘草酸与小檗碱易生成难溶性盐而沉淀,使两种成分的含量测定结果偏低。

难点释疑

当黄连与黄芩、大黄、金银花或甘草配伍应用时,黄连中的小檗碱,黄芩中的黄芩苷,大黄中的鞣质、大黄酸,甘草中的甘草酸,金银花中的绿原酸含量显著降低。

黄连中的小檗碱可与黄芩中的黄芩苷,大黄中的鞣质、大黄酸,甘草中的甘草酸,金银花中的绿原酸等大分子有机酸形成难溶于水的沉淀而析出,从而降低了上述成分在制剂中的含量。

4. 有效成分的非单一性 中药制剂产生的疗效不是某单一成分作用的结果,也不是某些成分作用的简单加和,而是多种成分的协同作用。单一成分的含量高低常与其疗效呈非线性关系,检测单一活性成分不能完全反映其整体疗效。因此,深入研究中药制剂的有效物质基础,同时检测多种有效成分,才能更加科学、客观地评价中药制剂质量。

(三) 中药制剂杂质来源的多途径性

中药制剂的杂质较化学制剂复杂,在制剂原料、生产过程、贮运过程中均可带入杂质,诸如原料药材带有的非药用部位及泥沙,药材产地环境污染及滥用农药化肥导致重金属及残留农药超标,贮藏不当引起的虫蛀、霉变,洗涤原料的水质二次污染引入的杂质等。因此,强化杂质检查,确保用药安全,是中药制剂检验工作的一项重要任务。

(四) 中药制剂辅料的多样性

因剂型和制备工艺不同,中药制剂所用辅料多种多样,对测定结果有多种影响。如蜜丸中有大量蜂蜜,提取液往往颜色深,黏性大,影响检验正常操作,大量还原糖还会干扰测定结果;若以有机酸类成分作为口服液制剂的检测指标,苯甲酸、山梨酸、尼泊金乙酯等防腐剂会使测定结果偏高;选用碘量法进行注射剂含量测定时,抗氧剂的存在会影响测定结果的准确性。因此,测定前需根据辅料的性质,设法排除辅料干扰,保证检验结果的准确可靠。

(五) 中药制剂质控方法的多元性

目前中药质量控制方法主要有两大类,一是化学成分法,如单一成分分析法、多成分分析法、多维(多种分析仪器联用)多息(化学、药效等信息)分析法、特征图谱法、指纹图谱法、综合分析法等;二是生物效应法,如生物效应测定法(生物效价测定法、体外活性检测法、药效指标测定法)、基因鉴定法、细胞生物学鉴定法、免疫鉴定法等。无论采用哪种方法,其目的均为保证临床用药安全有效,只有将所检测的信息与临床疗效联系起来,才能达到中药质量控制的目的。

(六) 中药制剂质量影响因素的多样性

中药制剂质量受多种因素影响。原料药材的品种、规格、产地、生长环境、药用部位、采收季节与加工方法,净选、切制、炮炙等加工炮制过程,制备工艺及所用辅料,包装、运输及贮藏等,均会影响中药制剂质量。

总之,中药制剂检测具有剂型多、成分复杂、含量较低、影响因素多、未知成分多、杂质多、干扰因素多、检测难度大等特点。但随着中药制剂作用机制、有效成分及其相互关系等方面的研究不断深入,现代分析仪器的广泛应用以及分析方法学的不断进步,中药制剂检测的灵敏度、准确性、客观性和科学性将会逐步提高,中药制剂的质量控制水平将会得到显著提升。

三、中药制剂检测的发展概况

新中国成立以后,中药制剂质量控制经历了从无到有、从主观到客观、从简单到复杂及逐步完善的发展历程。尤其改革开放以来,中药质量控制水平不断提升,色谱分析、光谱分析及联用技术成为当前最为主要的检测方法和手段。

(一) 历史与现状

中药制剂自古就有"膏丹丸散,神仙难辨"之说,其质量主要是通过固定处方组成,严格制备工艺,配合感观检查等方法加以控制。例如,制备阿胶需以优质驴皮为原料,以"阿井之水"熬制,成品达到"挂旗"程度出锅;对蜜丸的赋形剂蜂蜜的质量要求为黄白色,稠如凝脂,气香,味纯,油性大,以木棍挑起,落下时呈拉丝状或折叠呈片状等。在当时的历史条件下,这些传统经验方法,对保证中药制剂质量起到了一定的积极作用。

20 世纪 50～70 年代,近代经典分析方法逐渐用于中药制剂检测。《中国药典》1977 年版开始采用显微鉴别法对含药材粉末的中药制剂进行定性鉴别,显色反应、水分测定、灰分检查、浸出物测定等理化方法逐步得到较为普遍的应用,使中药制剂检测逐渐摆脱了以往经验鉴别的落后局面,具备了现代药物分析的雏形。

改革开放以来,各种色谱、光谱及计算机联用技术逐步应用于中药制剂的质量评价,中药制剂质量控制水平逐步提高。《中国药典》1985 年版首次收载 TLC 鉴别;1990 年版首次收载对照药材的 TLC 鉴别和色谱法含量测定;2000 年版首次建立以色谱法含量测定为主导的质控方法;2005 年版大幅增加 HPLC 法,重视特征成分、活性成分的测定;2010 年版加强了新技术、新方法的应用,大幅增加活性成分、多成分、特征图谱、指纹图谱的测定;2015 年版明显增加了多药味多组分的质量控制、指纹图谱/特征图谱应用更广泛、系列品种质量标准趋向统一、一测多评在成方制剂中得到了应用,初步建立起了符合中医药特色的现代中药质量标准模式框架。

目前,TLC、HPLC、GC 等分析方法已占中药制剂质量控制的主导地位,超临界流体色谱法、高效毛细管电泳法、分子生物学技术、新兴的光谱技术、联用技术和中药指纹图谱、特征图谱等新技术和新方法也逐步进入常规中药制剂检测和质量控制中。

（二）发展方向

1. 检验方法向仪器化、自动化、快速和微量的方向发展　与经典的化学分析方法比较,现代仪器分析以其分离能力强、灵敏度高、分析速度快、稳定性好等特点,而被广泛应用。高效液相色谱法（HPLC）、薄层色谱扫描法（TLCS）、气相色谱法（GC）等色谱分析方法兼具分离与分析双重功能,成为中药制剂检测的主流方法（图 1-4）;显微鉴别技术、薄层色谱（TLC）鉴别技术、一测多评技术、多

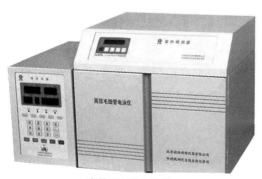
高效毛细管电泳仪

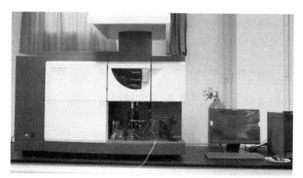
电感耦合等离子体发射光谱仪

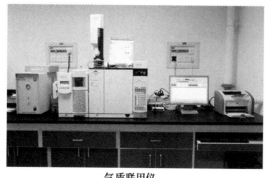
气质联用仪

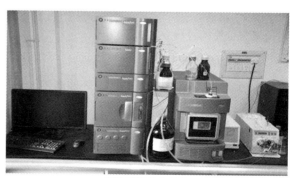
超临界流体色谱仪

图 1-4　常用现代分析仪器

指标成分定量测定技术亦得到广泛应用;原子吸收光谱(AAS)、超临界流体色谱(SFC)、高效毛细管电泳(HPCE)、离子色谱(IC)、核磁共振波谱(NMR)、气-质联用(GC-MS)、液-质联用(LC-MS)、DNA分子鉴定、薄层-生物自显影等新技术,具有自动化程度高、灵敏度高、专属性强、快速和微量等特点,成为今后的发展趋势。

知识链接

"一测多评"技术

"一测多评"技术是用一个对照品同时测定多个成分含量的质量评价模式。 在实际工作中,多成分同步测定需要提供足量的对照品;而中药对照品难以分离或化学单体不稳定导致对照品供应不足,使多指标质量控制受到限制。 本技术的提出为解决该类问题提供了新的思路,可有效改变需多种标准物质、检测成本大、时间长、出报告慢的状况,大大降低标准成本,提高检测工作效率。 如:黄连在《中国药典》2005 年版中的含量测定要求是以 TLCS 法测定黄连中小檗碱的含量,要求其含量不低于3.6%,小檗碱在多种植物中大量分布,将其作为唯一测定指标的专属性较差,而《中国药典》2010 年版和 2015 年版改用 HPLC 法进行一测多评,使小檗碱、表小檗碱、黄连碱、巴马汀的可控成分达9.4%,整体上体现黄连(味连)有别于黄柏等的活性关系。

---

2. 检测成分向活性成分、多成分或多组分方向发展 优先解决对"君、臣"药的有效控制,逐步由单一指标成分检测向活性成分、专属性成分、多成分或多组分检测过渡,由化学质量控制模式向整体质量控制模式转化,已成为中药制剂质量控制的发展方向。

3. 中药指纹图谱(特征图谱)鉴别技术将得到更广泛的应用 按测定手段不同,中药指纹图谱可分为化学成分指纹图谱和生物指纹图谱两类。中药化学成分指纹图谱是指采用色谱、光谱和其他分析方法建立的,用以表征中药化学成分特征的指纹图谱(特征图谱);中药生物指纹图谱包括中药材 DNA 指纹图谱、中药基因组学指纹图谱、中药蛋白质组学指纹图谱等。目前最常用的是中药色谱指纹图谱。

指纹图谱技术是国际公认的天然药物质量检测方法之一,对化学成分复杂、有效成分不完全明确的中药制剂尤为适用。该技术首先利用色谱、光谱技术对制剂样品进行分离和分析,获得组分群体的特征图谱或图像,然后利用计算机技术对图谱进行处理,清除无用信息,获得具有一定专属性和稳定性的标准指纹图谱或特征数据,色谱图中各色谱峰的顺序、面积、比例、保留时间可以表达某个品种特有的化学特征,对具体品种具有特异性,是综合的、可量化的色谱鉴别手段。结合专属性鉴别和多指标成分定量分析,成为全面控制中药制剂质量的可行模式,符合中医理论的整体观。如果进一步开展谱效研究,可使中药制剂的质量与其药效结合起来,有望最终阐明中药制剂防病治病的机制。随着 HPLC-MS 和 GC-MS 等联用技术的应用,中药制剂指纹图谱技术将更趋完善。

4. 安全性检查项目将会大幅增加、不断完善 对中药制剂进行系统的安全性研究,并建立数据库;通过系统的毒理学研究,制定内源性有毒成分、外源性重金属及有害残留物控制的方法和限度;

进一步加强高风险中药注射剂的安全性控制,研究建立中药注射剂异常毒性、过敏反应、高分子聚合物、蛋白质、树脂等有关物质检查的新方法,确保临床用药的安全有效。

5. 新的质量控制模式将会逐步得到应用

（1）生物效应模式:按照生物制品质量控制模式,在严格的试验条件下,通过比较对照品和供试品对生物体或离体器官与组织的特定生物效应,控制和评价中药制剂质量。这种模式突出体现了中药制剂的作用效应,值得深入探索。

（2）药效物质基础控制模式:采用超声提取、微波提取、膜分离、超滤、微透析、固相萃取、逆流色谱、超临界流体萃取等技术提取分离制剂成分,结合药效学研究以明确不同有效组分的药理特征,以活性组分为定量指标,根据多个有效成分的有无或含量高低来控制中药制剂质量。

（3）血清药效物质基础控制模式:又称生物样品的成分分析、体液药物分析或体内药物分析,旨在通过各种分析手段,了解制剂成分在生物体内的存在状况及其变化情况,获得中药制剂生物利用度及药代动力学的各种参数,了解中药制剂成分在生物体内的分布、生物转化及代谢等信息,为准确评价中药制剂质量和指导临床合理用药提供依据。

（4）定量组效关系模式:将指纹图谱技术与中药复方药效学研究相结合,指纹图谱中特征性成分的化学信息与中药复方药效学信息相联系,建立组效关系预测模型,实现基于药效的中药制剂质量控制体系,确保制剂质量的安全、有效、稳定、可控。

（5）过程控制模式:按照"药品的质量是生产出来的,而不是检验出来的"和"合格药品必须同时符合国家药品标准及药品 GMP"的理念,在线监测和过程控制技术(PAT)在中药制剂生产中逐步得到重视,为产品质量的精准控制奠定基础。

近年来,化学、微生物学、指纹图谱技术、药效学、化学计量学等多学科交叉融合,新技术、新方法不断出现,为中药制剂质量控制带来了新的发展思路。现代中药制剂质量分析已不再是单一的检验手段,而是通过新技术、新方法的整合形成一种新的分析方法学体系,从原来的指标成分分析模式向基因指纹图谱定性和多指标成分定量分析结合模式转变,向科学、合理、经济、实用、环保方向发展。

四、影响中药制剂质量的因素

中药制剂质量受中药材品种、加工炮制、制备工艺等多种因素的影响(图 1-5)。作为药品检验人员应较全面地了解影响制剂质量的各种因素,分析和解决生产中存在的质量问题,确保药品生产每一道工序和环节的质量,最终保证中药制剂成品的质量。

（一）中药材的品种与质量

1. 中药材的品种

（1）一药多源:由于历史原因,许多中药存在"一药多源"现象,导致药材质量有较大差异。如葛根中葛根素的合格含量为2.4% ,而粉葛仅为0.30% ,二者相差8 倍;《中国药典》2005 年版以前收载的淫羊藿5 种原植物中,巫山淫羊藿的淫羊藿苷含量经常达不到药典要求,而朝藿定 C 的含量却较高,故《中国药典》2010 年版以后将巫山淫羊藿单列;而同种淫羊藿,叶的淫羊藿苷含量高达3.02% ,而茎仅为0.28% ,二者相差10 倍以上,故《中国药典》2010 年版以后将淫羊藿调整为以叶入

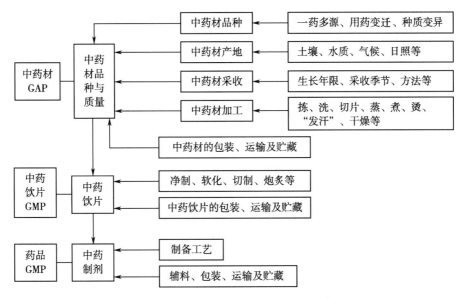

图 1-5 影响中药制剂质量的主要因素

药,地上茎不再供药用。

(2)用药变迁:多数中药古今用药一致,但有的品种存在用药变迁现象,如贝母、白头翁、细辛、甘草、柴胡、黄芩、秦皮、威灵仙、白术、苍术等。关木通的错误变迁,致使含有肾毒性成分"马兜铃酸"的关木通持续使用了几十年,造成了极大的危害。

知识链接

关木通的用药变迁

木通是中药品种发生错误变迁的典型例子。 从《神农本草经》到《新修本草》,木通科木通一直作"通草"入药,五代南唐陈士良的《食性本草》首次将其改作木通药用,直至清代所用木通均是木通科的木通,历代本草中未见有"关木通"的记载。 1954 年,国内学者调查发现我国商品木通主要为马兜铃科植物东北马兜铃的藤茎,误认为传统木通就是现在的关木通。 其后,关木通收载于《中国药典》1963 年版、1977 年版、1985 年版、1990 年版及 2000 年版,致使含有肾毒性成分"马兜铃酸"的关木通持续使用几十年,造成了极大的危害和不良影响。《中国药典》2005 年版后已取消关木通作为药用,收载木通科植物木通、三叶木通或白木通的藤茎作为木通的正品来源,还原了历史本来面目。

---

(3)种质变异:同一物种,栽培品种、野生种、近缘野生种等种质不同,药材质量会有较大差异。如在对不同栽培品种丹参药材的质量研究中发现水浸出物的含量:无花丹参>紫花丹参>白花丹参;水溶性酚酸类成分含量:白花丹参>紫花丹参>无花丹参;脂溶性成分丹参酮$Ⅱ_A$的含量:无花丹参是紫花丹参的 2 倍、白花丹参的 3 倍。因此,建立良种繁育基地,加强"道地药材"优良种质的保存、复壮及繁育,对于确保中药质量意义重大。

2. 中药材的产地 同一品种,产地不同,有效成分的含量会有较大差异。如广东石牌产的广藿香,抗真菌有效成分广藿香酮的含量较海南产的广藿香高;西北产的北大黄蒽醌衍生物含量较南大黄高,泻下作用强。由于天时、地利的生长条件、世代相传的培植技术和优良种质的反复筛选,使一些中药材在特定的地域优质而高产。这种具有特定的种质、产区、生产技术和加工方法所生产的优质中药材,称为"道地药材"。在我国常用的 500 余种药材中,道地药材占 200 余种,但其用量却占 80% 以上。因此,建立道地药材规范化生产基地,对于提高中药材质量具有重要意义。

3. 中药材的采收 中药的采收季节和时间对药材质量有直接影响。如生长期 3～4 年的甘草,其有效成分甘草酸的含量较生长 1 年者高一倍;槐米(花蕾)中芦丁的合格含量为 15.0% ,而槐花(开放的花)仅为 6.0% ;益母草中水苏碱的含量在幼苗期和花期最高,故《中国药典》2015 年版规定益母草鲜品应在春季幼苗期至初夏花前期采割,干品应在夏季茎叶茂盛、花未开或初开时采割,其中盐酸水苏碱含量不得少于 0.5% 。

4. 中药材的产地加工 药材采收后,加工不及时或方法不当,也会影响药材的质量。如黄芩加工不当,会使有效成分黄芩苷在黄芩苷酶作用下发生水解、氧化,而使颜色变绿,质量下降;硫黄熏蒸会使药材残留二氧化硫及重金属;人参浸糖、鹿茸排血、浙贝母去粗皮及心芽等传统加工方法,也会使有效成分减少。

5. 中药材的包装、运输及贮藏 包装、运输及贮藏方法不当,会使药材发生虫蛀、霉变、变色、走油、分解、挥发等变质现象。因此,《药品管理法》规定,贮运中药材必须有包装,在每件包装上必须注明品名、产地、日期等,并附有质量合格标志;在中药材贮运过程中,应采取必要的防潮、防虫、防鼠、防晒等措施,保证中药材质量。

由此可见,中药制剂质量必须从源头抓起,曾经通过实施中药材 GAP,使中药材具有良好的品质一致性。2010 年版药品 GMP 规定,中药材来源应相对稳定;注射剂生产所用中药材的产地应与注册申报资料中的产地一致,并尽可能采用规范化生产的中药材。

(二) 中药的加工炮制

药材必须经加工炮制成饮片,才能用于制剂生产。在中药炮制过程中,每一道工序都可能影响饮片质量,如延胡索的有效成分为叔胺型生物碱,醋制后生物碱可转变成水溶性较大的醋酸盐,使水煎液中生物碱的溶出率明显提高,使镇痛作用增强,故元胡止痛片、十香止痛丸等中成药中的延胡索均以醋制品入药;附子中含有双酯类生物碱,对心脏有毒性,经浸漂、煎煮等炮制后,双酯类生物碱分解为不带酯键的胺醇类生物碱,毒性降低,而其强心成分消旋去甲乌药碱耐热,故熟附子保留其强心作用,毒性则大大降低;斑蝥中的有毒成分斑蝥素在 110℃ 可升华,米炒可使药物的毒性降低。

中药炮制是我国独特的传统制药技术,但由于历史原因,全国中药炮制流派繁多,"一药数法"和"各地各法"的现象比较普遍。为保证中药饮片质量,国家药品监督管理部门要求,所有中药饮片生产企业必须在符合 GMP 质量管理的条件下进行生产,未通过 GMP 认证的企业一律不得生产饮片;对制剂原料均应依法炮制,检验合格后方可投料生产。《中国药典》2010 年版饮片标准数量较 2005 年版大幅度增加,由 13 味增加至 822 味,《中国药典》2015 年版又增修订了 30 味饮片的鉴别项、63 味饮片的检查项,基本涵盖和完善了中医临床常用饮片目录。随着国家对中药饮片质量管理力度的加大和药品标准的逐步完善,中药饮片的质量会不断提高,并对中药制剂的质量起到积极的促进作用。

（三）中药制剂的制备工艺

中药制剂大多须选用适当的溶媒和方法,提取有效成分,再进一步精制、纯化后制成制剂。提取过程中选用的溶媒、提取方法和时间、浓缩温度与压力、醇沉浓度、干燥方法、成型方法等生产工艺都会影响中药制剂的质量。例如,在生产含桂皮酸的液体制剂时,为了除去不溶物,采用不同的分离工艺,致使制剂有效成分的含量、色泽、稳定性等均产生一定差异（表 1-1）。

表 1-1　不同分离工艺对含桂皮酸制剂质量的影响

去除不溶物方法	桂皮酸含量（%）	色泽	放置 1 个月后析出沉淀
乙醇沉淀法	0.285	深棕	+++
离心法	0.408	深棕	++
超滤法	0.473	黄棕	+

同一中药制剂,由于不同生产企业生产工艺的差异,成分含量会有较大差异。如不同厂家生产的复方丹参片中丹参酮 II_A、隐丹参酮等成分的含量差异较大,采用全自动超临界 CO_2 萃取法代替乙醇回流提取法提取丹参酮,可大幅度提高丹参酮 II_A 的收率,在浓缩浸膏中的含量平均可达 20% 以上。有些中药制剂生产工艺较为复杂,即使同一批原料、同一生产车间,若工艺稍有差异,也很难保证不同批次之间化学成分的一致性。因此,设计合理的制备工艺,积极推行 GMP 管理,采用新技术、新设备,是保证中药制剂质量的关键。

（四）辅料、包装、运输及贮藏

辅料、包装、运输及贮藏均可影响中药制剂质量,因此,药品 GMP 规定,中药制剂所用辅料须经质量检验,合格者方可使用。中药制剂的包装应能保证药品在生产、运输、贮藏及使用过程中的质量,盛装药品的各种容器应无毒、洁净,与内容药品不发生化学反应,且不影响药品的质量和检验。在制剂运输过程中,应采取有效可靠的措施,防止中药制剂发生变质。中药制剂的贮藏应符合药品标准规定的条件,避免高温、氧化、受潮、光照等不良因素对制剂质量的影响;仓库应保持空气流通,配备相应的设施或采取安全有效的养护方法,防止昆虫、鸟类或啮齿类动物进入,造成污染或交叉污染。中药制剂一般要求在密闭（封）、阴凉干燥（温度在 20℃ 以下,相对湿度 35%～75%）条件下贮藏,注射剂、滴眼剂、滴丸剂还须避光保存。

五、制药企业药品的质量管理

药品质量是制药企业的生命。目前我国制药企业已全面实施 GMP,其中,药品质量管理是其重要组成部分。药品质量管理是通过具体的质量保证（quality assurance,QA）和质量控制（quality control,QC）活动来实现的。因此,药品 GMP 要求,制药企业必须设置独立的质量保证部门和质量控制部门,履行质量保证和质量控制的职责。制药企业组织机构如图 1-6 所示。

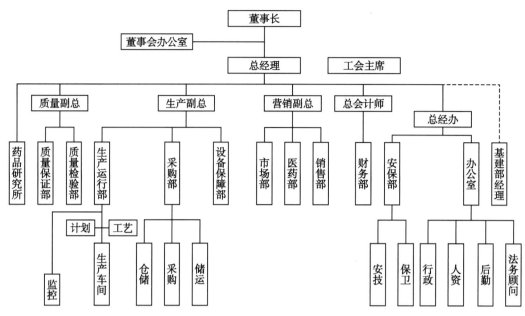

图 1-6 制药企业组织机构图

边学边练

参观药品检验部门（实训一）。

（一）质量保证

质量保证，又称质量监督，是指以产品质量为对象，开展直接形成产品质量的职能活动，对生产的各环节全面监控并贯彻始终，从而确保产品质量。质量保证工作由企业质量保证部门负责执行。其基本要求如下：

1. 制定生产工艺，系统地回顾并证明其可持续稳定地生产出符合要求的产品。

2. 生产工艺及其重大变更均经过验证。

3. 配备涵盖"具有适当的资质并经培训合格的人员；足够的厂房和空间；适用的设备和维修保障；正确的原辅料、包装材料和标签；经批准的工艺规程和操作规程；适当的贮运条件"等必要的资源。

4. 使用准确、易懂的语言制定操作规程。

5. 操作人员经过培训，能够按照操作规程正确操作。

6. 生产全过程应有记录，偏差均经过调查并记录。

7. 批记录和发运记录应能够追溯批产品的完整历史，并妥善保存，便于查阅。

8. 降低药品发运过程中的质量风险。

9. 建立药品召回系统，确保能够召回任何一批已发运销售的产品。

10. 调查导致药品投诉和质量缺陷的原因，并采取措施，防止类似事故再次发生。

（二）质量控制

质量控制又称质量检验，系指对物料、中间产品、成品等进行取样和检验等业务活动，确保放行前物料或产品质量符合要求。质量控制工作由企业质量控制部门负责执行。其基本要求如下：

1. 应配备适当的设施、设备、仪器和经过培训的人员，有效、可靠地完成所有与质量控制相关的活动。

2. 应有批准的操作规程，用于原辅料、包装材料、中间产品、待包装产品和成品的取样、检查、检验以及产品的稳定性考察，必要时进行环境监测，以确保符合药品GMP要求。

3. 由经授权的人员按照规定的方法对原辅料、包装材料、中间产品、待包装产品和成品取样；检验方法应经过验证或确认；取样、检查、检验应有记录，偏差应经过调查并记录。

4. 物料、中间产品、待包装产品和成品必须按照质量标准进行检查检验，并有记录。

5. 物料和最终包装的成品应有足够的留样，以备必要的检查或检验；除最终包装容器过大的成品外，成品的留样包装应与最终包装相同。

（三）中药制剂质量管理

为有效控制中药制剂的质量，2010年版药品GMP附录专设中药制剂部分，强化了中药材前处理、中药提取、制剂生产、质量控制、贮存、发放和运输等过程的质量管理。

知识链接

药品GMP

我国自1988年第一次颁布《药品生产质量管理规范》（GMP）至今已30年，其间经历了1992年、1998年、2010年三次修订。2010年版药品GMP由原卫生部发布，自2011年3月1日起施行。2010年版药品GMP吸收国际先进经验，结合我国国情，按照"软件硬件并重"的原则，贯彻质量风险管理和药品生产全过程管理的理念，更加注重科学性，强调指导性和可操作性，达到了与世界卫生组织药品GMP的一致性。

1. 中药材及其饮片的质量应符合国家药品标准及省（自治区、直辖市）中药材标准和中药饮片炮制规范，并在现有技术条件下，根据对中药制剂质量的影响程度，在相关质量标准中增加必要的质量控制项目。质量控制项目至少应包括：①鉴别；②中药材及其饮片中所含有关成分的定性或定量指标；③已粉碎饮片的粒度检查；④直接入药的饮片粉末入药前的微生物限度检查；⑤外购的中药饮片可增加相应原药材的检验项目；⑥国家药品标准及省（自治区、直辖市）中药材标准和中药饮片炮制规范中包含的其他检验项目。

2. 中药提取、精制过程中使用有机溶剂的，如溶剂对产品质量和安全性有不利影响时，应在中药提取物和中药制剂的质量标准中增加残留溶剂限度。

3. 应对回收溶剂制定与其预定用途相适应的质量标准。

4. 应建立生产所用中药材及其饮片的原植（动、矿）物、中药材使用部位、经批准的替代品、伪品等标本。

5. 应根据使用的每种中药材及其饮片的特性和贮存条件,规定贮存期限和复验期。

6. 应根据中药材、中药饮片、中药提取物、中间产品的特性和包装方式以及稳定性考察结果,确定其贮存条件和贮存期限。

7. 每批中药材及其饮片应留样,留样量至少能满足鉴别的需要,留样时间应有规定;用于中药注射剂的中药及其饮片的留样,应保存至使用该批中药材或中药饮片生产的最后一批制剂产品放行后一年。

8. 中药材及其饮片贮存期间各种养护操作应有记录。

点滴积累 ∨

1. 中药制剂检测是一项专业性、技术性很强的工作。 因其成分复杂、含量较低、干扰较多,故检测前,常须对其进行必要的预处理,尽可能除去非被检成分或干扰性成分,富集被检成分,从而保证检测的准确性。 基于中药制剂多组分、多靶点、多途径的疗效特点,将现代分析技术、指纹图谱技术、药效学、化学计量学等多学科交叉融合,将有助于建立适合中医药特点的中药制剂质量评价新体系。

2. 中药制剂的质量与中药材及其饮片的质量、中药材前处理和制备工艺等密切相关,因此,应强化各环节的质量管理。 药品质量管理是通过具体的质量保证(QA)和质量控制(QC)活动来实现的。

第二节　药品标准

一、概述

(一)药品标准的定义与分类

1. 国家药品标准　是国家对药品质量和检验方法所作的技术规定,是药品生产、经营、使用、检验和监督管理部门必须共同遵循的法定依据。国家药品标准包括《中国药典》及增补本,是经国家药品监督管理局批准的注册标准和颁布的药品标准,以及与药品质量指标、生产工艺和检验方法相关的技术指导原则和规范。

(1)《中国药典》:载入《中国药典》的药品标准,是药品质量的最基本要求。《中国药典》一般每5年修订一次,新版药典一经颁布执行,原同品种药品标准同时废止;药品注册标准不符合新版药典要求的,药品生产企业应提出补充申请;药品注册标准中收载的检验项目多于新版药典规定的或质量指标高于新版药典要求的,在执行新版药典基础上,同时执行原标准的相应项目和指标。制药企业应根据新版药典增修订内容,变更药品说明书和标签。

(2)局颁药品标准:是指未列入《中国药典》而由国家药品监督管理局颁布的药品标准,以及与药品质量指标、生产工艺和检验方法相关的技术指导原则和规范。《局颁药品标准》不列凡例和通则,有关规定均按《中国药典》执行。

（3）药品注册标准：是由国家药品监督管理局批准给申请人特定药品的标准，生产该药品的生产企业必须执行该注册标准。药品注册标准不得低于《中国药典》的规定。

2. 地方药品标准 是指各省、自治区和直辖市人民政府药品监督管理部门颁布的药品标准。《药品管理法》（2015年修订版）取消了地方药品标准，只保留部分中药饮片标准，作为国家药品标准体系的重要补充。国家药品标准一经颁布实施，地方药品标准收载的相同品种标准同时停止使用。地方药品标准应报国家药品监督管理局备案。

3. 企业药品标准 根据药品质量管理的有关规定，制药企业必须制定其产品的企业药品标准（内控标准）。内控标准包括原辅料、包装材料、中间产品和成品等一系列标准。内控标准应根据国家药品标准并结合企业生产工艺条件和产品质量情况制定，做到有效可行，其水平应高于法定标准，可通过增加检测项目或提高检测限度来优化产品质量，使药品自出厂之日起，直到有效期满仍能符合法定质量标准。制药企业应以内控标准组织生产，进行药品检验，符合内控标准的产品才能发放销售。企业还应制定相应的药品检验标准操作规程（SOP），以便规范检验操作。

（二）药品标准的特性

国家药品标准在保证药品具有安全性、有效性、稳定性及可控性的同时，又具有权威性、科学性、实用性和进展性。

1. 权威性 《药品管理法》规定，药品必须符合国家药品标准。药品标准收载的所有品种，均应按标准规定的方法进行检验。如需采用其他方法，应将该方法与规定的方法做比较试验，根据试验结果掌握使用，但仲裁时，仍以现行药品标准规定的方法为准。

2. 科学性 药品标准的制定，应保证检验方法的专属性和灵敏性，检验结果的准确性和可靠性。如《中国药典》2015年版广泛收载国内外先进成熟的检测技术和分析方法，使中药的专属性质量控制方法进一步提高。

3. 实用性 药品标准的建立，应在实现科学性的前提下，尽可能采用操作简便、费用较低的检测方法。

4. 进展性 随着生产技术水平的提高和检测手段的改进，药品标准也应不断修订和完善。新中国成立后，国家颁布了10版药典，收载的内容及品种都在逐渐增多，每个品种项下的"鉴别""检查""浸出物"及"含量测定"等内容，都随时代发展而不断提高和完善。在分析手段上，20世纪五六十年代主要是来源、性状和化学反应鉴定法，色谱、光谱技术从1985年版开始被采用，到2015年版，现代仪器分析有了大量应用，从使用的各种分析方法看，HPLC法占绝对优势，而且几乎呈直线上升的趋势。

二、《中国药典》沿革

新中国成立至今，《中国药典》共颁布发行10版，即1953年版、1963年版、1977年版、1985年版、1990年版、1995年版、2000年版、2005年版、2010年版、2015年版（现行药典）。现将《中国药典》各版的载药情况及主要特点比较如下（表1-2）。

表 1-2　《中国药典》各版载药情况及主要特点

版次	载药情况及主要特点
1953 年	载药 531 种。其中化学药 215 种,植物药与油脂类 65 种,动物药 13 种,抗生素 2 种,生物制品 25 种,各类制剂 211 种(含中药成方制剂 46 种)。1957 年出版药典增订本
1963 年	载药 1310 种。分一、二两部,各有凡例和有关的附录。其中一部收载中药材 446 种,中药成方制剂 197 种,共 643 种。增加了炮制、性味、功能与主治、用法与用量等内容
1977 年	载药 1925 种。分一、二两部,各有凡例和有关的附录。一部收载中草药(包括民族药)、中草药提取物、植物油脂及单味药制剂 882 种,成方制剂(包括民族药成方)270 种,共 1152 种。收载制剂通则和检验方法通则 74 个;对 400 多个品种规定了显微、理化鉴定方法
1985 年	载药 1489 种。分一、二两部,各有凡例和有关的附录。一部收载中药材、植物油脂及单味制剂 506 种,成方制剂 207 种,共 713 种。强调 TLC 和有效成分的含量测定,有 36 种中成药增加了理化鉴别和含量测定内容
1990 年	载药 1751 种。分一、二两部,各有凡例和有关的附录。一部收载中药材、植物油脂等 509 种,成方及单味制剂 275 种,共 784 种。首次收载中药保密品种,新增药材 39 种、中成药 41 种
1995 年	载药 2375 种。分一、二两部,各有凡例和有关的附录。一部收载中药材、植物油脂等 522 种,成方及单味制剂 398 种,共 920 种,新增 142 种。采用显微鉴别、TLC 鉴别、含量测定的品种均有所增加
2000 年	载药 2691 种。分一、二两部,各有凡例和有关的附录。一部收载中药材 534 种,成方及单味制剂 458 种,共 992 种。现代分析技术得到进一步的扩大应用,逐步实现由定性到定量、由单一指标到综合指标评价的过程。如穿心莲检测成分包括穿心莲内酯、脱水穿心莲内酯和醇浸出物。对农药残留量、微生物及重金属检测三项标准均有所提高
2005 年	载药 3214 种,其中新增 525 种,修订 1032 种。分为三部出版,一部收载药材及饮片 551 种、植物油脂和提取物 31 种、成方制剂和单味制剂 564 种,共 1146 种,其中新增 154 种,修订 453 种,共计 607 种、2243 个项目,大幅度提高了中药质量标准的科学性、实用性和可操作性。二部收载化学药品、抗生素、生化药品等;三部收载生物制品,首次将《中国生物制品规程》并入药典
2010 年	载药 4567 种,其中新增 1386 种,修订 2237 种,基本覆盖国家基本药物目录品种和国家医疗保险目录品种。分为三部出版,一部为中药,二部为化学药,三部为生物制品。其中一部收载品种 2165 种,新增 1019 种,修订 634 种
2015 年	载药 5608 种,其中新增 1082 种,修订 1134 种,基本覆盖《国家基本药物目录》和《国家基本医疗保险、工伤保险和生育保险药品目录(2017 年版)》品种。分为四部出版,一部为中药,二部为化学药,三部为生物制品,四部为通则和药用辅料。其中一部收载品种 2598 种,新增 440 种,修订 517 种

三、《中国药典》2015 年版特点

《中国药典》2015 年版由原国家食品药品监督管理总局于 2015 年 6 月 5 日发布,自 2015 年 12 月 1 日起实施。现将《中国药典》2015 年版关于成方制剂和单味制剂检测标准的主要特点简介如下。

(一) 整体药品质量控制水平明显提高

《中国药典》2015 年版共收载中成药 1494 个品种,新增品种 437 个,修订品种 325 个,新增显微鉴别 137 项、薄层色谱鉴别 1350 项、毒性成分检查 16 项、特征图谱/指纹图谱 22 项、高效液相色谱含量测定 548 项、气相色谱含量测定 19 项等,新增了大量基本药物和临床常用品种,重点强化了中成

药活性成分的测定和多组分质量控制项目(见表1-3)。根据品种性质特点,加强了特征图谱/指纹图谱技术的应用,更加重视中成药系列品种质量标准的统一,探索建立以中药对照提取物为对照的质量控制方法,进一步应用一测多评等分析技术,标准整体水平有明显提高,药品质量控制明显增强。

表1-3 《中国药典》2015 年版中药制剂检测新增项目情况

	显微鉴别	薄层鉴别	毒性成分检查	特征/指纹图谱	液相色谱含量测定	气相色谱含量测定
2010 年版收载总数(项)	540	2962	42	6	956	52
2015 年版收载总数(项)	677	4312	58	28	1504	71
2015 年版新增(项)	137	1350	16	22	548	19
增加率(%)	25	46	38	367	57	37

（二） 多药味多组分质量控制明显增多

《中国药典》2015 年版明显加强了多药味、多成分的检测,加强了药味中药效成分总量的测定,并通过梯度洗脱、检测波长转换等在同一色谱条件下同时测定多药味多成分的含量(见表1-4)。如归芍地黄丸增订了山茱萸中马钱苷、莫诺苷的含量测定,并将原标准的芍药苷、丹皮酚合在一个方法测定,建立了高效液相色谱法同时测定马钱苷、莫诺苷、芍药苷、丹皮酚的含量;葛根芩连片在建立了特征图谱的同时,分别测定了葛根、黄连及黄芩的含量测定。在多成分测定中同时注重活性成分的测定,使检测指标更好地反映药效物质,如金莲花口服液(胶囊、片、颗粒)系列品种测定金莲花中主要活性成分荭草苷的含量;消炎利胆片在测定穿心莲内酯和脱水穿心莲内酯总量的同时对主要抗炎活性物质穿心莲内酯规定了含量限度。

表1-4 《中国药典》2015 年版部分中药制剂含量测定成分增修订情况

品种	2010 年版收载成分	2015 年版收载成分
补白颗粒	补骨脂素	补骨脂素、异补骨酯素总量
一捻金	大黄素	芦荟大黄素、大黄酸、大黄素、大黄酚、大黄素甲醚总量
血府逐瘀丸(口服液)	/	芍药苷、柚皮苷
安脑丸	/	冰片、薄荷脑
按摩软膏(按摩乳)	薄荷脑	樟脑、薄荷脑、水杨酸甲酯
比拜克胶囊	大黄酚	芦荟大黄素、大黄酚总量
牛黄上清软胶囊	/	黄芩苷、栀子苷
四君子颗粒	/	甘草苷、甘草酸
小儿解感片	/	黄芩苷、甘草酸
天舒片	/	阿魏酸、天麻素
小儿热速清糖浆	葛根素	黄芩苷、葛根素

（三） 指纹图谱/特征图谱应用更广泛

《中国药典》2015 年版新收载特征图谱15 个制剂、指纹图谱9 个制剂(表1-5),较《中国药典》2010 年版有大幅度增加。特征图谱通过规定特征峰的数目和保留时间对品种药味进行鉴别,如五子衍宗丸特征图谱归属了覆盆子、菟丝子、车前子、五味子等药味的特征峰,其特征图谱充分反映出该药品的鉴别特征;枣仁安神胶囊特征图谱以混合对照药材经提取处理后所得溶液作为参照物溶液,对丹参中酯溶性成分和醋五味子中木脂素类成分8个特征峰进行了归属确认,从整体上丰富了鉴别信息,加强了鉴别的专属性。指纹图谱则通过对共有峰相似度的评价,作为判定品种质量及其均一稳定的依据,如夏桑菊颗粒指纹图谱以绿原酸、迷迭香酸和蒙花苷对照品作参照物,7个共有峰供试品指纹图谱与对照指纹图谱的相似度不得低于0.90,整体反映出夏枯草、野菊花、桑叶的指纹特征;复方血栓通胶囊指纹图谱12个共有峰,相似度不得低于0.90,整体反映了黄芪、丹参、玄参的质量特征。单味制剂通过特征图谱或指纹图谱,可更全面的控制原料及制剂的质量,如康莱特软胶囊特征图谱以薏苡仁油对照提取物作对照,供试品呈现与薏苡仁油对照提取物色谱峰保留时间一致的7个主要特征峰;三七通舒胶囊制定三七三醇皂苷原料及制剂的指纹图谱,通过对5个共有峰相似度的控制,可有效保证原料药与制剂的质量稳定;血脂康片指纹图谱以洛伐他汀作参照物,供试品指纹图谱中呈现红曲10个共有峰。中成药特征/指纹图谱通过对多药味特征成分的检测,对于控制中成药原料质量、规范生产工艺及提高产品质量将发挥重要作用。

表1-5　《中国药典》2015年版指纹图谱及特征图谱新增情况

项目	2010年版收载	2015年版收载（新增）
指纹图谱	注射用双黄连(冻干)、复方丹参滴丸、腰痛宁胶囊、诺迪康胶囊、桂枝茯苓胶囊、天舒胶囊	抗宫炎片(胶囊、颗粒)、血脂康片、复方血栓通胶囊、三七通舒胶囊、抗病毒口服液、清开灵注射液、夏桑菊颗粒
特征图谱		五子衍宗丸、心可舒片、清火栀麦片、葛根芩连片、心脑健胶囊(片)、颠茄片(酊)、枣仁安神胶囊、银黄颗粒(口服液)、茵栀黄软胶囊(胶囊、泡腾片)、康莱特软胶囊

（四）系列品种质量标准逐渐统一

由于历史的原因,中成药部分系列品种存在检测项目不统一,检测指标不合理、检测方法不一致、规定限度不统一的现象,甚至不同剂型的处方药味比例、日服用量和功能主治也有较大差异,同一品种不同剂型的药品标准存在不合理现象,直接影响到中成药系列品种的质量和疗效。鉴于此,《中国药典》2015年版对中成药系列品种质量标准进行了修订,使其逐渐统一,共收载系列制剂227类,共计579种制剂(见表1-6)。如复方丹参胶囊参照药典品种复方丹参片,对制法进行了修订和统一,修订了丹参酮II_A的含量测定方法,增加了丹酚酸B的含量测定方法,增订了三七的含量测定,测定三七皂苷R_1、人参皂苷Rg_1、人参皂苷Re、人参皂苷Rb_1的总量;精制冠心系列品种对不同剂型的检测项目进行了统一,新增完善了川芎、红花等薄层色谱鉴别,在同一色谱条件下同时测定丹酚酸B、芍药苷两种成分的含量,并对系列剂型的含量限度进行了统一;对牛黄上清系列品种的标准进行了统一,在原标准的基础上增加了黄芩苷、栀子苷、连翘酯苷A、芍药苷等4种苷类成分的液相色谱鉴别,并同时测定黄芩苷、栀子苷两种成分的含量,统一了含量限度;银黄系列品种增加了金银花、黄芩成分的特征图谱,统一制定了山银花的检查,测定了金银花提取物、黄芩提取物含量并制定统一的含量限度;清开灵、双黄连等系列制剂均对其检测项目、检测指标、含量限度等进行了统一。系列品种质量标准研究力求根据不同剂型的制剂工艺和剂型特点,综合研究考察不同工艺药效成分的变化及提取转移率,制定系列品种通用标准,达到处方用量一致、项目方法统一、指标限度合理、质量全面可控,使中成药标准更加科学、严谨、规范。

表 1-6 《中国药典》2015 年版一部系列制剂收载情况

每类系列制剂含制剂数量（种）	系列制剂名称	系列制剂数量（类）	系列制剂含制剂数量小计（种）
7	清开灵	1	7
6	川芎茶调,元胡止痛,双黄连,复方丹参,逍遥	5	30
5	六味地黄,百合固金,金莲花,茵栀黄,益母草,银翘解毒	6	30
4	小柴胡,牛黄上清,牛黄解毒,玉屏风,归脾,乐脉,杞菊地黄,护肝,补中益气,保和丸,感冒清热,脑得生,益心舒,通宣理肺,黄连上清,精制冠心,藿香正气	17	68
3	九味羌活,三七伤药,小儿热速清,小儿感冒,小金,小建中,牛黄降压,乌鸡白凤,古汉养生精,玄麦甘桔,弯菊上清,血府逐瘀,花红,芩暴红止咳,更年安,连花清瘟,抗宫炎,附桂骨痛,枇杷止咳,刺五加,肾康宁,金果,乳癖消,胃康灵,养阴清肺,活血止痛,香连,香砂养胃,祛风止痛,都梁,桂枝茯苓,热炎宁,消栓通络,通窍鼻炎,桑菊感冒,蛇胆川贝,蛇胆陈皮,银杏叶,银黄,断血流,清火栀麦,清胃黄连,清脑降压,舒胸,滑膜炎,滋心阴,稳心,糖脉康	48	144
2	一捻金,一清,十一味参芪,十滴水,七厘,八珍,八珍益母,三九胃泰,万应,千金止带,千柏鼻炎,千喜,女金,小儿七星茶,小儿化食,小儿退热,小儿柴桂退热,小青龙,开胸顺气,天王补心,天丹通络,天舒,云南白药,五子衍宗,五苓,五味子,止咳橘红,止痛化癥,中风回春,午时茶,气滞胃痛,片仔癀,风寒咳嗽,乌贝,六味安消,心血宁,心脑欣,心脑健,心脑康,玉泉,正天,正心泰,左金,龙胆泻肝,平消,北豆根,四君子,四物,四神,生血宝,生脉,加味逍遥,孕康,西青果,血栓心脉宁,血脂康,灯盏细辛,安宫牛黄,安神补心,妇科千金,防风通圣,芪冬颐心,杏苏止咳,疟疾,抗骨增生,抗感,利胆排石,肠炎宁,辛芩,启脾,护肝宁,补肾益脑,阿胶补血,附子理中,板蓝根,枣仁安神,肾宝,明目地黄,知柏地黄,金水宝,乳块消,乳康,治咳川贝枇杷,降脂灵,参芍,参芪五味子,参苓白术,枳术,柏子养心,咳特灵,骨疏康,香附,复方川芎,便通,保济,独一味,独活寄生,养心定悸,养血清脑,宫炎平,宫瘤清,穿心莲,冠心丹参,冠心苏合,桂龙咳喘宁,桂附地黄,夏天无,夏枯草,柴黄,铁笛,健胃愈疡,健脑,健脾,健脾生血,脑立清,消络痛,消银,消瘀康,调经活血,通脉养心,通痹,甜梦,羚羊清肺,清肝利胆,清热解毒,清眩,维血宁,葛根汤,葛根芩连,蛤蚧定喘,舒心,猴头健胃灵,猴耳环消炎,普乐安,感冒止咳,愈风宁心,腰痛,瘀血痹,裸花紫珠,槟榔四消,豨莶通栓,豨桐,鼻渊,鼻渊舒,熊胆痔灵,缩泉,颠茄,橘红,藿胆,麝香祛痛	150	300
	总计	227	579

（五）进一步强化检查项目的制订

为防止生产企业炮制加工不规范，原料质量检验不严及各种掺伪、替代、污染情况发生，《中国药典》2015年版对部分中成药原料制定了针对性的检查项目。如西黄丸、六应丸、牛黄抱龙丸等处方用牛黄，为防止使用或掺入人工牛黄，在测定胆红素含量的同时，增加了游离胆红素及猪去氧胆酸的HPLC检查，建立了游离胆红素及猪去氧胆酸通用的检查方法；比拜克胶囊进行猪、牛、羊胆检查，对其原料质量进行严格控制；心悦胶囊、复方血栓通胶囊等分别规定人参茎叶、三七茎叶皂苷的检查，严格控制替代物投料；含制川乌、制草乌等以原药粉入药的风寒双离拐片、活血壮筋丸等系列品种增加了毒性成分双酯型乌头碱的检查，小金胶囊、片、丸系列品种在保留原乌头碱控制指标外，增加了双酯型生物碱中新乌头碱和次乌头碱的限量控制指标；致康胶囊、九味肝泰胶囊等进行土大黄苷检查，清开灵注射液、连花清瘟颗粒等系列品种分别进行灰毡毛忍冬皂苷乙检查，对含矿物药原粉入药的妇必舒阴道泡腾片、荡石胶囊等作砷盐、重金属及有害元素检查等。

（六）质量控制新方法应用明显增多

1. 液相色谱-质谱联用技术应用　自《中国药典》2010年版收录以来，液相色谱-质谱联用技术（LC-MS）在中药标准研究中发挥着越来越重要的作用。胶类制剂是传统中药的重要类别，采用LC-MS/MS法对酶解后的阿胶、龟甲胶、鹿角胶等确定专属性检测离子对，采用质谱多反应监测（MRM）模式监测，对中成药中胶类成分的特征离子进行检测，建立了中药胶类制剂的鉴别方法，可有效检测各类动物胶类原料及其制剂质量，胶类制剂质量标准研究取得新的突破。黄曲霉毒素检查在原标准液相色谱柱后衍生法的基础上，增加了HPLC-MS测定，对柏子仁等14味易受黄曲霉毒素感染的果实种子及动物类药材及其饮片进行检测，当测定结果超出限度时，采用HPLC-MS法确认，方法更加灵敏准确。

2. 一测多评方法应用　一测多评方法在《中国药典》2010年版用于黄连药材测定后，通过对方法技术上的不断完善，《中国药典》2015年版首次应用于成方制剂中，如银杏叶片（胶囊、滴丸）总黄酮醇苷含量测定，以槲皮素对照品为对照，根据所确定的校正因子计算槲皮素、山柰素和异鼠李素的含量。丹参以丹参酮II$_A$对照品为对照，确定各成分校正因子和相对保留时间，测定隐丹参酮、丹参酮I、丹参酮II$_A$的总量等。

3. 中药材对照提取物应用　根据中药多成分的特点，在鉴别及特征图谱中使用对照提取物的多成分对照，可有效加强检测的专属性和可操作性，赋值对照提取物在含量测定中的应用，既可解决单体对照品制备难度大，又可简化标准操作，如枣仁安神胶囊以酸枣仁对照提取物鉴别酸枣仁，云南白药对照提取物用于云南白药及云南白药胶囊的鉴别，康莱特软胶囊以薏苡仁油对照提取物作对照特征图谱，银杏叶系列品种以银杏叶对照提取物作为对照进行鉴别，以标定含量的银杏叶总内酯对照提取物作对照，测定白果内酯、银杏内酯A、银杏内酯B和银杏内酯C的含量等。以赋值的功劳木对照提取物作对照，测定功劳木药材中非洲防己碱、药根碱、巴马汀、小檗碱的总量等。

总之，《中国药典》2015年版中成药标准根据中医药复杂体系的特点制定，在标准研究的思路、方法、技术上不断创新和发展，标准整体设计符合中药质量控制的发展趋势，已初步建立起符合中医药特点的现代中药质量标准模式框架，特别是通过广泛的国际协作和交流，中药质量标准的影响力不断提升，正逐步发挥着中药标准制定的主导作用。

四、《中国药典》2015 年版解读

《中国药典》2015 年版(一部)的内容包括前言、药典委员会委员名单、参与编写工作人员、目录、中国药典沿革、本版药典新增品种名单、本版药典未收载上版药典中的品种名单、凡例、品名目次、正文(药材和饮片、植物油脂和提取物、成方制剂和单味制剂)和索引等部分;《中国药典》2015 年版(四部)的内容除包括与一部类似部分外,主要收载了通则和辅料部分。其中凡例、正文和通则三部分是进行药品检验工作的重要依据,现分别介绍如下。

> ─边学边练─
>
> 查阅《中国药典》2015 年版(实训二)。

（一）主要内容

1. **凡例**　凡例是为正确使用《中国药典》进行药品质量检定的基本原则,并把《中国药典》正文、通则及与质量检定有关的共性问题进行统一规定。药典收载的凡例对药典以外的其他药品国家标准具同等效力。凡例的内容包括总则、正文、通则、名称与编排;项目与要求;检验方法和限度;对照品、对照药材、对照提取物、标准品;计量;精确度;试药、试液、指示剂;动物试验;说明书、包装、标签等。为了正确地理解和使用药典,应逐条阅读并弄懂其内涵,特别是与药品检验工作密切相关的条文,更应仔细阅读,准确理解,正确执行。

2. **正文**　品种项下收载的内容统称为正文。正文分为药材和饮片、植物油脂和提取物、成方制剂和单味制剂三部分。正文中引用的药品系指本版药典收载的品种,其质量应符合相应的规定。正文所设各项规定是针对符合 GMP 的产品而言。任何违反 GMP 或有未经批准添加物质所生产的药品,即使符合《中国药典》或按照《中国药典》没有检出其添加物质或相关杂质,亦不能认为其符合规定。正文项下根据制剂品种和剂型不同,按顺序主要列有处方、制法、性状、鉴别、检查、浸出物、特征图谱或指纹图谱、含量测定、功能与主治、用法与用量、注意、规格、贮藏、附、注等项目。其中用法与用量、注意、贮藏等项内容为指导性条文;而名称、处方、制法、性状、鉴别、检查、含量测定、规格等项内容是评价和控制药品质量的依据,具有严格的法定约束力,其内涵包括真伪、优劣和纯度三方面,集中表现为药品的安全性和有效性。

3. **通则**　通则主要收载制剂通则、通用检测方法和指导原则。制剂通则系按照药物剂型分类,针对剂型特点所规定的基本技术要求;通用检测方法系各正文品种进行相同检查项目的检测时所应采用的统一的设备、程序、方法及限度等;指导原则系为执行药典、考察药品质量、起草与复核药品标准等所制定的指导性规定。通则中的有关规定具法定约束力。进行药品检验时,涉及通则内容的应遵照通则规定执行。

（二）名词术语

1. **溶解度**　系指药品在溶剂中的溶解能力。除另有规定外,称取研成细粉的供试品或量取液体供试品,置于25℃±2℃一定容量的溶剂中,每隔5分钟强力振摇30秒;观察30分钟内的溶解情况,如无目视可见的溶质颗粒或液滴时,即视为完全溶解。药品在溶剂中溶解能力的表述方法如下(表1-7)。

表 1-7 药品在溶剂中溶解能力的表述方法

表述方法	药品在溶剂中溶解能力
极易溶解	系指溶质 1g(ml)能在溶剂不到 1ml 中溶解
易溶	系指溶质 1g(ml)能在溶剂 1～不到 10ml 中溶解
溶解	系指溶质 1g(ml)能在溶剂 10～不到 30ml 中溶解
略溶	系指溶质 1g(ml)能在溶剂 30～不到 100ml 中溶解
微溶	系指溶质 1g(ml)能在溶剂 100～不到 1000ml 中溶解
极微溶解	系指溶质 1g(ml)能在溶剂 1000～不到 10 000ml 中溶解
几乎不溶或不溶	系指溶质 1g(ml)在溶剂 10 000ml 中不能完全溶解

2. 计量 温度、百分比、溶液、滴定液或试液等项目的计量方法如下(表 1-8)。

表 1-8 部分法定计量项目、符号或术语的规定含义

计量项目	符号或术语	含 义
温度	水浴温度	除另有规定外,均指 98～100℃
	热水	系指 70～80℃
	微温或温水	系指 40～50℃
	室温(常温)	系指 10～30℃
	冷水	系指 2～10℃
	冰浴	系指约 0℃
	放冷	系指放冷至室温
百分比	%	系指重量的百分比
	溶液的百分比	除另有规定外,系指溶液 100ml 中含有溶质若干克
	乙醇的百分比	系指在 20℃时容量的比例
	%(g/g)	表示溶液 100g 中含有溶质若干克
	%(ml/ml)	表示溶液 100ml 中含有溶质若干毫升
	%(ml/g)	表示溶液 100g 中含有溶质若干毫升
	%(g/ml)	表示溶液 100ml 中含有溶质若干克
溶液、滴定液或试液	溶液的滴	系指在 20℃时,以 1.0ml 水为 20 滴进行换算
	溶液后标示的(1→10)符号	系指固体溶质 1.0g 或液体溶质 1.0ml 加溶剂使成 10ml 的溶液;未指明用何种溶剂时,均系指水溶液
	两种或两种以上液体的混合物	名称间用半字线"–"隔开,其后括号内所示的":"符号,系指各液体混合时的体积(重量)比例。如三氯甲烷-甲醛-水(63∶35∶10),系指三氯甲烷 63 份、甲醛 35 份与水 10 份的混合液
	乙醇未指明浓度	系指 95%(ml/ml)的乙醇
	XXX 滴定液(YYYmol/L)	要求需精确标定滴定液浓度时,滴定液名称在前,而其摩尔浓度写在名称后的括号内,如硝酸银滴定液(0.1mol/L)
	YYYmol/L XXX 溶液	对于不需精密标定的其他试液,若使用摩尔浓度则用若干 mol/L 某某溶液表示,即浓度大小及单位在前,溶液名称在后,以示与滴定液之区别,如 0.2mol/L 硝酸银滴定液

3. 取样量的准确度 试验中供试品与试药等"称重"或"量取"的量,均以阿拉伯数码表示,其精确度可根据数值的有效数位来确定(表1-9)。

表1-9 取样量的准确度

取用量或术语		准确度要求
取用量	0.1g	系指称取重量可为 0.06~0.14g
	2g	系指称取重量可为 1.5~2.5g
	2.0g	系指称取重量可为 1.95~2.05g
	2.00g	系指称取重量可为 1.995~2.005g
	"约"若干	系指取用量不得超过规定量的±10%。如取约2.5g,系指取用量在 2.25~2.75g 之间
术语	精密称定	系指称取重量应准确至所取重量的千分之一。如精密称定2.5g,称重的准确度为 2.5g×1/1000=0.0025g
	称定	系指称取重量应准确至所取重量的百分之一。如称定2.5g,称重的准确度为 2.5g×1/100=0.025g
	精密量取	系指量取体积的准确度应符合国家标准中对该体积移液管的精密度要求。如"精密量取续滤液2ml",系指用符合国家标准的2ml移液管准确取 2.00ml 续滤液
	量取	系指可用量筒或按照量取体积的有效数位选用量具

4. 试验精密度 包括对恒重、按干燥品(或无水物,或无溶剂)计算、空白试验和试验时的温度的规定(表1-10)。

表1-10 试验精密度

术语	精密度要求(另有规定除外)
恒重	除另有规定外,系指供试品连续两次干燥或炽灼后的重量差异在 0.3mg 以下的重量;干燥至恒重的第二次及以后各次称重均应在规定条件下继续干燥1小时后进行;炽灼至恒重的第二次称重应在继续炽灼30分钟后进行
按干燥品(或无水物,或无溶剂)计算	除另有规定外,应取未经干燥(或未去水、或未去溶剂)的供试品进行试验,并将计算中的取用量按[检查]项下测得的干燥失重(或水分、或溶剂)扣除
空白试验	系指在不加供试品或以等量溶剂替代供试液的情况下,按同法操作所得的结果
并将滴定的结果用空白试验校正	系指按供试品所耗滴定液的量(ml)与空白试验中所耗滴定液的量(ml)之差进行计算
试验时的温度	未注明者,系指在室温下进行;温度高低对试验结果有显著影响者,除另有规定外,应以 25℃±2℃ 为准

5. 贮藏条件 药品贮存与保管的常用术语及其含义如下(见表1-11)。

6. 药筛及粉末分等 《中国药典》2015年版所用药筛,选用国家标准的 R40/3 系列。药筛及粉末分等情况如下(表1-12和表1-13)。

7. 干燥方法 药材产地加工及炮制规定的干燥方法如下:①烘干、晒干、阴干均可的,用"干燥";②不宜用较高温度烘干的,则用"晒干"或"低温干燥"(一般不超过60℃);③烘干、晒干均不适宜的,用"阴干"或"晾干";④少数药材需要短时间干燥,则用"暴晒"或"及时干燥"。制剂中的干燥方法一般用"干燥"或"低温干燥",采用特殊干燥方法的,在具体品种项下注明。

表 1-11 药品贮存与保管的常用术语及其含义

术语	含 义
遮光	系指用不透光的容器包装,例如棕色容器或黑色包装材料包裹的无色透明、半透明容器
避光	系指避免日光照射
密闭	系指将容器密闭,以防止尘土及异物进入
密封	系指将容器密封,以防止风化、吸潮、挥发或异物进入
熔封或严封	系指将容器熔封或用适宜的材料严封,以防止空气与水分的侵入并防止污染
阴凉处	系指不超过20℃
凉暗处	系指避光并不超过20℃
冷处	系指2~10℃
常温	系指10~30℃
其他	除另有规定外,[贮藏]项未规定贮存温度的一般系指常温

表 1-12 药筛分等

筛号	筛孔内径（平均值）	目号
一号筛	2000μm±70μm	10 目
二号筛	850μm±29μm	24 目
三号筛	355μm±13μm	50 目
四号筛	250μm±9.9μm	65 目
五号筛	180μm±7.6μm	80 目
六号筛	150μm±6.6μm	100 目
七号筛	125μm±5.8μm	120 目
八号筛	90μm±4.6μm	150 目
九号筛	75μm±4.1μm	200 目

表 1-13 粉末分等

粉末等级	细 度 要 求
最粗粉	指能全部通过一号筛,但混有能通过三号筛不超过20%的粉末
粗粉	指能全部通过二号筛,但混有能通过四号筛不超过40%的粉末
中粉	指能全部通过四号筛,但混有能通过五号筛不超过60%的粉末
细粉	指能全部通过五号筛,并含能通过六号筛不少于95%的粉末
最细粉	指能全部通过六号筛,并含能通过七号筛不少于95%的粉末
极细粉	指能全部通过八号筛,并含能通过九号筛不少于95%的粉末

8. 单剂量包装 系指按规定一次服用的包装剂量。各品种[用法与用量]项下规定服用范围者,不超过一次服用最高剂量包装者也应按"单剂量包装"检查。

9. 对照品、对照药材、对照提取物、标准品 系指用于鉴别、检查、含量测定的标准物质。对照品应按其使用说明书上规定的方法处理后按标示含量使用。对照品与标准品的建立或变更批号,应与国际对照品、国际标准品或原批号对照品、标准品进行对比,并经过协作标定和一定的工作程序进行技术审定。对照品、对照药材、对照提取物和标准品均应附有使用说明书、标明批号、用途、使用期限、贮存条件和装量等。

▶ 课堂活动

　　《中国药典》2015 年版对九分散含量测定用供试品溶液的制备方法为：取装量差异项下的本品,混匀,取约 2g,精密称定,置具塞锥形瓶中,精密加三氯甲烷 20ml 与浓氨试液 1ml,轻轻摇匀,称重,于室温放置 24 小时,再称重,用三氯甲烷补足减失的重量,充分振摇,滤过,精密量取续滤液 10ml,用硫酸溶液（3→100）分次提取至生物碱提尽,合并硫酸液,加浓氨试液使呈碱性,用三氯甲烷分次提取,合并三氯甲烷液,蒸干,精密加三氯甲烷 5ml 使残渣溶解,即得。

　　讨论：①取装量差异项下的本品,混匀,取约 2g,精密称定,其称量范围是多少？ 称量准确度为多少？ 应选用何种规格（感量）的天平称量？ ②精密加三氯甲烷 20ml 与浓氨试液 1ml,应选用何种量具？ ③室温放置 24 小时,再称重,补足三氯甲烷减失的重量,应选用何种规格（感量）的天平称重？

　　10. 试药、试液、指示剂　　试验用的试药,除另有规定外,均应根据通则试药项下的规定,选用不同等级并符合国家标准或国务院有关行政主管部门规定的试剂标准。试液、缓冲液、指示剂与指示液、滴定液等,均应符合通则的规定或按照通则的规定制备。试验用水,除另有规定外,均系指纯化水。酸碱度检查所用的水,均系指新沸并放冷至室温的水。酸碱性试验时,如未指明用何种指示剂,均系指石蕊试纸。

点滴积累 ∨

　　　　国家药品标准是国家对药品质量和检验方法所作的技术规定,是药品生产、经营、使用、检验和监督管理部门必须共同遵循的法定依据。 国家药品标准具有权威性、科学性、实用性和进展性。《中国药典》的主要内容分凡例、正文及通则三部分。

第三节　中药制剂检测的依据和程序

一、中药制剂检测的依据

　　对国内生产的中药制剂进行检测时,以现行《中国药典》《局颁药品标准》为依据。药品检验操作方法可参照《中国药典分析检测技术指南》的规定执行。生产企业为保证产品质量,往往以企业自定的内控标准为依据,但在仲裁时应以药典规定为准。医疗单位自制制剂按省、自治区、直辖市药品监督管理部门批准的质量标准进行检验。进出口药品应由口岸药检所按有关质量标准或合同规定进行检验。

二、中药制剂检测的程序

中药制剂检测的程序一般包括取样,样品预处理,性状、鉴别、检查和含量测定,得出检验结论(结果判断),打印检验报告书等(图1-7)。

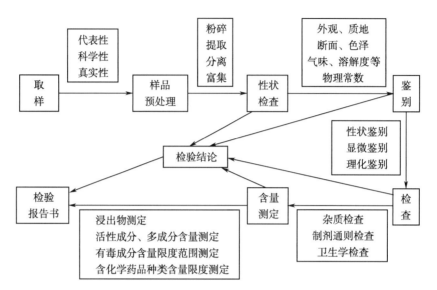

图 1-7　中药制剂检验基本程序

边学边练

识别药品质量检测常用仪器(实训三)。

(一) 取样

取样又称抽样,系指从同一批产品(或物料)中抽取一定数量具有代表性样品的过程。取样应具有代表性、科学性和真实性,原则是"随机、均匀",应严格按照《药品质量抽查检验管理规定》及《药品抽样指导原则》的有关规定进行操作。

1. 取样前检查　取样前应检查药品的品名、厂家、批号、规格及包装式样等是否一致,检查包装的完整性、清洁程度以及有无污染、水迹或霉变等情况,检查药品贮存条件是否符合要求,药品包装是否按规定印有或贴有标签并附有说明书,字样是否清晰。同时,应核实被抽取药品的库存量,有异常情况者另行处理。凡从外观看出长螨、发霉、虫蛀及变质的物料、中间产品及成品,可直接判为不合格,无须再抽样检验。

2. 取样操作　应规范、迅速,注意安全,取样过程应不影响所抽样品和被拆包装药品的质量。直接接触药品的取样工具和盛样器具,应不与药品发生化学作用,使用前应洗净并干燥。用于取放无菌样品或者须做微生物检查的样品的取样工具和盛样器具,须经灭菌处理。直接接触药品的取样工具使用后,应及时洗净,不残留被取样物质,并贮于洁净场所备用。粉末状固体原料药和半固体原料药一般使用一侧开槽、前端尖锐的不锈钢抽样棒取样,某些情况下也可使用瓷质或者不锈钢质药匙取样;低黏度液体原料药使用吸管、烧杯、勺子、漏斗等取样;腐蚀性或毒性液体原料药取样时需配用吸管辅助器;高黏度液体原料药可用玻璃棒蘸取。原料药使用可密封的玻瓶等适宜器具盛样;制剂使用纸袋(盒、箱)等适宜器具盛样。

3. **取样方法及数量** 依据《药品抽样指导原则》确定取样件数及方法,将每一包件所取样品混匀,称为"袋样"。将全部袋样混匀,称为总样品,又称"混合袋样"或"初样"。平均样品系指不少于全检用量3倍量的样品,其中1/3供检验用,1/3供复核用,1/3留样保存(至少一年)。若混合袋样超出平均样品数倍时,可采用"圆锥四分法"获得平均样品,方法是:用适当的方法将总样品堆积成正圆锥形,再将正圆锥的上部压平,然后从圆锥上部被压平的平面十字状垂直向下切开,分成4等份,取用对角2份,混匀,再如此反复操作,直至剩余的量达到平均样品量为止。不同剂型的取样量规定见表1-14。

表1-14 不同剂型的取样数量与方法

剂型	取样数量	取样方法
散剂、颗粒剂	100g	可在包装的上、中、下三层及间隔相等的部位取样若干,将所取样品充分混匀后,按"四分法"从中取出所需供试量
片剂	200片或100g	成品取样200片;未成片前可取已制成的颗粒100g
大蜜丸	10丸	随机抽样
水蜜丸、水丸等	检验量的10~20倍	粉碎,混匀,再按"四分法"从中取出所需供试量
胶囊剂	≥20个胶囊	倾出其内容物,混匀,称重;一般胶囊内药物的取样量为100g
液体制剂	200ml	应在摇匀后取样
注射剂	200ml或200支	取样两次。第一次在配液滤过后、灌注前,取样200ml;第二次在消毒灭菌后,取样200支

取样结束,取样人员应用"药品封签"将所抽样品签封,据实填写"药品抽样记录及凭证"。"药品封签"和"药品抽样记录及凭证"应由抽样人员和被抽样单位有关人员签字,并加盖抽样单位和被抽样单位公章;被抽样对象为个人的,由该个人签字、盖章。

(二) 供试品溶液的制备

1. **样品的预处理** 预处理是指采用一定的方法将样品中的辅料和非被检成分等干扰性物质除去,获得被检物质供检验用的过程。检验方法不同预处理方法亦不同。显微鉴别预处理方法一般较为简单,而理化检验的预处理方法大多比较复杂,一般要经过粉碎、提取、分离和富集成分等操作,最终得到供试品溶液进行定性定量分析。因此理化检验样品的预处理亦称为供试品溶液的制备。不同剂型样品的预处理方法见表1-15。在粉碎样品时,应尽量避免样品污染,并防止粉尘飞散及挥发性成分的损失;过筛时,通不过筛孔的部分颗粒决不能丢弃,应反复粉碎或碾磨,让其全部通过筛孔,以保证样品的代表性。用溶剂提取法提取制剂成分时,应注意原料的粉碎度、提取时间、提取温度、设备条件等因素会影响提取效率。因硅藻土有一定的吸附能力,当用于蜜丸处理时,有些成分能被吸附而丢失,造成回收率降低,所以使用时应予以注意。

ER-1-2

中药制剂检测常用仪器简介

表 1-15　不同剂型样品的预处理

剂型	赋形剂或溶剂	预处理方法
蜜丸及小蜜丸	蜂蜜	因含大量蜂蜜,黏性较大不易粉碎,故一般先用小刀或剪刀将其切(剪)成小块,加入一定量硅藻土、硅胶等分散剂,置研钵中充分研磨使其均匀分散,再用适宜的溶剂提取
水丸、水蜜丸、浓缩丸及糊丸	水、药汁、乙醇、醋、米糊等	因质地较坚硬,可用研钵直接研磨粉碎,再选择适宜的溶剂提取
蜡丸	蜂蜡	将蜡丸切碎,加水煮沸使蜡熔化,与药粉分离,置水浴中冷却,使蜡析出,除去蜡层,再用适宜的溶剂提取
滴丸	水溶性基质	直接用有机溶剂提取待测成分
	水不溶性基质	将样品加热熔化,冷却除去基质,再适宜的溶剂提取
片剂	淀粉、糊精、糖粉、硬脂酸镁等	一般用小刀刮去糖衣层,置研钵中研细。赋形剂对测定无干扰时,可直接测定;赋形剂对测定有干扰时,可根据赋形剂的性质和特点,采用适宜的方法将其除去
胶囊剂	有或无填充剂	①硬胶囊剂:倾出胶囊中药物,用适宜的溶剂直接提取;②软胶囊剂:可采用超声波直接提取,亦可剪破胶囊,倾出内容物,再用适宜的溶剂提取
颗粒剂	甜味剂、黏合剂等	选择适宜的溶剂直接提取
散剂	多无赋形剂	选择适宜的溶剂直接提取
栓剂	水溶性基质	与硅藻土研匀,再用有机溶剂回流提取
	脂溶性基质	与硅藻土研匀,再用水或稀乙醇加热提取;或将栓剂切碎,加水适量,水浴加热使其溶化,搅拌数分钟,取出,在水浴中使基质凝固,滤过以除去基质,再选择适宜的溶剂提取待测成分
糖浆剂	蔗糖	选用适宜的溶剂将待测成分提出;或将糖浆调节至不同的 pH,以利于酸碱成分的提取
软膏剂	凡士林、液体石蜡、蜂蜡、硬脂酸、羊毛脂等油脂性基质或聚乙二醇等水溶性基质	①滤除基质法:取软膏适量,加入适量的溶剂,加热,使软膏液化,再放冷,待基质重新凝固后,滤除基质,反复数次,合并滤液后测定;②提取分离法:在适宜的酸性或碱性介质中,用有机溶剂将基质提取后除去,再进行测定;③灼烧法:如软膏中待测成分为无机物,可经灼烧,将基质除尽,再对灼烧后的无机物进行测定
合剂(口服液)	防腐剂、矫味剂及稳定剂等	对测定无干扰时,可直接用样品作为供试品溶液;有干扰时,可采用萃取法、柱色谱法等方法排除干扰
酒剂与酊剂	乙醇	可挥去或蒸干乙醇,再以适宜的溶剂提取
膏药	基质	可先用三氯甲烷将基质除去,再提取待测成分
注射剂	增溶剂、稳定剂等	可直接进行测定或经分离纯化后再测定

2. 提取 由于中药制剂化学成分复杂,被检成分含量往往较低,因此首先需采用适宜的方法将待检成分从样品中提取出来,然后对其进一步分离富集,以供检测用。常用的提取方法有溶剂提取法、水蒸气蒸馏法和升华法等。

(1) 溶剂提取法:是根据制剂中各类化学成分的溶解性能,选用适宜的溶剂将被检成分从样品中溶解出来的提取方法。要遵循"相似者相溶"规律,选择那些对被检成分溶解度大,对非被检成分或杂质溶解度小的溶剂作为提取溶剂。同时还要考虑溶剂不与被检成分发生反应、安全、低毒、环保等因素。常用提取溶剂及溶出成分见表1-16。

表1-16 常用提取溶剂及溶出成分

提取溶剂	溶 出 成 分	备 注
水	主要溶出水溶性成分,如生物碱盐、有机酸盐、苷类、鞣质、糖类、蛋白质、氨基酸、无机盐等	常用酸水提取生物碱,碱水提取有机酸和黄酮、蒽醌、香豆素等酚性成分
甲醇、乙醇、丙酮等	可溶出大多数脂溶性成分和水溶性成分(多糖和蛋白质除外)	此类溶剂可与水混溶,属于亲水性有机溶剂。可用不同浓度的乙醇或甲醇提取不同极性的成分。甲醇毒性较大,使用时应注意
乙醚、三氯甲烷、石油醚等	主要溶出脂溶性成分,如游离态的生物碱、黄酮、蒽醌、香豆素、萜类、甾类,以及挥发油、油脂、树脂、叶绿素等	此类溶剂不能与水混溶,属于亲脂性有机溶剂。其选择性强,提出杂质较少。但提取效率低,且易燃易爆,毒性较大。《中国药典》明确指出,对于苯等毒性较大的溶剂,尽可能使用其他溶剂代替

溶剂提取法主要包括浸渍法、回流提取法、连续回流提取法和超声波提取法等。

1) 浸渍法:称取一定量的样品,置具塞锥形瓶中,加入一定容积的提取溶剂,密塞,混匀,室温放置,浸泡提取,浸泡期间要经常振摇锥形瓶。溶剂的加入量一般为样品量的5~10倍,提取时间一般为12~48小时,提取次数一般为2~3次。当样品内外溶液的浓度差等于零时,过滤,得提取液。浸渍法操作简便,适合提取对热不稳定的被检成分,但耗时较长,提取效率较低。

2) 回流提取法:将样品置圆底烧瓶中,加入适宜的单一溶剂或混合溶剂浸过药面约1~2cm,连接回流冷凝器,用水浴锅或电热套加热回流提取0.5~2小时或更长,实际工作中溶剂的加入量和提取时间要按药品标准的具体规定执行,放ույ,滤过,滤液经处理后制成供试品溶液。本法提取效率高于浸渍法,且可缩短提取时间,但提取杂质较多,对热不稳定或具有挥发性的成分不宜采用。

3) 连续回流提取法:将样品置索氏提取器中,加入遇热可挥发的有机溶剂,进行连续回流提取,至提取完全,取下虹吸回流管,无需滤过,就可回收溶剂,再用适宜溶剂溶解,定容。本法提取效率高,所需溶剂少,提取杂质少,操作简便。但受热时间较长,对热不稳定的成分不宜采用。连续回流提取装置如图1-8所示。

注意:在加热回流提取时,必须使用水浴锅或电热套等非明火热源,绝不可使用电炉、酒精灯或本生灯(煤气灯)等明火热源,以确保安全。

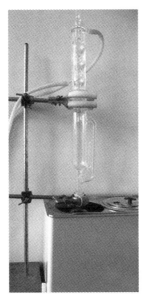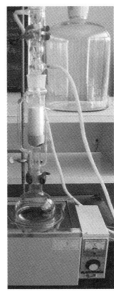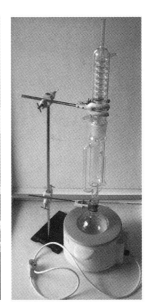

图 1-8　连续回流提取装置

4）超声波提取法：将样品置具塞锥形瓶中，加入提取溶剂后，置超声波振荡器槽中（槽中应加有适量水），开启超声波振荡器，进行超声振荡提取，由于在提取过程中溶剂会有一定量的损失，所以用作含量测定时，应于超声振荡前，先称定重量，提取完毕后，放冷再称重，并补足减失的重量，滤过后，取滤液备用。与传统提取方法相比，超声提取法具有提取速度快、时间短、收率高、无须加热等优点，一般样品 30 分钟即可完成提取过程，避免了高温加热对有效成分的破坏。但由于超声波会使大分子化合物发生降解或解聚作用，或者形成更复杂的化合物，也会促进一些成分的氧化和还原过程，所以在用超声提取时，应对容器壁的厚薄、超声频率、提取时间、提取溶媒等条件进行考察。《中国药典》2015 年版对具体品种均规定有提取功率、频率和时间，如对阴虚胃痛颗粒进行含量测定制备供试品溶液时，超声处理的功率为 250W，频率为 40kHz，时间为 10 分钟；前列舒丸含量测定制备供试品溶液的超声处理功率为 300W，频率为 40kHz，时间为 40 分钟。在对药材粉末进行超声提取时，由于组分是由细胞内逐步扩散出来，速度较慢，故加溶剂后宜先放置一段时间，再行超声提取。

进行含量测定时，提取过程应注意定量操作。采用浸渍法和回流提取法一定要精密称定样品，精密量取提取溶剂，加入容器后，称定重量。提取完成后，再称重（回流提取须放凉后再称重），用提取溶剂补足减失的重量，再过滤。这是因为在提取过程中，往往会有少量溶剂挥散损失，补足减失的溶剂可保证溶剂准确的加入量，否则会使在一定条件下得到的提取液浓度不确定，给后续测量工作带来较大误差。连续回流提取法则不需精密量取加入提取溶剂，此法经连续多次提取，将被测成分完全提取至提取液中，然后定量移至量瓶中（必要时稍加浓缩再转移），用提取溶剂稀释到刻度，摇匀，即可得到一定浓度的提取溶液。此外，浸渍法和回流提取法滤取提取液时，应弃去初滤液，收集续滤液。因为初滤液中的一些成分可被滤纸或滤器吸附，其浓度发生改变。而续滤液由于滤纸滤器吸附性能已被饱和，其浓度不再变化，不会给分析工作带来误差。

（2）水蒸气蒸馏法：主要提取样品中的挥发油及其他挥发性成分。当含挥发油的样品与水共同加热,可分别产生水蒸气和挥发油蒸气。当总蒸气压$(P_T = P_W + P_V)$等于1个大气压时,液体开始沸腾,产生大量水和挥发油蒸气,遇冷后可凝结成水和挥发油,油水不相溶,经收集分离即得到挥发油。中药制剂中的麻黄碱、丹皮酚等成分具有挥发性且水溶性较大,故可随水蒸气蒸馏出来,并溶于蒸馏液(水溶液)中,若所含成分较纯,可直接定容形成供试品溶液进行测定。该法可在相对低的温度下(略低于100℃)将挥发油提取出来,提取物较纯,有利于后续测定。水蒸气蒸馏提取装置如图1-9所示。

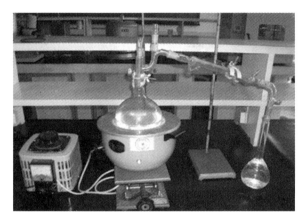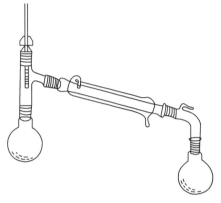

图 1-9　水蒸气蒸馏提取装置

（3）升华法：固体物质受热不经过液态直接气化,遇冷后又直接凝结成固态的性质称为升华性。中药制剂中少数成分具有升华性,例如冰片、樟脑、游离蒽醌等。因此可利用这一特性,采用升华法将此类成分从样品中提取出来。该法操作简便,所得升华物往往纯度较高,便于检测。《中国药典》2015年版对中成药中冰片的提取大多采用升华法。

3. 分离　中药制剂样品提取液一般体积较大,被测成分含量较低,尚存较多杂质,还需进一步分离净化,才能用于成分测定。常用的分离净化方法有以下几种：

（1）液-液萃取法：本法是利用混合物中各成分在两相互不相溶的溶剂中分配系数不同进行分离,故又称两相溶剂萃取法。决定萃取分离成败的关键因素是选择合适的溶剂系统(溶剂对),首先溶剂系统中的两相溶剂不能相溶,其中一相为水、酸水或碱水;另一相为亲脂性有机溶剂,常用的有正丁醇、乙酸乙酯、乙醚、三氯甲烷等。从理论上讲,合适的溶剂系统应能使被分离成分之间分配系数差值最大化,因为分配系数差值越大,分离效果越好,但在实际工作中主要根据被检测成分的溶解性及其酸碱性,遵循"相似者相溶"规律,选择适宜的溶剂系统对其进行萃取分离。常用的溶剂系统及其应用情况见表1-17。液-液萃取法通常在分液漏斗中进行操作,且需经多次萃取才能将目标成分全部分离出来。实践证明,在萃取溶剂总量一定时,少量多次萃取的分离效果要比总量一次萃取高得多。

本法设备简单,但操作过程较繁,易发生乳化现象,影响分离效果。分离样品中的生物碱常用的萃取流程见图1-10。

表 1-17　常用萃取溶剂系统及其应用情况

溶剂系统	应用情况	说　明
水-正丁醇	多用正丁醇从水溶液中萃取分离皂苷等极性大的成分	皂苷等极性大的成分在含水的正丁醇中溶解度较大,故可转溶到正丁醇层,其他水溶性杂质则滞留在水层
水-乙酸乙酯	多用乙酸乙酯从水溶液中萃取分离黄酮等中等极性成分	黄酮等中等极性的成分在乙酸乙酯中溶解度较大,故可转溶到乙酸乙酯层,其他水溶性杂质则滞留在水层
水-三氯甲烷(乙醚)	多用三氯甲烷或乙醚从水溶液中萃取分离苷元等极性小的成分	苷元等极性小的成分在三氯甲烷或乙醚中溶解度较大,故可转溶到三氯甲烷或乙醚层,其他水溶性杂质则滞留在水层
三氯甲烷(乙醚)-酸水	多用稀酸水从亲脂性有机溶液中萃取分离生物碱等碱性成分	萃取过程中,生物碱等碱性成分与酸结合成盐转溶至酸水层,其他亲脂性杂质仍滞留在三氯甲烷(乙醚)层中
三氯甲烷(乙醚)-碱水	多用稀碱水从亲脂性有机溶液中萃取分离有机酸、酚类等酸性成分	萃取过程中,有机酸、酚类等酸性成分与碱结合成盐转溶至碱水层,其他亲脂性杂质仍滞留在三氯甲烷(乙醚)层中

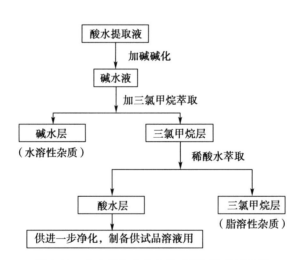

图 1-10　分离样品中的生物碱常用的萃取流程

　　(2) 固-液萃取法:本法实际上是一种小型柱色谱法,是利用吸附剂(固定相)对被检成分和杂质吸附能力的不同进行分离净化的方法。先将吸附剂填充到色谱柱中形成柱床,再将混合物加置柱床顶部,然后用洗脱剂(流动相)冲洗柱床,则将被检成分洗脱出柱,收集洗脱液制备供试品溶液,而杂质被吸附滞留在柱床上除去,从而达到分离净化目的。本法操作简便,不会发生乳化现象,分离效果好,因此在样品分离净化工作中得到普遍应用。为规范操作、减少误差,《中国药典》对有关操作做出明确规定,例如色谱柱内径、吸附剂的种类、型号和粒度(目数)、装柱方法、柱床高度、洗脱剂的种类和用量、洗脱液的收集量等。柱内径一般为 1.0 ~ 1.5cm,洗脱剂常用不同浓度的乙醇或甲醇,吸附剂常用中性氧化铝、D101 型大孔吸附树脂和聚酰胺等。大多数情况下仅使用一种吸附剂,如黄芪皂苷等多糖苷类常用 D101 型大孔吸附树脂;芍药苷、栀子苷等单糖苷常用中性氧化铝;黄酮类成分可用聚酰胺;此外,离子交换树脂和活性炭也有应用。个别品种采用两种吸附剂分上下两层装柱,以提高分离效果,如在净化中成药龟龄集中人参总皂苷时,使用了中性氧化铝-D101 型大孔吸附树脂柱。

（3）盐析法:该法是在样品的水提取液中加入无机盐至一定浓度或达到饱和状态,使水溶液中的某些成分溶解度降低析出而进行分离。例如,正骨水中挥发油的含量测定即采用本法:精密量取本品 10ml,置分液漏斗中,加饱和氯化钠溶液 100ml,振摇 1～2 分钟,放置 1～2 小时,分取上层液,移入圆底烧瓶中,用热水洗涤分液漏斗数次,洗液并入圆底烧瓶中,按挥发油测定法测定,含挥发油不得少于 9.5%。

▶▶ **课堂活动**

穿心莲片【含量测定】项下供试品溶液的制备

请认真阅读《中国药典》2015 年版穿心莲片【含量测定】项下供试品溶液的制备方法,并回答问题。

取本品 20 片（小片）或 10 片（大片）,除去包衣,精密称定,研细,取 0.5g,精密称定,置具塞锥形瓶中,精密加入甲醇 25ml,密塞,称定重量,浸泡 1 小时,超声处理（功率 250W,频率 33kHz）30 分钟,放冷,再称定重量,用甲醇补足减失的重量,摇匀,滤过,精密量取续滤液 10ml（剩余的续滤液备用）,加在中性氧化铝柱（200～300 目,5g,柱内径 1.5cm）上,用甲醇 20ml 洗脱,收集洗脱液,置50ml 量瓶中,加甲醇至刻度,摇匀,即得。

1. 说出供试品溶液的制备采用的是哪种提取方法和分离方法。

2. 解释术语精密称定和精密量取的含义。

3. 说出该供试品溶液制备过程中需要用到的仪器与试剂。

（三）**性状检查**

性状检查包括对药品的外观、质地、断面、色泽、气味的观测以及溶解度、物理常数的测定。物理常数包括相对密度、馏程、熔点、凝点、比旋度、折光率、黏度、吸收系数、碘值、皂化值和酸值等,其测定结果不仅对药品具有鉴别意义,也可反映药品的纯度,是评价药品质量的主要指标之一。

（四）**鉴别**

中药制剂的鉴别主要是利用处方中各药味的组织学特征,所含成分的化学、光谱和色谱学特性,对制剂的真伪进行检定。主要方法有显微鉴别、一般理化鉴别和 TLC 鉴别等。对含有原料药材粉末的中药制剂,可采用显微鉴别法。对所有中药制剂均可采用理化鉴别法。常用的理化鉴别方法有化学反应法、微量升华法、荧光分析法、色谱鉴别法（TLC、GC、HPLC）、光谱鉴别法（UV-VIS）等。其中,TLC 法鉴别中药制剂,专属性强,操作简便,具有分离和鉴别双重功能,只要一些特征斑点重现性好、专属性强,就可作为鉴别依据;采用对照品、对照药材或对照提取物作对照,使鉴别的准确性大大提高。因此,《中国药典》2015 年版突出了中药制剂的 TLC 鉴别法,共收载 4312 项,比 2010 年版增加 46%。实际工作中,应根据药品质量标准中鉴别项下规定的试验方法逐项检验,并结合性状检查结果,才能作出判断。

（五）检查

中药制剂的检查主要包括常规检查、杂质检查及卫生学检查三类。

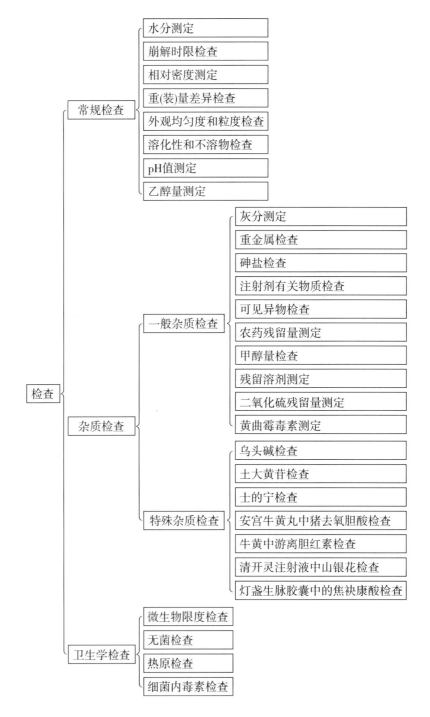

1. 常规检查 检查项目与剂型有关,如丸剂、片剂、栓剂等需进行重量差异检查;片剂、胶囊剂需进行崩解时限检查;颗粒剂需进行溶化性检查;酒剂、酊剂应进行含乙醇量和甲醇量检查等。常用剂型需检查的项目见表1-18。

2. 杂质检查 分为一般杂质和特殊杂质两类检查。一般杂质系指在原料的生产、收购、炮制及制剂的生产或贮藏过程中引入的杂质,如总灰分、酸不溶性灰分、水分、重金属、砷盐、农药残留等,采用药典附录规定的方法进行检查,如甘露消毒丸中重金属、砷盐的限量检查。特殊杂质系指仅在某些制剂的制备和贮存过程中产生的杂质,采用药典有关制剂项下规定的方法进行检查,如正天丸、正天胶囊中双酯型生物碱的限量检查,右归丸中乌头碱的限量检查。

表1-18 常用剂型常规检查项目

剂型	检查项目
丸剂	外观、水分、重量差异、装量差异、装量、溶散时限
片剂	外观、装量差异、崩解时限、发泡量、分散均匀度
胶囊剂	外观、水分、装量差异、崩解时限
颗粒剂	外观、粒度、水分、溶化性、装量差异、装量
合剂	外观、附加剂、相对密度、pH、装量差异
散剂	外观、粒度、外观均匀度、水分、干燥失重、装量差异、装量
糖浆剂	外观、装量
贴膏剂	外观、含膏量、耐热性、赋形性、黏附力、含量均匀度
煎膏剂	外观、相对密度、不溶物、装量
软膏剂	外观、粒度、装量
酒剂	外观、乙醇量、总固体、甲醇量检查、装量
酊剂	外观、乙醇量、装量
注射剂	外观、装量、装量差异、渗透压摩尔浓度、可见异物、不溶性微粒、有关物质、重金属及有害元素残留量等

3. 卫生学检查 包括微生物限度、无菌、热原及细菌内毒素检查四种类型。其中,微生物限度检查用于检查非灭菌制剂及其原、辅料受到微生物污染的程度,包括染菌量(需氧菌数、霉菌及酵母菌数)及控制菌(包括大肠埃希菌、大肠菌群、沙门菌、铜绿假单胞菌、金黄色葡萄球菌、梭菌等)的检查。

(六)含量测定

含量测定是对中药制剂进行内在质量控制的重要方法,其目的是以有效成分含量为指标,客观准确地评价药品质量的优劣。应选择君药、臣药中有效成分测定含量,含量低于万分之一的不收入标准,注意测定成分与药材一致。应选择专属性成分、活性成分作为含量测定的指标;避免选择无专属性的指标成分、低活性的微量成分或水解产物作为测定指标。当单一成分不能反映该药品的整体活性时,应采用多成分或多组分的检测方法。含量限度应根据中药制剂实测结果与原料药材的含量情况综合确定。原粉入药的转移率原则上要求在90%以上。有毒成分及中西药复方制剂中化学药品的含量应规定上下限。《中国药典》2015年版已将原专属性不强的测定方法(紫外、重量法、容量法)修改为HPLC、GC等专属性强的方法。如二至丸,《中国药典》2010年版采用TLCS法测定齐墩果酸含量,《中国药典》2015年版改用HPLC法测定特女贞苷含量;止咳宝片,《中国药典》2010年版采用UV-Vis法测定无水吗啡含量,《中国药典》2015年版改用HPLC法测定无水吗啡含量。《中药典》2015 年版还明确了各种含量测定结果的精密度要求以及方法学验证各项试验结果的精密度要求(表 1-19)。

表 1-19 含量测定精密度要求

测定方法	相对平均偏差
容量法	不得大于 2%
氮测定法	不得大于 3%
紫外-可见分光光度法	对照品比较法不得大于 2%;比色法不得大于 3%
薄层色谱扫描法	不得大于 5%
高效液相色谱法	不得大于 2%;蒸发光散射检测不得大于 5%
气相色谱法	不得大于 2%

（七）药品检验记录

药品检验记录是出具药品检验报告书的依据,是进行科学研究和技术总结的原始资料。为保证药品检验工作的科学性和规范化,检验记录必须做到:记录原始、真实,内容完整、齐全,书写清晰、整洁。药品检验原始记录的一般格式和内容见图 1-11、图 1-12。

1. 原始检验记录应采用统一印制的活页记录纸和各类专用检验记录表格,并用蓝黑墨水或碳素笔书写(显微绘图可用铅笔)。凡用微机打印的数据与图谱,应剪贴于记录上的适宜处,并有操作者签名;凡用热敏纸打印的数据,为防止日久褪色难以识别,应以蓝黑墨水或碳素笔将主要数据记录于记录纸上。

药品检验原始记录

检品编号________ 检验依据________
检品名称________ 检品数量________
生产单位或产地________ 剩余数量________
供样单位________ 有(失)效期________
批号________ 收验日期________
规格________ 报告日期________
包装________ 仪器及型号________

检验记录 __年__月__日

检验者: 校对者:

共 页 第 页

药品含量测定原始记录

检品名称:______ 检验编号:____ 检验日期:____
批号:______ 规格:______

【含量测定】

供试品溶液的制备:

对照品溶液的制备:

测定:

仪器:

结果:

结论: □符合规定 □不符合规定
(标准规定:本品含______,不得少于____%)

检验人: 复核人: 第 页

图 1-11 药品检验原始记录及药品含量测定原始记录

药品薄层色谱鉴别原始记录

检品名称：_____ 检验编号：____ 检验日期：____

批　　号：_____ 规　　格：_____

【鉴别】

供试品溶液的制备：

对照品溶液的制备：

对照品来源：

薄层色谱条件与结果：详见附图（　　　）

结论：□符合规定　□不符合规定

（标准规定：_____）

检验人：　　　　　复核人：　　　　　第　页

药品薄层色谱条件与结果附图

图号：_____

检品名称：_____ 检验编号：____ 检验日期：____

天气：_____ 室温：_____ 湿度：_____

薄层板：_____ 展开温度：_____

展开剂：_____

显色剂及检视方法：_____

点样量（μl）：_____

点样顺序：　1　　　　　2　　　　　3

结论：_____

检验人：　　　　　复核人：　　　　　第　页

图 1-12　药品薄层色谱检验原始记录

2. 检验人员在检验前，应注意检品标签与所填检验卡的内容是否相符，逐一查对检品的编号、品名、规格、批号和效期、生产单位或产地、检验目的和收检日期，以及样品的数量和封装情况等。并将样品的编号与品名记录于检验记录纸上。

3. 检验记录中，应先写明检验的依据。按《中国药典》、局颁标准、地方药品标准，检验者应列出标准名称、版本和页数；按送验者所附检验资料或有关文献检验者，应先检查其是否符合要求，并将前述有关资料的影印件附于检验记录之后，或标明归档编码。

4. 检验过程中，可按检验顺序依次记录各检验项目，内容包括：项目名称、检验日期、操作方法、实验条件、观察到的现象、实验数据、计算和结果判断等。应及时、完整地记录，严禁事后补记或转抄。如发现记录有误，可用单线划去并保持原有的字迹可辨，不得擦抹涂改，并应在修改处签名或盖章，以示负责。检验或试验结果，无论成败（包括必要的复试），均应详细记录、保存。对废弃的数据或失败的实验，应及时分析其可能的原因，并在原始记录上注明。

5. 检验中使用的标准品或对照品，应记录其来源、批号和使用前的处理；用于含量（或效价）测定的，应注明其含量（或效价）和干燥失重（或水分）。

6. 每个检验项目均应写明标准中规定的限度或范围，根据检验结果作出单项结论（符合规定或不符合规定），并签署检验者的姓名。

7. 在整个检验工作完成之后，应将检验记录逐页按顺序编号，根据各项检验结果认真填写"检验卡"，并对本检品作出明确的结论。检验人员签名后，经主管药师或室主任指定的人员对所采用的标准，内容的完整、齐全，以及计算结果和判断的无误等，进行校核并签名；再经室主任审核后，连同检验卡一并送业务技术科(室)审核。

(八) 药品检验报告书

药品检验报告书是药品检验所对外出具对某一药品检验结果的正式凭证,是对药品质量作出的技术鉴定,是具有法律效力的技术文件。"检验卡"是药品检验所内部留存的检验报告书底稿。药检人员应本着严肃负责的态度,根据检验记录,认真填写"检验卡",经逐级审核后,由所领导签发"药品检验报告书"。要求做到:依据准确,数据无误,结论明确,文字简洁,书写清晰,格式规范。每一张药品检验报告书只针对一个批号。药品检验报告书的一般格式和内容见图 1-13。

药品检验报告书

报告书编号:

检品名称			
批　　号		规　　格	
生产单位/产地		包　　装	
供样单位		效　　期	
检验目的		检品数量	
检验项目		收检日期	年　　月　　日
检验依据			

检验项目　　　　　　　　标准规定　　　　　　　　检验结果

[性状]

[鉴别]

[检查]

[含量测定]

结论:

授权签字人　　　　　　　　签发日期

图 1-13　药品检验报告书的一般格式和内容

1. 表头栏目的书写要求

(1) 报告书编号:为 8 位数字,前 4 位为年号,后 4 位为流水号,如:20180009。

(2) 检品名称:应按药品包装上的品名(中文名或外文名)填写;品名如为商品名,应在商品名后加括号注明法定名称。国产药品的法定名,即质量标准规定的名称;进口药品的法定名,按国家药品监督管理部门核发的《进口药品注册证》上的名称书写。

(3) 剂型:按检品的实际剂型填写。如片剂、胶囊剂、注射剂等。

(4) 规格:按质量标准规定填写。没有规格的填"/"。

(5) 生产单位或产地:"产地"仅适用于药材,其余均按药品包装实样填写。

（6）包装：应填药品的最小原包装的包装容器，如"塑料瓶"或"铝塑板及纸盒"等。

（7）批号：按药品包装实样上的批号填写。

（8）效期：按药品包装所示填写。

（9）抽样数量或检品数量：均按收到检品的包装数乘以原包装规格填写，如"3 瓶×50 片/瓶"等；如系从原包装中抽取一定量的原料药，可填写具体的样品量，并加注"玻瓶分装"。

（10）检验目的：国内检品填写"抽验""委托检验""复核检验""审核检验""仲裁检验"或"出口检验"。已获国家药品监督管理部门核发《进口药品注册证》或批件的进口药品，填"进口检验"；进口小样检验填"（进口）委托检验"；为申请《进口药品注册证》而对质量标准进行复核的填"（进口药品质量标准）复核检验"。其中除"进口检验"发给"进口药品检验报告书"外，其余均按国内药品发给"药品检验报告书"。已进入国内市场的进口药品，若属监督抽验，则按国内检品对待。

（11）检验项目：有"全检""部分检验"或"单项检验"。"单项检验"应直接填写检验项目名称，如"热原"或"无菌"等。

（12）检验依据：进口药品必须按照国家药品监督管理部门颁发的《进口药品注册证》载明的质量标准检验，并按照《进口药品注册证》注明标准编号。国产药品按国家药品监督管理部门批准的质量标准检验。已成册的质量标准应写明标准名称、版本和部、册等，如《中国药典》2015 年版一部。单页的质量标准应写出标准名和标准号，如补金片药品标准为"国家食品药品监督管理总局国家药品标准（修订）颁布件 WS_3-B-3850-98-2016"。

（13）收检日期：按收到检品的年、月、日填写。

2. 检验报告书中检验项目的编排与格式 报告书中检验项目的编排和格式，应与检验卡完全一致。表头之下的首行，横向列出"检验项目""标准规定"和"检验结果"三个栏目。"检验项目"下，按质量标准列出［性状］［鉴别］［检查］与［含量测定］等大项；大项目名称需添加方括号。每一个大项下所包含的具体检验项目名称和排列顺序，应按质量标准上的顺序书写。

3. 检验报告书中各检测项目的书写要求

（1）性状：①外观性状：在"标准规定"下，按质量标准内容书写。"检验结果"下，合格的写"符合规定"，必要时可按实况描述；不合格的，应先写出不符合标准规定之处，再加写"不符合规定"；②物理常数：在"标准规定"下，按质量标准内容书写。在"检验结果"下，写实测数值；不合格的应在数据之后加写"不符合规定"。

（2）鉴别：常由一组试验组成，应将质量标准中鉴别项下的试验序号（1）、（2）……等列在"检验项目"栏。每一序号之后应加注检验方法简称，如化学反应、薄层色谱、高效液相色谱、紫外光谱、红外光谱、显微特征等。凡属显色或沉淀反应的，在"标准规定"下写"应呈正反应"；"检验结果"下根据实际反应情况写"呈正反应"或"不呈正反应，不符合规定"。若鉴别试验采用分光光度法或 TLC 法，在"标准规定"下按质量标准内容，用简洁的文字书写；"检验结果"下列出具体数据，或写"与对照图谱一致（或不一致）"或"与对照品相同（或不同）"。

（3）检查

1）pH值、水分、干燥失重、炽灼残渣或相对密度：若质量标准中有明确数值要求的，应在"标准规定"下写出。在"检验结果"下写实测数值（炽灼残渣小于0.1%时，写"符合规定"）；实测数值超出规定范围时，应在数值之后加写"不符合规定"。

2）有关物质：包括硫酸盐、铁盐、重金属、砷盐、铵盐、氯化物、碘化物、澄明度、澄清度、酸碱度、重量差异、崩解时限、不溶性微粒、热原、异常毒性或无菌等。若质量标准中有明确数值要求的，应在"标准规定"下写出；但以文字说明为主，且不易用数字或简单的语言确切表达的，此项可写"应符合规定"。在"检验结果"下如测得有准确数值的，写实测数据，数据不符合标准规定时，应在数据之后加写"不符合规定"；如仅为限度，不能测得准确数值的，则写"符合规定"或"不符合规定"。文字叙述中不得夹入数学符号，如"不得过……"不能写成"≤……"，"百万分之十"不能写成"10ppm"等。

3）微生物限度：检验合格的，在"标准规定"下写"应符合规定"，在"检验结果"下写"符合规定"；检验不合格的，在"标准规定"与"检验结果"下均应写具体。

（4）含量测定：在"标准规定"下，按质量标准的内容和格式书写；在"检验结果"下写出相应的实测数值，数值的有效位应与质量标准中的要求一致。

4. 检验报告书的结论 内容包括检验依据和检验结论。国内检品，全检合格者，结论写"本品按×××检验，结果符合规定"；全检中只要有一项不符合规定，即判为不符合规定；结论写"本品按×××检验，结果不符合规定"。如非全项检验，合格的写"本品按×××检验上述项目，结果符合规定"；如有一项不合格时，则写"本品按×××检验上述项目，结果不符合规定"。进口检验，除应包括检验依据和检验结论外，还应写明是否准予进口。

5. 检验报告书底稿的签名 检验者、校核者和各级审核者均应在检验卡（或报告书底稿）上签署姓名和经办日期（年、月、日）。

点滴积累 ∨

1. 中药制剂的检验依据是现行《中国药典》《局颁药品标准》，检验程序一般为取样、样品前处理、性状检查、鉴别、检查和含量测定，最后填写检验报告书。

2. 中药制剂的鉴别主要是利用处方中各药味的组织学特征，所含成分的化学、光谱学和色谱学特性，对制剂的真伪进行检定。中药制剂的"检查"包括安全性、有效性、均一性与纯度要求四个方面。中药制剂的含量测定是对中药制剂进行内在质量控制的重要方法，应选择君药、臣药中有效成分测定含量；应选择专属性成分、活性成分作为含量测定的指标；当单一成分不能反映该药的整体活性时，应采用多成分或多组分的检测方法；有毒成分及中西药复方制剂中化学药品的含量应规定上下限。

复习导图

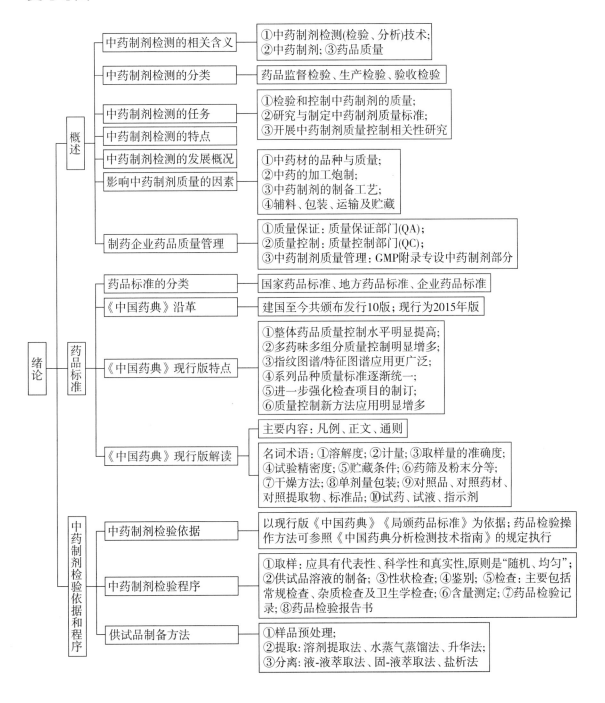

目标检测

一、选择题

（一）单项选择题

1. 通过技术手段控制药品质量的机构是各级（　　）

　　A. 药物研究单位　　　　B. 药品检验所　　　　C. 工商管理部门　　　　D. 检疫部门

2. 制药企业质量控制的英文缩写是（　　）

　　A. QA　　　　　　　　B. GMP　　　　　　　C. QC　　　　　　　　D. QM

3. 新中国成立至今，我国共颁布了（　　）版《中国药典》

　　A. 7　　　　　　　　　B. 8　　　　　　　　　C. 9　　　　　　　　　D. 10

4. 首次将《中国药典》分为四部的版本是（　　）年版

　　A. 2000　　　　　　　B. 2005　　　　　　　C. 2010　　　　　　　D. 2015

5. 目前仅收载中药材及其饮片的药品标准是（　　）

　　A. 地方药品标准　　　　　　　　　　　B. 《局颁药品标准》

　　C. 《中国药典》　　　　　　　　　　　D. 《药品注册标准》

6. 精密量取 5ml 溶液时使用的量具应是（　　）

　　A. 量筒　　　　　　　B. 量杯　　　　　　　C. 刻度试管　　　　　D. 移液管

7. 精密称定系指准确至所称重量的（　　）

　　A. 1/100　　　　　　B. 1/1000　　　　　　C. 1/10　　　　　　　D. 1/10 000

8. 配制 100ml 50% 的乙醇应量取 95% 乙醇（　　）ml

　　A. 52.6　　　　　　　B. 50.0　　　　　　　C. 58.4　　　　　　　D. 49.5

9. 《中国药典》2015 年版规定，除另有规定外，恒重系指供试品连续两次干燥或炽灼后的重量差异在（　　）mg 以下的重量

　　A. 3　　　　　　　　　B. 0.3　　　　　　　C. 1　　　　　　　　　D. 0.5

10. 大蜜丸的破碎（分散）方法为（　　）

　　A. 捣成小块　　　　　　　　　　　　B. 直接研细

　　C. 用小刀切成小块，加硅藻土研磨　　　D. 烘干后粉碎

11. 称取某样品约 1g，精密称定。应使用分析天平感量为（　　）

　　A. 0.001g　　　　　　B. 0.01g　　　　　　C. 0.1g　　　　　　　D. 0.0001g

12. 取用量为"约"若干时，系指取用量不得超过规定重量的（　　）

　　A. 10%　　　　　　　B. ±5%　　　　　　　C. ±10%　　　　　　D. ±1%

13. 为保证样品具有良好的代表性，取样时应遵循的原则是（　　）

　　A. 少量　　　　　　　B. 随机、均匀　　　　C. 多次　　　　　　　D. 科学、合理

14. 对物料、中间产品以及成品进行检验是制药企业（　　）部门的主要工作

A. 质量监督　　　　　　B. 生产　　　　　　C. 质量控制　　　　　D. 购销

15. 称取"2.00g",系指称取重量可为(　　)

A. 1.995～2.005g

B. 1.95～2.05g

C. 1.5～2.5g

D. 1.9995～2.0005g

(二) 多项选择题

1. 影响中药制剂质量的主要因素有(　　)

A. 中药材的品种与质量　　B. 加工炮制方法　　　　C. 制剂生产工艺

D. 辅料、包装和贮藏条件　E. 药品价格

2. 中药制剂检验的法定依据有(　　)

A.《中国药典》　　　　　B.《局版药品标准》　　C.《新药转正标准》

D.《地方药品标准》　　　E. 企业药品标准

3.《中国药典》的主要内容有(　　)

A. 凡例　　　　　　　　　B. 品名目次　　　　　　C. 正文

D. 索引　　　　　　　　　E. 通则

4. 国家药品标准中,中药制剂需进行实际检测的项目有(　　)

A. 处方　　　　　　　　　B. 鉴别　　　　　　　　C. 检查

D. 性状　　　　　　　　　E. 含量测定

5. 样品前处理常用的提取方法有(　　)

A. 压榨法　　　　　　　　B. 超临界流体提取法　　C. 升华法

D. 水蒸气蒸馏法　　　　　E. 溶剂提取法

6. 样品前处理常用的分离净化方法有(　　)

A. 液-液萃取法　　　　　B. 固-液萃取法　　　　　C. 盐析法

D. 结晶法　　　　　　　　E. 透析法

7. 加热有机溶剂回流提取时,必须使用(　　)等非明火热源

A. 水浴锅　　　　　　　　B. 电炉　　　　　　　　C. 电热套

D. 酒精灯　　　　　　　　E. 本生灯

二、简答题

1. 与单味中药或纯化学药品的检验比较,中药制剂检验具有哪些特点?

2. 什么是药品质量? 影响中药制剂质量的因素主要有哪些?

3. 何谓国家药品标准? 它具有哪些特性?

4. 简述中药制剂检验的一般程序。

5. 供试品溶液制备的程序和方法有哪些?

三、实例分析

1. 认真阅读理解《中国药典》2015 年版关于益母草膏【鉴别】项下的规定,并回答问题。

取本品 10g,加水 20ml,搅匀,加稀盐酸调节 pH 至 1～2,离心,取上清液,通过 732 钠型强酸性阳离子交换树脂柱(内径为 0.9cm,柱高为 12cm),以水洗至流出液近无色,弃去水液,再以 2mol/L 氨溶液 40ml 洗脱,收集洗脱液,水浴蒸干,残渣加甲醇 2ml 使溶解,作为供试品溶液。另取盐酸水苏碱对照品,加甲醇制成每 1ml 含 1mg 的溶液,作为对照品溶液。按薄层色谱法(通则 0502)试验,吸取上述两种溶液各 4μl,分别点于同一硅胶 G 薄层板上,以正丁醇-乙酸乙酯-盐酸(8∶1∶3)为展开剂,展开,取出,晾干,喷以稀碘化铋钾试液。供试品色谱中,在与对照品色谱相应的位置上,显相同颜色的斑点。

(1) 此法属于____(A. 性状鉴别;B. 理化鉴别;C. 显微鉴别)中的____(A. 薄层色谱法;B. 升华法;C. 显色沉淀法),目的在于判断药品的____(A. 优劣;B. 纯度;C. 真伪)。

(2) 此法是根据药品特征性的____(A. 组织或细胞;B. 化学成分;C. 性状)进行鉴别的,具体说就是检出____(A. 非腺毛细胞;B. 芳香气味;C. 盐酸水苏碱)。

(3) 此法样品的前处理采用____(A. 水蒸气蒸馏法;B. 升华法;C. 溶剂提取法)进行提取,采用____(A. 液液萃取法;B. 固液萃取法;C. 结晶法)进行分离。

(4) 薄层展开一次大约需 10ml 展开剂,试问如何配制展开剂?

(5) 写出薄层色谱显色剂配制方法的依据和出处。

2. 认真阅读理解《中国药典》2015 年版对某中药制剂供试品溶液的制备规定,并回答问题。

取本品 10g,加水 40ml,加热溶解,放凉,滤过,滤液用乙醚提取 2 次,每次 30ml,分取水层,用水饱和的正丁醇 40ml 提取,分取正丁醇层,蒸干,残渣加甲醇 1ml 使溶解,作为供试品溶液。

(1) 称取样品 10g,其称量范围是多少? 应选用何种规格(感量)的天平称量?

(2) 实验中加入一定量的水、乙醚、水饱和的正丁醇、甲醇,应选用何种量具?

(3) 此供试品溶液制备采用了何种提取法和分离法?

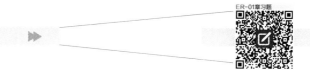

ER-01 章习题

实训一　参观药品检验部门

【实训目的】

1. 熟悉药品检验部门组织机构情况。

2. 了解药品检验部门岗位工作职责。

【实训内容】

（一）实训用品

投影仪、电脑、手机等。

（二）实训方法

药品检验部门主要分为各级政府部门设置的药品检验所和药品生产、经营或使用单位内部设立的检验科室两类。我国各级药品检验所是代表国家行使药品监督检验工作，其检验范围广，主要涉及管辖区域内所有的药品生产、经营、流通与使用单位，而药品生产、经营或使用单位内部设立的检验科室是为保证本企业生产的药品或经营、使用的药品质量。更好地了解药品检验部门不但有助于中药制剂检测技术的学习，而且为未来职业岗位选择奠定一定的基础。

1. 到地方药品检验所或药品生产企业药检室进行现场参观。

2. 查阅我国各级政府部门设置的药品检验所或药品生产企业网站。

（三）实训步骤

1. 选择条件较好，教学经验丰富的地方药品检验所或中药制药企业（实习基地）作为教学参观单位，事先联系，充分准备。

2. 指导学生通过参观单位的官方网站了解其基本情况，如企业概况、主要产品等。

3. 指导学生查阅参观单位主要产品的法定药品标准，如处方组成、检验项目等。

4. 在集中听取单位负责人重点介绍的基础上，由企业负责人带领学生分组参观化验室、检测室等，实地讲解。学生要边听边看边想，并及时提问请教。

5. 参观后安排学生就其收获体会、意见或建议写出书面小结，并组织一次班级交流。

【实训注意】

1. 带队教师要根据参观单位实际情况和具体条件提出参观要点和注意事项，学生要带着问题前往参观。

2. 遵守纪律，服从带教老师和参观单位的安排。

【实训检测】

1. 该制药企业或药品检验所的药品质量管理工作是由哪些职能部门负责实施的？

2. 该制药企业或药品检验所的检验部门有哪些不同功能的实验室或岗位？

3. 该制药企业有哪些企业药品标准和 SOP？

【实训报告】 写出参观体会，就如何全面控制药品质量谈一下自己的初步认识。

【实训评价】

序号	测试内容	技能要求	分值	实得分
1	听讲与参观	记录详细,感受深刻,明确药检工作的程序与内容	50	
2	实训报告	深刻体验药检职场氛围,加深了对本课程的理解和认识,对今后工作的设想明确	50	
		合计	100	

实训二　查阅《中国药典》

【实训目的】

1. 掌握《中国药典》2015 年版的基本结构。

2. 能熟练进行《中国药典》2015 年版的查阅。

【实训内容】

（一）实训用品

1. **仪器**　投影仪、电脑、手机。

2. **材料**　《中国药典》2015 年版一部、四部。

（二）实训方法

《中华人民共和国药典》(简称《中国药典》)是药品研制、生产、经营、使用和监督管理等均应遵循的法定依据,所有国家药品标准应当符合《中国药典》凡例及通则的相关要求。因此,学会查阅《中国药典》是学习《中药制剂检测技术》的基础。

1. 以演示和任务驱动教学法开展实训。

2. 查阅《中国药典》2015 年版一部和四部。

（三）实训步骤

1. 查阅《中国药典》的历史沿革、编纂情况、凡例和基本结构。

2. 查阅药品的检测项目和目的药品的检测标准。

3. 查阅制剂通则的检测项目和检测方法。

【实训注意】

1. 结合教材了解《中国药典》的沿革及现行版《中国药典》的特点。

2. 结合教材熟悉《中国药典》2015 年版凡例中的名词术语。

【实训检测】

1. 三黄片、安宫牛黄丸、柴胡舒胆丸分别测定了哪种药味的哪些成分?

2. 分清五淋丸、麻仁润肠丸、清宁丸、麻仁丸等含大黄制剂,含量测定的指标有何差异?

3. 血脂灵片、六味地黄丸、戊己丸、黄氏响声丸等制剂所测定的成分与其原药材测定成分一致吗?

4. 桂林西瓜霜、脑得生胶囊、百合固金口服液等制剂的鉴别用了哪些方法？分别鉴别了什么药味？

5. 紫血散、黄连上清片、木瓜丸、二十五味珊瑚丸、六应丸、平消片等制剂分别测定了哪些有害元素、有毒成分、有害物质？

6. 列出香附、四制香附丸的检测项目。

7. 列出鼻炎片的检测标准。

8. 列出丸剂的通用检测项目。

9. 列出片剂的通用检测项目。

10. 列出高效液相色谱法的操作程序。

【实训报告】以书面形式完成实训检测中内容。

【实训评价】

序号	考核内容	技能要求	分值	实得分
1	实训前准备	准备好《中国药典》一部、四部	10	
2	实训操作	查阅《中国药典》一部	20	
		查阅《中国药典》四部	20	
3	实训报告	规范完整完成实训报告	50	
合计			100	

实训三　识别药品质量检测常用仪器

【实训目的】

1. 了解中药制剂质量检测所用仪器种类及用途。

2. 能说出常用中药制剂质量检测仪器的名称。

【实训内容】

（一）实训用品

1. **设备**　投影仪及音响、手机。

2. **材料**　药品质检仪器视频。

（二）实训方法

质检仪器是中药制剂分析的重要工具，《中国药典》2015年版通则收载的各类检验法中大部分都需要用到相关仪器，因此，识别质检仪器（包括名称、外观、型号、适用范围等内容）对检验方法的学习和中药制剂的分析具有重要作用。

1. 学习《中国药典》2015年版使用的检验方法及对应的检验仪器。

检验方法	检验仪器	检验方法	检验仪器
显微鉴别法	显微镜	氮测定法	常量法氮测定装置、半微量法氮测定装置
紫外-可见分光光度法	紫外-可见分光光度计	乙醇量测定法	气相色谱仪、蒸馏装置
红外分光光度法	红外分光光度计	融变时限检查法	融变时限测定仪
原子吸收分光光度法	原子吸收分光光度计	膨胀度测定法	膨胀度测定管
薄层色谱法	薄层扫描仪	农药残留测定法、甲醇量检查法、气相色谱法、桉油精含量测定法	气相色谱仪
高效液相色谱法	高效液相色谱仪	不溶性微粒检查法	光阻装置、显微镜
毛细管电泳法	毛细管电泳仪	鞣质含量测定法	紫外-可见分光光度计
相对密度测定法	比重瓶、韦氏比重秤	挥发油测定法	挥发油测定器
馏程测定法	蒸馏装置	溶液颜色检查法	纳氏比色管
熔点测定法	熔点测定仪	粒度测定法	显微镜、药筛
凝点测定法	凝点测定仪	可见异物检查法	澄明度测定仪
旋光度测定法	旋光仪	电感耦合等离子体质谱法	电感耦合等离子体质谱仪
折光率测定法	折光仪	崩解时限检查法	崩解仪
pH 值测定法	pH 计	脂肪与脂肪油测定法	比重瓶、韦氏比重秤、折光仪、熔点测定仪、凝点测定仪
电位滴定法	电位滴定仪	炽灼残渣检查法、灰分测定法	马弗炉
永停滴定法	永停滴定仪	最低装量检查法	天平
膏药软化点检查法	软化点测定仪	水分测定法	烘箱、甲苯法装置、干燥器、气相色谱仪
杂质检查法	药筛、放大镜	细菌内毒素检查法	恒温水浴锅
铅、镉、砷、汞、铜测定法	原子吸收分光光度计、电感耦合等离子体质谱仪	干燥失重测定法	烘箱或干燥器
氯化物检查法、铁盐检查法、重金属检查法	纳氏比色管	无菌检查法、微生物限度检查法	生化培养箱、超净工作台
砷盐检查法	古蔡氏法装置、二乙基二硫代氨基甲酸银法装置		

2. 认真观看视屏,熟悉常用药品质量检测仪器。

（三）实训步骤

1. 观看常用药品质检仪器视频。

2. 对照教材查找中药制剂质量检测所需仪器。

3. 上网查找中药制剂质量检测所需仪器图片。

【实训注意】

1. 认真观看视屏。

2. 认真研读教材和查阅网络。

【实训检测】

1. 性状鉴别与物理常数测定主要用哪些仪器？

2. 理化鉴别主要用哪些仪器？

3. 杂质检查主要用哪些仪器？

4. 卫生学检查主要用哪些仪器？

5. 含量测定主要用哪些仪器？

【实训报告】 以书面形式完成实训检测中内容。

【实训评价】

序号	考核内容	技能要求	分值	实得分
1	实训前准备	准备好实验用品	10	
2	实训操作	认真观看常用药品质检仪器视频，并记录	20	
		对照教材查找出中药制剂质量检测所需仪器	20	
		上网查找出中药制剂质量检测所需仪器图片	30	
3	实训报告	规范完整完成实训报告	20	
合计			100	

第二章

中药制剂的鉴别技术

导学情景 ∨

　　某省药监局对本地市场上的六味地黄丸进行抽样检查，按照《中国药典》2015年版一部六味地黄丸项下标准进行鉴别检验。

　　通过检验，检验结果与标准规定不符。对该厂家该批次留样观察的样品经过多次薄层色谱法检验，最终确定该厂家在生产这批六味地黄丸时，所用牡丹皮实际为其伪品芍药的根皮。鉴于芍药根皮在功效上与牡丹皮有很大区别，通告该厂家收回市面上这批六味地黄丸并予以封存。

　　试讨论：中药制剂鉴别的意义是什么？

　　中药制剂的鉴别系指利用制剂的处方组成、性状特征、显微特征、所含成分的理化性质、色谱或光谱特性以及相应物理常数等，确定制剂真实性的方法。主要内容包括性状鉴别、显微鉴别和理化鉴别三类。中药制剂检测首先应通过多项鉴别实验综合判断制剂的真伪，符合规定者，可继续进行检查和含量测定；否则，直接定性为假药。

扫一扫　知重点

第一节　性状鉴别法

　　中药制剂的性状鉴别包括《中国药典》中的"性状"与"物理常数"两项内容。"性状"系指将制剂除去包装、包衣或胶囊壳后的形状（形态）、色泽及气味等特征，对初步判断中成药的真伪和质量具有重要意义；"物理常数"包括相对密度、馏程、熔点、凝点、比旋度、折光率等，对评价含挥发油、油脂、树脂等成分制剂的真伪和纯度具有重要意义。

一、性状鉴别

　　药品质量标准上收载的品种均有性状鉴别项。性状鉴别时，以药品标准所描述的性状为参照，以中医药理论为指导，严格按照有关规定操作，对各种剂型的性状鉴别内容做出具体的描述，必要时进行物理常数测定。

　　1. 形状或形态　中药制剂组成复杂，制备工艺各异，剂型及设备模具多样，其形状或形态也多种多样，描述其形状或形态时，要根据具体剂型进行描述，如栓剂有球形、鱼雷形、圆锥形、卵形、鸭嘴形等形状；液体制剂有黏稠液体、液体、澄清液体、澄明液体等形态。口服液一般颜色较深，难以达到透明或澄明,故其性状不应描写为透明或澄明液体。当制剂的形状或形态发生改变时,可能与变质、掺杂等有关。

2. 色泽　系指制剂在日光下呈现的颜色及光泽度。色泽与制剂所含的成分、生产工艺、品种、原料、贮藏时间等有关,一般较为固定,为中药制剂质量的重要标志。色泽从单一色到组合色不等,描述应准确,以两种色调复合描述药品色泽时,应以后一种色调为主,如黄棕色,即以棕色为主。所描述的制剂具有两种不同颜色时,一般将常见的或质量好的颜色写在前面,少见的或质量差的颜色写在后面,用"或"连接,如大山楂丸为棕红色或褐色的大蜜丸。对于复方制剂要考虑到在贮藏期间颜色会变深,因此可根据实际观察情况规定幅度将两种颜色用"至"连接,如健脾丸为棕褐色至黑褐色的小蜜丸或大蜜丸。

3. 气味　气是指靠嗅觉获取药物的特征信息,可分为香、芳香、清香、腥、臭、特异等。当香气浓厚时用芳香浓郁表示;当气味不明显时,可用气微表示。味是靠口尝获取药物的特征信息,性状中的"味"与性味中的"味"不同,前者是口尝后的实际味感;后者系指药物的性能,与实际口尝的味感不一定相符。口尝制剂时,要取少量有代表性的样品,咀嚼至少1分钟,使舌的各部位都充分与药液接触,以便能准确地尝到药味。制剂的味感可分为酸、甜、苦、涩、辛、凉、咸、辣、麻等,也可用混合味如清凉、辛凉、麻辣等进行描述,味感的强弱是衡量制剂质量的重要指标。

对不同剂型的制剂常有不同的性状描述方法,如牛黄解毒片(片剂)的性状描述为:本品为素片、糖衣片或薄膜衣片,素片或包衣片除去包衣后显棕黄色;有冰片香气,味微苦、辛。附子理中丸(蜜丸)的性状描述为:本品为棕褐色至棕黑色的水蜜丸,或为棕褐色至黑褐色的小蜜丸或大蜜丸;气微,味微甜而辛辣。二冬膏(煎剂)的性状描述为:本品为黄棕色稠厚的半流体;味甜、微苦。急支糖浆(糖浆剂)的性状描述为:本品为棕黑色的黏稠液体;味甜、微苦。生脉饮(口服液)的性状描述为:本品为黄棕色至红棕色的澄清液体;气香,味酸甜、微苦。

二、物理常数测定

物理常数是表示药物物理性质的重要特征常数,在一定实验条件下是不变的,是反映药品真伪优劣的一个方面,还可反映其纯杂程度。《中国药典》2015年版收载测定的物理常数有相对密度、馏程、熔点、凝点、比旋度、折光率等。物理常数可以作为定性鉴别的一种手段,例如,丁香罗勒油折光率为1.530~1.540,相对密度为1.030~1.050;八角茴香油相对密度在25℃时为0.975~0.988,凝点不低于15℃,旋光度为−2°~+1°,折光率为1.553~1.560;肉桂油相对密度为1.055~1.070,折光率为1.602~1.614;牡荆油胶丸折光率为1.485~1.500;薄荷脑熔点为42~44℃,比旋光度为−49°~−50°。

三、记录与结果判断

(一)检验记录

1. 外观性状　应描述供试品的颜色和外形,如:本品为糖衣片,除去糖衣后显棕色。外观性状符合规定者,也应作出记录,不可只记录"符合规定"这一结论;对外观异常者(如变色、异臭、潮解、碎片、花斑等)要详细描述。

2. 溶解度 应详细记录供试品的称量、溶剂及其用量、温度和溶解时的情况等。

3. 相对密度 记录采用的方法(比重瓶法或韦氏比重秤法)、测定时的温度、测定值或各项称量数据、计算式与结果。

4. 熔点 记录采用的方法、仪器型号或标准温度计的编号及其校正值、除硅油外的传温液名称、升温速度;供试品的干燥条件、初熔及全熔时的温度(估计读数到±0.1℃)、熔融时是否有同时分解或异常的情况等。每一供试品应至少测定 2 次,取其平均值,并加温度计的校正值;遇有异常结果时,可选用正常的同一药品再次进行测定,记录其结果并进行比较,再得出单项结论。

5. 旋光度 记录仪器型号、测定时的温度、供试品的称量及其干燥失重或水分、供试液的配制、旋光管的长度、零点(或停点)和供试液旋光度的测定值各 3 次的读数、平均值,以及比旋度的计算等。

6. 折光率 记录仪器型号、温度、校正用物、3 次测定值,取平均值报告。

7. 吸收系数 记录仪器型号与狭缝宽度、供试品的称量(平行试验 2 份)及其干燥失重或水分、溶剂名称与检查结果、供试液的溶解稀释过程、测定波长(必要时应附波长校正和空白吸收度)与吸收度值(或附仪器自动打印记录),以及计算式与结果等。

8. 酸值(皂化值、羟值或碘值) 记录供试品的称量(除酸值外,均应作平行试验 2 份)、各种滴定液的名称及其浓度(mol/L)、消耗滴定液的毫升数、空白试验消耗滴定液的毫升数、计算式与结果。

(二) 结果判断

中药制剂的性状应与国家药品标准规定的性状描述及《中国药典》2015 年版四部制剂通则项下对剂型外观的要求(表 2-1)相一致。外观性状或物理常数不符合规定,可初步判断其为假药或劣药,再结合其他检验项目综合分析判断,作出结论。

表 2-1 常用中药制剂剂型的外观要求

剂型	外观要求
丸剂	外观应圆整,大小、色泽应均匀,无粘连现象。蜡丸表面应光滑无裂纹,丸内不得有蜡点和颗粒;滴丸表面应无冷凝介质黏附
片剂	应完整光洁,色泽均匀,有适宜的硬度和耐磨性,以免包装、运输过程中发生磨损或破碎,除另有规定外,非包衣片应符合片剂脆碎度检查法的要求
颗粒剂	应干燥、颗粒均匀、色泽一致,无吸潮、软化、结块、潮解等现象
散剂	应干燥、疏松、混合均匀、色泽一致
栓剂	原料药物与基质应混合均匀,其外形应完整光滑,放入腔道后应无刺激性,应能融化、软化或溶化,并与分泌液混合,逐渐释放出药物,产生局部或全身作用;并应有适宜的硬度
胶囊剂	应整洁,不得有黏结、变形、渗漏或囊壳破裂等现象,并应无异臭
锭剂	应平整光滑、色泽一致,无皱缩、飞边、裂隙、变形及空心
合剂	应澄清,在贮存期间不得有发霉、酸败、异物、变色、产生气体或其他变质现象,允许有少量摇之易散的沉淀

续表

剂型	外 观 要 求
酒剂	应为澄清液体,在贮存期间允许有少量摇之易散的沉淀
酊剂	应澄清,久置允许有少量摇之易散的沉淀
注射剂	溶液型注射液应澄清;除另有规定外,混悬型注射液中原料药物粒径应控制在 15μm 以下,含 15 ~ 20μm(间有个别 20 ~ 50μm)者,不应超过 10% ,若有可见沉淀,振摇时应容易分散均匀。乳状液型注射液,不得有相分离现象;静脉用乳状液型注射液中 90% 的乳滴粒径应在 1μm 以下,不得有大于 5μm 的乳滴。除另有规定外,输液应尽可能与血液等渗
糖浆剂	应澄清,在贮存期间不得有发霉、酸败、产生气体或其他变质现象,允许有少量摇之易散的沉淀
煎膏剂	应无焦臭、异味,无糖的结晶析出
软膏剂	应均匀、细腻,涂于皮肤或黏膜上应无刺激性;软膏剂中不溶性原料药物,应预先用适宜的方法制成细粉,确保粒度符合规定
膏药	膏体应油润细腻、光亮、老嫩适度、摊涂均匀,无飞边缺口,加温后能粘贴于皮肤上且不移动。黑膏药应呈乌黑,无红斑;白膏药应无白点
贴膏剂	膏料应涂布均匀,膏面应光洁,色泽一致,应无脱膏、失黏现象;背衬面应平整、洁净、无漏膏现象
喷雾剂	溶液型喷雾剂的药液应澄清;乳状液型喷雾剂的液滴在液体介质中应分散均匀;混悬型喷雾剂应将原料药物细粉和附加剂充分混匀、研细,制成稳定的混悬液
气雾剂	定量气雾剂释出的主药含量应准确、均一,喷出的雾滴(粒)应均匀;吸入气雾剂的雾滴(粒)大小应控制在 10μm 以下,其中大多数应为 5μm 以下,一般不使用饮片细粉

点滴积累 ∨

1. 《中国药典》2015 年版成方制剂和单味制剂的性状鉴别主要包括形状或形态、色泽、气味以及物理常数等内容。

2. 中药制剂的物理常数包括相对密度、馏程、熔点、凝点、比旋度、折光率、黏度、吸收系数、碘值、皂化值和酸值等;其测定结果不仅对药品具有鉴别意义,也可反映药品的纯度,是评价药品质量的主要指标之一。

第二节　显微鉴别法

中药制剂的显微鉴别,系指利用显微镜对含饮片粉末的制剂中饮片的组织、细胞或内含物等特征进行鉴别,确定其真实性的方法。适用于含有药材粉末的丸剂、散剂、片剂、浸膏剂等。

┌─边学边练─────────────────────
│　用显微鉴别法鉴别六味地黄丸（实训四）。
└────────────────────────────

ER-2-2

**六味地黄丸
的显微鉴别**

一、仪器与材料

1. 仪器　生物光学显微镜(图2-1)、显微摄影装置或显微描绘器、电脑联机装置及其图像处理软件、切片机、小型粉碎机、离心机等。

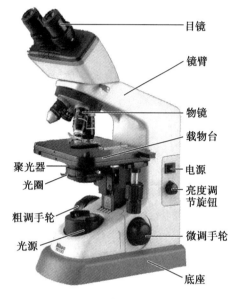

目镜

镜臂

物镜

载物台

聚光器

光圈

电源

亮度调节旋钮

粗调手轮

光源

微调手轮

底座

图 2-1　生物光学显微镜的基本构造

2. 用具

(1) 仪器:放大镜、刀片、解剖刀、镊子、剪刀、解剖针等。

(2) 用具:载玻片、盖玻片、吸湿器、培养皿或小烧杯、酒精灯、铁三角架、石棉网、滴瓶、试管、试管架、滴管、玻璃棒、乳钵、量筒等;毛笔、铅笔(HB、3H 或 6H 绘图用铅笔)、带盖搪瓷盘、纱布、滤纸、火柴等。

3. 试液

(1) 水合氯醛试液:水合氯醛试液能使已收缩的细胞膨胀,可溶解淀粉粒、蛋白质、叶绿体、树脂、挥发油等,便于清楚地观察组织构造及草酸钙结晶。水合氯醛透化后不待放冷即滴加甘油乙醇液,以防水合氯醛析出结晶而妨碍观察。如需观察菊糖等一些多糖物质,则加水合氯醛试液不加热(冷装片)观察。配制方法:取水合氯醛 50g,加水 15ml 与甘油 10ml 使之溶解,即得。

(2) 甘油醋酸试液(斯氏液):为常用封藏液,专用于观察淀粉粒形态,可使淀粉粒保持原形,便于测量其大小。配制方法:取甘油、50% 醋酸溶液及水各 1 份,混匀,即得。

(3) 甘油乙醇试液:为封藏液,也是软化剂,常用于保存植物性材料及临时切片,有软化组织的作用。配制方法:取甘油、稀乙醇各 1 份,混合,即得。

此外,尚有苏丹Ⅲ试液、钌红试液、间苯三酚试液、碘试液、硝铬酸试液、α-萘酚试液、硝酸汞试液(米隆试液)、氯化锌碘试液等。以上试液,均应符合《中国药典》2015 年版通则 8002 试液项下的规定。

二、操作方法

中药制剂的显微鉴别基本程序为:处方分析→供试品预处理→显微制片→显微观察→显微测量→显微化学反应→结果判断。

(一)处方分析

根据处方组成及制备工艺,对制剂中含有的原药材粉末显微特征逐一进行观察和比较,排除类似的、易相互干扰或因加工而消失的特征,选取该药材在本制剂中易察见、专属性强的显微特征 1 ~ 2 个,作为能表明该药味存在的依据。对于组成药味较多的复方制剂,可选择主药、贵重药、毒性药或混乱品种重点观察。

国家药品标准规定制剂的显微特征,均已进行处方分析,可直接对其专属性特征进行鉴别,如三

黄片、小儿清热片、牛黄消炎片、利胆排石片等制剂中检出大黄的专属性特征为:草酸钙簇晶大,直径
$60 \sim 140\mu m$(图2-2)。

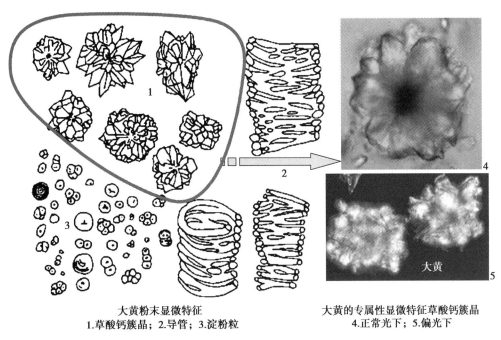

大黄粉末显微特征　　　　　　　大黄的专属性显微特征草酸钙簇晶
1.草酸钙簇晶;2.导管;3.淀粉粒　　　4.正常光下;5.偏光下

图2-2　大黄的专属性特征

在不同的中药制剂中检出同一中药,选择的专属性特征可以相同,也可不同;可以是一个,也可
以为多个。如乌鸡白凤丸、十全大补丸等制剂中检出白芍的专属性特征均为:草酸钙簇晶直径 18～
$32\mu m$,存在于薄壁细胞中,常排列成行,或一个细胞中含有数个簇晶;而归芍地黄丸中牡丹皮亦含与
白芍相似的草酸钙簇晶,因此选用类白色糊化淀粉粒团块作为其专属性特征。万氏牛黄清心丸、牛
黄上清丸等制剂中检出黄连的专属性特征为 1 个:纤维束鲜黄色,壁稍厚,纹孔明显;而安宫牛黄丸
中检出黄连的专属性特征则为 2 个:除纤维束外,尚有石细胞鲜黄色。

（二）供试品预处理

制片前,可按剂型不同进行预处理(表2-2),再按粉末制片法装片观察。

表2-2　不同剂型供试品的预处理方法

剂型	预处理方法
散剂、胶囊剂	直接取适量粉末(内容物为颗粒状应研细)装片,或透化后装片
片剂、水丸、糊丸、水蜜丸、锭剂等	片剂,取 2～3 片;水丸、糊丸、水蜜丸、锭剂等(包衣者除去包衣)取数丸或 1～2 锭,分别置乳钵中研成粉末,取适量粉末装片,或透化后装片
蜜丸	采用两种方法处理:①用解剖刀沿蜜丸正中切开,从切面由外至中央挑取适量样品,置载玻片中央,滴加适宜的试液,用玻璃棒搅匀,按粉末制片法装片,或透化后装片;②将蜜丸切碎,置容器内,加水适量,搅拌;亦可用超声仪处理,使其分散,然后移至离心管中离心沉淀,如此反复操作以除尽蜂蜜,取沉淀物适量装片,或透化后装片
含升华性成分的制剂	取粉末进行微量升华,收集升华物进行显微观察

（三）显微制片

进行显微鉴别时，一般先以甘油醋酸封片观察淀粉粒、菊糖等，再以水合氯醛封片观察其他显微特征，最后再加热透化或滴加其他理化试剂进行显微观察。现将常用的制片方法介绍如下。

1. 粉末制片法　供试品粉末需过四号或五号筛，采用下列三种方式制片：

（1）粉末冷装片：用解剖针挑取样品粉末少许，置载玻片的中央，加水、稀甘油、水合氯醛试液等适宜的试液 1 滴，用针搅匀（如为酸或碱时应用细玻棒代替针），待液体渗入粉末后，用左手食指与拇指夹持盖玻片的边缘，使其左隙与药液层左侧接触，再用右手持小镊子或解剖针托住盖玻片的右侧，缓缓放下，使液体逐渐蔓延充满盖玻片下方。如液体未充满盖玻片，应从空隙相对边缘滴加液体，以防产生气泡；若液体过多，用滤纸片吸去溢出的液体，最后在载玻片的左端贴上标签或写上标记。

（2）粉末透化装片：挑取粉末少许，置载玻片中央偏右处，滴加水合氯醛试液 1 ~ 2 滴，搅匀，用试管夹夹持载玻片一端，保持水平置酒精灯火焰上方约 1 ~ 2cm 处加热，微沸后，离开火焰，再滴加水合氯醛试液，小火继续加热，如此反复操作至透化清晰。为避免析出水合氯醛结晶，放冷后滴加稀甘油 1 ~ 2 滴，封片镜检。

（3）混悬液装片：制剂中需检查的药味较多或含淀粉粒较多时，可取粉末适量，置试管或小烧杯中，加入水合氯醛试液并加热透化，用吸管吸取适量混悬液，装片观察。

2. 解离组织制片法　系利用化学试剂使组织中各细胞间的胞间质溶解而使细胞分离，以观察单个细胞的完整形态的方法。常用的解离方法有氢氧化钾法、硝铬酸法和氯酸钾法（表 2-3）。

表 2-3　常用的解离组织制片法

名称	适用范围	解离方法	装片
氢氧化钾法	薄壁组织发达，木化组织较少或分散存在的供试品	取蜜丸切开后，取适量置试管中，加 5% 氢氧化钾溶液适量，加热至用玻璃棒挤压能离散为止，倾去碱液，加水洗涤	取少量置载玻片上，用解剖针撕开，以稀甘油装片观察
硝铬酸法	木化组织较多或集成较大群束的供试品	取适量样品置试管中，加硝铬酸试液适量，放置至用玻璃棒挤压能离散为止，倾去酸液，加水洗涤	
氯酸钾法	木化组织较多或集成较大群束的供试品	取适量样品置试管中，加硝酸溶液（1→2）及氯酸钾少量，缓缓加热，待产生的气泡渐少时，再及时加氯酸钾少量，以维持气泡稳定地发生，至用玻璃棒挤压能离散为止，倾去酸液，加水洗涤	

（四）显微观察

一般需观察 2 ~ 5 个显微标本片，根据能否观察到某药材的专属性特征，判断制剂中该药材是否存在。为提高显微鉴别的正确性，可与对照药材或已准确进行品种鉴定的药材对照观察。观察时应采用"先低倍后高倍"的原则，先在低倍镜下采用"之"字移动法，使标本片沿着一定的线路移动，以便能检查到标本片的各个部位。方法是：旋转载物台移动器，从盖玻片的左上角开始逐渐使视野平行向右移动，到达右上角后，将视野向近侧移动 2/3 ~ 3/4 个视野，再使视野由右平行向左移动,到达左端后,再如前法移动,直到整个标本片观察完毕(图2-3)。

（五）显微测量

常用量尺为目镜测微尺与载物台测微尺。目镜测微尺为放在目镜筒内的一种标尺,是一个直径18~20mm圆形玻璃片,中央刻有精确等距离的平行线刻度,常为50格或100格(图2-4)。目镜测微尺是用以直接测量物体用的,但其刻度所代表的长度依显微镜放大倍数的不同而改变,故使用前必须用载物台测微尺来标化,以确定在使用该显微镜及其特定的物镜、目镜和镜筒长度时,目

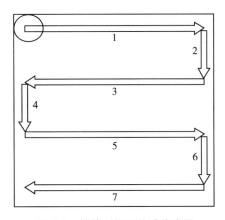

图2-3 镜检时视野移动线路图

镜测微尺每小格所代表的实际长度。载物台测微尺是一种在特制的载玻片中央粘贴一刻有精细尺度的圆形玻片,通常将长1mm(或2mm)精确等分为100(或200)小格,每一小格长为10μm,用以标定目镜测微尺。在标尺的外围有一黑环,以便能较容易找到标尺的位置(图2-5)。载物台测微尺并不直接测量物体的长度,而是用以标化目镜测微尺。

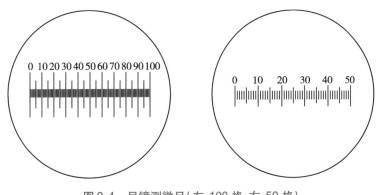

图2-4 目镜测微尺(左:100格;右:50格)

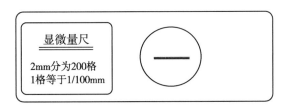

图2-5 载物台测微尺

将载物台测微尺置显微镜载物台上,对光调焦,并将载物台测微尺刻度移至视野中央;从镜筒中取下目镜,旋下目镜盖,将目镜测微尺放入目镜筒中部的光栏上(正面向上,有刻度的一面向下),旋上目镜盖后返置镜筒上。视野中可同时观察到载物台测微尺和目镜测微尺的刻度小格,旋转目镜,并移动载物台测微尺,使两种量尺的刻度平行;移动载物台测微尺,使两种量尺左边的"0"刻度线重合,然后再寻找第二条重合刻度线。分别记录两重合线间两种测微尺的小格数,再根据两重合线间小格数的比值,计算目镜测微尺每小格在该物镜条件下所代表的长度(μm)(图2-6)。

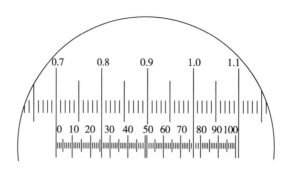

图2-6 视野中目镜测微尺与载物台测微尺的重合线

例如：接目镜头为10×，接物镜头为40×时，目镜测微尺77小格（0~77）相当于载物台测微尺30小格（0.7~1.0），已知载物台测微尺每一小格的长度为10μm。则所用显微镜在该放大倍数下，目镜测微尺每小格的长度为10μm×30÷77≈3.8μm。如改用接目镜头与接物镜头均为10×时，测得目镜测微尺74小格相当于载物台测微尺100小格，则目镜测微尺每小格的长度为10μm×100÷74≈13.5μm。由此可得计算公式：

$$目微尺每小格相当的长度（\mu m）=\frac{10\mu m×两重合线间台微尺格数}{两重合线间目微尺格数}$$　　　（式2-1）

为减少误差，可寻找多个重合刻度，记录多组数据，求其平均值。更换显微镜或目镜、物镜时，均须重新标化目镜测微尺每小格所相当的长度。将需测量的目的物置显微镜载物台上，用目镜测微尺测量其小格数，乘以目镜测微尺在该条件下每小格代表的长度，即得。

$$目的物长度（\mu m）=目微尺每小格所相当的长度（\mu m）×目的物占目微尺的格数$$　　（式2-2）

例如：接目镜头为10×，接物镜头为40×时，测得淀粉粒直径占目镜测微尺20小格，则该淀粉粒的直径为3.8μm×20=76μm。

（六）显微化学鉴别

常需采用专属性的化学试剂和方法，以鉴别不同性质的细胞壁及其内含物（表2-4）。

（七）注意事项

1. 粉碎用具用毕后，必须处理干净并干燥后才能用于另一种药品的粉碎。

2. 所用盖玻片和载玻片应保持洁净。新片要用洗液浸泡或用肥皂水煮半小时后取出，先用流水冲洗，再用蒸馏水冲洗1~2次，置70%~90%乙醇中备用。

3. 进行显微制片时，每片粉末取用量宜少不宜多，为使观察全面，可多做些制片。如取量多，显微特征重叠轮廓不清，反而费时，不易得出准确结论。

4. 进行显微观察时，应先观察淀粉粒、菊糖等，再观察其他显微特征。所以，一般先以甘油醋酸试液装片观察，然后以水合氯醛试液装片观察，最后加热透化或滴加其他试液进行观察。每步观察结果均应作记录。可借助偏光装置寻找和观察，尤其是淀粉粒、结晶、纤维、石细胞、导管等特征。

表2-4 细胞壁及细胞内含物的定性检查

细胞壁及内含物		主要成分	定性检查方法及结果
细胞壁	木质化	丙酸苯酯类聚合物	加间苯三酚-盐酸试液,显红色或紫红色 加氯化锌碘试液,显黄棕色
	木栓化或角质化	脂肪类	加苏丹Ⅲ试液,稍放置或微热,呈橘红色至红色
	纤维素化	直链葡萄糖	加氯化锌碘试液,或先加碘试液湿润后,稍放置,再加硫酸溶液(33→50),显蓝色或紫色
	硅质化	二氧化硅	加硫酸无变化,加氢氟酸溶解
细胞内含物	硅质块	二氧化硅	加硫酸无变化,加氢氟酸溶解
	淀粉粒	葡聚糖	用甘油醋酸试液装片,置偏振光显微镜下观察,未糊化淀粉粒显偏光现象,已糊化淀粉粒无偏光现象;加碘或氯化锌碘试液,膨胀并变成蓝色或蓝紫色
	糊粉粒	蛋白质	加碘试液,显棕色或黄棕色;加硝酸汞试液显砖红色(含有脂肪油的制剂,应先用乙醚或石油醚脱脂后再试验)
	菊糖	果聚糖	加10% α-萘酚乙醇溶液1滴,再加浓硫酸2~3滴,显紫红色,并溶解
	草酸钙结晶	CaC_2O_4	加稀醋酸不溶解;加稀盐酸溶解而无气泡产生;加硫酸溶液(1→2)溶解,并生成硫酸钙针晶
	碳酸钙结晶(钟乳体)	$CaCO_3$	加稀醋酸或稀盐酸溶解,并产生气泡;加硫酸溶液(1→2)溶解,产生气泡,并生成硫酸钙针晶
	黏液质	杂多糖	加钌红试液,显红色
	脂肪油树脂	脂肪酸2~3萜	加苏丹Ⅲ试液,显红色或紫红色;加90%乙醇,不溶解(蓖麻油及巴豆油例外)
	挥发油	单萜或倍半萜	加苏丹Ⅲ试液,显红色或紫红色;加90%乙醇,溶解

5. 通常在高倍镜下进行显微测量,因目镜测微尺的每一小格的长度值较小,结果较为准确。但测量较长的目的物如纤维、导管、非腺毛等,在低倍镜下较为适宜;应记录每次测量数据,并分析数据的最小量值、最大量值和多见量值(μm)。如浙贝母淀粉粒直径为6~56μm,表示最小量值和最大量值;如为6~40~56μm,中间的数值表示多见量值。测量直径时,应以物体中部为准。

三、记录与结果判断

1. **检验记录** 要求详细、清晰、明确、真实。先记录原粉末的色泽、气味,然后全面观察目的物,详细描述其特征,测量其长度,并注意统计最小量值、多见量值、最大量值,一一记录。必要时,应利用显微描绘器或显微摄影装置绘图或制作显微照片,并注明放大倍数,或加比例尺。通常以先多数后少数的顺序描述特征,并标明"多见""少见""偶见"。注意着重描述有鉴别意义的组织、细胞和内含物。应注意标准规定以外的异常显微特征的记录,并根据药材和饮片的基原、成方制剂的处方和制法综合分析,必要时可采用对照药材或已经鉴定品种的药材作对照进行判断。如未能检出某应有药味的显微特征,应注明"未检出××";如检出不应有的某药味,则应画出其显微特征图,并注明"检出不应有的××"。

2. 结果判断　根据观察、记录的样品显微特征与标准规定内容或与对照药材比较是否相符,判定其真伪或是否有掺伪,以及成方制剂投料的真实性。

四、应用举例

1. 参苓白术散的显微鉴别

[处方]　人参、茯苓、白术(炒)、山药、白扁豆(炒)、莲子、薏苡仁(炒)、砂仁、桔梗、甘草

[显微鉴别]　①不规则分枝状团块无色,遇水合氯醛试液溶化;菌丝无色或淡棕色,直径 4～6μm(茯苓);②草酸钙簇晶直径 20～68μm,棱角锐尖(人参);③草酸钙针晶细小,长 10～32μm,不规则地充塞于薄壁细胞中(白术);④草酸钙针晶束存在于黏液细胞中,长 80～240μm,针晶直径 2～8μm(山药);⑤纤维束周围薄壁细胞含草酸钙方晶,形成晶纤维(甘草);⑥色素层细胞黄棕色或红棕色,表面观呈类长方形、类多角形或类圆形(莲子);⑦种皮栅状细胞长 80～150μm(白扁豆);⑧内种皮厚壁细胞黄棕色或棕红色,表面观类多角形,壁厚,胞腔含硅质块(砂仁);⑨联结乳管直径 14～25μm,含淡黄色颗粒状物(桔梗)(图 2-7)。

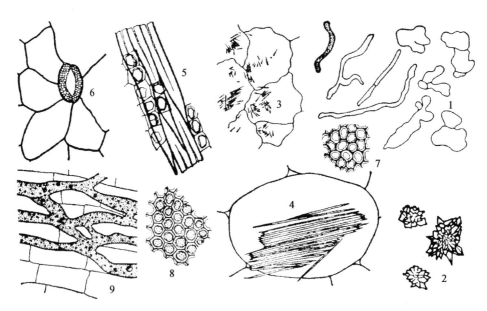

图 2-7　参苓白术散显微特征图
1. 茯苓(菌丝);2. 人参(草酸钙簇晶);3. 白术(草酸钙针晶);4. 山药(草酸钙针晶束);
5. 甘草(晶纤维);6. 莲子(色素层细胞);7. 白扁豆(种皮栅状细胞);8. 砂仁(内种皮厚壁细胞);9. 桔梗(乳管)

2. 小儿肝炎颗粒的显微鉴别

[处方]　茵陈、栀子(姜炙)、黄芩、黄柏、焦山楂、大豆黄卷、郁金、通草

[显微鉴别]　①韧皮纤维淡黄色,梭形,壁厚,孔沟细(黄芩);②果皮含晶石细胞类圆形或多角形,直径 17～31μm,壁厚,胞腔内含草酸钙方晶(栀子);③纤维束鲜黄色,周围细胞含草酸钙方晶,形成晶纤维,含晶细胞壁木化增厚(黄柏)(图 2-8)。

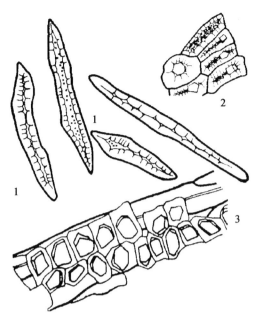

图 2-8　小儿肝炎颗粒显微特征图
1. 黄芩（韧皮纤维）；2. 栀子（果皮含晶石细
胞）；3. 黄柏（晶纤维）

点滴积累 ∨

1. 对含有药材粉末的中药制剂，可采用显微鉴别法确定制剂的真实性。

2. 制剂中各单味药材的专属性显微特征，是确定该药味存在的依据。

3. 可根据观察、记录的样品显微特征与标准规定内容或与对照药材比较是否相符，断定其真
伪或是否有掺伪，以及成方制剂投料的真实性。

第三节　理化鉴别法

中药制剂的理化鉴别是利用制剂所含化学成分的理化性质，通过化学反应法、光谱法和色谱法
等分析方法和技术检测有关成分是否存在，从而判断制剂的真伪。《中国药典》2015 年版收载的理
化鉴别方法有化学反应鉴别法、微量升华法、荧光鉴别法、分光光度法、薄层色谱法（TLC）、气相色谱
法（GC）和高效液相色谱法（HPLC）等。TLC 法具有分离分析双重功能，通过选择合适的对照品或对
照药材进行对照试验，灵敏度高、专属性强，是中药制剂最常用的鉴别方法。

一、化学反应鉴别法

┌─边学边做─────────────────────────────────
│
│　用化学反应鉴别法鉴别大山楂丸中的山楂（实训五）。
│
└──────────────────────────────────────

（一）概述

本法是利用化学试剂与制剂中的指标成分发生化学反应，根据所产生的颜色、沉淀或气体等现象，

来判断某些药味或成分的有无,并以此鉴别制剂真伪的方法。具有操作简便,适用性较强等特点。

利用化学反应鉴别法鉴别中药制剂时一般需采取提取、分离、净化和富集被检成分等步骤,选择专属性较强的检测试剂,以排除干扰组分的影响,必要时做阳性或阴性对照试验加以验证,以提高本鉴别法的专属性和灵敏度。例如止喘灵注射液中麻黄的鉴别,正反应颜色较浅,可采用空白对照试验,以消除背景颜色对结果判断的干扰,具体做法是:取本品20ml,加氨试液使成碱性,用三氯甲烷提取2次,每次10ml,合并三氯甲烷液,取三氯甲烷液4ml,分置2支试管中,一管加氨制氯化铜试液与二硫化碳各5滴,振摇,静置,三氯甲烷层显黄色至黄棕色;另一管为空白,以三氯甲烷5滴代替二硫化碳,振摇后三氯甲烷层应无色或显微黄色。

由于本法大多为某类成分的通用显色或沉淀反应,因此它只能鉴别待测成分属何类成分,而不能鉴别其为何种成分,其否定功能强于肯定功能,专属性较差。如用盐酸-镁粉反应鉴别大山楂丸中的山楂,当呈阴性反应时,可得出样品中不含山楂黄酮和山楂的结论;若呈阳性反应,则只能说明存在黄酮类成分,要想确定是否存在山楂,还需配合其他鉴别方法。本法主要用于制剂中生物碱、黄酮、蒽醌、皂苷、香豆素、萜类以及各种矿物类成分的鉴别。现将《中国药典》2015年版常用的化学鉴别反应归纳如下(表2-5、表2-6)。

表2-5 植(动)物药成分常用的化学鉴别反应

成分	鉴别反应	应用举例或说明
生物碱[*]	碘化铋钾反应,生成橘红色或红棕色沉淀 碘化汞钾反应,生成类白色沉淀;加过量试剂,沉淀复溶解 碘-碘化钾反应,生成棕色至褐色沉淀 硅钨酸反应,生成灰白色沉淀 三硝基苯酚(苦味酸)反应,生成黄色沉淀(置显微镜下观察,可见众多淡黄色油滴状物质)	止喘灵注射液(洋金花)、马钱子散(马钱子)、石淋通片(广金钱草)、川贝雪梨膏(川贝母)等
黄酮	在样品的甲醇或乙醇提取液中,加入少许镁粉,振摇,再加盐酸数滴,多显红棕色、橙红色或红紫色	大山楂丸(山楂)、参茸保胎丸(黄芩)等
蒽醌	取样品的酸水提取液,加乙醚振摇,分取醚层,加入氢氧化钠或氨试液,振摇,水层显红色	大黄流浸膏(大黄)等
皂苷	样品水溶液强烈振摇,产生持久性泡沫 样品的三氯甲烷提取液,滴加醋酐-浓硫酸试液,甾体皂苷显红-紫-蓝-污绿色;三萜皂苷显红-紫-蓝色 供试液加三氯化锑或五氯化锑的三氯甲烷溶液,三萜皂苷显紫蓝色,甾体皂苷多显黄色 样品的三氯甲烷提取液,加浓硫酸,三氯甲烷层显红色或蓝色,硫酸层显绿色荧光	灵宝护心丹(红参、三七)等
香豆素	Gibb's反应,显蓝色 异羟肟酸铁反应,显红色 重氮盐偶合反应,显红色	养阴清肺膏(牡丹皮)等
挥发油	取供试液,加香草醛-硫酸试液,显红色或红紫色	万应锭(冰片)、养心定悸膏(生姜)等
氨基酸、蛋白质	取供试液,加茚三酮试液1滴,微热,显紫红色	参茸保胎丸(阿胶、鹿茸)等

[*]生物碱沉淀反应需要在酸性水溶液或稀醇溶液中进行;蛋白质、氨基酸、鞣质等亦可与此类试剂产生沉淀,故应进行预处理,排除干扰。

表 2-6 矿物药成分常用的化学鉴别反应

成分	鉴 别 反 应	应用举例与反应机制
汞盐	取供试品,用盐酸湿润后,在光洁铜片上摩擦,铜片表面显银白色光泽,加热烘烤后,银白色消失	应用举例:万氏牛黄清心丸、天王补心丸等中成药中的朱砂; 反应机制:Hg^{2+} 被 Cu 还原成 Hg 附着在铜片表面,显银白色,加热则升华消失。即: $HgS+2HCl+Cu \longrightarrow CuCl_2+Hg+H_2S\uparrow$
钙盐	取供试液,加甲基红指示液,用氨试液中和,再滴加盐酸至恰呈酸性,加草酸试液,即生成白色沉淀;分离,沉淀不溶于醋酸,但可溶于盐酸	应用举例:止咳橘红口服液(石膏)、安胃片(海螵蛸)、龙牡壮骨颗粒(牡蛎、龙骨、乳酸钙、葡萄糖酸钙)等;反应机制: $CaSO_4+(NH_4)_2C_2O_4 \longrightarrow CaC_2O_4(白)\downarrow +(NH_4)_2SO_4$ $CaC_2O_4+2HCl \longrightarrow CaCl_2+H_2C_2O_4(溶于盐酸)$
雄黄(主含 As_2S_2)	氯化钡沉淀法(检出硫):将雄黄中的硫氧化成硫酸,再与氯化钡生成硫酸钡白色沉淀	应用举例:牙痛一粒丸(雄黄)等; 反应机制: $As_2S_2+6KClO_3+4HNO_3 \xrightarrow{[O]} 2K_3AsO_3+2H_2SO_4+3Cl_2\uparrow +4NO\uparrow$ $H_2SO_4+BaCl_2 \longrightarrow BaSO_4\downarrow(白)+2HCl$
	硫化氢反应(检出砷):先将雄黄加热氧化生成三氧化二砷,再与硫化氢反应生成黄色的三硫化二砷。后者在稀盐酸中产生黄色沉淀,但溶于碳酸铵试液	应用举例:小儿惊风散(雄黄)等; 反应机制: $2As_2S_2+7O_2 \xrightarrow{\triangle} 2As_2O_3+4SO_2\uparrow$ $As_2O_3+3H_2O \longrightarrow 2H_3AsO_3$ $2H_3AsO_3+3H_2S \longrightarrow As_2S_3(黄)+6H_2O$ 　　　　　　└→在稀盐酸中析出黄色沉淀 $4As_2S_3+12(NH_4)_2CO_3 \longrightarrow 4(NH_4)_3AsO_3+4(NH_4)_3AsS_3+12CO_2\uparrow$

（二）仪器与试剂

试管、蒸发皿、坩埚、漏斗、滤纸、水浴锅、电炉、电热套等;各类成分显色剂和沉淀试剂。要求:所有仪器应洁净,以免干扰化学反应;试药应符合《中国药典》2015 年版的要求,使用时应研成粉末或配成试液;除另有规定外,所用试液均应按《中国药典》2015 年版规定的方法进行配制和贮藏,要求新配制的,必须临用新制。

（三）操作方法

1. 供试品溶液的制备

（1）固体制剂:应根据鉴别对象的溶解性能,选用适当溶剂提取精制而成。如用水室温下浸泡过夜,溶液可供氨基酸、蛋白质等的鉴别;用 60℃ 热水提取,溶液可供糖类、苷类、鞣质等成分的鉴别;用乙醇或甲醇回流提取,滤液可用于鉴别生物碱、黄酮、酚类、有机酸等;用亲脂性有机溶剂(如乙醚)提取,溶液可用于鉴别醌类、内酯、苷元、挥发油等;药渣挥去乙醚,再用甲醇提取,滤液可用来鉴别各种苷类。经溶剂提取所得提取液一般仍含较多的杂质,可采取液-液萃取法或固-液萃取法进一步分离,除去干扰成分。制剂中的挥发性、升华性成分可用水蒸气蒸馏法或升华法将其分离后再进行鉴别,可提高鉴别反应的专属性。

（2）液体制剂:可直接取样检识或经有机溶剂萃取分离后再行检测。

2. 操作方式 采用化学反应鉴别法时,应选择专属性较强的检测试剂,必要时做阳性或阴性对照试验加以验证,从而保证检测结果的专属性和灵敏度。化学反应鉴别法大多为试管反应,取供试液适量置于试管中,加入试剂或试药进行反应;或将供试液置蒸发皿或坩埚中,挥去溶剂,滴加试剂于残留物进行检识,例如皂苷的醋酐-浓硫酸反应;也可利用检测试纸鉴别,如氰苷的苦味酸试纸反应、珠黄吹喉散的姜黄试纸反应和养阴清肺膏的 Gibb's 试纸反应等。

（四）注意事项

1. 供试品和供试液的取用量应按各药品项下的规定,固体供试品应研成细粉;液体供试品如太稀可浓缩,如太浓可稀释。

2. 试药和试液的加入量、方法和顺序均应按各试验项下的规定;如未作规定,试液应逐滴加入,边加边振摇,并注意观察反应现象。

3. 试验在试管或离心管中进行,如需加热,应小心仔细,并使用试管夹,边加热边振摇,试管口不要对着试验操作者。

4. 试验中需要蒸发时,应置于玻璃蒸发皿或瓷蒸发皿中,在水浴上进行。

5. 有色沉淀反应宜在白色点滴板上进行,白色沉淀反应宜在黑色或蓝色点滴板上进行,也可在试管或离心管中进行;颜色反应须在玻璃试管中进行。

6. 反应灵敏度高的试验,应保证试剂的纯度和仪器的洁净,并同时进行空白试验,以资对照;反应不够灵敏,试验条件不易掌握的试验,可用对照品进行对照试验。

（五）检验记录与结果判断

记录操作过程、供试品取用量、所加试剂的名称与用量、反应结果等,多批号供试品同时进行检验时,如结果相同,可只详细记录一个批号的情况,其余批号可记为同编号×××的情况与结论,结果不同时,则应分别记录。采用《中国药典》2015 年版四部中未收载的试液时,应记录其配制方法或出处。

将反应结果与药品标准对照,若一致则符合规定,若不一致则判为不符合规定。

（六）应用实例

1. 安胃片的鉴别

[处方]醋延胡索、枯矾、海螵蛸(去壳)

[鉴别]①鉴别海螵蛸中的主成分碳酸钙:取本品 2 片,研细,置试管中,加稀盐酸 10ml,即泡沸,放出二氧化碳气体,气体遇氢氧化钙试液,即生成白色沉淀。将试管中的酸性液体滤过,取滤液 3ml,加氨试液使成微碱性,即生成白色胶状沉淀,滤过,沉淀在盐酸、醋酸和过量的氢氧化钠试液中溶解;滤液中加草酸铵试液 2 滴,即生成白色沉淀,该沉淀在盐酸中溶解,在醋酸中不溶。②鉴别枯矾中的主成分硫酸铝钾:取本品 2 片,研细,置小烧杯中,加水 10ml,充分搅拌,滤过。取滤液 2ml,加氯化钡试液 2 滴,即生成白色沉淀,该沉淀在盐酸和硝酸中均不溶解;另取滤液 2ml,加亚硝酸钴钠试液 2 滴,即生成黄色沉淀。

2. 止喘灵注射液的鉴别

[处方] 麻黄、洋金花、苦杏仁、连翘

[鉴别] ①鉴别麻黄中的生物碱:取本品20ml,加氨试液使成碱性,用三氯甲烷提取2次,每次10ml,合并三氯甲烷液,取三氯甲烷液4ml,分置2支试管中,一管加氨制氯化铜试液与二硫化碳各5滴,振摇,静置,三氯甲烷层显黄色至黄棕色;另一管为空白,以三氯甲烷5滴代替二硫化碳,振摇后三氯甲烷层应无色或显微黄色。②鉴别洋金花中的生物碱:取上述三氯甲烷液2ml,置水浴上浓缩至近干,置载玻片上,挥干,加0.5%三硝基苯酚溶液1滴,置显微镜下观察,可见众多淡黄色油滴状物质。

二、升华鉴别法

边学边做

　　用微量升华鉴别法鉴别牛黄解毒片中的冰片(实训六)。

(一) 概述

本法是利用中药制剂中所含的某些化学成分,在一定温度下能升华的性质,获得升华物,根据升华物的理化性质进行鉴别的方法。升华物的鉴别可采用显微镜观察晶型,或在可见光下观察颜色,或在紫外线灯下观察荧光,或加入合适的试液与其发生显色反应或荧光反应等。本法简便、实用,因只有少数中药具有升华性成分,故本法专属性较强。

(二) 仪器与试剂

微量升华装置(图2-9)、坩埚、紫外线灯(365nm)、显微镜等;1%香草醛-硫酸溶液、硫化氢试液、碳酸铵试液等。

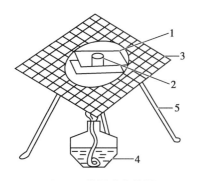

图2-9　微量升华装置
1. 载玻片;2. 金属圈;3. 石棉网;
4. 酒精灯;5. 三脚架

(三) 操作方法

多采用微量升华法,少数使用坩埚法或蒸发皿法。取金属片或载玻片,置石棉网上,金属片或载玻片上放一金属圈(内径约1.5cm,高约0.8cm),圈内放置适量药材粉末,圈上覆盖载玻片,在石棉网下用酒精灯缓缓加热,至粉末开始变焦,去火待凉,载玻片上有升华物凝集。将载玻片反转后,置显微镜下观察结晶形状、色泽,或取升华物加试液观察反应。

(四) 注意事项

1. 升华时应缓缓加热,温度过高易使药粉焦化,产生焦油状物,影响对升华物的观察或检视。温度可通过调整酒精灯火焰与石棉板的间距来控制,距离一般约4cm。

2. 样品粉末用量一般约0.5g,过少不易产生足够量的升华物。

3. 可在载玻片上滴加少量水降温,促使升华物凝集析出。

4. 若无金属片,可用载玻片代替。

（五）检验记录与结果判断

记录操作条件、样品用量、升华物的晶形和颜色、反应结果等。

将测试现象或结果与药品标准对照,一致者判定为符合规定,不一致者则判定为不符合规定。

（六）应用实例

1. 万应锭中冰片的鉴别

[处方] 胡黄连、黄连、儿茶、冰片、香墨、熊胆粉、人工麝香、牛黄、牛胆汁

[鉴别] 取本品0.15g,研细,进行微量升华,升华物置显微镜下观察:呈不定形的无色片状结晶,加新配制的1%香草醛硫酸试液1滴,渐显紫红色。

2. 小儿惊风散中雄黄的鉴别

[处方] 全蝎、炒僵蚕、雄黄、朱砂、甘草

[鉴别] 取本品0.2g,置坩埚中,加热至产生白烟,取玻片覆盖后,有白色冷凝物,将此玻片置烧杯中,加水10ml,加热使溶解。取溶液5ml,加硫化氢试液数滴,即显黄色,加稀盐酸,生成黄色絮状沉淀,加入碳酸铵试液后沉淀复溶解。

知识链接

雄黄的鉴别反应机制

中药制剂中雄黄遇高温在空气中氧化分解为三氧化二砷和二氧化硫,三氧化二砷升华积聚在玻片上,然后溶于水中生成砷酸,再与硫化氢反应生成黄色三硫化二砷,在盐酸的存在下,三硫化二砷沉淀析出,生成黄色絮状沉淀,加入碳酸铵试液,生成可溶性铵盐,使沉淀复溶解。反应式如下:

$2As_2S_2 + 7O_2 \longrightarrow 2As_2O_3 + 4SO_2\uparrow$

$As_2O_3 + 3H_2O \longrightarrow 2H_3AsO_3$

$2H_3AsO_3 + 3H_2S \longrightarrow As_2S_3 + 6H_2O$

$4As_2S_3 + 12(NH_4)_2CO_3 \longrightarrow 4(NH_4)_3AsO_3 + 4(NH_4)_3AsS_3 + 12CO_2\uparrow$

---

3. 大黄流浸膏中大黄的鉴别

[处方] 本品为大黄经加工制成的流浸膏

[鉴别] 取本品1ml,置瓷坩埚中,在水浴上蒸干后,坩埚上覆以载玻片,置石棉网上直火徐徐加热,至载玻片上呈现升华物后,取下载玻片,放冷,置显微镜下观察,有菱形针状、羽状和不规则晶体,滴加氢氧化钠试液,结晶溶解,溶液显紫红色(检识游离蒽醌)。

三、荧光鉴别法

边学边做

用荧光鉴别法鉴别安神补脑液中的维生素 B_1（实训七）。

（一）概述

荧光鉴别法是利用制剂中某些成分,如黄酮类、蒽醌类、香豆素类等在可见光或紫外光照射下可发射荧光的特性进行中药制剂鉴别的方法。有的成分本身不具荧光,但加酸、碱处理后,或经其他化学方法处理后也可产生荧光供鉴别用。本法操作简便、灵敏,具有一定的专属性。例如大黄和土大黄(大黄伪品)的显微特征和化学反应都很相似,但二者的醇提取液点在滤纸上,置紫外线灯下观察,前者显棕色至棕红色荧光,而后者显亮蓝色荧光,容易区分。

（二）仪器与试剂

紫外线灯或紫外分析仪(图2-10)、回流装置、锥形瓶、烧杯、水浴锅。

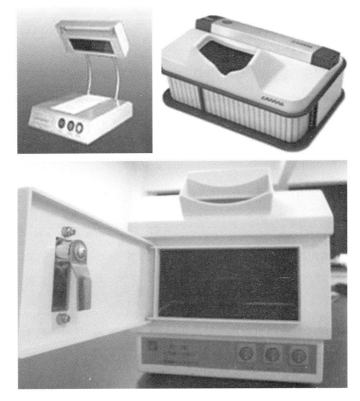

图2-10　紫外线灯与紫外分析仪

（三）操作方法

通常取制剂的提取液点在滤纸上或加入蒸发皿中,置紫外线灯下观察所产生的荧光。必要时可在供试品中加酸、碱或其他试剂,再观察荧光及其变化。

（四）注意事项

1. 荧光强度较弱,故一般需在暗室中观察。

2. 供试液一般用毛细管吸取,少量多次点在滤纸上,使斑点集中且具有一定浓度。

3. 紫外光对人的眼睛和皮肤有损伤,操作者应避免与紫外光较长时间接触。

4. 试验时,一般将供试品置于紫外线灯下约10cm处观察所产生的荧光。紫外光波长一般为365nm,如用254～265nm波长观察荧光,应加以说明。

（五）检验记录与结果判断

记录测试条件及荧光颜色。

荧光颜色若与药品标准规定一致，判定为此项鉴别符合规定，否则判定为不符合规定。

（六）应用实例

1. 天王补心丸中荧光物质的鉴别

［处方］丹参、当归、石菖蒲、党参、茯苓、五味子、麦冬、天冬、地黄、玄参、制远志、炒酸枣仁、柏子仁、桔梗、甘草、朱砂

［鉴别］取本品1g，水蜜丸捣碎；小蜜丸或大蜜丸剪碎，平铺于坩埚中，上盖一长柄漏斗，徐徐加热，至粉末微焦时停止加热，放冷，取下漏斗，用水5ml冲洗内壁，洗液置紫外线灯（365nm）下观察，显淡蓝绿色荧光。

2. 安神补脑液中维生素 B_1 的鉴别

［处方］鹿茸、制何首乌、淫羊藿、干姜、甘草、大枣、维生素 B_1

［鉴别］取本品5ml，加氢氧化钠试液2.5ml、铁氰化钾试液0.5ml与正丁醇5ml，强烈振摇2分钟，放置使分层，溶液置紫外线灯（365nm）下观察，正丁醇层显蓝色荧光，加酸使成酸性，荧光即消失，再加碱使成碱性，荧光又显出。

四、薄层色谱鉴别法

边学边练

用薄层色谱鉴别法鉴别六味地黄丸中的牡丹皮（实训八）。

（一）概述

自20世纪60年代薄层色谱（TLC）取代纸色谱（PC）技术作为一种快速、简单、灵敏的鉴别手段应用于中药及其制剂的鉴别，并收载于《中国药典》以来，在控制中药质量方面起到了积极的作用。随着仪器化、计算机化、自动化等方面的快速发展，TLC逐步进入了一个仪器化和微机化的阶段。

1. 原理 TLC鉴别法是将适宜的吸附剂或载体涂布于玻璃板、塑料或铝基片上，成一均匀薄层，在同一块薄层板上点加供试品和对照品，在相同条件下展开，显色剂显色，检出色谱斑点，对比供试品与对照标准物质的色谱图进行定性鉴别。

2. 特点 TLC鉴别法具有设备简单、操作简便、专属性强、展开剂灵活多变、色谱图直观和容易辨认等特点，是目前中药制剂鉴别的主要方法。

（1）离线操作的灵活性：各单元操作既有关联，又相互独立，点样器材和方法、展开方式、显色试剂选择、直观比较或扫描比较可根据需要灵活变通（图2-11）。由于是离线操作，所以个人占机时间短，甚至不需要占机。

（2）正相色谱流动相（展开剂）的广泛适用性：TLC鉴别最常用的是以硅胶板为基础固定相的正相色谱，有多种组合的有机溶剂展开系统可供选择，如甲苯系统、三氯甲烷系统、己烷系统、正丁醇系统等。可为酸性、碱性或中性，高极性、中等极性或低极性。

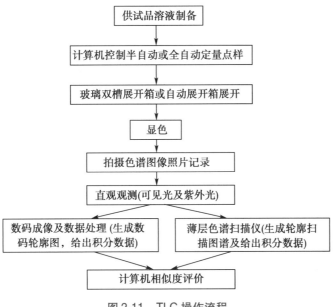

图 2-11 TLC 操作流程

（3）同板多个样品平行比较：同板可以同时产生多达 16～18 个样品色谱，供平行直观地比较，色彩丰富的图像给人的视觉冲击远远大于柱色谱的轮廓色谱图，可以迅速而有效地评价样品色谱图像之间的相似程度（图 2-12）。

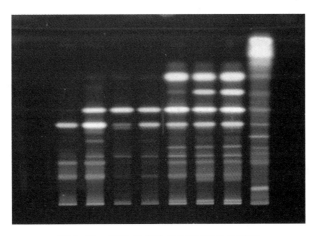

图 2-12 季铵碱类生物碱的薄层色谱图

（4）色谱后衍生的灵活性和专属性：同一色谱薄层板可生成可见光色谱、紫外光色谱、荧光淬灭色谱或荧光色谱，给出丰富的检测成分的化学类别信息。如三氯化铝、碘化铋钾、三氯化铁、醋酐-硫酸可分别作为黄酮类、生物碱类、三萜类和固醇类成分的专属试剂。硫酸则是许多成分激发产生荧光的通用试剂，非常方便（图 2-13、图 2-14）。

（5）分析结果的直观性：分析结果以直观的彩色图像表达，而图像给出的多层面的信息是文字难以表达的，而且丰富多彩的图像可以给分析者更多思考判断的空间。

3. 对照物的选择 TLC 法用于物质鉴别需要已知物作对照。《中国药典》1990 年版开始增加了对照药材，解决了单一化学对照品不能反映药材的整体特征、一些多种植物共存的化学成分没有

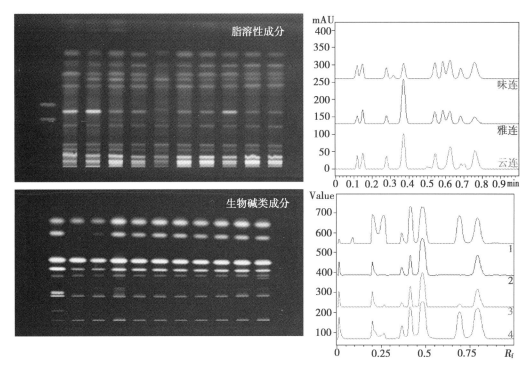

图 2-13　黄连的薄层色谱图

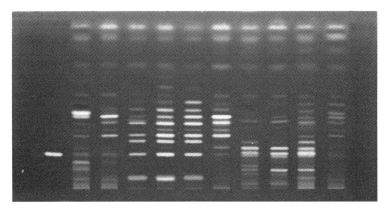

图 2-14　黄芪的薄层色谱图(硫酸加热显色)

专属性,以及没有化学对照品就无法进行鉴别的问题。《中国药典》2015 年版收载中药对照品、对照药材、对照提取物 504 个,标准品 32 个,预示着由单一指标成分逐渐发展为一组成分来控制制剂的质量。

(1)采用对照品对照:用已知中药制剂某一药材有效成分或特征性成分对照品制成对照液,与供试品在同一条件下展开,比较在相同位置上有无同一颜色(或荧光)斑点,检测制剂中是否含有某原料药材。同时检测多种成分时,可将多个对照品与供试品分别点在同一薄层板上展开;若待检测的各化学成分化学类型不同,可按各类成分展开条件在不同薄层板上进行鉴别。

(2)采用对照品和对照药材或对照提取物同时对照:在选用一种对照物不能满足制剂 TLC 鉴别需要时,可采用多种对照物同时对照,增加鉴别的可靠性。例如脏连丸处方中君药为黄连,TLC 鉴别时仅用盐酸小檗碱对照品不能专属性地鉴别出黄连,因为盐酸小檗碱是黄柏等多种药材中含有的一种化学成分,在设盐酸小檗碱对照品的同时增设黄连对照药材,黄连和黄柏所含成分有一定差异,薄层色谱不同,可检定制剂中原料药投料的真实情况。

> **知识链接**
>
> 阳性对照与阴性对照
>
> 除药典收载的对照方法外,由于中药制剂中许多化学成分和有效成分不明确,有些已明确但无对照品,可以采用阴性对照与阳性对照法鉴别。
>
> 阳性对照液制备:把制剂中要鉴别的某对照药材,用制剂的制法处理后,照供试品溶液制法同法制备,得阳性对照液。
>
> 阴性对照液制备:从制剂处方中除去待鉴别的药味,余下各药味用制剂方法处理后,照供试品溶液制法同法制备,得阴性对照液。
>
> 在同一展开条件下对供试品、阳性对照液和阴性对照液点样分析,观察样品在同一位置上与阳性对照液有无相同颜色的斑点,判断供试品中有无该药味有效成分;观察阴性对照液中有无干扰,确定该鉴别方法的专属性。

4. 供试品溶液的制备　常用溶剂提取法、水蒸气蒸馏法、升华法等提取药物成分,用液-液萃取法或固-液萃取法对样品进一步分离净化。供试品经提取净化后的固体残留物常需用适宜的溶剂溶解以便点样。溶解试样时要尽量避免使用黏度太大、不易挥发而易扩散的溶剂,如水、正丁醇,一般采用甲醇、乙醇等有机溶剂。

(1)样品预处理:如蜜丸等含糖较高又有黏性的样品,有机溶剂较难渗透到样品的内部,可加硅藻土、滑石粉等分散剂共同研匀后再提取。

(2)单一溶剂提取法:如浙贝母、平贝母、华山参、洋金花等均在碱性介质下用三氯甲烷或苯将其所含的生物碱有选择地提取而舍弃其他成分,使供试液得以净化。

(3)分段提取法:如果待测目标成分既有脂溶性的,也有醇溶性的,则可以用低极性有机溶剂(如己烷、低沸程石油醚、二氯甲烷、乙醚、乙酸乙酯)提取,提取后的药渣还可以根据需要再选用高极性溶剂(如丙酮、乙醇、甲醇、水)继续提取,分别制备成供试品溶液。如丹参可以先用乙酸乙酯提取,供鉴别菲醌类脂溶性成分;药渣继续用水提取,供鉴别酚酸类水溶性成分。

(4)液-液萃取法:液-液萃取适用于对合剂、口服液、注射剂等液体样品的处理,选用适当的亲水性有机溶剂(如乙酸乙酯、正丁醇等)萃取,如液体样品较黏稠,可先予以稀释。萃取液调整到一定容积,可以直接作为供试品溶液。如延胡索的鉴别,将水溶液碱化后用乙醚萃取,将生物碱提出再进行薄层鉴别。目前,人们采用加速溶剂萃取法制备供试品溶液,提高了机械化、自动化程度和提取效率,减少了人为操作的误差。该方法系在密闭、加压条件下,在超过有机溶剂沸点的温度下对样品进行提取,使溶剂加载和提取液滤过等过程均可实现自动化,并可连续提取多个样品(图2-15)。

(5)固-液萃取法:用固-液萃取制备样品溶液是色谱分析常用的方法,目前常用的有化学键合相小柱,如硅烷化硅胶小柱(C_8、C_{18}小柱)、氨基键合相小柱、腈基键合相小柱以及硅胶小柱、氧化铝

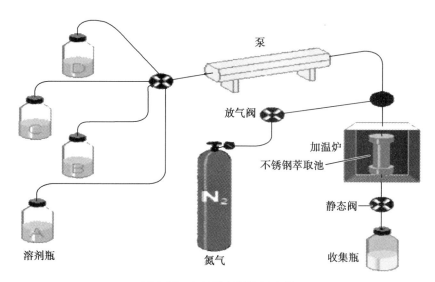

图 2-15　加速溶剂萃取示意图

小柱、聚酰胺小柱及大孔树脂小柱等。《中国药典》2015 年版用得较多的是 C_{18} 小柱;其次有(中性)氧化铝小柱、活性炭和中性氧化铝混合小柱等。固相小柱萃取主要是基于吸附、键合相分配、正相、反相、离子对、离子交换原理富集待测组分,除去部分杂质。

5. 影响 TLC 鉴别的因素　TLC 是一种"敞开"的分离分析系统,外界环境条件对被分离物质的色谱行为影响很大,例如供试液的净化程度,吸附剂的性能和薄层板的质量、点样的质量、展开

▶ **课堂活动**

探讨样品预处理时常用的溶剂提取法及其特点。

剂的组成和饱和情况、对照品的纯度、展开的距离、相对湿度和温度等。在此仅重点介绍展开剂、相对湿度和温度的影响。

(1) 展开剂的优化:TLC 中展开剂的种类和配比是影响待测成分色谱行为的关键因素,《中国药典》2015 年版对其有明确规定,一般不需另行考虑和选择。但对于展开剂优选原则和方法有必要了解和学习。其原则一般应使待测成分斑点 R_f 值为 0.2～0.8,与相邻成分的分离度大于 1.0,主要是考虑溶剂的极性和溶剂对待测成分的选择性两方面因素,分离亲脂性较强的成分,宜用极性较小的展开剂,分离亲水性较强的成分,宜用极性较大的展开剂。例如,检识龟龄集中人参(对照品:人参皂苷 Rg_1、Re、Rb_1),选用三氯甲烷-甲醇-水(13:7:2)。分离碱性成分,展开剂中常需加入少量碱性试剂;分离酸性成分,则需加入少量酸性试剂。如鉴别甘草(甘草酸)、熊胆(游离胆酸类)、白芍(丹皮酚)等药味,展开剂中常加入甲酸、冰醋酸等;鉴别黄柏和黄连(小檗碱)等药味,展开剂中常加入浓氨试液。

(2) 相对湿度的影响:硅胶和氧化铝为亲水性吸附剂,其含水量越高、吸附活性越低;反之,则越高。因此,薄层板在不同的相对湿度条件下,其吸附活性也不同,在其他条件相同的情况下,相对湿度能明显影响色谱的分离效果。通常认为 TLC 重现性差,在不同相对湿度下点样和展开是影响因素之一,例如,苍术正己烷提取物的薄层鉴别,相对湿度对其分辨率的影响十分明显,相对湿度越大,分辨率越高。相对湿度达 80% 时,获得最佳分离效果(图 2-16)。相反,《中国药典》2015 年版规

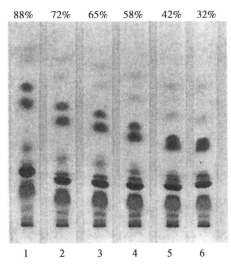

图 2-16　相对湿度对苍术正己烷提取物薄层色谱分辨率的影响

定万应锭中熊胆的鉴别须在相对湿度 40% 以下展开,才能将其中的各种游离胆酸即胆酸、去氧胆酸、熊去氧胆酸等完全分离(图 2-17),而在 70% 相对湿度下展开色谱质量明显降低,难以辨别(图 2-18)。若相对湿度在 80% 以上展开,则各成分不能分离。

部分样品的待测成分和选用的展开剂对相对湿度要求不高,在相对湿度 30% ~70% 下可获得相对稳定的色谱,但为使试验结果具有良好的重现性,应尽可能在相对湿度可控的条件下展开。控制相对湿度可在双槽展开箱的一侧用一定的浓硫酸溶液,密闭放置 15 ~20 分钟,再将展开剂加入另一侧展开。也可将点样后的薄层板放入内有一定浓度的硫酸溶液或其他调节相对湿度的无机盐水溶液的容器中(或特制的湿度控制箱中),密闭放置一定时间后取出,立即在展开箱中展开。控制相对湿度的硫酸溶液的制备见表 2-7。控制相对湿度的饱和无机盐溶液,如 KNO_3 饱和溶液(25℃相对湿度 92.5%)、NaCl 饱和溶液(15.5 ~60℃相对湿度 75% ±1%)、$NaNO_3$ 饱和溶液(25℃相对湿度 64% ~61.5%)、KAc 饱和溶液(25℃相对湿度 22.5%)等。TLC 鉴别应记录实际的相对湿度。

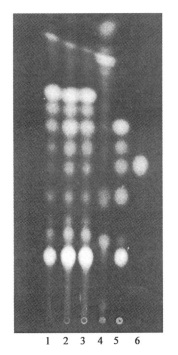

图 2-17　万应锭薄层色谱图(相对湿度<40%)

1~3. 万应锭;4. 万应锭乙酸乙酯提取物;5. 胆酸、猪去氧胆酸、熊去氧胆酸、鹅去氧胆酸、去氧胆酸(自下而上);6. 熊去氧胆酸

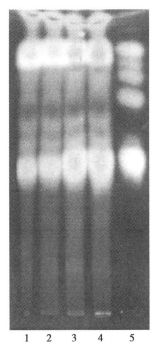

图 2-18　万应锭薄层色谱图(相对湿度=70%)

1~4. 万应锭;5. 胆酸、猪去氧胆酸、熊去氧胆酸、鹅去氧胆酸、去氧胆酸(自下而上)

（3）温度的影响：温度也是影响色谱行为和试验结果重现性的因素之一，主要影响被分离物质的 R_f 值和各成分的分离度，造成斑点扩散，在其他条件相同而温度不同的情况下，展开相同的样品，所得色谱可能有差异。在相对湿度恒定的条件下，一般在较高温度下展开时，R_f 较大；反之，R_f 减小。在展开温度相差 ±5℃ 时，R_f 值的变动一般不会超过 ±0.02，对色谱行为影响不大，但展开时温度相差较大时，则会不同程度影响色谱质量，如《中国药典》2015 年版对于复方皂矾丸中西洋参的鉴别，规定试验温度为 10～25℃。

表2-7　控制相对湿度的硫酸溶液的制备

相对湿度	所需硫酸浓度（V/V）		
	硫酸*（ml）	+	水（ml）
32%	68		100
42%	57		100
58%	39.5		100
65%	34		100
72%	27.5		100
80%	10.8		100

*硫酸：D=1.86（96%～97%）

主要原因是在不同的温度下，展开剂中各有机溶剂因沸点、蒸气压、相对密度等不同而使蒸发程度各异，使得在展开箱空间分布的各种有机溶剂的蒸气比例也发生变化，直接影响到被分离成分的色谱行为。其次，由于温度的变化，含水的两相展开剂在放置分层过程中或展开时有机相中水的比例亦不同，不同程度地改变了展开剂的极性，结果影响到色谱的分离度。例如三七总皂苷的薄层鉴别，当用三氯甲烷-甲醇-水（65：35：10）的下层溶液作展开剂，在硅胶高效预制板上常温展开时，三七皂苷 R_1 与人参皂苷 Re 不能分开（图2-19）；在低于10℃下展开，二者能很好地分离（图2-20）。

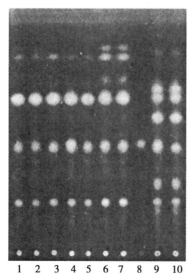

图2-19　三七总皂苷的薄层图谱（常温）
1～7. 三七；8. 三七皂苷 R_1；9. 三七皂苷 R_1+人参皂苷；10. 人参皂苷

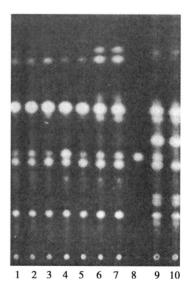

图2-20　三七总皂苷的薄层图谱（<10℃）
1～7. 三七；8. 三七皂苷 R_1；9. 三七皂苷 R_1+人参皂苷；10. 人参皂苷

（二）仪器与试剂

1. 薄层板　薄层板有市售薄层板和自制薄层板,市售薄层板分普通薄层板和高
效薄层板。常用的为正相薄层板,如硅胶薄层板、氧化铝薄层板等,此外还有反相 C_{18}
键合相薄层板、氨基键合相薄层板、腈基键合相薄层板等。为得到有良好分离度和重
现性的色谱,一般均用市售薄层板（商品预制板）。由于硅胶原料和加工制备过程的　**薄层色谱法**
差异,不同厂商生产的预制板质量会有差异。如有的预制板适用于脂溶性成分的展开,对极性较大、
展开剂中需加水的样品不太适合;有的硅胶颗粒的细度分布范围较宽,批间质量差异大,造成重现性
差;不同厂商所用高分子有机黏合剂不尽相同,也是影响色谱质量和重现性的原因之一。对成分较
复杂,色谱斑点很多的样品,对预制板的质量要求更为严格。

在保证色谱质量的前提下,也可用实验室自制的薄层板,或对薄层板进行处理和化学改性。除
另有规定外,玻璃板用 10cm×10cm、10cm×15cm、20cm×10cm、20cm×20cm 规格,要求光滑、平整、洁
净。最常用的薄层材料有硅胶 G、硅胶 GF_{254}、硅胶 H、硅胶 HF_{254}、微晶纤维素等。为提高样品的分离
度和减少斑点的拖尾,铺板时可在硅胶中加入某些酸（如硼酸、草酸）、碱（如氢氧化钠）、盐（如磷酸
二氢钠、磷酸氢二钠）或络合剂（如硝酸银）等将硅胶板改性。商品预制板除化学键合相板外,硅胶
预制板也可用浸板的方法改性。

2. 涂布器　涂布器应能使固定相或载体在玻璃板上涂成一层均匀薄层,有手工（图 2-21）、半自
动、全自动薄层涂布器,涂布厚度有可调和固定厚度两种。

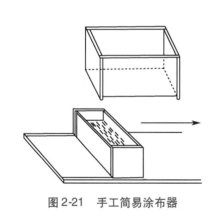

图 2-21　手工简易涂布器

3. 点样器材　最常用的是定量点样微升毛细管（图 2-
22）,规格有 0.5μl、1.0μl、2.0μl、5.0μl 和 10μl 等,要求标示
容量准确,管端平整光滑,管壁洁净,液体流畅。为提高点样
效率,还可选用点样辅助设备,如点样支架、半自动或自动点
样器等。常用的有手工点样器（如 Nanomat Ⅲ）、半自动点样
器（如 Linomat Ⅳ）、全自动点样器（如 Sampler 4）等。为增强
定性鉴别的可比性,《中国药典》2015 年版规定应定量点样。
推荐使用标准的 TLC 用的微升毛细管或自动点样器,或使用
喷雾技术点样的设备,喷雾点样可将供试液点成很窄的

（1mm）条带,以提高分辨率。目前常用的点样设备如图 2-23 所示。

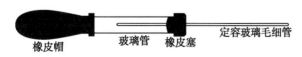

橡皮帽　　　玻璃管　橡皮塞　　　定容玻璃毛细管

图 2-22　定量点样微升毛细管

4. 展开箱　应使用 TLC 专用展开箱,有水平式及直立式两种。常用的为直立展开箱,又分为平
底展开箱和双槽展开箱,此外尚有自动展开设备（如 ADC）、程序多次展开设备（如 AMD）等（图 2-
24）。双槽展开箱具有节省溶剂、减少污染、便于预平衡及可控制展开箱内相对湿度等优点,故推荐
使用此种展开箱。展开箱盖子应密闭,保持密封状态。大多数中药样品适宜于直立式不饱和或部分

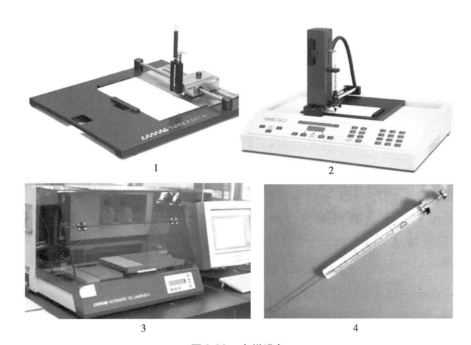

图2-23 点样设备
1. 手工点样器;2. 半自动点样器;3. 全自动点样器;4. 平头 50µl 微量点样器

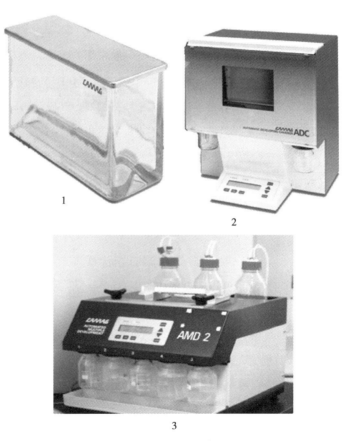

图2-24 展开箱
1. 双槽展开箱;2. 自动展开箱;3. 程序多次展开仪

饱和(展开前使溶剂蒸气在展开箱内扩散平衡一定时间,然后放入薄层板展开)展开箱中展开。如需饱和展开,则展开箱内壁放同样大小的滤纸,促使箱内尽快达到饱和状态。

5. **显色与检测仪器** 展开后的薄层板,大多需要用某些试剂(显色剂)使展开后的斑点显色。涂布显色剂的方法有喷雾法及浸渍法。喷雾用的喷雾瓶应能在一定压力下使试剂喷成均匀细雾状。浸渍用的浸渍槽为特制的扁平玻璃槽,将展开后的薄层板平稳垂直放入浸渍槽中一至数秒钟后取出,揩净薄层板背面残存的试剂。显色后的图像供分析用(需要时可加热)。常用的薄层色谱显色设备如图 2-25 所示。

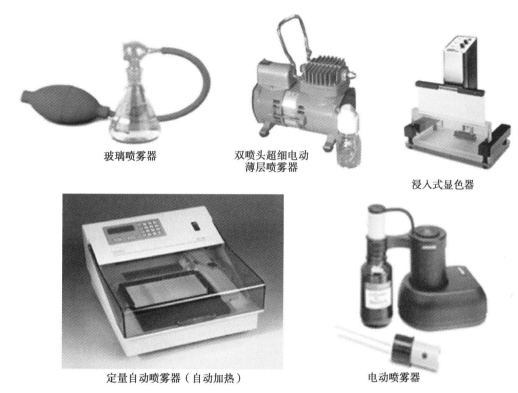

图 2-25　薄层色谱显色设备

（三）操作方法

为得到有良好分离度与重现性的薄层色谱,器材和操作的规范化非常重要。一般操作步骤为:薄层板的制备(制板)→供试品溶液的制备→对照品溶液的制备→点样→展开→显色与检视→结果判断与记录。

1. **薄层板制备**

（1）预制薄层板:市售薄层板临用前一般应在110℃活化30分钟;聚酰胺薄膜不需活化;铝基片薄层可根据需要剪裁,但底边的硅胶层不得有破损。预制薄层板如在贮放期间被空气中杂质污染,使用前可用三氯甲烷、甲醇或二者的混合溶剂在展开缸内上行展开预洗,110℃活化,放于干燥器中备用。

（2）自制薄层板:除另有规定外,将 1 份固定相和 3 份水(或含有黏合剂的水溶液)在研钵中向同一方向研磨混合,除去表面的气泡后,倒入涂布器中,在玻璃板上平稳地移动涂布器进行涂布(厚度为 0.2 ~ 0.3mm),取下涂好薄层的薄层板,置于水平台上室温下晾干后,在110℃活化30分钟,置于干燥器中备用。

2. 点样　点样是最开始的也是最关键的一步。不正确的点样会造成色谱歪扭,斑点变形,直接影响图谱质量。除另有规定外,用定量点样毛细管按规定吸取溶液后,以垂直方向小心接触板面使成圆点状或窄细的条带状,点样基线与底边距离视所用板的大小,相距 10 ~ 15mm,若采用 10cm 的板,点样距底边 1cm 为宜,点间距离一般不少于 8mm,圆点状直径一般不大于 4mm,条带状宽度一般为 5 ~ 10mm;高效板一般基线离底边 8 ~ 10mm,条带宽度为 4 ~ 8mm,样品间隔不少于 5mm。点样要求在干燥洁净的环境中进行,点样时注意不要损伤薄层表面;避免劣质的点样毛细管或者样品溶液的过载造成原点(条带)的扩散;避免毛细管对板面原点部位的机械损伤;避免由于黏稠的生物样品供试液或者含有太多的杂质造成原点部位局部样品浓度过高而形成黏结;避免使用黏度或沸点太高或太低或比重大的溶剂溶解样品,如乙醚、三氯甲烷、丁醇等溶剂。条带点样,应注意条带的均匀,用专门的条带点样器械(如喷雾状条带点样器),可保证点样质量。

3. 展开　点样后的薄层板置于加有展开剂的展开箱(展开缸)中,密闭,上行展开,薄层板浸入展开剂的深度以液面距离原点 5mm 为宜,展开至规定展距后,立即将薄层板取出,晾干,以备检测。除另有规定外,一般上行展开 8 ~ 15cm,高效薄层板上行展开 5 ~ 8cm。

4. 显色与检测　色谱斑点本身有颜色者可直接在日光下观察;斑点在紫外光激发下可发射荧光者,可直接在紫外线灯下观察荧光色谱;需加试剂方能显色或发射荧光者,则需将试剂均匀喷洒于薄层板面,直接观察或加热显色后观察;对于可见光下无色但有紫外吸收的成分,可用含荧光剂的薄层板(如硅胶 GF_{254} 板)展开,在 254nm 或 365nm 紫外光下观察荧光物质淬灭形成的暗斑。

用浸渍法,板面显色均匀是其优点,但有的样品经试剂浸渍后,斑点容易被浸润而扩散或拖尾。加热显色须注意加热时间和温度,如用含羧甲基纤维素钠的手工自制薄层板代替预制板,注意加热温度过高或加热时间过长,容易引起板面焦化,如用硫酸等显色剂,更易造成板面的炭化而影响显色效果,需要特别留意。有的成分加试剂后,如挥发油成分或固醇类成分经香草醛-硫酸、硫酸-醋酐等试剂显色,加热温度和时间长短不同或放置时间不同,斑点的显色会有所改变。

┌ 边学边练

课上教师讲练结合,指导学生分步练习薄层板的制备、活化、点样、展开、显色与检视。

(四) 注意事项

1. 制备薄层板最好使用厚度 1 ~ 2mm 无色耐热的优质平板玻璃,不宜使用普通玻璃板。玻璃板用洗液或碱液洗净至不挂水珠,晾干,贮存于干燥洁净处备用。玻璃板反复使用时应注意再用洗液和碱液清洗,保持玻璃板面的光洁。

2. 选用市售预制薄层板应注意生产厂家提供的有关参数,检查选用符合要求的产品。有些样品需使用加有改性剂如酸(硼酸等)、碱(氢氧化钠等)或缓冲液的薄层板,如《中国药典》2015 年版鉴别国公酒、蛇胆陈皮散、保和丸等中的陈皮,即使用 0.5% 氢氧化钠溶液制备的硅胶 G 板。制备此类薄层板时,注意控制加水量和研磨时间。

3. 展开剂所用溶剂质量的优劣,可直接影响薄层色谱的分离能力。如展开剂中的甲酸乙酯,遇水易引起水解反应,使用多次开瓶的残存溶剂,会逐渐吸收空气中的水分而不同程度地分解,常使色谱的分离度下降,故最好使用新鲜溶剂配制展开剂。

4. 配制多元展开剂时,各种溶剂应分别量取后再混合,不得在同一量具中累积量取,小体积溶剂宜使用移液管等精确度较高的量具量取。

(五) 检验记录与结果判断

记录室温及湿度,薄层板所用的吸附剂,供试品的预处理,供试液与对照液的配制及其点样量,展开剂、展开距离、显色剂,绘制色谱图或采用摄像设备(图2-26)拍摄记录色谱图,以光学照片或电子图像的形式保存,也可以用扫描仪记录相应的色谱图。

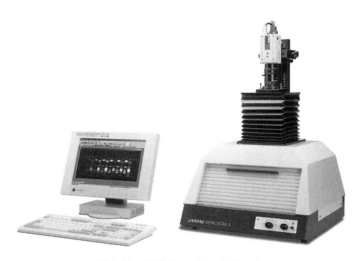

图2-26 图像处理-数码摄像设备

供试品色谱中,在与对照品或对照药材色谱相应的位置上,显相同颜色或荧光斑点,则判断为符合规定。

知识链接

《中国药典》2015年版通则对TLC鉴别的要求

强调使用"市售预制板",指出"在保证色谱质量的前提下,可对薄层板进行特别处理和化学改性以适应分离的要求,可用实验室自制的薄层板",为全面推广、规范使用商品预制板做准备。 要求点样器材使用"手动、半自动、全自动点样器材"。 增加了对高效薄层板的使用注意点,点样的直径(不大于2mm)和样品间距(不少于5mm),展距(5~8cm)。 强调用拍摄光学照片或电子图像的形式保存色谱记录。

(六) 应用实例

1. 六味地黄丸中牡丹皮的鉴别

[处方] 熟地黄、酒萸肉、牡丹皮、山药、茯苓、泽泻

[鉴别] 取本品水丸4.5g或水蜜丸6g,研细;或取小蜜丸或大蜜丸9g,剪碎,加硅藻土4g,研匀。

加乙醚40ml,回流1小时,滤过,滤液挥去乙醚,残渣加丙酮1ml使溶解,作为供试品溶液。另取丹皮酚对照品,加丙酮制成每1ml含1mg的溶液,作为对照品溶液。照薄层色谱法(《中国药典》2015年版通则0502)试验,吸取上述两种溶液各10μl,分别点于同一块硅胶G薄层板上,以环己烷-乙酸乙酯(3∶1)为展开剂,展开,取出,晾干,喷以盐酸酸性5%三氯化铁乙醇溶液,加热至斑点显色清晰。供试品色谱中,在与对照品色谱相应的位置上,显相同的蓝褐色斑点(图2-27)。

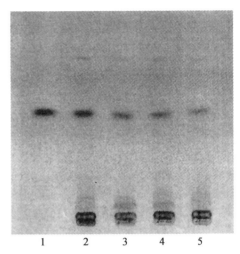

图2-27　六味地黄丸的薄层色谱图(T:26℃;RH:47%)

1. 丹皮酚;2~5. 六味地黄丸

[说明] ①样品中的丹皮酚具有挥发性,提取时应缓缓加热,低温回流;②小蜜丸和大蜜丸加硅藻土研匀,目的在于吸附蜂蜜分散样品;③展开时温度对丹皮酚 R_f 值会有影响,但由于色谱较简单,不影响结果判断;④丹皮酚易升华挥发,且不同样品含量有差异,以及受显色剂的用量和加热显色程度等因素的影响,丹皮酚斑点大小及颜色深浅不尽一致;⑤点样量较大(10μl),原点点加成条带状为宜;⑥可使用电吹风机加热显色。

2. 龟龄集中人参的鉴别

[处方] 红参、鹿茸、海马、枸杞子、丁香、穿山甲、雀脑、牛膝等

[鉴别] 取本品40粒的内容物,精密称定,研细,取5g,精密称定,精密加入甲醇100ml,称定重量,加热回流1.5小时,放冷,再称定重量,用甲醇补足减失的重量,摇匀,滤过,精密量取续滤液50ml,蒸干,残渣加正丁醇饱和的水20ml使溶解,用二氯甲烷振摇提取2次,每次15ml,弃去二氯甲烷液,再用水饱和的正丁醇振摇提取4次,每次20ml,合并正丁醇液,用1%氢氧化钠溶液洗涤3次,每次20ml,弃去洗涤液,继用正丁醇饱和的水20ml洗至中性,弃去洗涤液,正丁醇液回收溶剂至干,残渣用适量的甲醇溶解,并转移至5ml量瓶中,加甲醇至刻度,摇匀,滤过,取续滤液,作为供试品溶液。分别取人参皂苷 Rg_1 对照品、人参皂苷 Re 对照品、人参皂苷 Rb_1 对照品适量,加甲醇制成每1ml含1mg的溶液,作为对照品溶液。照薄层色谱法(《中国药典》2015年版通则0502)试验,吸取供试品溶液10μl及上述对照品溶液各2μl,分别点于同一硅胶G薄层板上,以三氯甲烷-甲醇-水(13∶7∶2)10℃以下放置的下层溶液为展开剂,展开,取出,晾干,喷以10%硫酸乙醇溶液,在100℃加热至斑点显色清晰,分别置日光及紫外线灯(365nm)下检视。供试品色谱中,在

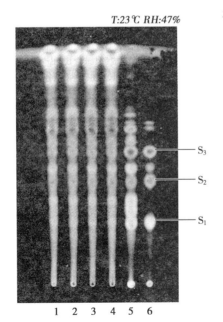

T:23℃ RH:47%

图2-28　龟龄集的薄层色谱图

1~4. 龟龄集;5. 人参对照药材;6. 人参皂苷 Rb_1(S_1)、Re(S_2)、Rg_1(S_3)

与对照品色谱相应的位置上,日光下显相同颜色的斑点;紫外光下显相同颜色的荧光斑点(图 2-28)。

知识链接

薄层色谱-生物自显影技术

薄层色谱-生物自显影(TLC-Bioautography)是一种将薄层色谱分离和生物活性测定相结合的药物筛选方法,该法系将混合物用常规 TLC 方法分离后,挥去展开剂,然后将薄层板浸入细菌或其他培养液中,反应后置专用成像系统中成像,可检测对细菌敏感的生物活性物质或毒性成分。具有操作简单、耗费低、灵敏度和专属性高等优点。

五、紫外-可见分光光度鉴别法

(一) 概述

中药制剂中有些化学成分在紫外-可见光区有选择性吸收,显示特征吸收光谱,在一定条件下利用这些吸收光谱的特征,以鉴别制剂中的某些成分。若制剂中各药味及其成分的组成与含量相对稳定,且紫外吸收光谱具有一定的特征性和重现性,可以用于定性鉴别。常用的鉴别方法有:规定吸收波长法、对照品对比法、规定吸收波长和吸光度比值法、多溶剂光谱法等。本法具有灵敏、简便、准确、既可定性又可定量等优点,但分辨率较低,图谱简单,某些不同的样品可能出现相似或相同的光谱图,使其实际应用受到一定限制。对样品进行预处理,除去干扰成分,可提高其专属性。在《中国药典》2015 年版一部中,木香槟榔丸、血脂康片和血脂康胶囊、保心片的鉴别均采用了紫外-可见分光光度法。

(二) 仪器与试剂

紫外-可见分光光度计(图 2-29)、石英吸收池、容量瓶、去离子水等。

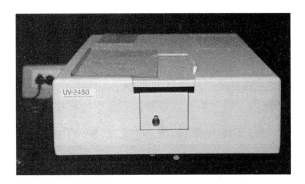

图 2-29　紫外-可见分光光度计(UV-2450 测试波长范围 190 ~ 900nm)

(三) 操作方法

现以双光束紫外分光光度计为例说明:①打开电源开关,根据规定的最大吸收波长选择测试光源,校正波长,预热 30 分钟后开始工作;②设定扫描波长范围(上限、下限)、扫描速度、测量方式(多为吸光度)、狭缝宽度等;③将样品和空白溶液分别置于样品光路和参比光路上,盖好样品室;④在规定的波长范围内进行扫描,并记录吸收光谱。

(四) 注意事项

1. 为保证测量的精确性,所用分光光度计应按国家计量检定规程或《中国药典》2015 年版的有关规定进行准确度检定,符合规定才可使用。

2. 测定时,最好使用配对吸收池。若使用不配对吸收池,应在所测量波长范围内进行基线校正。

3. 设定的参数应合理。如狭缝太宽,使吸光度值降低,分辨率下降;狭缝太窄,则噪声过大,使读数不准确。

4. 测定时应将样品室盖关严,否则易引入过多杂散光,使吸光度读数下降。

(五) 检验记录与结果判断

记录样品紫外-可见吸收图谱和最大吸收波长。将供试品的最大吸收波长和药品标准的规定进行比较,二者如果一致,则判定为符合规定。这里的所谓一致是指样品最大吸收波长应在该药品标准规定的波长±2nm 以内。

(六) 应用实例

血脂康片中红曲的鉴别

[处方] 本品为红曲经加工制成的片剂

[鉴别] 取本品,研细,取 0.4g,精密称定,置具塞锥形瓶中,精密加入 75% 乙醇 10ml,密塞,摇匀,称定重量,超声处理(功率250W,频率28kHz)20 分钟,取出,放冷,再称定重量,用 75% 乙醇补足减失的重量,摇匀,离心(转速为每分钟 2000 转)5 分钟,精密量取上清液 3ml,加在已处理好的中性氧化铝柱(200～300 目,4g,柱内径为 0.9cm)上,用甲醇 22ml 分次洗脱,收集洗脱液,置 25ml 量瓶中,加甲醇至刻度,摇匀,滤过,取续滤液 1ml,置 10ml 量瓶中,加甲醇稀释至刻度,摇匀。照紫外-可见分光光度法(《中国药典》2015 年版通则 0401)测定,在 230nm、237nm 与 246nm 的波长处有最大吸收。

六、气相色谱鉴别法

(一) 概述

在中药制剂的鉴别中,气相色谱法(GC)主要利用保留值进行鉴别,即在同一色谱条件下,供试品应呈现与对照品保留时间相同的色谱峰,对样品进行定性鉴别。保留时间(t_R)系指从进样开始,到该组分色谱峰顶点的时间间隔。对照物可以是制剂药味中的有效成分或指标成分,也可以为对照药材或对照提取物。《中国药典》2015 年版采用比较供试品与对照品色谱峰的保留时间对某些中药制剂进行真伪鉴别。GC 法具有高分辨率、高灵敏度、快速、准确等特点,尤其适合分析制剂中的挥发性成分,如麝香酮、薄荷醇、冰片、水杨酸甲酯等。对于大分子或难挥发性成分可分解或制成衍生物后再进行定性鉴别。在《中国药典》2015 年版一部,安宫牛黄丸、麝香保心丸中麝香的鉴别,西瓜霜润喉片中薄荷脑、冰片的鉴别,麝香祛痛搽剂中樟脑、薄荷脑、冰片、麝香的鉴别,少林风湿跌打膏、安阳精制膏中薄荷脑、冰片、水杨酸甲酯的鉴别等均采用 GC 法。

(二) 仪器

气相色谱仪(图 2-30):载气源(氢气、氮气或氦气作为载气)、进样系统、色谱柱(填充柱或毛细管

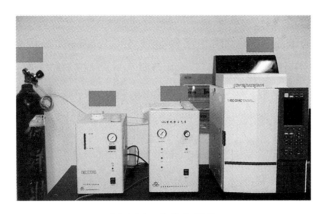

图 2-30 气相色谱仪

柱)、柱温箱、检测器(氢火焰离子化检测器、电子捕获检测器等)、温度控制系统、数据处理系统等。

（三）操作方法

色谱系统的适用性试验,通常包括理论板数、分离度、灵敏度、拖尾因子和重复性五个指标,一般使用规定的对照品对仪器进行试验和调整,应达到药品标准规定的理论板数(n),分离度(R)应大于1.5,信噪比应不小于10(定量测定时)或不小于3(定性测定时),峰面积相对标准偏差(RSD)或平均校正因子相对标准偏差(RSD)均不应大于2.0%。除另有规定外,拖尾因子(T)应在0.95～1.05之间。配制对照品和供试品溶液,在同一色谱条件下分别进样,绘制相应的色谱图。

（四）注意事项

1. 先通载气,确保管路无泄漏并使载气通过检测器后,才可打开各部分电源开关,设置气化室、柱温箱和检测器温度,开始加热。进样口温度应高于柱温30～50℃,检测器温度一般高于柱温,并不得低于150℃,以免水汽凝结,通常为250～350℃。

2. 气化室、柱温箱和检测器温度恒定后,若选用氢火焰离子化检测器,可开启氢气钢瓶和空气压缩机,调节载气流速或流量,按下点火按钮,点燃氢气。

3. 调节放大器灵敏度,待基线稳定后,进样测试。进样时,注射器操作应快速,尽量保持留针时间的一致性;保证进样的准确性和重现性。

4. 一般色谱图应于30分钟内记录完毕。测试完毕,先关闭各加热电源以及氢气和空气开关,待检测器和柱箱温度降至100℃以下时,关闭载气。

（五）检验记录与结果判断

主要记录仪器型号,色谱柱类型和规格,气化室,柱温箱和检测器温度,载气流量,放大器灵敏度及衰减,进样量,色谱图及相关数据等。比较供试品与对照品色谱图,供试品呈现与对照品保留时间相同的色谱峰,则判断为符合药品标准规定。

（六）应用实例

1. 少林风湿跌打膏中薄荷脑、冰片和水杨酸甲酯的鉴别

［处方］生川乌、生草乌、薄荷脑、水杨酸甲酯,冰片、肉桂、当归、乳香等二十三味中药,另加由橡胶、松香制成的基质

［鉴别］取本品10片,研碎,置250ml 平底烧瓶中,加水150ml,照挥发油测定法(《中国药典》2015年版通则2204)试验,加乙酸乙酯5ml,加热回流40分钟,分取乙酸乙酯液,用铺有无水硫酸钠的漏斗滤过,滤液作为供试品溶液。另取薄荷脑对照品、冰片对照品与水杨酸甲酯对照品,加乙醇制成每1ml 各含0.8mg 的溶液,作为对照品溶液。照气相色谱法(《中国药典》2015年版通则0521)试验,以聚乙二醇20000(PEG-20M)为固定液,涂布浓度为10%,柱长为2m,柱温为130℃。分别取对照品溶液和供试品溶液适量,注入气相色谱仪。供试品色谱中应呈现与对照品色谱峰保留时间相同的色谱峰。

说明:本法采用水蒸气蒸馏法,将薄荷脑、水杨酸甲酯、冰片等挥发性成分从制剂中提取分离出来,再进行气相色谱分析;乙酸乙酯层通过铺有无水硫酸钠的漏斗滤过,目的在于除去有机溶液中的水分和水溶性杂质。

2. 安宫牛黄丸中麝香的鉴别

［处方］牛黄、水牛角浓缩粉、麝香、珍珠、朱砂、雄黄、黄连、黄芩、栀子、郁金、冰片

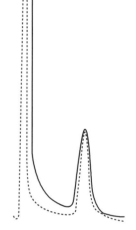

图 2-31　安宫牛黄丸中麝香的气相色谱图
——安宫牛黄丸;
------麝香酮

［鉴别］取本品3g,剪碎,照挥发油测定法(《中国药典》2015年版通则2204)试验,加环己烷0.5ml,缓缓加热至沸,并保持微沸约2.5小时,放置30分钟后,取环己烷液作为供试品溶液。另取麝香酮对照品,加环己烷制成每1ml 含2.5mg 的溶液,作为对照品溶液。照气相色谱法(《中国药典》2015年版通则0521)试验,以苯基(50%)甲基硅酮(OV-17)为固定相,涂布浓度为9%,柱长为2m,柱温为210℃。分别吸取对照品溶液和供试品溶液适量,注入气相色谱仪。供试品色谱中应呈现与对照品色谱峰保留时间相同的色谱峰(图2-31)。

七、高效液相色谱鉴别法

(一) 概述

与 GC 法相似,采用 HPLC 进行定性鉴别,主要是比较化合物与对照品在特定色谱柱上的色谱行为,采用保留时间比较法,即在同一色谱条件下,供试品应呈现与对照品保留时间相同的色谱峰。HPLC 法不受样品挥发性、热稳定性等的限制,流动相、固定相可选择的种类较多,检测手段多样,加之高效快速、微量、自动化程度高,应用范围比 GC 法广泛。目前中药制剂质量标准研究中,HPLC 法一般较少单独用于定性鉴别,多与含量测定结合进行,但应用本法进行指纹图谱鉴别正在逐渐增多。在《中国药典》2015年版一部中,七叶神安片中人参皂苷的鉴别,七味榼藤子丸中蔓荆子黄素的鉴别,三宝胶囊中原儿茶醛的鉴别,小儿热速清口服液中黄芩苷的鉴别,龙牡壮骨颗粒中维生素 D_2 的鉴别,代温灸膏中辣椒素的鉴别,百令胶囊中氨基酸、尿苷和腺苷的鉴别等均采用 HPLC 法。如小儿热速清口服液中黄芩苷的鉴别(图2-32)和牛黄上清丸中芍药苷的鉴别(图2-33)。

(二) 仪器与试剂

高效液相色谱仪(图2-34)、十八烷基硅烷键合硅胶色谱柱(C_{18})、微孔滤膜(0.45μm)、紫外检测器、流动相(甲醇-水、乙腈-水等)。

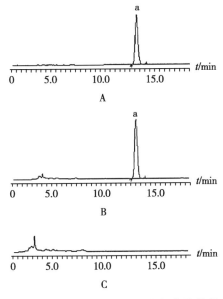

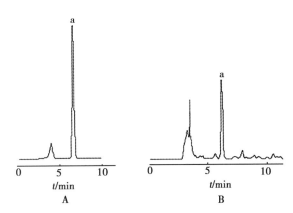

图2-32　小儿热速清口服液中黄芩苷的
高效液相色谱图
A. 黄芩苷对照品；B. 小儿热速清口服液
供试品；C. 阴性对照品溶液；a. 黄芩苷

图2-33　牛黄上清丸中芍药苷的高效液相色谱图
A. 芍药苷对照品；B. 牛黄上清丸供试品；a. 芍药苷

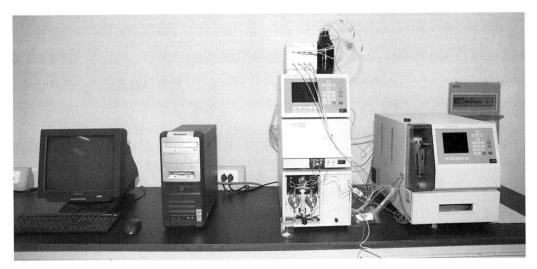

图2-34　高效液相色谱仪

（三）操作方法

主要包括：①开机前准备：根据需要选择合适的色谱柱，在容器中放入已滤过脱气好的流动相，把吸滤头放入容器中；②开机：打开仪器的电源开关，仪器自检通过后，打开色谱工作站；③设置仪器参数；④样品分析与数据采集：待色谱柱平衡，基线稳定后，设置好样品信息，开始样品分析与数据采集；⑤报告输出；⑥关机：冲洗色谱柱，排出流路中可能存有的缓冲液，并用水冲洗泵的柱塞杆；泵停止，退出工作站，关闭仪器电源，在记录本上记录使用情况。

（四）注意事项

1. 进样前，色谱柱应用流动相充分冲洗平衡，待压力基线稳定后方可进样。

2. 流动相需经脱气用微孔滤膜(0.45μm)滤过，才可使用，打开冲洗键进行泵排气。

3. 测试溶液需用微孔滤膜(0.45μm)滤过。

4. 使用键合硅胶柱,流动相的 pH 应控制在 2～8,否则色谱柱易损坏。

5. 操作完毕,应先后用水和甲醇充分冲洗液路系统,尤其是使用了含盐的流动相,更应充分冲洗。

（五）检验记录与结果判断

主要记录仪器型号,色谱柱类型和规格,流动相流速,检测波长,放大器灵敏度及衰减,进样量,色谱图及相关数据等。比较供试品与对照品色谱图,供试品呈现与对照品保留时间相同的色谱峰,则判断为符合药品标准规定。

（六）应用实例

1. 代温灸膏中辣椒素的鉴别

［处方］ 辣椒、肉桂、生姜、肉桂油。

［鉴别］ 取本品 6 片,除去盖衬,加三氯甲烷 20ml,搅拌使基质溶解,加无水乙醇 30ml,搅拌使基质凝固,静置 10 分钟,滤过,再用三氯甲烷与无水乙醇同法处理一次,合并二次滤液,蒸干,残渣加无水乙醇 2ml 使溶解,离心,取上清液缓慢通过以十八烷基硅烷键合硅胶为填充剂的固相萃取小柱(300mg),用水 5ml 洗脱,弃去洗液;再用 30% 甲醇 5ml 洗脱,弃去洗脱液,继用 70% 甲醇 5ml 洗脱,收集洗脱液,作为供试品溶液。另取辣椒素对照品,加甲醇制成每 1ml 含 30μg 的溶液,作为对照品溶液。照高效液相色谱法(《中国药典》2015 年版通则 0512)试验,以十八烷基硅烷键合硅胶为填充剂,以乙腈-0.1%磷酸溶液(45∶55)为流动相;柱温 35℃,检测波长 227nm。理论板数按辣椒素峰计算应不低于 3000。吸取上述两种溶液各 10μl,注入液相色谱仪。供试品色谱中应呈现与对照品色谱峰保留时间相同的色谱峰。

2. 小儿热速清口服液中黄芩苷的鉴别

［处方］ 柴胡、黄芩、板蓝根、葛根、金银花、水牛角、连翘、大黄。

［鉴别］ 精密量取本品 0.5ml,照柱色谱法(《中国药典》2015 年版通则 0511),通过 D101 型大孔吸附树脂柱(内径约为 1.5cm,柱高为 10cm),以每分钟 1.5ml 的流速用水 70ml 洗脱,继用 40% 乙醇洗脱,弃去 7～9ml 洗脱液,收集续洗脱液于 50ml 量瓶中至刻度,摇匀,作为供试品溶液。取黄芩苷对照品约 10mg,精密称定,置 200ml 量瓶中,加 50% 甲醇适量,置热水浴中振摇使溶解,放冷,加 50% 甲醇至刻度,摇匀,作为对照品溶液(每 1ml 含黄芩苷 50μg)。照高效液相色谱法(《中国药典》2015 年版通则 0512)试验,以十八烷基硅烷键合硅胶为填充剂,以甲醇-水-磷酸(47∶53∶0.2)为流动相;检测波长为 276nm。理论板数按黄芩苷峰计算应不低于 2500。分别精密吸取供试品溶液 10μl 与对照品溶液 5μl,注入液相色谱仪。供试品色谱中应呈现与黄芩苷对照品色谱峰保留时间相同的色谱峰。

说明:黄芩苷为弱酸性成分,故在流动相中加入少量磷酸以改善其分离度。

点滴积累 ∨ ··

1. 《中国药典》2015 年版收载的理化鉴别方法有: 一般化学鉴别法、升华鉴别法、荧光鉴别法、紫外-可见分光光度法、TLC 法、GC 法和 HPLC 法。 化学鉴别法主要用于制剂中生物碱、黄酮、蒽醌、皂苷、香豆素、萜类以及各种矿物类成分的鉴别。 升华鉴别法适用于含有一定温度下能升华的化学成分中药制剂的鉴别，专属性强。荧光鉴别法适用于在可见光或紫外光照射下可发射荧光或经其他方法处理后可产生荧光的制剂鉴别，专属性较高。

2. TLC 鉴别法是目前中药制剂鉴别的主要方法。一般操作步骤为：薄层板的制备（制板）→供试品溶液的制备→对照品溶液的制备→点样→展开→显色与检视→结果判断与记录。

3. GC 鉴别法和 HPLC 鉴别法主要是比较化合物与对照品在特定色谱柱上的色谱行为，采用保留时间比较的方法。一般较少单独用于定性鉴别，多与含量测定结合进行。

复习导图

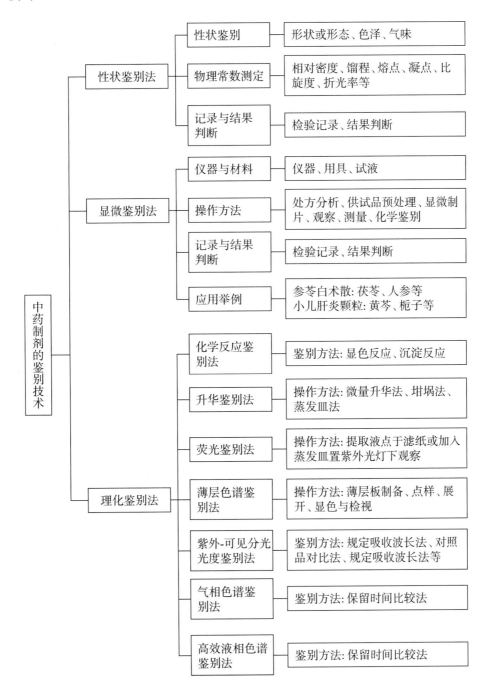

目标检测

一、选择题

（一）单项选择题

1. 中药制剂鉴别的目的是判断药物的（　　）

  A. 外观   B. 优劣   C. 真伪   D. 纯度

2. 中药制剂的显微鉴别最适用于（　　）

  A. 用药材提取物制成制剂的鉴别   B. 用水煎法制成制剂的鉴别

  C. 用制取挥发油方法制成制剂的鉴别 D. 含有原生药粉的制剂的鉴别

3. 在中药制剂的理化鉴别中,最常用的方法为（　　）

  A. UV 法   B. GC 法   C. TLC 法   D. HPLC 法

4. 检识挥发性成分最常用的反应为（　　）

  A. 异羟肟酸铁反应   B. 碱液反应

  C. 泡沫反应   D. 香草醛-浓硫酸反应

5. 荧光分析法适用于测定中药制剂中（　　）

  A. 含量高的主成分   B. 挥发性成分

  C. 脂溶性成分   D. 具有荧光的物质

6. 在薄层定性鉴别中,最常用的吸附剂是（　　）

  A. 硅胶 G   B. 微晶纤维束   C. 硅藻土   D. 氧化铝

7. 薄层色谱在中药制剂检测中的应用包括（　　）

  A. 鉴别   B. 杂质检查   C. 含量测定   D. A+B+C

8. 中药制剂多采用薄层色谱法鉴别,是因为（　　）

  A. 供试液一般无须提取分离   B. 薄层色谱法具分离分析双重功能

  C. 中药制剂成分简单   D. A+B

9. 硅胶薄层板活化的条件为（　　）

  A. 105℃ ,30min   B. 110℃ ,30min

  C. 100℃ ,30min   D. 110℃ ,20min

10. 用薄层色谱法分析一般生物碱可选用的显色试剂是（　　）

  A. 异羟肟酸铁试剂   B. 改良碘化铋钾试剂

  C. 茚三酮试剂   D. 硫酸钼酸试剂

11. 紫外区的波长范围是（　　）

  A. 200 ～400nm   B. 100 ～300nm

  C. 600 ～900nm   D. 100 ～400nm

12. 气相色谱法最适宜测定下列哪种成分（　　）

  A. 含有挥发性成分   B. 不含有挥发性成分

C. 不能制成衍生物　　　　　　　D. 含有大分子又不能分解

13. 高效液相色谱法简写（　　）

A. GC　　　　　　　B. HPLC　　　　　　C. IR　　　　　　D. TLC

14. 反相高效液相色谱法适用于分析中药制剂中的（　　）

A. 含量高的主成分　　　　　　　　B. 挥发性成分

C. 脂溶性成分　　　　　　　　　　D. 无机元素

（二）多项选择题

1. 中成药的性状鉴别主要是通过哪些方法来实现的（　　）

A. 眼看　　　　　B. 水试　　　　　C. 鼻闻　　　　　D. 火试　　　　　E. 口尝

2. 中药制剂中可测定的物理常数有（　　）

A. 折光率　　　B. 相对密度　　　C. 比旋度　　　D. 熔点　　　E. 吸收度

3. 中药制剂蜜丸的显微鉴别中，可以采用下面哪些方法使黏结组织解离（　　）

A. 气相色谱法　　　　　B. 氢氧化钾法　　　　　C. 升华法

D. 硝铬酸法　　　　　　E. 氯酸钾法

4. 中药制剂的理化定性鉴别方法主要有（　　）

A. 一般化学反应法　　　B. 显微鉴别法　　　　　C. 升华法

D. 光谱法　　　　　　　E. 色谱法

5. 薄层色谱使用的材料有（　　）

A. 薄层板　　　B. 涂布器　　　C. 展开缸　　　D. 柱温箱　　　E. 点样器材

二、简答题

1. 请结合《中国药典》2015 年版一部描述牛黄解毒片、附子理中丸、二冬膏、急支糖浆等制剂的性状特征。

2. 试述中药制剂显微鉴别的基本程序。

3. 列举常用的点样设备、显色设备和展开槽。

4. 在中药制剂分析中，HPLC 法应用范围较 GC 法广泛的原因是什么？

三、实例分析

1. 二陈丸中橙皮苷的鉴别：取本品 5g，加甲醇 30ml，置水浴上加热回流 30 分钟，滤过，滤液浓缩至约 5ml，作为供试品溶液。另取橙皮苷对照品，加甲醇制成饱和溶液，作为对照品溶液。照薄层色谱法（《中国药典》2015 年版通则 0502）试验，吸取上述两种溶液各 2µl，分别点于同一用 0.5% 氢氧化钠溶液制备的硅胶 G 薄层板上，以乙酸乙酯-甲醇-水（100:17:13）为展开剂，展开，展距约 3cm，取出，晾干，再以甲苯-乙酸乙酯-甲酸-水（20:10:1:1）的上层溶液为展开剂，展开，展距约 8cm，取出，晾干，喷以三氯化铝试液，置紫外线灯（365nm）下检视。供试品色谱中，在与对照品色谱相应的位置上，显相同颜色的荧光斑点。

（1）简述二次展开的意义和操作注意事项。

（2）简述喷以三氯化铝试液的作用和反应机制。

2. 排石颗粒的鉴别:取本品1袋,研细,加乙酸乙酯50ml,超声提取30分钟,滤过,滤液蒸干,残渣加无水乙醇0.5ml使溶解,作为供试品溶液。另取熊果酸对照品,加无水乙醇制成每1ml含0.5mg的溶液,作为对照品溶液。照薄层色谱法(《中国药典》2015年版通则0502)试验,吸取上述两种溶液各5μl,分别点于同一硅胶G薄层板上,以甲苯-乙酸乙酯-甲酸(24:10:1)为展开剂,展开,取出,晾干,喷以10%硫酸乙醇溶液,于105℃加热至斑点显色清晰。供试品色谱中,在与对照品色谱相应的位置上,显相同颜色的斑点。

回答下列问题:

（1）《中国药典》收载的对照品除化学对照品外,还有_____和_____。

（2）展开剂中甲酸的作用是_____。

（3）若需要展开剂35ml,应如何配制?

（4）以自制薄层板为例,简述点样点位置及大小。

3. 人参养荣丸由人参、土白术、茯苓等药味组成,试设计该制剂中人参二醇、人参三醇的鉴别方法。

ER-02章习题

实训四　六味地黄丸的显微鉴别

【实训目的】

1. 掌握中药制剂的显微鉴别方法。

2. 能进行六味地黄丸的显微鉴别。

【实训内容】

（一）实训用品

1. 仪器　生物显微镜、目镜测微尺、镜台测微尺、解剖针、镊子、盖玻片、载玻片、酒精灯、乳钵、擦镜纸、单面刀片等。

2. 材料　六味地黄丸(水蜜丸)。

3. 试剂　稀甘油试液、水合氯醛试液、甘油醋酸试液等。

（二）实训方法

六味地黄丸由熟地黄、酒萸肉、牡丹皮、山药、茯苓、泽泻六味中药饮片制成,各药均以原粉入药,可利用显微镜对各药材特有的组织、细胞及内含物进行鉴别。

1. 查阅《中国药典》2015年版一部和四部相关内容,设计检测方案。

2. 按检测要求取样,根据需要进行适宜处理。

3. 应符合《中国药典》2015年版六味地黄丸鉴别项下相关规定。

（三）实训步骤

1. 取六味地黄丸10丸,研磨成细粉,取适量,用甘油醋酸试液装片,观察淀粉粒和不规则分枝状团块:①淀粉粒三角状卵形或矩圆形,直径 24～40μm,脐点短缝状或人字状(山药);②不规则分枝状团块无色,遇水合氯醛试液溶化;菌丝无色,直径 4～6μm(茯苓)。

2. 取适量六味地黄丸细粉,再用水合氯醛试液透化装片,观察其他特征:①薄壁组织灰棕色至黑棕色,细胞多皱缩,内含棕色核状物(熟地黄);②草酸钙簇晶存在于无色薄壁细胞中,有时数个排列成行(牡丹皮);③果皮表皮细胞橙黄色,表面观类多角形,垂周壁连珠状增厚(酒萸肉);④薄壁细胞类圆形,有椭圆形纹孔,集成纹孔群;内皮层细胞垂周壁波状弯曲,较厚,木化,有稀疏细孔沟(泽泻)(图2-35)。

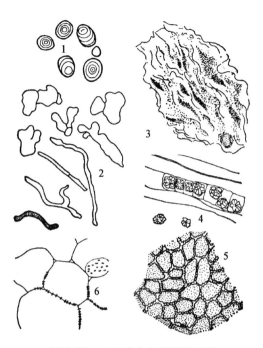

图 2-35　六味地黄丸显微特征图
1. 淀粉粒;2. 不规则分枝状团块及菌丝;3. 薄壁组织及其棕色核状物;4. 草酸钙簇晶;5. 果皮表皮细胞;6. 薄壁细胞及其纹孔群

【实训注意】

1. 水蜜丸于研钵中研细后制片。

2. 应根据欲观察的显微特征选用合适的装片试液。一般先用水、稀甘油或甘油醋酸装片,观察记录后再用水合氯醛冷装或透化装片,最后再滴加其他理化试剂进行显微观察。

【实训检测】

1. 观察六味地黄丸中的淀粉粒、菌丝时,用甘油醋酸试液如何装片? 用水合氯醛装片可观察哪些特征?

2. 试述观察到的显微特征各代表何种中药饮片。

【实训报告】 记录显微鉴别结果,绘制显微特征图;将观察到的显微特征与药品标准对照,判断供试品是否符合规定。

【实训评价】

序号	考核内容	技能要求	分值	实得分
1	实训准备	能正确查阅资料,设计方案	10	
2	山药的显微鉴别	操作规范,结论准确	10	
	茯苓的显微鉴别		10	
	酒萸肉的显微鉴别		10	
	熟地黄的显微鉴别		10	
	牡丹皮的显微鉴别		10	
	泽泻的显微鉴别		10	
3	显微镜的使用与维护	正确使用与维护显微镜	10	
4	实训报告	数据真实,结论准确,绘图清晰	20	
合计			100	

实训五 大山楂丸中山楂的化学反应鉴别

【实训目的】

1. 掌握化学反应鉴别法在中药制剂鉴别中的应用。

2. 能进行大山楂丸中山楂的化学反应鉴别。

【实训内容】

（一）实训用品

1. 仪器 电子天平、研钵、回流装置、水浴锅、玻璃漏斗、蒸发皿、分液漏斗、试管。

2. 试剂 乙醇、正丁醇、甲醇、盐酸、硅藻土、镁粉等。

3. 材料 大山楂丸（大蜜丸）。

（二）实训方法

大山楂丸由山楂、六神曲、麦芽三味中药饮片组成,山楂中富含山楂素、槲皮素、芦丁和山奈酚等黄酮类化合物,采用溶剂提取法将黄酮类成分提取出来,可与盐酸-镁粉发生反应,从而判断山楂药味是否存在。

1. 查阅《中国药典》2015 年版一部和四部相关内容,设计检测方案。

2. 按检测要求取样,根据需要进行适宜处理。

3. 应符合《中国药典》2015 年版大山楂丸鉴别项下相关规定。

（三）实训步骤

1. 供试品溶液制备 用电子天平（感量 0.1g）称取样品 9g（称量范围 8.6～9.4g）,用小刀或剪刀切碎;置研钵中,加硅藻土 4g,充分研匀;移至回流装置中,加乙醇 40ml,置水浴锅上加热回流提取 10 分钟;放凉后,用定性滤纸常压滤过,收集滤液于蒸发皿中,置水浴锅上蒸干;残渣加水 10ml,水浴锅上加热使溶解;水溶液移至 50ml 分液漏斗中,加入正丁醇 15ml,充分振摇提取;放置待完全分层后,分取正丁醇提取液（上层溶液）,置蒸发皿中,水浴蒸干,残渣加甲醇 5ml 使溶解,用定性滤纸常压滤过,收集滤液于小锥形瓶中,即得供试品溶液。

2. 显色反应 取供试品溶液 1ml,置试管中,先加入少量镁粉混匀,再滴加盐酸 2～3 滴,水浴锅中加热 4～5 分钟后,溶液应显橙红色。

【实训注意】

1. 本品每丸 9g,但取样时不能只从一个最小包装（药盒）中抽取 1 丸作为样品,应遵循"随机、均匀"的原则,从整批药品中抽取一定数量的样本,破碎、混合均匀后,再从中称取试验所需量的样品。

2. 加硅藻土研磨的目的是吸收蜂蜜,分散样品,提高提取效率。

3. 显色反应时,应先加镁粉后加盐酸,顺序不能颠倒。水浴加热温度不宜过高,以防反应液冲出试管。

【实训检测】

1. 黄酮为酚类化合物,鉴别山楂黄酮能否采用酚类化合物常用的三氯化铁反应?

2. 制备供试品溶液为什么设置了正丁醇萃取这步操作？

【实训报告】记录化学反应鉴别结果，将反应结果与药品标准对照，判断供试品是否符合规定。

【实训评价】

序号	考核内容	技能要求	分值	实得分
1	实训准备	能正确查阅资料，设计方案	10	
2	大山楂丸中山楂的化学反应鉴别操作	能正确制备供试品溶液	10	
		熟悉大山楂丸的化学性质	10	
		选择合适的试剂进行鉴别反应	10	
		说出鉴别反应的原理	10	
		会正确判断实训结果	10	
3	实训报告	原始记录和检验报告书填写规范完整	40	
合计			100	

实训六 牛黄解毒片中冰片的微量升华鉴别

【实训目的】

1. 掌握微量升华鉴别技术。

2. 能进行牛黄解毒片中冰片的微量升华鉴别。

【实训内容】

（一）实训用品

1. 仪器 电子天平、研钵、金属片、载玻片、金属圈（螺丝帽）、酒精灯、石棉网、蒸发皿、烧杯、量筒、滴管等。

2. 试剂 香草醛、硫酸。

3. 材料 牛黄解毒片。

（二）实训方法

牛黄解毒片由人工牛黄、雄黄、石膏、大黄、黄芩、桔梗、冰片、甘草等八味中药饮片组成，其中冰片具有升华性，升华物置显微镜下观察，呈不定形的无色片状结晶，可与香草醛硫酸试液发生显色反应。

1. 查阅《中国药典》2015 年版一部，设计检测方案。

2. 按检测要求取样，根据需要进行适宜处理。

3. 应符合《中国药典》2015 年版牛黄解毒片鉴别项下相关规定。

（三）实训步骤

1. 供试品制备 取牛黄解毒片 1 片置研钵中，充分研匀。

2. 香草醛硫酸试液的配制 取香草醛 0.1g，加硫酸 10ml 使溶解，摇匀，即得。

3. 加热升华 取金属片,置石棉网上,金属片上放一高约8mm的螺丝帽,螺丝帽内放入适量样品粉末,覆盖上载玻片,在石棉网下用酒精灯缓缓加热,至粉末开始变焦,去火待凉,载玻片上有升华物凝集,将载玻片翻转过来,观察升华物颜色。

4. 显色反应 在载玻片上加新配制的1%香草醛硫酸试液1~2滴,液滴边缘渐显玫瑰红色。

ER-2-4

冰片升华物
显微观察与
显色

【实训注意】

1. 新螺丝帽在使用前,应将上下两面用砂纸磨平,乙醇清洗后晾干使用。

2. 装填药粉时,一般装至金属圈(螺丝帽)高度2/3处,金属圈外沿要干净。

3. 加热升华时,应缓缓加热,温度不宜过高,温度控制可通过调整酒精灯火焰与石棉网间距来实现。

4. 升华完毕,应待载玻片完全冷却后方可取下,可在载玻片上滴加少量水降温,促使升华物凝集析出。

【实训检测】

1. 冰片具有良好的升华性,而微量升华法简单实用,那么含冰片的中药制剂能否都用微量升华法鉴别?

2. 实验中为什么要用新鲜配制的香草醛硫酸试液?

3. 升华鉴别法除微量升华法外,还可使用哪几种方法?请举例说明。

【实训报告】记录升华反应结果,将反应结果与药品标准对照,判断供试品是否符合规定。

【实训评价】

序号	考核内容	技能要求	分值	实得分
1	实训准备	能正确查阅资料,设计方案	10	
2	微量升华鉴别操作	能正确制备升华物	20	
		能正确使用显微镜观察升华晶体	20	
		会选择化学试剂,进行颜色反应,鉴别晶体	20	
3	实训报告	原始记录和检验报告书填写规范完整	30	
合计			100	

实训七 安神补脑液的荧光鉴别

【实训目的】

1. 掌握荧光法鉴别中药制剂的原理和方法。

2. 能进行安神补脑液的荧光鉴别。

【实训内容】

(一)实训用品

1. 仪器 电子天平、紫外线分析仪、分液漏斗、试管、滴管等。

2. 试剂 氢氧化钠试液、铁氰化钾试液、正丁醇。

3. 材料 安神补脑液。

（二）实训方法

安神补脑液由鹿茸、制何首乌、淫羊藿、干姜、甘草、大枣、维生素 B_1 等药味组成，其中维生素 B_1（即硫胺素）在碱性高铁氰化钾溶液中能被氧化成一种蓝色的荧光化合物——硫色素，在没有其他荧光物质存在时，溶液的荧光强度与硫色素的浓度成正比。

1. 查阅《中国药典》2015 年版一部，设计检测方案。

2. 按检测要求取样，根据需要进行适宜处理。

3. 应符合《中国药典》2015 年版安神补脑液［鉴别］项下相关规定。

（三）实训步骤

1. 供试液的制备 取本品 5ml，加氢氧化钠试液 2.5ml、铁氰化钾试液 0.5ml 与正丁醇 5ml，强烈振摇 2 分钟，放置使分层。

2. 荧光检视 溶液置紫外线分析仪（365nm）下观察，正丁醇层显蓝色荧光，加酸使成酸性，荧光即消失，再加碱使成碱性，荧光又显出。

【实训注意】

1. 因荧光强度较弱，故一般需在暗室中观察荧光。

2. 紫外光对人的眼睛和皮肤有损伤，操作者应避免与紫外光较长时间接触。

【实训检测】 荧光法鉴别安神补脑液的原理是什么？

【实训报告】 记录荧光鉴别结果，并将结果与药品标准对照，判断其是否符合规定。

【实训评价】

序号	考核内容	技能要求	分值	实得分
1	实训准备	能正确查阅资料，设计方案	10	
2	荧光鉴别操作	会采用适当方法制备供试品溶液	30	
		能正确使用紫外分析仪观察荧光	30	
3	实训报告	原始记录和检验报告书填写规范完整	30	
合计			100	

实训八 六味地黄丸中牡丹皮的薄层色谱鉴别

【实训目的】

1. 掌握 TLC 鉴别技术。

2. 能进行六味地黄丸中牡丹皮的薄层色谱鉴别。

【实训内容】

（一）实训用品

1. 仪器 电子天平、自制薄层板或市售薄层板、微升毛细管、双槽展开箱、玻璃喷雾瓶、烧瓶、水浴锅等。

2. **试剂** 环己烷、乙酸乙酯、盐酸酸性5%三氯化铁乙醇溶液、硅胶G等。

3. **材料** 六味地黄丸。

（二） 实训方法

六味地黄丸由熟地黄、山茱萸、牡丹皮、山药、茯苓、泽泻六味中药组成,牡丹皮的主要成分为酚类及酚苷类、单萜及单萜苷类,尚含有三萜、固醇及其苷类、黄酮、香豆素等。六味地黄丸经乙醚回流提取,提取液在硅胶薄层板上展开分离,丹皮酚可在酸性条件下与三氯化铁发生显色反应,呈现蓝褐色斑点,从而判断牡丹皮药味是否存在。

1. 查阅《中国药典》2015年版一部和四部,设计检测方案。

2. 按检测要求取样,根据需要进行适宜处理。

3. 应符合《中国药典》2015年版六味地黄丸鉴别项下有关规定。

（三） 实训步骤

1. **薄层板制备** 取数块10cm×10cm薄层板并排放置于水平台上,称取硅胶G 6g置研钵中,加水18ml,按顺时针方向充分研磨混合,调成均匀糊状物,除去表面气泡后,倒入涂布器中,在玻璃板上平稳地移动涂布器进行涂布(厚度为0.25～0.5mm),取下涂好薄层的玻板,于室温下置水平台上晾干后,在110℃烘30分钟,冷却后置于干燥器中备用。或用市售薄层板。

2. **供试品溶液的制备** 称取水丸4.5g或水蜜丸6g,研细;或取小蜜丸或大蜜丸9g,切成小块置研钵中,加硅藻土4g,研匀,置100ml圆底烧瓶中,用量筒加入40ml乙醚,水浴低温(约50℃)回流1小时,滤纸滤过,滤液置于蒸发皿中,60℃水浴上挥去乙醚,残渣加丙酮1ml使溶解,作为供试品溶液。

3. **对照品溶液的制备** 称取丹皮酚对照品10mg,置10ml容量瓶中,用丙酮溶解并稀释至刻度,作为对照品溶液。

4. **展开剂的配制** 用刻度吸管吸取环己烷18ml、乙酸乙酯6ml混合备用。

5. **点样** 从干燥器中取出薄层板,检查其均匀度,在反射光及透射光下检视,取表面均匀,平整,无麻点,无气泡,无破损及污染的薄层板点样,用微升定量毛细管吸取上述两种溶液各10μl,以垂直方向小心接触板面使成圆点状,点样基线距底边10mm,点间距离为10mm,每种溶液分别点两次。

6. **展开** 在双槽展开箱一侧中加入展开剂20ml,密闭放置30分钟,迅速放入薄层板,密闭,展开,在展开约8cm时将薄层板取出,迅速在展开剂的前沿处做记号,晾干。

7. **显色和检视** 用喷雾瓶喷以盐酸酸性5%三氯化铁乙醇溶液,电吹风加热至呈现蓝褐色斑点。供试品色谱中,在与对照品色谱相应的位置上,显相同颜色的斑点。

【实训注意】

1. 样品中丹皮酚具挥发性,故提取时需缓缓加热,低温回流。

2. 小蜜丸和大蜜丸加硅藻土研匀,目的在于吸附蜂蜜分散样品。

3. 丹皮酚易升华挥发,且不同样品含量有差异,以及显色剂的用量和加热显色程度等因素的影响,丹皮酚斑点大小及颜色深浅不尽一致。

【实训检测】

1. 丹皮酚的化学结构有何特点？在 TLC 鉴别中利用了丹皮酚的什么性质？

2. 制备供试品溶液为什么采用乙醚回流这步操作？

【实训报告】记录薄层色谱结果,并将结果与药品标准对照,判断其是否符合规定。

【实训评价】

序号	考核内容	技能要求	分值	实得分
1	实训前准备	正确完成薄层板、供试品溶液和对照品溶液制备	20	
2	实训操作	正确配制展开剂,清洗玻璃板、展开槽	10	
		正确使用研钵,正确称量	10	
		正确点样、展开、显色和检视	10	
		正确判断,并记录数据	10	
		正确求算 R_f 值;正确判断薄层色谱结果	10	
3	实训报告	原始记录和检验报告书填写规范完整	30	
合计			100	

第三章

中药制剂的常规检查技术

导学情景 ∨

　　2017年4月6日，国家食品药品监督管理总局发布不合格药品通告，其中吉林济邦药业有限公司生产的女宝胶囊第20160301批、第20160302批（规格：每粒装0.3g），经吉林省药品检验所依据《卫生部药品标准中药成方制剂第五册》检验，结果为微生物限度不合格；其中康县独一味生物制药有限公司生产的参芪五味子片第1601273001批（规格：每片重0.26g），经浙江省食品药品检验研究院依据《国家食品药品监督管理局标准YBZ00312010》检验，结果为重量差异不合格。对上述不合格药品，相关省（区、市）食品药品监督管理局已采取查封扣押等控制措施，要求企业暂停销售使用，召回产品，并进行整改。

　　讨论：中药制剂的常规检查包含哪些项目？ 为什么中药制剂不同剂型的常规检查项目不一样？

　　中药制剂的常规检查是以各种剂型的通性为指标，对药品的有效性、稳定性进行评价和控制的一项药品检验工作。中药制剂的常规检查大多使用经典的检测方法，简便易行，能够在一定程度上客观地反映药品的内在质量。检查项目与剂型有关，如丸剂、片剂、栓剂等需进行重量差异检查；片剂、胶囊剂需进行崩解时限检查；颗粒剂需进行溶化性检查；酒剂、酊剂需进行含乙醇量和甲醇量检查等。《中国药典》2015年版通则中对各种制剂的检查项目做出了相应的规定，见表3-1～表3-4。

扫一扫　知
重点

表3-1　固体中药制剂常规检查项目

检查项目	丸剂	颗粒剂	片剂	胶囊剂	散剂	茶剂	栓剂	锭剂
水分	+[①]	+	−	+[④]	+	+	−	−
重量差异	+	−	+	+	−	+	+	+
装量差异（或装量）	+	+	−	−	+	+	−	−
崩解（溶散）时限	+[②]	−	+	+	−	−	−	−
融变时限	−	−	+[③]	−	−	−	+	−
溶化性	−	+	−	−	−	+	−	−
粒度	−	+	−	+[⑤]	−	−	−	−
外观均匀度	−	−	−	−	+	−	−	−
微生物限度	+	+	+	+	+	+[⑥]	+	+
无菌	−	−	−	−	+[⑤]	−	−	−

　　说明：①蜡丸不检查水分；②含片和咀嚼片不检查此项目；③只有阴道片需要检查此项目；④硬胶囊剂检查此项目；⑤用于烧伤或严重创伤的外用散剂需要检查此项目；⑥煎煮茶剂除外。"+"表示需要检查；"−"表示不需要检查。

表 3-2 液体中药制剂常规检查项目

检查项目	合剂	酒剂	酊剂	搽剂、洗剂、涂膜剂	注射剂
pH 值	+	−	−	−	+
装量差异(或装量)	+	+	−	+	+
相对密度	+	−	−	−	−
乙醇量	−	+	+	−	−
甲醇量	−	+	+	−	−
总固体	−	+	−	−	−
渗透压摩尔浓度	−	−	−	−	+
可见异物	−	−	−	−	+
不溶性微粒	−	−	−	−	+
有关物质	−	−	−	−	+
微生物限度	+	+	+	+	−
无菌	−	−	−	+①	+
热原或细菌内毒素	−	−	−	−	+②

说明:①用于烧伤或严重创伤的洗剂、涂膜剂检查此项;②静脉用注射剂检查此项目。"+"表示需要检查;"−"表示不需要检查。

表 3-3 半固体中药制剂常规检查项目

检查项目	糖浆剂	煎膏剂	凝胶剂	流浸膏剂和浸膏剂
pH 值	+	−	+	−
相对密度	+	−	−	−
装量差异(或装量)	+	−	+	−
乙醇量	−	−	−	+②
微生物限度	+	+	+	+
无菌	−	−	+①	−

说明:①用于烧伤或严重创伤的凝胶剂检查此项目;②流浸膏剂一般检查此项目。"+"表示需要检查;"−"表示不需要检查。

表 3-4 其他中药制剂常规检查项目

检查项目	软膏剂	膏药	贴膏剂	检查项目	气雾剂和喷雾剂
软化点	−	+	−	喷射速率	非定量阀门气雾剂
重量差异	−	+	+	喷出总量	
含膏量	−	−	+	每瓶总揿数	
耐热性	−	−	+①	每揿喷量	定量阀门气雾剂
赋形性	−	−	+②	每揿主药含量	

续表

检查项目	软膏剂	膏药	贴膏剂	检查项目	气雾剂和喷雾剂
黏附性	–	–	+	粒度	吸入用混悬型气雾剂和喷雾剂
粒度	+	–	–	喷射试验	喷雾剂
装量	–	–	–	装量	
微生物限度	+	–	+	微生物限度	+
无菌	+③	–	–	无菌	用于烧伤或严重创伤的气雾剂和喷雾剂

说明:①橡胶膏剂检查此项目;②凝胶膏剂检查此项目;③用于烧伤或严重创伤的软膏剂检查此项目。"+"表示需要检查;"–"表示不需要检查。

第一节　水分测定法

> **边学边练**
>
> 测定感冒清热颗粒的水分（实训九）。

水分测定系指固体制剂中含水量的测定。固体制剂的含水量,对其理化性质、稳定性以及临床疗效等均有影响,是反映制剂质量的一项重要指标。水分含量若超过一定限度,不仅会引起制剂霉变或化学成分水解,而且使含药量相对减少,影响药品的疗效。若水分过少,可造成片剂松片、蜜丸太硬、服用不便等问题。此外,含水量还可反映制剂的生产工艺是否稳定,包装及贮存条件是否适宜等。因此,对有关制剂进行水分测定是十分必要的。《中国药典》2015 年版对不同剂型的水分含量规定见表3-5。

表3-5　不同剂型的水分含量标准（除另有规定外）

剂型		水分	剂型		水分
丸剂	蜜丸和浓缩蜜丸	≤15.0%	茶剂	不含糖块状茶剂	≤12.0%
	水蜜丸和浓缩水蜜丸	≤12.0%		含糖块状茶剂	≤3.0%
	水丸、糊丸、浓缩水丸	≤9.0%		袋装茶剂与煎煮茶剂	≤12.0%
颗粒剂		≤8.0%	散剂、硬胶囊剂		≤9.0%

说明:蜡丸不检查水分;块状茶剂应在粉碎后测定。

《中国药典》2015 年版限量检查法中对制剂中水分检查共收载了五种测定法,即费休氏法、烘干法、甲苯法、减压干燥法和气相色谱法,其中费休氏法在中药制剂常规检查中极少采用。测定时,一般先将制剂供试品破碎成直径不超过 3mm 的颗粒或碎片。减压干燥法测定时,需将供试品过二号筛。

一、烘干法

本法适用于不含或少含挥发性成分的药品,如板蓝根颗粒、地奥心血康胶囊等。

（一）测定原理

供试品在100~105℃下连续干燥,挥尽其中的水分,根据减失的重量,即可计算出供试品的含水量(%)。

（二）仪器与试剂

电热恒温干燥箱、称量瓶、分析天平(感量0.1mg)、干燥器、研钵、变色硅胶等。

（三）操作方法

1. 称量瓶恒重(m_0)　取洁净的称量瓶,置100~105℃干燥箱内干燥数小时(一般2小时以上),取出,置干燥器中冷却30分钟,精密称定重量,再在相同条件下干燥1小时,取出,同法冷却,精密称定重量,至连续两次干燥后称重的差异在0.3mg以下为止。

2. 供试品称重(m_1)　取2~5g(或该品种项下规定的重量)供试品(直径3mm以下),平铺于恒重的称量瓶中,厚度不超过5mm,疏松供试品不超过10mm,精密称定重量。

3. 干燥、冷却、称重　将盛有供试品的称量瓶置干燥箱内,取下瓶盖,置称量瓶旁,或将瓶盖半开,在100~105℃干燥5小时,盖好瓶盖,取出,移至干燥器中,冷却30分钟,精密称定重量。

4. 再干燥、冷却、称重(m_2)　再在100~105℃干燥1小时,同法冷却,精密称定重量,至连续两次称重的差异不超过5mg为止。

5. 计算　根据减失的重量,计算供试品的含水量(%)。

（四）注意事项

1. 测定前,称量瓶应清洗干净,干燥至恒重。

2. 移动称量瓶时,不可裸手操作,可带称量手套或使用厚纸条。

3. 干燥时,若同时使用多个称量瓶,称量瓶宜先用适宜的方法编码标记,瓶与瓶盖的编码一致;称量瓶放入干燥箱的位置,取出冷却、称重的顺序,应先后一致,以便于恒重。

4. 供试品干燥时,应将称量瓶置于干燥箱温度计水银球附近。

5. 观察干燥箱内情况时,只能打开外层箱门,不得打开内层玻璃门。

6. 干燥箱工作时,实验人员不得离去,应随时监控温度的变化情况,以免温度过高,烧毁供试品或引起其他事故。

7. 干燥器内的干燥剂应保持在有效状态。

（五）记录与计算

记录干燥时的温度、时间,冷却的时间,干燥剂的种类,称量及恒重数据,天平型号,干燥箱型号,计算和结果等。水分计算:

$$水分含量(W/W,\%) = \frac{m_1 - m_2}{m_1 - m_0} \times 100\% \qquad （式3-1）$$

式中,m_0为恒重的称量瓶的重量(g);m_1为干燥前(称量瓶+供试品)的重量(g);m_2为干燥后(称量瓶+供试品)的重量(g)。

（六）结果判断

计算结果在药品标准规定的限度之内,则符合规定;若计算结果不在药品标准规定的限度之内,则不符合规定。

（七）应用实例

益母草颗粒的水分测定

1. 检验依据 《中国药典》2015 年版一部 1405 页：应符合颗粒剂项下有关的各项规定（通则 0104），水分不得超过 8.0%。

2. 检验记录 仪器：Mettler AE-200 电子天平；DHG-102 型电热干燥箱。

取扁形称量瓶两只于 100～105℃干燥 3 小时，干燥器（硅胶）中冷却 30 分钟，精密称重，再在同样条件下干燥 1 小时，冷却，精密称重。数据见表 3-6：

表 3-6　1#和 2#称量瓶称重数据表（g）

编　　号	1#	2#
第一次干燥后称量瓶重	18. 3548	18. 5632
第二次干燥后称量瓶重	18. 3546	18. 5630
差值不超过 0.3mg	0. 0002	0. 0002

取益母草颗粒 10 袋内容物，混合均匀，取约 4g，置扁形称量瓶中，精密称重，于 100～105℃干燥 5 小时，干燥器（硅胶）中冷却，称重，再在相同的条件下干燥 1 小时，冷却，称重。数据见表 3-7：

表 3-7　1#和 2#称量瓶称重数据表及计算结果（g）

编　　号	1#	2#
供试品+称量瓶重	22. 3807	22. 5175
第一次干燥后供试品+称量瓶重	22. 2786	22. 4217
第二次干燥后供试品+称量瓶重	22. 2761	22. 4186
差值不超过 5mg	0. 0025	0. 0031
结果计算	2. 6%	2. 5%

编号 1#：水分（%）$= \dfrac{22.3807 - 22.2761}{22.3807 - 18.3456} = 2.6\%$

编号 2#：水分（%）$= \dfrac{22.5175 - 22.4186}{22.5175 - 18.5630} = 2.5\%$

平均：2.6%

3. 检验结论 益母草颗粒的水分含量符合规定。

二、甲苯法

本法系指通过测定供试品在甲苯加热回流条件下被蒸馏出的水量和取样量，计算供试品含水量（%）的方法。适用于蜜丸类（大蜜丸、小蜜丸）和含挥发性成分的药品，如二陈丸、六味地黄丸等。本法消除了挥发性成分的干扰，准确度较高，但样品的消耗量大，且样品不能回收利用，不适合贵重药品的水分测定。

（一）测定原理

将供试品与甲苯（相对密度 0.866）混合蒸馏，水分、挥发性成分可随甲苯一同馏出。水与甲苯不相混溶,收集于水分测定管下层,而挥发性成分溶于甲苯,并与其一同收集于水分测定管上层,水与挥发性成分完全分离。因为水的相对密度为1.000,故可直接测出(读取)供试品水的重量(g),并计算出制剂中的含水量(%)。

（二）仪器与试剂

水分测定装置(图3-1)、分析天平(感量0.1mg)、电热套、甲苯、亚甲蓝等。

（三）操作方法

取供试品适量(约相当于含水量1～4ml),精密称定,置A瓶中,加甲苯约200ml,将仪器各部分相连接,自冷凝管顶端加入甲苯,至充满B管的狭细部分。将A瓶置电热套中或用其他适宜的方法缓缓加热,待甲苯开始沸腾时,调节温度,使每秒馏出2滴。待水分完全馏出,即测定管刻度部分的水量不再增加时,将冷凝管内部先用甲苯冲洗,再用饱蘸甲苯的长刷或其他适宜的方法,将管壁上附着的甲苯推下,继续蒸馏5分钟,放凉至室温,拆卸装置,如有水黏附在B管的管壁上,可用蘸甲苯的铜丝推下,放置,使水分和甲苯完全分离(可加亚甲蓝少许,使水染成蓝色,以便分离观察)。检读水量,并计算供试品的含水量。

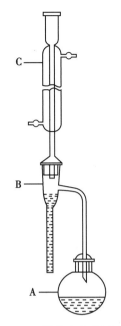

图3-1　甲苯法水分测定装置
A. 圆底烧瓶;B. 水分测定管;C. 直形冷凝管

（四）注意事项

1. 使用前,全部仪器应清洁至内壁不挂水,并置烘箱中烘干。

2. 用化学纯甲苯直接测定,必要时甲苯可先

▶▶ **课堂活动**

本法能否使用水浴锅或者电炉作为热源?为什么?

加水少量,充分振摇后放置,将水层分离弃去,经蒸馏后使用,以减少因甲苯与微量水混溶引起测定结果偏低。

3. 必要时加入1～2粒干燥、洁净的止爆剂(如玻璃珠、沸石等)。

4. 蒸馏时宜先小火,控制馏出的速度,不宜太快,防止温度过高造成水分逸失。

5. 蒸馏完成后,应放置至室温后,再检读水量,否则使检测结果偏高。

6. 操作应在通风橱内进行。

（五）含量计算

$$水分含量(W/W\%) = \frac{m_w}{m_s} \times 100\%$$　　　　　　　（式3-2）

式中,m_w为B管中水的重量(g);m_s为供试品重量(g)。

（六）结果判断

将计算结果与药品标准规定的含水量限度比较,若小于或等于限度则符合规定,若高于限度则不符合规定。

（七）应用实例

橘红丸（大蜜丸）的水分测定

1. 检验依据　《中国药典》2015 年版一部 1712 页：应符合丸剂项下有关的各项规定（通则 0108）；水分不得过 15.0%。

2. 检验原始记录　Mettler AE-200 电子天平；环境温度：18℃。

取待检橘红丸 10 丸，用剪刀剪碎，混合均匀，分取适量，精密称定重量为 38.2543g，置短颈圆底烧瓶中，加甲苯 200ml，连接仪器，自冷凝管顶部加入甲苯，使充满水分测定管的狭细部分。将圆底烧瓶置电热套中缓缓加热，待甲苯开始沸腾时，调节温度，使馏速为 2 滴/秒，至测定管的刻度部分的水量不再增加时，用甲苯冲洗冷凝管内部，用长刷将壁上附着的甲苯推下，继续蒸馏 5 分钟，放冷至室温。拆卸装置，用铜丝将管壁上的水推下，放置，使水分与甲苯完全分离，加亚甲蓝粉末少量，检读水量为 3.6ml。结果计算：

$$水分（\%）=\frac{3.6}{38.2543}×100\%=9.41\%$$

3. 检验结论　橘红丸水分限量符合规定。

三、减压干燥法

本法适用于含有挥发性成分的贵重药品，如麝香保心丸、灵宝护心丹等。且样品消耗量少，可回收再利用。

（一）测定原理

在室温减压条件下，供试品所含水分被新鲜五氧化二磷（P_2O_5）干燥剂吸收，根据减失的重量，计算含水量（%）。

（二）仪器与试剂

减压干燥器、称量瓶、分析天平（感量 0.001g）、五氧化二磷（新鲜）等。

（三）操作方法

取直径 12cm 左右的培养皿，加入新鲜五氧化二磷干燥剂适量，使铺成 0.5～1cm 的厚度，放入直径 30cm 的减压干燥器中。

取供试品 2～4g，混合均匀，分取约 0.5～1g，置已在供试品同样条件下干燥并称重的称量瓶中，精密称定（m_1），求出供试品重量（m_s），打开瓶盖，放入上述减压干燥器中，减压至 2.67kPa（20mmHg）以下持续半小时，室温放置 24 小时。在减压干燥器出口连接新鲜无水氯化钙干燥管，打开活塞，待内外压一致，关闭活塞，打开干燥器，盖上瓶盖，取出称量瓶，迅速精密称定重量（m_2），计算供试品的含水量（%）。

（四）注意事项

1. 实验中要使用规定直径的减压干燥器，直径过大不易达到真空度要求。

2. 干燥器磨口处及活塞处应涂布凡士林，以保证仪器良好的密闭性。

3. 干燥器连接无水氯化钙干燥管,目的是打开活塞时,吸收进入干燥器中的水分。故要使用新鲜或经加热除去水分的无水氯化钙。

4. 五氧化二磷和无水氯化钙等干燥剂应保持在有效状态,并及时更换。

5. 干燥器内的供试品应离开活塞进气口,活塞应缓慢旋开,避免空气突然冲入干燥器,吹散供试品。

（五）含量计算

$$水分含量(W/W\%) = \frac{m_1 - m_2}{m_s} \times 100\% \qquad (式3-3)$$

式中,m_1 为测试前供试品与称量瓶的总重量(g);m_2 为干燥后供试品与称量瓶的总重量(g);m_s 为供试品重量(g)。

（六）结果判断

将计算结果与药品标准规定的含水量限度比较,若低于或等于限度则符合规定,若高于限度则不符合规定。

（七）应用实例

麝香保心丸的水分测定:本品为黑褐色有光泽的水丸(每丸重 22.5mg),由麝香、人参提取物、牛黄、苏合香、蟾酥等贵重原料药制备而成,故应采用减压干燥法测定水分含量。

取本品 90 丸(重约 2g),研碎,混合均匀,分取约 1g,按上述操作方法项下,自"置已在供试品同样条件下干燥并称重的称量瓶中"起,依法试验,计算供试品的含水量,并判断是否符合规定(≤9.0%)。

四、气相色谱法

由于气相色谱法(GC 法)新型柱填料的应用及检测器的改进,GC 法现已成为较为理想的水分测定方法,不但简便、快速、灵敏、准确,而且不受样品中其他组分的干扰,不受环境湿度的影响。因此广泛用于各类中药制剂的水分测定。

（一）测定原理

利用 GC 的高分辨性能,将样品中的水分与其他组分分离,再以纯化水为对照品,采用外标法分别测定纯化水和供试品中水的峰面积,计算样品中的含水量(%)。

（二）仪器与试剂

气相色谱仪、热导检测器、色谱柱(不锈钢或玻璃、内径 2~4mm、柱长 2~4m、填料为直径 0.25~0.18mm 的二乙烯苯-乙基乙烯苯型高分子多孔小球)、微量注射器(10μl)、无水乙醇(AR)、纯化水等。

（三）操作方法

1. 色谱条件与系统适用性试验　以直径为 0.25~0.18mm 的二乙烯苯-乙基乙烯苯型高分子多孔小球作为柱填料,柱温为 140~150℃,热导检测器检测。注入无水乙醇,照气相色谱法(《中国药典》2015 年版通则 0521)测定,应符合下列要求:

（1）理论板数按水峰计算应大于1000，按乙醇峰计算应大于150。

（2）水和乙醇两峰的分离度应大于2。

（3）将无水乙醇进样5次，水峰面积的相对标准偏差不得大于3.0%。

2. 对照品溶液的制备　取纯化水约0.2g，精密称定，置25ml量瓶中，加无水乙醇至刻度，摇匀，即得。

3. 供试品溶液的制备　取供试品适量（含水量约0.2g），剪碎或研细，精密称定，置具塞锥形瓶中，精密加入无水乙醇50ml，密塞，混匀，超声处理20分钟，放置12小时，再超声处理20分钟，密塞放置，待澄清后倾取上清液，即得。

4. 测定法　取无水乙醇、对照品溶液及供试品溶液各1～5μl，注入气相色谱仪，测定，即得。

（四）注意事项

1. 无水乙醇含水量约0.3%，配制对照品溶液和供试品溶液需用新开启的同一批号无水乙醇，其中的含水量应扣除（图3-2），否则会导致供试品的含水量偏高。无水乙醇含水量的扣除方法如下：

对照品溶液中实际加入的水的峰面积=对照品溶液中总水峰面积−K×对照品溶液中乙醇峰面积

供试品中水的峰面积=供试品溶液中总水峰面积−K×供试品溶液中乙醇峰面积

$$K = \frac{无水乙醇中水峰面积}{无水乙醇中乙醇峰面积} \quad （式3-4）$$

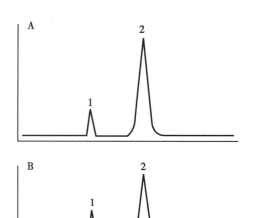

2. 新装柱应在使用前先于130℃加热3小时，继而升至200℃恒温4小时老化，以除去残留溶剂及低分子量的聚合物；色谱柱如长期未用，使用前应老化处理，使基线稳定后方可进样。

3. 色谱柱的进样口若被污染，即出现柱压上升，流量下降时，将进样口一段填料更新即可。

4. 为排除环境对测试的影响，操作过程应尽量避免与空气接触，在溶解样品提取水分时，应密塞锥形瓶，进样应迅速。

5. 因中药制剂的水分分布不均匀，并随剂型而异，因此取样时应注意样品的代表性。

6. 因采用外标法测定，手工进样不易精确控制进样量，最好使用微量进样阀或自动进样器。

（五）记录与计算

1. 记录供试品称定重量和纯化水称定重量。

2. 分别记录无水乙醇、对照品溶液、供试品溶液中的水和乙醇的峰面积。

3. 根据注意事项中的规定，分别计算对照溶

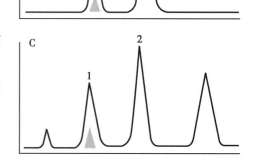

图3-2　水峰中应扣除的来自无水乙醇的含水量（阴影部分）

A. 无水乙醇色谱图；B. 对照品溶液色谱图；
C. 供试品溶液色谱图

1. 水峰；2. 乙醇峰

液中实际加入的水的峰面积和供试品中水的峰面积。

4. 供试品中水分含量按下式计算：

$$含水量(W/W)\% = \frac{C_r \times \frac{A_x}{A_r} \times V_x}{W} \times 100\% \qquad (式3-5)$$

式中，C_r为对照品(纯化水)的浓度(g/ml)；A_x为供试品中水的峰面积；A_r为对照品(纯化水)的峰面积；V_x为供试品溶液体积(50.0ml)；W为供试品的重量(g)。

（六）结果判断

将计算结果与药品标准规定的含水量限度比较，若低于或等于限度则符合规定，若高于限度则不符合规定。

（七）应用实例

GC法测定麝香保心丸含水量：精密称定本品细粉2.505g，按上述操作方法项下，自"置具塞锥形瓶中"起，依法制备供试品溶液。取无水乙醇，对照品溶液及供试品溶液各1μl注入气相色谱仪，绘制相关的色谱图。已知$\frac{A_x}{A_r} = 0.4889$，$C_r = 0.0082$g/ml。计算供试品水分含量，并判断其是否符合规定(≤9.0%)。

将已知数值代入含水量计算公式计算，即得。

$$含水量 = \frac{0.0082(g/ml) \times 0.4889 \times 50(ml)}{2.505(g)} \times 100\% = 8.0\%(符合规定)$$

点滴积累 V

水分测定主要有烘干法、甲苯法、减压干燥法和GC法四种。烘干法适用于不含或少含挥发性成分的药品；甲苯法适用含挥发性成分的药品；减压干燥法适用于含有挥发性成分的贵重药品；GC法简便、快捷、灵敏、准确，采用外标法，广泛应用于中药制剂的水分测定。

第二节 崩解时限检查法

边学边练

检查牛黄解毒片的崩解时限（实训十）。

崩解系指口服固体制剂在规定条件下，完全崩解或溶散成碎粒，并全部通过筛网的过程(不溶性包衣材料或破碎的胶囊壳除外)。《中国药典》2015年版特性检查法规定的崩解或溶散的最长允许时间称为崩解时限或溶散时限。

口服固体制剂在胃肠道需经崩散、溶解后，才能被机体吸收而达到治疗目的。胶囊剂的囊壳常因所用囊材的质量，久贮或与药物接触等原因，影响溶胀或崩解；滴丸剂中不含有崩解剂，故在水中不是崩解而是逐渐溶散,且基质的种类与滴丸剂的溶解性能有密切关系。因此,崩解(溶散)时限在一定程度上可以间接反映药品的生物利用度。为控制制剂质量,保证疗效,《中国药典》2015年版规定了本检查项目。

检查原理:将供试品放入崩解仪内,人工模拟胃肠道蠕动,检查供试品在规定溶剂、规定的时限内能否崩解或溶散并全部通过筛网。如有少量不能通过筛网,但已软化且无硬心者,可作合格论。

《中国药典》2015年版规定检查崩解(溶散)时限的剂型有丸剂(大蜜丸除外)、片剂和胶囊剂等。凡规定检查溶出度、释放度、融变时限(栓剂、阴道片等)或分散均匀性的制剂,不再进行崩解时限检查。

一、吊篮法

大多数药品的崩解时限检查采用此法。

(一) 仪器和试剂

升降式崩解仪、1000ml烧杯、温度计(分度值1℃)、人工胃液(供软胶囊剂和以明胶为基质的滴丸剂检查用)、磷酸盐缓冲液(pH 6.8)(供肠溶胶囊剂检查用)等。

1. 升降式崩解仪 主要结构为一能升降的金属支架与下端镶有筛网的吊篮,并附有挡板。升降的金属支架上下移动距离为55mm±2mm,往返频率为每分钟30~32次。

2. 吊篮 玻璃管6根,管长77.5mm±2.5mm,内径21.5mm,壁厚2mm;透明塑料板2块,直径90mm,厚6mm,板面有6个孔,孔径25mm;不锈钢板1块(放在上面一块塑料板上),直径90mm,厚1mm,板面有6个孔,孔径22mm;不锈钢丝筛网1张(放在下面一块塑料板下),直径90mm,筛孔内径2.0mm;不锈钢轴1根(固定在上面一块塑料板与不锈钢板上),长80mm。将上述玻璃管6根垂直于2块塑料板的孔中,并用3只螺丝将不锈钢板、塑料板和不锈钢丝筛网固定,即得(如图3-3)。

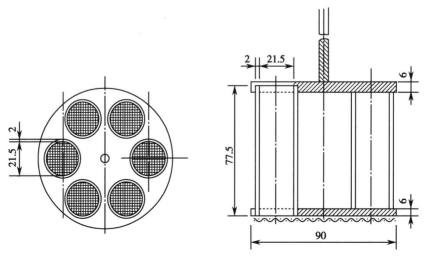

图3-3 升降式崩解仪吊篮结构(单位 mm)

3. 挡板　为平整光滑的透明塑料块,相对密度 1. 18 ～ 1. 20,直径 20. 7mm±0. 15mm,厚 9. 5mm± 0. 15mm,挡板共有 5 个孔,孔径 2mm,中央 1 个孔,其余 4 个孔距中心 6mm,各孔间距相等;挡板侧边 有 4 个等距离的 V 形槽,V 形槽上端宽 9. 5mm,深 2. 55mm,底部开口处的宽度与深度均为 1. 6mm (图 3-4)。

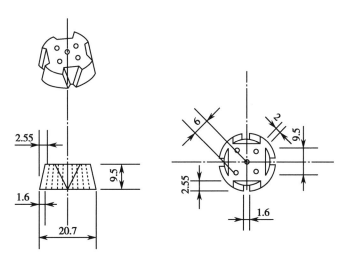

图 3-4　升降式崩解仪挡板结构(单位 mm)

(二) 操作方法

将吊篮通过上端的不锈钢轴悬挂于金属支架上,浸入 1000ml 烧杯中,并调节吊篮位置使其下降 时筛网距烧杯底部 25mm,烧杯内盛有温度为 37℃±1℃ 的水,调节水位高度使吊篮上升时筛网在水 面下 15mm 处。

除另有规定外,取供试品 6 片(粒),分别置上述吊篮的玻璃管中,加挡板,启动崩解仪进行检 查。各管中药物均应在规定时限内全部崩解或溶散(不溶性包衣材料或破碎的胶囊壳除外),并通 过筛网。如有 1 片(粒)不能完全崩解,应另取 6 片(粒)复试,均应符合规定。

(三) 注意事项

1. 烧杯内的水或其他溶液的温度应保持在 37℃±1℃。

2. 每测完一次,吊篮的玻璃管内壁、筛网及挡板等均应清洗干净,并重新更换水或规定的 溶液。

3. 丸剂供试品黏附挡板妨碍检查时,应另取供试品 6 丸,不加挡板进行检查。

(四) 结果判断

根据各剂型崩解(溶散)时限检查规定(表 3-8),判断测定结果是否符合规定。

二、烧杯法

该法检查崩解时限仅适用于泡腾片。

(一) 仪器和试剂

250ml 烧杯 6 个、温度计(分度值 1℃)、水等。

表 3-8　各剂型崩解（溶散）时限检查规定

剂型		溶剂	崩解时限	说明	筛孔径
丸剂	小蜜丸	水	1 小时	若供试品黏附挡板可不加挡板。 在规定时间全部过筛网，如有细小颗粒未过筛网但已软化无硬心为合格。 不可复试	0.42mm（丸径<2.5mm）； 1.0mm（丸径 2.5～3.5mm）； 2.0mm（丸径>3.5mm）
	水蜜丸				
	水丸				
	浓缩丸	水	2 小时		
	糊丸	水	2 小时		
	一般滴丸	水	0.5 小时	均不加挡板。 可复试	0.42mm
	包衣滴丸	水	1 小时		
	明胶滴丸	水或人工胃液	0.5 小时		
片剂	药材原粉片	水	0.5 小时	凡含浸膏、树脂、油脂、大量糊化淀粉的片剂，如有小部分未过筛网但已软化无硬心者为合格。 可复试	2.0mm
	浸膏（半浸膏）片、糖衣片	水	1 小时		
	薄膜衣片	盐酸溶液（9→1000）	1 小时		
	肠溶衣片	盐酸溶液（9→1000）	2 小时不得有裂缝、崩解、软化（不加挡板）		
		磷酸盐缓冲液（pH 6.8）	1 小时内全部崩解（加挡板）		
	泡腾片	水	5 分钟	可复试	
胶囊剂	硬胶囊	水	0.5 小时	若有部分颗粒状物未过筛网（囊壳除外），但已软化无硬心为合格。 可复试	2.0mm
	软胶囊	水	1 小时		
	肠溶胶囊	盐酸溶液（9→1000）	2 小时不得有裂缝、崩解、软化（不加挡板）		
		磷酸盐缓冲液（pH 6.8）	1 小时内全部崩解（加挡板）		

说明：1. 人工胃液：取稀盐酸（234→1000）16.4ml，加水约 800ml 与胃蛋白酶 10g，摇匀后，加水稀释至 1000ml 即得。

2. 磷酸盐缓冲液（pH 6.8）：取 0.2mol/L 磷酸二氢钾溶液 250ml，加 0.2mol/L 氢氧化钠溶液 118ml，用水稀释至 1000ml 即得。

3. 复试：在规定的崩解（溶散）时限内，如有 1 片（粒、丸）不能完全崩解，应另取 6 片（粒、丸）复试，均应符合规定。

4. 蜡丸按肠溶衣片检查法检查；除另有规定外，大蜜丸及需研碎、嚼碎或用开水、黄酒等分散后服用的丸剂不检查溶散时限。

5. 含片、咀嚼片不检查崩解时限

（二）操作方法

取药片 6 片，分别置 6 个 250ml 烧杯（烧杯内各盛有 200ml 水，水温为 15～25℃）中，有许多气泡放出，当药片或碎片周围的气体停止逸出时，片剂应崩解、溶解或分散在水中，无聚集的颗粒剩留，除另有规定外，各片均应在 5 分钟内崩解。如有 1 片不能完全崩解，应另取 6 片复试，均应符合规定。

（三）结果判断

各片均应在 5 分钟内崩解，否则判为不符合规定。

三、崩解篮法

该法检查崩解时限仅适用于口崩片。

（一）仪器和试剂

升降式支架、崩解篮、1000ml 烧杯、温度计（分度值 1℃）、水等。

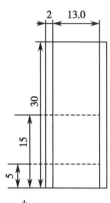

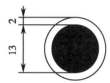

图 3-5　崩解篮结构
（单位 mm）

1. **升降式支架**　主要结构为一能升降的支架，支架上下移动距离为 10mm±1mm，往返频率为每分钟 30 次。

2. **崩解篮**　不锈钢管，管长 30mm，内径 13.0mm，不锈钢筛网（镶在不锈钢管底部）筛孔内径 710μm（图 3-5）。

（二）操作方法

将不锈钢管固定于支架上，浸入 1000ml 烧杯中，杯内盛有温度为 37℃±1℃的水约 900ml，调节水位高度使不锈钢管最低位时筛网在水面下 15mm±1mm。启动仪器。取本品 1 片，置上述不锈钢管中进行检查，应在 60 秒内全部崩解并通过筛网，如有少量轻质上漂或黏附于不锈钢管内壁或筛网，但无硬心者，可作符合规定论。重复测定 6 片，均应符合规定。如有 1 片不符合规定，应另取 6 片复试，均应符合规定。

（三）结果判断

各片均应在 60 秒内崩解，否则判为不符合规定。

点滴积累

1. 口服固体制剂的崩解时限检查可间接反映药品的生物利用度。

2. 崩解时限检查法有吊篮法、烧杯法和崩解篮法三种。 烧杯法仅适用于泡腾片的检查。 崩解篮法仅适用于口崩片的检查，为《中国药典》2015 年版新增方法。

3. 除丸剂外其他剂型（含滴丸剂）如不能完全崩解，可复试。

第三节　相对密度测定法

边学边练

测定银黄口服液的相对密度（实训十一）。

相对密度系指在相同的温度、压力条件下，某物质的密度与水的密度之比。除另有规定外，温度为 20℃，即 d_{20}^{20}。纯物质的相对密度在特定的条件下为不变的常数。但如物质的纯度不够，则相对密度的测定值会随着纯度的变化而改变。因此，测定药品的相对密度，可用以检查药品的纯杂程度，从而保证药品的质量。

ER-3-2

液体比重天平使用

《中国药典》2015 年版要求测定相对密度的剂型有糖浆剂(如急支糖浆应不低于 1.17)、合剂(如银黄口服液应不低于 1.10)、煎膏剂(如益母草膏应不低于 1.36)以及部分清膏[如精制冠心片的清膏应为 1.35 ~ 1.40(50℃)]。《中国药典》

➠ 课堂活动

　1. 探讨中药制剂测定相对密度的意义。

　2. 探讨药品标准中相对密度指标是一个具体数据,还是一个数据范围。

2015 年版收载的测定方法有比重瓶法和韦氏比重秤法两种。一般药品用比重瓶法;含挥发性液体的药品宜采用韦氏比重秤法。

一、比重瓶法

(一) 测定原理

在相同温度、压力条件下,选用同一比重瓶,依次装满供试品和水,分别称定供试品和水的重量,供试品与水的重量之比即为供试品的相对密度。

因为:　$\rho_供 = m_供 / v_供, \rho_水 = m_水 / v_水, v_供 = v_水$

所以:　$d_供 = \rho_供 / \rho_水 = m_供 / m_水$　　　　　　　　　　　　　　　　　　(式 3-6)

(二) 仪器与试剂

比重瓶(图 3-6)、分析天平(感量 1mg)、温度计、水浴锅、纯化水(新鲜煮沸后放凉)。

(三) 操作方法

1. 方法一　使用图 3-6 左图所示比重瓶(甲法)。

(1) 比重瓶重量的称定:将比重瓶洗净,干燥,精密称定重量。

(2) 供试品重量的测定:取上述已称定重量的比重瓶,装满供试品(温度应低于 20℃或各品种项下规定的温度),装上温度计(瓶中应无气泡),置 20℃(或各品种项下规定的温度)的恒温水浴中放置若干分钟,使内容物的温度达到 20℃(或各品种项下规定的温度),用滤纸除去溢出侧管的液体,待液体不再溢出(说明温度已平衡),立即盖上罩。然后将比重瓶自水浴中取出,再用滤纸将比重瓶的外面擦净,迅速精密称定重量,减去比重瓶的重量,求得供试品的重量。

(3) 水重量的测定:求得供试品的重量后,将供试品倾去,洗净比重瓶,装满新沸过的冷水,再按供试品重量的测定法测得同一温度时水的重量。根据供试品和水的重量,可计算出供试品的相对密度。

2. 方法二　使用图 3-6 右图所示比重瓶(乙法)。

(1) 比重瓶重量的称定:将比重瓶洗净,干燥,精密称定重量。

(2) 供试品重量的测定:取上述已称定重量的比重瓶,装满供试品(温度应低于 20℃或各品种项下规定的温度)后,插入中心有毛细孔的瓶塞,用滤纸将从塞孔溢出的液体擦干,置 20℃(或各品

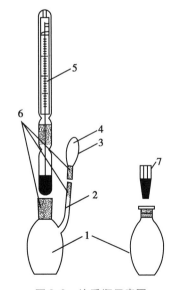

图 3-6　比重瓶示意图
1. 比重瓶主体;2. 侧管;
3. 侧孔;4. 罩;5. 温度计;
6. 玻璃磨口;7. 瓶塞

种项下规定的温度)恒温水浴中放置若干分钟,随着供试液温度的上升,过多的液体将不断从塞孔溢出,随时用滤纸将瓶塞顶端擦干,待液体不再由塞孔溢出,迅即将比重瓶自水浴中取出,按上述方法一,自"再用滤纸将比重瓶的外面擦净"起,依法测定,即得。

3. 稀释法　此法适用于煎膏剂。煎膏剂为半流体,比较黏稠,若直接用比重瓶法测定,煎膏不易完全充满比重瓶,也可能会有气泡混入,多余的液体也不易溢出擦干,因此,一般加入一定量的水稀释后,再用比重瓶法测定。凡加入饮片细粉的煎膏剂,不再检查相对密度。

(1)除另有规定外,取供试品适量,精密称定(m_1),加水约 2 倍,精密称定(m_2),混匀,作为供试品溶液。

(2)按上述方法一或方法二测定,按下式计算,即得。

$$相对密度(d_{20}^{20}) = \frac{比重瓶中煎膏的重量}{同体积水的重量} = \frac{W_1 - W_1 \times f}{W_2 - W_1 \times f} \qquad (式 3\text{-}7)$$

式中,W_1 为比重瓶内供试品稀释液的重量(g);W_2 为比重瓶内水的重量(g);$f = \dfrac{m_2 - m_1}{m_2}$;$m_2 - m_1$ 为加入供试品中的水重量;m_2 为供试品与加入其中水的总重量;m_1 为供试品的重量。

(四)注意事项

1. 操作顺序为先称量空比重瓶重,再装供试品称,最后装水称重。

2. 空比重瓶必须洁净、干燥(所附温度计不能采用加温干燥)。

3. 装过供试品的比重瓶必须冲洗干净。如供试液为油剂,测定后应尽量倾去,连同瓶塞可先用有机溶剂(如石油醚或三氯甲烷)冲洗数次,待油完全洗去后,用乙醇、水冲洗干净,再依法测定水重。

4. 供试品及水装瓶时,应小心沿壁倒入比重瓶内,避免产生气泡;如有气泡,应稍放置待气泡消失后再调温称重。供试品如为糖浆剂、甘油等黏稠液体,装瓶时更应缓慢沿壁倒入,因黏稠度大产生的气泡很难逸去从而影响测定结果。

5. 比重瓶从水浴中取出时,应用手指拿住瓶颈,而不能拿瓶肚,以免手温影响液体,使其体积膨胀而外溢。

6. 测定有腐蚀性供试品,可在天平盘上放一表面皿,再放比重瓶称量。

7. 当环境温度高于20℃或各药品项下规定的温度时,必须设法调节环境温度至略低于规定的温度。否则,虽经规定温度下平衡比重瓶内的液体,但在称重过程中因环境温度高于规定温度易造成膨胀外溢,从而导致误差。

(五)计算

$$相对密度(d_{20}^{20}) = \frac{比重瓶和供试品总重 - 比重瓶重量}{比重瓶和水总量 - 比重瓶重量} \qquad (式 3\text{-}8)$$

(六)结果判断

计算结果在药品标准规定的范围内则符合规定,否则不符合规定。

（七）应用实例

1. 银黄口服液相对密度的测定 本品为合剂,故采用比重瓶法测定。药品标准规定 $d \geqslant 1.10$。

比重瓶+供试品重： 32.150（g）

比重瓶重： −21.597（g）

供试品重： 10.553（g）

比重瓶+水重： 31.530（g）

比重瓶重： −21.597（g）

水重： 9.934（g）

银黄口服液的相对密度 = 10.553（g）/9.934（g）= 1.06（符合规定）

2. 益母草膏相对密度的测定 本品为煎膏剂,故采用稀释-比重瓶法测定。药品标准规定 $d \geqslant 1.36$。

取本品约 10g,置洁净干燥的 50ml 具塞锥形瓶中,精密称定,煎膏重量为 10.520g,加入 20ml 纯化水,精密称定,煎膏与水总重量为 30.586g,混匀,作为供试品溶液。按比重瓶法测定,已知比重瓶重 21.597g,充满供试品溶液共重 32.816g,充满水后共重 31.530g。计算益母草膏的相对密度（ d_{20}^{20}）,并判断是否符合规定。

解： $f = 30.586 - 10.520（g）/30.586（g）= 0.656$

$$W_1 = 32.816 - 21.597 = 11.219（g）$$

$$W_2 = 31.530 - 21.597 = 9.933（g）$$

将 f、W_1、W_2 代入下列公式,计算即得。

$$相对密度（d_{20}^{20}）= \frac{W_1 - W_1 \times f}{W_2 - W_1 \times f} = 1.50（符合规定）$$

二、韦氏比重秤法

本法适用于供试品量较多且易挥发的液体药品,例如挥发油等。操作简便,可直接读取相对密度数值。

（一）测定原理

根据阿基米德定律,当物体浸入液体时,其所受的浮力等于物体排开液体的重量。即：

$$F = \rho g V \qquad （式 3-9）$$

式中,F 为浮力;ρ 为液体密度;g 为引力常数;V 为被排开液体体积。

用同一比重秤,将其玻璃锤依次浸入水和供试品中,并调节比重秤使平衡,即可求出玻璃锤的浮力。即：

$$F_水 = \rho_水 g_水 V_水 \qquad （式 3-10）$$

$$F_供 = \rho_供 g_供 V_供 \qquad （式 3-11）$$

若调节比重秤,使玻璃锤在水中的浮力为 1.0000($F_{水}$=1.0000),就可以从比重秤上直接读出供试品的相对密度($d_{供}$)。

因为：　$V_{水}=V_{供}$,$g_{水}=g_{供}$

所以：　$d_{供}=\rho_{供}/\rho_{水}=F_{供}/F_{水}=F_{供}$　　　　　　　　　　　　　　　　（式 3-12）

（二）仪器与试剂

韦氏比重秤(20℃时相对密度为1,图 3-7)、水浴锅、纯化水等。

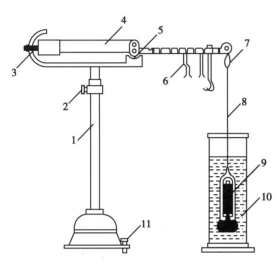

图 3-7　韦氏比重秤示意图

1. 支架；2. 调节器；3. 指针；4. 横梁；5. 刀口；6. 游码；7. 小钩；8. 细铂丝；9. 玻璃锤；10. 玻璃圆筒；11. 调整螺丝

（三）操作方法

1. 仪器的调整　将 20℃时相对密度为 1 的韦氏比重秤,安放在操作台上,放松调节器螺丝,将托架升至适当高度后拧紧螺丝,横梁置于托架玛瑙刀座上,将等重砝码挂在横梁右端的小钩上,调整水平调整螺丝,使指针与支架左上方另一指针对准即为平衡,将等重砝码取下,换上玻璃锤,此时必须保持平衡(允许有±0.005g 的误差),否则应予校正。

2. 用水校正　用新沸过的冷水将所附玻璃圆筒装至八分满,置 20℃(或各品种项下规定的温度)的水浴中,搅动玻璃圆筒内的水,调节温度至 20℃(或各品种项下规定的温度),将悬于秤端的玻璃锤浸入圆筒内的水中,秤臂右端悬挂游码于 1.0000 处,调节秤臂左端平衡用的螺旋使平衡。

3. 供试品的测定　将玻璃圆筒内的水倾去,拭干,装入供试液至相同高度,并用同法调节温度后,再把拭干的玻璃锤浸入供试品溶液中,调节秤臂上游码的数量与位置使平衡,读取数值,即得供试品的相对密度。

知识链接

酒　精　计

酒精计,又称酒精比重计,是根据阿基米德定律和物体浮在液面上平衡的条件制成的,是测定白酒或酒精溶液中酒精浓度(含量)的一种计量器具。酒精计测量方法如下：在标准温度下(一般是 20℃)将酒精计垂直放入溶液中,待稳定以后,酒精计与液面平齐所对应的读数就是酒精浓度。酒精的浓度越高,酒精计下沉越多,比重越小；反之,酒精的浓度越低,酒精计下沉越少,比重越大。酒精计使用方便,在酿酒行业、医药卫生行业、化工行业、质量检测相关部门中使用十分广泛。

（四）注意事项

1. 韦氏比重秤应安装在固定平放的操作台上,避免受热、冷、气流及震动的影响。

2. **玻璃圆筒应洁净**,装水及供试液时高度应一致,使玻璃锤沉入水和供试液液面的深度一致。

3. 玻璃锤应全部浸入液面下。

（五）读取数值

当左右两臂平衡时,可按此例读取测定数值。1 号游码（重量比为1）在刻度 8,0.1 号游码（重量比为 0.1）在刻度 7,0.01 号游码（重量比为 0.01）在刻度 9,0.001 号游码（重量比为 0.001）在刻度 3,则该供试品的相对密度为 0.8793。

（六）结果判断

测定结果在药品标准规定的范围内则符合规定。

点滴积累 ∨

1. 要求测定相对密度的剂型有糖浆剂、合剂、煎膏剂以及部分清膏。

2. 相对密度测定法有比重瓶法和韦氏比重秤法。韦氏比重秤法适用于供试品量较多且易挥发的液体药品。

3. 药品较为黏稠时可加水稀释后,再用比重瓶法测定,计算得出相对密度。

第四节 重（装）量差异检查法

边学边练

检查六味地黄丸的重量差异（实训十二）。

重（装）量差异检查系指以药品的标示重量或平均重量为基准,对药品重量（装量）的偏差程度进行考查,从而评价药品质量的均一性。

由于药品本身的性质,以及工艺、设备和管理方面的因素,药品的重量（装量）在一定限度内允许存在偏差。但若超限,则难以保证临床用药的准确剂量。剂量过小,不能达到预期的疗效;剂量过大,可能会引起严重的不良反应,甚至中毒事故。因此,进行重（装）量差异检查,对于保证临床用药的安全性和有效性是十分必要的。

《中国药典》2015 年版对固体中药制剂的重（装）量差异检查做出明确规定。根据药品的聚集状态,颗粒较集中的,应进行重量差异检查,如大蜜丸、浓缩丸、小蜜丸、滴丸剂、片剂、贴膏剂、栓剂、锭剂和膏药等;颗粒较分散的,应进行装量差异检查,如水丸、糊丸、散剂、颗粒剂、胶囊剂、注射用无菌粉末（粉针剂）等。

液体制剂如糖浆剂、合剂、酒剂、注射剂（注射液、静脉输液、注射用浓溶液）、滴鼻剂、滴眼剂、气雾剂等,除进行装量检查外,有的还应进行最低装量检查。

一、丸剂

包糖衣丸剂应在包衣前检查丸芯的重量差异,符合规定后方可包衣,包糖衣后不再检查重量差异,其他包衣丸剂应在包衣后检查重量差异,并应符合规定。

除糖丸外,单剂量包装的丸剂,应进行装量差异检查。以重量标示的多剂量包装丸剂,应检查最低装量,并应符合规定。以丸数标示的多剂量包装丸剂,不检查装量。凡进行装量差异检查的单剂量包装的丸剂及进行含量均匀度检查的丸剂,一般不再进行重量差异检查。

知识链接

最低装量检查法

最低装量检查法适用于固体、半固体和液体制剂。除制剂通则中规定检查重(装)量差异的制剂及放射性药品外,按《中国药典》2015 年版通则 0942 最低装量检查法检查,应符合规定。主要有重量法(适用于标示装量以重量计的制剂)和容量法(适用于标示装量以容量计的制剂)两种检查法。

(一)仪器与用具

分析天平(感量 1mg 或 0.1mg)、称量瓶、镊子等。

(二)操作方法

1. 重量差异检查法

(1)滴丸:①取供试品 20 丸,精密称定总重量,求得平均丸重后,再分别精密称定每丸的重量。每丸重量与标示丸重相比较(无标示丸重的,与平均丸重比较),按表 3-9 规定,确定重量差异限度。

表 3-9　滴丸重量差异限度

标示丸重或平均丸重	重量差异限度	标示丸重或平均丸重	重量差异限度
0.03g 及 0.03g 以下	±15%	0.1g 以上至 0.3g	±10%
0.03g 以上至 0.1g	±12%	0.3g 以上	±7.5%

②根据重量差异限度,按下式求算出允许重量范围。

$$允许重量范围 = 标示丸重或平均丸重 \pm 标示丸重或平均丸重 \times 重量差异限度 \quad (式 3-13)$$

③**结果判断**:供试品丸重与其标示丸重或平均丸重比较,均不超过重量差异限度允许的丸重范围;或超过的不多于 2 丸,且均不能超出限度的 1 倍,判定为符合规定,否则应判定为不符合规定。

(2)糖丸:①取供试品 20 丸,精密称定总重量,求得平均丸重后,再分别精密称定每丸的重量。每丸重量与标示丸重相比较(无标示丸重的,与平均丸重比较),按表 3-10 规定,确定重量差异限度。

表 3-10　糖丸重量差异限度

标示丸重或平均丸重	重量差异限度
0.03g 及 0.03g 以下	±15%
0.03g 以上至 0.30g	±10%
0.30g 以上	±7.5%

②根据重量差异限度,按式 3-13 求算出允许重量范围。

③结果判断:供试品丸重与其标示丸重或平均丸重比较,均不超过重量差异限度允许的丸重范围;或超过的不多于 2 丸,且均不能超出限度的 1 倍,判定为符合规定,否则应判定为不符合规定。

（3）其他丸剂:①以 10 丸为 1 份（丸重 1.5g 及 1.5g 以上的以 1 丸为 1 份）,取供试品 10 份,分别称定重量,再与每份标示重量（每丸标示重量×称取丸数）相比较（无标示重量的丸剂,与平均重量比较）,按表 3-11 规定,确定重量差异限度。

表 3-11　其他丸剂重量差异限度

标示丸重或平均丸重	重量差异限度	标示丸重或平均丸重	重量差异限度
0.05g 及 0.05g 以下	±12%	1.5g 以上至 3.0g	±8%
0.05g 以上至 0.1g	±11%	3.0g 以上至 6.0g	±7%
0.1g 以上至 0.3g	±10%	6.0g 以上至 9.0g	±6%
0.3g 以上至 1.5g	±9%	9.0g 以上	±5%

②根据重量差异限度,按式 3-13 求算出允许重量范围。

③结果判断:每份供试品重量与其标示重量或平均重量比较,均不超过重量差异限度允许的重量范围;或超过的不多于 2 份,且均不能超出限度的 1 倍,判定为符合规定,否则应判定为不符合规定。

遇有超出允许丸重范围并处于边缘者,应再与标示丸重或平均丸重相比较,计算出该份重量的重量差异百分率,并按照有效数字的修约规定,修约至规定有效位,再根据表 3-9 ~ 表 3-11 规定的重量差异限度要求,作为判定的依据。

案例分析

丸剂重量差异的计算与结果判断

案例

某药厂生产一批补中益气丸（水丸）,规格为每 66 丸重 3g,则:每份标示丸重为 3g/66×10 = 0.455g;重量差异限度为±9%;允许丸重范围:0.455g±0.455g×9% =0.414 ~ 0.496g;边缘数据处理有三份丸重数据超出允许丸重范围,分别为:0.413g,0.497g,0.499g,判定是否符合规定。

分析

重新计算重量差异百分率:

（0.413－0.455）/0.455×100% =－9.2%,修约至规定有效位即:－9%

（0.497－0.455）/0.455×100% =9.2%,修约至规定有效位即:9%

（0.499－0.455）/0.455×100% =9.7%,修约至规定有效位即:10%

计算结果只有一份超出允许丸重范围,判定为符合规定。

---

2. 装量差异检查法

（1）每 1 袋（瓶）为 1 份,取供试品 10 份,分别将每份内容物倾至称量瓶中,称定重量,记录重量(即装量)。必要时求出每份的平均装量,根据供试品的标示装量,按表 3-12 的规定,确定装量差异限度。

表 3-12　丸剂装量差异限度

标示装量	装量差异限度	标示装量	装量差异限度
0.5g 及 0.5g 以下	±12%	3g 以上至 6g	±6%
0.5g 以上至 1g	±11%	6g 以上至 9g	±5%
1g 以上至 2g	±10%	9g 以上	±4%
2g 以上至 3g	±8%		

(2)根据装量差异限度,按下式求算出允许装量范围。

$$允许装量范围 = 标示装量 ± 标示装量 × 装量差异限度　　　　（式 3-14）$$

(3)结果判断:每份供试品装量与其标示装量比较,均不超过装量差异限度允许的重量范围;或超过的不多于 2 份,且均不能超出限度的 1 倍,则判定为符合规定,否则应判定为不符合规定。

(三)注意事项

1. 称量前后,均应仔细查对供试品的份数。试验过程中,应使用镊子夹持供试品,不得徒手操作。

2. 称量瓶应预先洗净并干燥。

(四)应用实例

1. **六味地黄丸的重量差异检查**　本品为大蜜丸,每丸重 9g(标示丸重),根据规定,1 丸为 1 份,共取 10 份;重量差异限度 ±6%,允许丸重范围为 9g±9g×6% = 8.46 ~ 9.54g,重量差异限度增大 1 倍时的允许丸重范围为 9g±9g×12% = 7.92 ~ 10.1g,称量准确至 0.01g;使用感量为 0.01g 的天平,分别称量 10 份供试品,记录数据(表 3-13),判断是否符合规定。

表 3-13　五批检品重量差异检查数据表(g)

批号 \ 份号	1	2	3	4	5	6	7	8	9	10	判定
170421	9.50	9.51	9.01	8.70	8.64	9.20	8.92	8.55	9.35	8.70	符合
170423	9.74	8.72	9.03	9.54	8.74	8.80	9.35	8.65	9.01	8.90	符合
170424	8.64	9.10	8.75	8.50	8.98	9.32	9.30	9.80	9.24	8.30	符合
170425	9.12	8.74	8.60	9.20	9.45	8.35	9.27	8.20	9.80	9.20	不符合
170426	9.12	9.10	9.08	9.05	9.13	9.65	9.08	9.05	9.07	10.24	不符合

2. **加味逍遥丸的装量差异**　检查本品为单剂量包装的水丸,每袋 100 粒,重 6g(标示装量),一次服用 6g。按规定应做装量差异检查,装量差异限度为 ±6%,允许装量范围为 6g±6g×6% = 5.64 ~ 6.36g;装量限度增大 1 倍时的允许范围 6g±6g×12% = 5.28 ~ 6.72g。称量准确至 0.01g,应使用感量 0.01g 的分析天平。取供试品 10 袋,1 袋为 1 份,分别称定每份内容物的重量(即装量),记录数据,根据上述允许装量范围比较,判断是否符合规定。

二、片剂

（一）仪器与用具

分析天平（感量 1mg 或 0.1mg,后者适用于检查片重小于 0.1g 的片剂）、称量瓶、镊子等。

（二）操作方法

1. 取供试品 20 片,置称量瓶中,精密称定总重量,求得平均片重后,再分别精密称定每片重量,每片重量与平均片重（或标示片重）比较,按表 3-14 的规定,确定重量差异限度。

表 3-14　片剂重量差异限度

平均片重或标示片重	重量差异限度
0.3g 以下	±7.5%
0.3g 及 0.3g 以上	±5%

2. 根据重量差异限度,按下式求算出允许重量范围。

$$允许重量范围=标示片重或平均片重±标示片重或平均片重×重量差异限度 \quad （式 3-15）$$

（三）结果判断

供试品片重与平均片重比较（凡无含量测定的片剂或有标示片重的中药片剂,每片重量与标示片重比较）,均未超过重量差异限度允许的重量范围;或超过的不多于 2 片,且均未超过限度 1 倍,则判定为符合规定,否则不符合规定。

（四）注意事项

1. 称量前后,均应仔细查对药片数。试验过程中,应避免用手直接接触供试品。已取出的药片,不得再放回供试品原装容器内。

2. 糖衣片应在包衣前检查片芯的重量差异,符合规定后包衣,包衣后不再检查重量差异。薄膜衣片应在包衣后检查重量差异并符合规定。

3. 凡规定检查含量均匀度的片剂,一般不再进行重量差异检查。

（五）应用实例

消渴灵片的重量差异检查　本品为半浸膏素片,无标示重量。取供试品 20 片,置称量瓶中,精密称定总重量（8.466g）,平均片重 0.422g。根据规定,该片剂重量差异限度为±5%,允许片重范围为 0.422g±0.422g×5% = 0.401 ~ 0.443g,重量差异限度增大 1 倍时的允许片重范围为 0.422g±0.422g×10% =0.380 ~ 0.464g。分别精密称定每片重量,记录数据,每片重量与允许片重范围比较,判断是否符合规定。

三、其他剂型

（一）颗粒剂

1. 仪器与用具　分析天平（感量 1mg 或 0.1mg）。

2. 操作方法　取供试品 10 袋（瓶）,分别精密称定重量,开启封口,倾出内容物,再分别精密称定每一个包装袋(瓶)的重量,即可求出每袋(瓶)的装量。

3. 记录与计算

(1) 记录每次称量数据。

(2) 根据每袋(瓶)的重量及其空包装袋(瓶)重量之差,求算每袋(瓶)内容物的装量和平均装量。

(3) 按表3-15规定的装量差异限度,求出允许装量范围[标示装量(或平均装量)±标示装量(或平均装量)×装量差异限度]。

表3-15　颗粒剂装量差异限度

平均装量或标示装量	装量差异限度	平均装量或标示装量	装量差异限度
1.0g 及 1.0g 以下	±10%	1.5g 以上至 6.0g	±7%
1.0g 以上至 1.5g	±8%	6.0g 以上	±5%

4. 结果与判定　每袋(瓶)装量与平均装量相比较[凡无含量测定的颗粒剂或有标示装量的颗粒剂,每袋(瓶)装量应与标示装量比较],均未超出装量差异限度,或超出装量差异限度的颗粒剂不多于2袋(瓶),且均未超出限度1倍,则判为符合规定,否则应判定为不符合规定。

5. 注意事项

(1) 试验过程中应避免用手直接接触供试品的内容物。

(2) 凡规定检查含量均匀度的颗粒剂,一般不再进行装量差异检查。

(二) 胶囊剂

1. 仪器与用具　分析天平(感量0.1mg,适用于平均装量0.30g以下的胶囊剂;或感量1mg,适用于平均装量0.30g或0.30g以上的胶囊剂)、称量瓶、小毛刷、剪刀或刀片、弯头或平头手术镊等。

2. 操作方法

(1) 硬胶囊除另有规定外,取供试品10粒,分别精密称定每粒重量后,取开囊帽,倾出内容物(不得损失囊壳),用小毛刷或其他适宜用具将囊壳(包括囊体和囊帽)内外拭净,并分别精密称定每一囊壳重量,即可求出每粒内容物的装量和平均装量。

(2) 软胶囊除另有规定外,取供试品10粒,分别精密称定每粒重量后,依次放置于固定位置;分别用剪刀或刀片划破囊壳,倾出内容物(不得损失囊壳),用乙醚等易挥发性溶剂洗净,置通风处使溶剂自然挥尽,再分别精密称定每一囊壳重量,即可求出每粒内容物的装量和平均装量。

3. 记录与计算

(1) 依次记录每粒胶囊及其自身囊壳的称量数据。

(2) 根据每粒胶囊重量与囊壳重量之差,求算每粒内容物的装量和平均装量,保留三位有效数字。

(3) 按标示装量或平均装量±10%,求出允许装量范围[标示装量(或平均装量)±标示装量(或平均装量)×10%]。

4. 结果与判定　每粒装量与平均装量相比较(有标示装量的胶囊剂,每粒装量应与标示装量比较),均未超出装量差异限度,或超出装量差异限度的胶囊不多于 2 粒,且均未超出限度的 1 倍,则判为符合规定,否则应判定为不符合规定。

5. 注意事项

(1) 每粒胶囊的两次称量中,应注意编号顺序以及囊体和囊帽的对号,不得混淆。

(2) 洗涤软胶囊壳应用与水不混溶又易挥发的有机溶剂,其中以乙醚最好。挥散溶剂时,应在通风处使自然挥散,不得加热或长时间置干燥处,以免囊壳失水。

(3) 在称量前后,均应仔细查对胶囊数。称量过程中,应避免用手直接接触供试品。已取出的胶囊,不得再放回供试品原包装容器内。

(4) 凡规定检查含量均匀度的胶囊剂,一般不再进行装量差异检查。

点滴积累　∨

1. 丸剂和颗粒剂的重(装)量检查均为供试品 10 份(滴丸和糖丸为 20 丸),每份的重(装)量与其标示重(装)量或平均重(装)量比较,均不超过重(装)量差异限度允许的重量范围;或超过的不多于 2 份,且均不能超出限度的 1 倍。

2. 片剂的重量差异检查为供试品 20 片,每片的重量与其平均片重或标示片重比较,均不超过重量差异限度允许的重量范围;或超过的不得多于 2 片,且不得有 1 片超出限度的 1 倍。

第五节　外观均匀度和粒度检查法

边学边练

测定板蓝根颗粒的粒度(实训十三)。

一、外观均匀度检查法

本法是散剂的检查项目,通过肉眼观察供试品色泽是否均匀一致,判断药物分布的均匀程度。此项检查简便易行,但主观误差较大。

(一) 仪器与用具

光滑纸、短尺 20cm、玻璃板 10cm×10cm 等。

(二) 操作方法

取供试品适量(0.2~0.5g),置光滑纸上,平铺约 5cm^2,用玻璃板将其表面压平,在明亮处观察其色泽是否均匀,有无色斑、花纹等。

(三) 注意事项

可用 10 倍放大镜检查。

（四）结果判断

供试品呈现均匀的色泽,无花纹与色斑,则判定为符合规定。

（五）应用实例

冰硼散的外观均匀度检查:取冰硼散适量,置光滑纸上,平铺约 5cm²,用玻璃板将其表面压平,在亮处观察其色泽是否均匀,有无色斑、花纹等,并判断是否符合规定。

二、粒度测定法

粒度系指颗粒的粗细程度及粗细颗粒的分布。粒度测定是指测定药物制剂的粒子大小或限度。《中国药典》2015 年版收载了两种粒度测定方法,即显微镜法和筛分法。检查时,应根据药典品种项下或制剂通则的规定选用适宜的方法。

（一）显微镜法

本法中的粒度系以显微镜下观察到的制剂微粒的长度表示。适用于含药材细粉的软膏剂、眼膏剂、气雾剂、混悬型滴眼剂等制剂的粒度检查,如老鹳草软膏、紫草软膏等。

1. 仪器与用具　显微镜、镜台测微尺和目镜测微尺(直尺式)、盖玻片、载玻片、计数器等。

2. 操作方法

（1）目镜测微尺的标定:用以确定使用同一显微镜及特定倍数的物镜、目镜和镜筒长度时,目镜测微尺上每一格所代表的长度。具体方法见第二章。

（2）测定法:除另有规定外,取供试品,用力摇匀,黏度较大者可按该品种项下的规定加适量甘油溶液(1→2)稀释,使颗粒分散均匀,照该剂型或各品种项下的规定,量取供试品,置载玻片上,盖以盖玻片,轻压使颗粒分布均匀,注意防止气泡混入,半固体可直接涂在载玻片上,立即在 50～100 倍显微镜下检视盖玻片全部视野,应无凝聚现象,并不得检出该剂型或各品种项下规定的 50μm 及以上的粒子;再在 200～500 倍的显微镜下检视,并用计数器记录该剂型或各品种项下规定的视野内的总粒数及规定大小的粒数,并计算其所占百分比。

①软膏剂的粒度检查:除另有规定外,混悬型软膏剂、含饮片原粉的软膏剂应作粒度检查。取供试品适量,置于载玻片上涂成薄层,薄层面积相当于盖玻片面积,共涂 3 片,按上述方法检查,均不得检出大于 180μm 的粒子;②眼用制剂的粒度检查:除另有规定外,含饮片原粉的眼用制剂和混悬型眼用制剂按下述方法检查,粒度应符合规定:取液体型供试品强烈振摇,立即量取适量(或相当于主药 10μg)置于载玻片上,共涂 3 片;或取 3 个容器的半固体型供试品,将内容物全部挤入适宜的容器中,搅拌均匀,取适量(或相当于主药 10μg)置于载玻片上,涂成薄层,薄层面积相当于盖玻片面积,共涂 3 片,按上述方法检查,每个涂片中大于 50μm 的粒子不得过 2 个(含饮片原粉的除外),且不得检出大于 90μm 的粒子。

3. 注意事项

（1）正确选择物镜和目镜。

（2）器具要洁净干燥,盖玻片和载玻片应平整、光洁、无痕、透明度良好,以避免产生散射等现象。

（3）取样量应适量,若过多粒子重叠不易观察、判断;若过少代表性差。

（4）供试品若为混悬液,振摇时要有一定力度,振摇后应快速取样;若为混悬型软膏剂、混悬型眼用半固体制剂或混悬凝胶剂,在取样混匀过程中应缓慢混匀,以免产生气泡。

（5）加盖盖玻片时,用镊子夹取一盖玻片,先使其左侧与药物接触,慢慢放下,以防止气泡混入,轻压使颗粒分布均匀。

4. 记录与计算　记录显微镜视野内的总粒数及规定大小的粒数,并计算其所占百分比。

5. 结果判断　与药品标准规定的限度比较,判断是否符合规定。

（二）筛分法

本法适用于外用散剂或颗粒剂的粒度测定。分为单筛分法和双筛分法两种,前者用于外用散剂,后者用于颗粒剂。

1. 仪器与用具　托盘天平(感量0.1g)、药筛(配有筛盖和密合的接收容器)。

2. 操作方法

（1）单筛分法:除另有规定外,取供试品,称定重量,置规定号的药筛中(筛下配有密合的接收容器),筛上加盖,按水平方向旋转振摇至少3分钟,并不时在垂直方向轻叩筛。取筛下的颗粒及粉末,称定重量,计算其所占百分比。

（2）双筛分法:除另有规定外,取单剂量包装的供试品5袋(瓶)或多剂量包装的1袋(瓶),称定重量,置该品种规定的上层(孔径大的)药筛中(下层的筛下配有密合的接收容器),盖好筛盖,保持水平状态过筛,左右往返,边筛动边拍打3分钟。取不能通过大孔径筛和能通过小孔径筛的颗粒及粉末,称定重量,计算其所占百分比。

3. 注意事项

（1）筛动时速度不宜太快,否则由于粉末运动速度太快,可筛过的粉末来不及与筛网接触而混于不可筛过粉末之中,进而影响结果。

（2）振动力度要适度,要既能使药粉跳动运动增强,有效增加粉末间距,筛孔得到充分暴露,又能防止粒径较长颗粒通过筛网,减少操作误差。

（3）筛动时间不宜过长。若筛动时间长,振动力大,颗粒间互相撞击破碎,也可引起误差。

（4）实验环境的相对湿度对测定结果有影响,除另有规定外,一般控制相对湿度在45%左右为佳。对易产生静电的样品,可加入不多于0.5%的胶质二氧化硅和(或)氧化铝等抗静电剂,以减小静电作用产生的影响。

（5）取样前,样品应混合均匀,这对粒度分析结果的准确性至关重要。

4. 结果判断

（1）外用散剂(采用单筛分法):除另有规定外,通过六号筛的粉末重量,如不低于供试量的95%,判为符合规定;低于供试量的95%,则判为不符合规定。

（2）颗粒剂(采用双筛分法):除另有规定外,不能通过一号筛和能通过五号筛的颗粒及粉末的总和,不超过供试量的15%,判为符合规定;超过供试量的15%,则判为不符合规定。

点滴积累 ∨

1. 外观均匀度检查是散剂的检查项目,在亮处观察供试品色泽是否均匀,有无色斑、花纹等,主观性误差较大。

2. 显微镜法测定制剂的粒度,先要标定目镜测微尺上每一格所代表的长度。 不同的目镜条件下,目镜测微尺每一格所代表的长度不一样。

3. 单筛分法规定能通过六号筛的最低量;双筛分法规定不能通过一号筛和能通过五号筛的最高量。

第六节　溶化性和不溶物检查法

── 边学边练 ──
　检查板蓝根颗粒的溶化性(实训十三)。

　　溶化性检查适用于颗粒剂和含糖块茶剂,不溶物检查适用于煎膏剂。**溶化性和不溶物检查主要是考查一定条件下制剂在水中的分散或溶解性能**,在某种程度上能反映药品的生物利用度,并控制制剂中水不溶性杂质的存在,如药材碎片、泥沙、焦屑或其他外来异物。药材碎片、泥沙主要是由生产中滤过不当引入的;焦屑则是因浓缩时受热不均或温度过高造成的。因此溶化性和不溶物检查有利于规范生产操作、保证药品质量。

一、溶化性检查法

　　可溶颗粒、泡腾颗粒和含糖块状茶剂需做溶化性检查,而含饮片原粉的混悬型颗粒和已规定检查溶出度或释放度的颗粒剂可不进行溶化性检查。

　　(一) 仪器与用具

　　托盘天平(感量0.1g)、250ml烧杯、玻璃棒等。

　　(二) 操作方法

　　1. 除另有规定外,取可溶颗粒供试品10g(中药单剂量包装取1袋),置250ml烧杯中,加热水200ml,搅拌5分钟,立即观察结果。

　　2. 取泡腾颗粒供试品3袋,将内容物分别置于盛有200ml水的烧杯中,水温为15～25℃,立即观察结果。

　　3. 取供试品糖块1块,加20倍量的热水,搅拌5分钟,立即观察结果。

　　(三) 注意事项

　　热水温度按《中国药典》2015年版凡例中规定,应为70～80℃。

　　(四) 结果判断

　　不含饮片原粉的可溶颗粒应全部溶化,可有轻微浑浊,但无焦屑等异物,判为符合规定。泡腾颗粒能迅速产生气体而呈泡腾状,5 分钟内 3 袋颗粒均应完全分散或溶解在水中,并无焦屑等异物,判为符合规定。含糖块状茶剂应全部溶化,可有轻微浑浊,不得有焦屑等。

二、不溶物检查法

本法适用于检查煎膏剂中焦屑等不溶性异物。目的在于控制制备过程中带入的不溶性异物。加饮片细粉的煎膏剂,应在未加入药粉前检查,符合规定后方可加入药粉。加入药粉后不再检查不溶物。

（一）仪器与用具

托盘天平(感量 10mg)、烧杯(250ml)、玻璃棒等。

（二）操作方法

称取煎膏剂供试品 5g,置 250ml 烧杯中,加热水 200ml,搅拌使溶化,放置 3 分钟后观察结果。

（三）注意事项

热水温度按《中国药典》2015 年版凡例中规定,应为 70～80℃。

（四）结果判断

煎膏剂全部溶化或有微量细小纤维、颗粒判为符合规定;烧杯底部如有焦屑等不溶性异物应判为不符合规定。

点滴积累 ∨

1. 溶化性检查法适用于可溶性颗粒和泡腾性颗粒,5 分钟内应全部溶化、分散或者溶解在水中。

2. 不溶物检查法适用于检查煎膏剂中焦屑等不溶性异物,3 分钟内应全部溶化或有微量细小纤维、颗粒。

第七节　pH 值测定法

边学边做

测定双黄连口服液的 pH 值（实训十四）。

---

pH 值测定法

葡萄糖注射液 pH 值的测定

pH 值测定法是测定药品水溶液氢离子活度的一种方法。液体、半固体中药制剂中有效成分的溶解度、稳定性等常与溶液的 pH 值关系密切,且溶液的 pH 值对微生物的生长、防腐剂的抑菌能力亦有影响。因此,pH 值测定是中药制剂质量控制的一项重要指标。

《中国药典》2015 年版规定,注射剂、糖浆剂、合剂、滴鼻剂、滴眼剂、露剂以及以水或稀乙醇为溶剂的搽剂或洗剂一般要测定 pH 值。例如,止喘灵注射液的 pH 值应为 4.5 ~ 6.5,儿康宁糖浆的 pH 值应为 4.0 ~ 5.0,八正合剂的 pH 值应为 4.0 ~ 6.0,玉屏风口服液的 pH 值应为 4.0 ~ 5.5,珍视明滴眼剂的 pH 值应为 7.0 ~ 7.8。

溶液的 pH 值使用酸度计测定。水溶液的 pH 值通常以玻璃电极为指示电极、饱和甘汞电极为参比电极进行测定,现已广泛使用 pH 复合电极。酸度计应定期检定,使精确度和准确度均符合要求。测定前,应采用《中国药典》2015 年版规定的标准缓冲液校正仪器,也可用国家标准物质管理部门发放的标示 pH 值准确至 0.01pH 单位的各种标准缓冲液校正仪器。

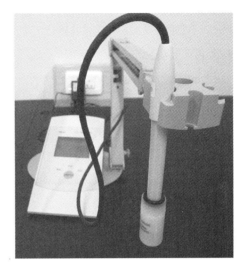

图 3-8 酸度计

(一) 仪器和试剂

酸度计(图 3-8)、小烧杯、分析天平、仪器校正用标准缓冲液。

(二) 操作方法

不同型号酸度计的精度与操作方法有所不同,应严格按各仪器说明书与注意事项进行操作,并遵从下列规范。

1. **选择校正用标准缓冲液** 测定前按各品种项下的规定,选择二种 pH 值约相差 3 个单位的标准缓冲液,使供试液的 pH 值处于二者之间。最常用的标准缓冲液为邻苯二甲酸盐缓冲液(25℃,pH = 4.00)、磷酸盐缓冲液(25℃,pH = 6.86)、硼砂标准缓冲液(25℃,pH = 9.18)。配制时可将市售标准缓冲系用适量蒸馏水溶解定容备用。

2. **校正酸度计** 按仪器要求接好电源预热仪器数分钟,选择 pH 档。调节零点和温度补偿(有些仪器不需调零)。取与供试液 pH 值较接近的第一种标准缓冲液校正(定位),轻轻转动测量

▶ 课堂活动

　　探讨选择 pH 值相差约 3 个单位以内的两种标准缓冲液作为校正用标准缓冲液的原因。

烧杯加速读数稳定,调节定位旋钮,使仪器示数与标准规定数值一致;仪器定位后,再用第二种标准缓冲液核对仪器示数,误差应不大于±0.02pH 单位。若大于此偏差,则应调节斜率,使示数与两标准缓冲液的规定数值一致。重复上述定位与斜率调节操作,至仪器示数与标准缓冲液的规定数值相差不大于 0.02pH 单位。否则,须检查仪器或更换电极后,再行校正至符合要求。

3. **样品溶液的测定** 把电极从标准溶液中取出,用纯化水清洗后,再用待测溶液清洗电极数次,然后插入待测溶液中,轻摇烧杯待示数平衡稳定后读数。样品溶液最好现配现用,以免空气中的 CO_2 影响测定结果。

4. **结束工作** 测量完成后,复原仪器,并应将玻璃电极洗净后浸于干净的蒸馏水中。甘汞电极洗净擦干后套上橡皮塞,关闭电源。

（三）注意事项

1. 每次更换标准缓冲液或供试液前,应用纯化水充分洗涤电极,然后将水吸尽,也可用所换的标准缓冲液或供试液洗涤。

2. 在测定高 pH 值的供试品和标准缓冲液时,应注意碱误差的问题,必要时选用适当的玻璃电极测定。

3. 对弱缓冲液(如水)的 pH 值测定,先用邻苯二甲酸盐标准缓冲液校正仪器后测定供试液,并重取供试液再测,直至 pH 值的读数在 1 分钟内改变不超过±0.05 为止;然后再用硼砂标准缓冲液校正仪器,再如上法测定;二次 pH 值的读数相差应不超过 0.1,取二次读数的平均值为其 pH 值。

4. 配制标准缓冲液与溶解供试品的水,应是新沸过并放冷的纯化水,其 pH 值应为 5.5 ~ 7.0。标准缓冲液一般可保存 2 ~ 3 个月,但发现有浑浊、发霉或沉淀等现象时,不能继续使用。

（四）记录

记录仪器型号、室温,定位及校准用标准缓冲液的名称与校正结果,供试品溶液的制备,供试液 pH 测定结果。

（五）结果判断

将测定结果与药品标准比较,若在规定的范围内,则符合规定,反之则不符合规定。

点滴积累 〤

1. pH 值测定法是测定药品水溶液氢离子活度的一种方法。
2. 溶液的 pH 值使用酸度计测定。 水溶液的 pH 值通常以玻璃电极为指示电极、饱和甘汞电极为参比电极进行测定, 现已广泛使用 pH 复合电极。

第八节　乙醇量测定法

边学边练

舒筋活络酒的乙醇量测定（实训十五）。

乙醇量系指各种制剂在 20℃时乙醇（C_2H_5OH）的含量（% ,ml/ml）。乙醇量的高低直接影响制剂有效成分的含量、杂质的种类、数量以及制剂的稳定性,因此,乙醇量是酒剂、酊剂、流浸膏剂的一项重要质控指标。例如:三两半药酒的乙醇量应为 20% ~25% ,正骨水的乙醇量应为 56% ~66% ,骨痛灵酊的乙醇量应为 45% ~55% ,当归流浸膏的乙醇量应为 45% ~50% 。其测定方法有气相色谱法（GC）法和蒸馏法两种。除另有规定外,若蒸馏法测定结果与 GC 法不一致,应以 GC 法测定结果为准。

一、气相色谱法

（一）测定原理

乙醇具有挥发性及在一定温度下有良好的稳定性,可采用 GC 法测定制剂中乙醇的含量。根据选用色谱柱的不同,GC 法可分为毛细管柱法和填充柱法。因为中药制剂中并非所有组分都出峰,故采用内标法定量。测定时以正丙醇为内标物质,使用氢火焰离子化检测器(FID),供试品测定前无须预处理,操作简便,结果准确,重现性良好。

（二）仪器和试剂

气相色谱仪、色谱柱、微量注射器(10μl)、温度计(0～60℃或 0～100℃)、容量瓶、移液管;无水乙醇(色谱纯或分析纯)、正丙醇(色谱纯或分析纯)等。

（三）测定方法

1. 毛细管柱法

（1）色谱条件与系统适用性试验:采用(6%)氰丙基苯基-(94%)二甲基聚硅氧烷为固定液的毛细管柱;起始温度为40℃,维持 2 分钟,以每分钟 3℃的速率升温至 65℃,再以每分钟 25℃的速率升温至200℃,维持 10 分钟;进样口温度200℃;检测器(FID)温度220℃;采用顶空分流进样,分流比为 1:1;顶空瓶平衡温度为 85℃,平衡时间为 20 分钟。理论板数按乙醇峰计算应不低于 10 000,乙醇峰与正丙醇峰的分离度应大于 2.0。

（2）校正因子的测定:精密量取恒温至 20℃的无水乙醇 5ml,平行两份;置 100ml 量瓶中,精密加入恒温至 20℃的正丙醇(内标物质)5ml,用水稀释至刻度,摇匀,精密量取该溶液 1ml,置 100ml 量瓶中,用水稀释至刻度,摇匀(必要时可进一步稀释),作为对照品溶液。精密量取 3ml,置 10ml 顶空进样瓶中,密封,顶空进样,每份对照品溶液进样 3 次,测定峰面积,按下式计算校正因子。

$$校正因子 f = \frac{A_S/C_S}{A_R/C_R} \qquad （式 3-16）$$

式中,f 为校正因子,A_S 为正丙醇的峰面积(或峰高);A_R 为无水乙醇的峰面积(或峰高);C_S 为正丙醇的浓度;C_R 为无水乙醇的浓度。

取三次测定所得校正因子的平均值作为供试品溶液测定时的校正因子,规定三次测定所得校正因子的相对标准偏差不得大于 2.0%。

（3）供试品溶液的制备与测定:精密量取恒温至 20℃的供试品溶液适量(相当于乙醇约 5ml),置 100ml 量瓶中,精密加入恒温至 20℃的正丙醇 5ml,加水稀释至刻度,摇匀(必要时可进一步稀释),作为供试品溶液。精密量取 3ml,置 10ml 顶空进样瓶中,密封,顶空进样,记录供试品中待测成分乙醇和内标物质正丙醇的峰面积,按下式计算供试品中乙醇的含量。

$$乙醇量(V/V\%) = f \times \frac{A_X}{A'_S} \times \frac{V_S}{V_X} \times 100\% \qquad （式 3-17）$$

式中,f 为校正因子;A_X 为供试品中乙醇的峰面积(或峰高);A'_S 为供试品中正丙醇的面积(或峰高);V_S 为供试品溶液配制时所取内标溶液体积;V_X 为供试品溶液配制时所取样品溶液体积。

取三次计算结果的平均值作为乙醇含量。

2. 填充柱法

（1）色谱条件与系统适用性试验:采用直径为 0.18～0.25mm 的二乙烯苯-乙基乙烯苯型高分

子多孔小球为载体的填充柱,柱温为 120～150℃;理论板数按正丙醇峰计算应不低于700;乙醇峰和正丙醇峰的分离度应大于2.0。

（2）校正因子的测定:精密量取恒温至20℃的无水乙醇4ml、5ml、6ml,分别置100ml量瓶中,分别精密加入恒温至20℃的正丙醇(作为内标物质)各5ml,加水稀释成100ml,混匀(必要时可进一步稀释),作为对照品溶液。取上述三种溶液适量,按气相色谱法测定,分别连续进样3次,测定并记录无水乙醇和内标物质正丙醇的峰面积,按式3-16计算校正因子。

（3）供试品溶液的制备与测定:供试品溶液的制备同第一法中供试品溶液的制备。取适量注入气相色谱仪,依法测定,记录供试品中待测成分乙醇和内标物质正丙醇的峰面积,按式3-17计算供试品中乙醇的含量。

（四）结果判断

根据3次测定结果的平均值是否在药品标准所规定的范围内,判断是否符合规定。

（五）注意事项

在不含内标物质的供试品溶液的色谱图中,与内标物质峰相应位置处不得出现杂质峰。选用其他载体时,系统适用性试验必须符合药典规定。若供试品中的挥发性成分在色谱柱上也出峰,且保留时间较长,可能会干扰后面分析结果,此时可适当延长2次进样间隔时间,或采取程序升温法把干扰组分快速排出色谱柱。

（六）应用实例

藿香正气水中乙醇量的检查　《中国药典》2015年版规定乙醇量应为40%～50%。

精密量取恒温至20℃的藿香正气水10ml和正丙醇5ml,置100ml量瓶中,加水稀释至刻度,混匀,作为供试品溶液。将含5ml正丙醇的无水乙醇制成标准溶液。取标准溶液和供试品溶液各1～2μl,连续进样3次,测得校正因子(f)分别为0.7515、0.7523、0.7520,平均值为0.7519。A_x/A'_s 分别为1.206、1.190、1.221。求出该供试品乙醇量及其相对标准偏差。

解:①根据乙醇量含量计算公式,将上述各 A_x/A'_s 值代入下列公式,分别求出相应的乙醇量,再求出平均值即可。

$$乙醇量(V/V\%) = f \times \frac{A_x}{A'_s} \times \frac{V_S}{V_X} \times 100\% = 0.7519 \times 1.206 \times \frac{5}{10} \times 100\% = 45.34\%$$

$$乙醇量(V/V\%) = f \times \frac{A_x}{A'_s} \times \frac{V_S}{V_X} \times 100\% = 0.7519 \times 1.190 \times \frac{5}{10} \times 100\% = 44.74\%$$

$$乙醇量(V/V\%) = f \times \frac{A_x}{A'_s} \times \frac{V_S}{V_X} \times 100\% = 0.7519 \times 1.221 \times \frac{5}{10} \times 100\% = 45.90\%$$

$$供试品乙醇量(V/V\%) = \frac{45.34\% + 44.74\% + 45.90\%}{3} = 45.33\%$$

②将3次测量结果代入下列公式,计算相对标准偏差(RSD)。

$$S = \sqrt{\frac{(45.34\% - 45.33\%)^2 + (44.74\% - 45.33\%)^2 + (45.90\% - 45.33\%)^2}{3-1}} = 0.6\%$$

$$RSD = \frac{S}{X} \times 100\% = \frac{0.6\%}{45.33\%} \times 100\% = 1.3\%$$

答:供试品中乙醇量为45.33%,相对标准偏差(RSD)为1.3%。

二、蒸馏法

(一) 测定原理

蒸馏法系将样品蒸馏,收集一定体积乙醇馏出液,测定其在20℃时相对密度,从乙醇相对密度表中查得供试品中乙醇的含量 $V/V\%$。

(二) 仪器与试剂

蒸馏装置(标准磨口)、电热套、分液漏斗、移液管(25ml)、量瓶(25ml、50ml)、温度计(0~60℃、0~100℃)、分析天平、比重瓶、水浴锅等;石油醚、氯化钠、滑石粉、碳酸钙、氢氧化钠、硫酸等。

(三) 操作方法

按制剂的性质不同,蒸馏法分为下列三法。

1. 第一法 适用于测定多数流浸膏、酊剂及甘油制剂中的乙醇含量。根据制剂中含乙醇量的不同,又可分为两种情况。

(1) 含乙醇量低于30%者:取供试品,调节温度至20℃,精密量取25ml,置150~200ml蒸馏瓶中,加水约25ml,加玻璃珠数粒或沸石等物质,连接冷凝管,直火加热,缓缓蒸馏,速度以馏出液一滴接一滴为宜。馏出液导入25ml量瓶中,待馏出液约达23ml时,停止蒸馏。将馏出液温度调节至20℃,加20℃的水至刻度,摇匀,在20℃时依法测定相对密度(见《中国药典》2015年版通则0601)。乙醇馏出液的相对密度计算公式为:

乙醇溜出液相对密度=乙醇溜出液的重量/水重量　　　　　(式3-18)

在乙醇相对密度表(见《中国药典》2015年版通则0711)内查出乙醇的含量,即为供试品中的乙醇量(%)(ml/m)。

(2) 含乙醇量高于30%者:取供试品,调节温度至20℃,精密量取25ml,置150~200ml蒸馏瓶中,加水约50ml,加玻璃珠数粒,如上法蒸馏。馏出液导入50ml量瓶中,待馏出液约达48ml时,停止蒸馏。调节馏出液温度至20℃,加20℃的水至刻度,摇匀,在20℃时按上法测定相对密度。将查得所含乙醇的含量(%)(ml/ml)与2相乘,即得。

2. 第二法 适用于测定含有挥发性物质如挥发油、三氯甲烷、乙醚、樟脑等的酊剂、醑剂等制剂中的乙醇量。根据制剂中含乙醇量的不同,也可分为两种情况。

(1) 含乙醇量低于30%者:取供试品,调节温度至20℃,精密量取25ml,置150ml分液漏斗中,加等量的水,并加入氯化钠使之饱和,再加石油醚,振摇1~3次,每次约25ml,使妨碍测定的挥发性物质溶入石油醚层中,待两液分离,分取下层水液,置150~200ml蒸馏瓶中,石油醚层用氯化钠的饱和溶液洗涤3次,每次用10ml,洗液并入蒸馏瓶中,按第一法(1)蒸馏并测定。

(2) 含乙醇量高于30%者:取供试品,调节温度至20℃,精密量取25ml,置250ml分液漏斗中,加水约50ml,如上法加入氯化钠使之饱和,并用石油醚提取1~3次,分取下层水液,按第一法(2)蒸馏并测定。供试品中加石油醚振摇后,如发生乳化现象,或经石油醚处理后,馏出液仍很浑浊时,可另取供试品,加水稀释,按第一法蒸馏,再将得到的馏出液按本法测定。供试品如为水棉胶剂,可用水代替饱和氯化钠溶液。

3. 第三法　适用于测定含有游离氨或挥发性酸的制剂中的乙醇量。供试品中含有游离氨,可酌加稀硫酸,使成微酸性;如含有挥发性酸,可酌加氢氧化钠试液,使成微碱性。再按第一法测定。如同时含有挥发油,除按上述方法处理外,并按第二法处理。供试品中如含有肥皂,可加过量硫酸,使肥皂分解,再依法测定。

(四) 结果判断

根据测定结果是否在药品标准所规定的范围内,判定是否符合规定。

(五) 注意事项

1. 收集馏出液的25ml量瓶,应预先洗净,干燥并精密称定重量。

2. 任何一法的馏出液如显浑浊,可加滑石粉或碳酸钙振摇,滤过,使溶液澄清,再测定相对密度。

3. 蒸馏时,如发生泡沫,可在供试品中酌加硫酸或磷酸,使成强酸性,或加稍过量的氯化钙溶液,或加少量石蜡后再蒸馏。

(六) 应用实例

当归流浸膏的乙醇量检查　《中国药典》2015年版规定本品的乙醇含量为45%~50%,高于30%,故按第一法(2)测定。

自"取供试品"起,依法操作,至"加20℃的水至刻度,摇匀",在20℃时按相对密度测定法(《中国药典》2015年版通则0601)项下测定相对密度,精密称定比重瓶与馏出液重量(75.562g),减去比重瓶重量(26.970g),得馏出液(即乙醇溶液)重量(48.592g)。将馏出液倾去,洗净比重瓶,加入新沸放凉的蒸馏水,精密称定重量(77.013g),减去比重瓶重量,得水重量(50.043g)。根据比重瓶法相对密度计算公式,得馏出液相对密度为0.9710,从乙醇相对密度表(见《中国药典》2015年版通则0711)中可查出对应的乙醇含量为24.0%,则该制剂乙醇量为24.0%×2=48.0%。

点滴积累 Ｖ

1. 《中国药典》2015年版规定乙醇量测定法有两种：GC法与蒸馏法。当两种方法乙醇量测定结果不同时,以GC法测定结果为准。

2. 酒剂、酊剂、醑剂、流浸膏剂、甘油制剂等制剂需要检测乙醇量。

3. GC法采用内标法对乙醇量进行测定;采用毛细管柱法时理论板数按正丙醇峰计算应不低于8000,采用填充柱法时理论板数按正丙醇峰计算应大于700;乙醇峰与正丙醇峰的分离度应大于2.0。

复习导图

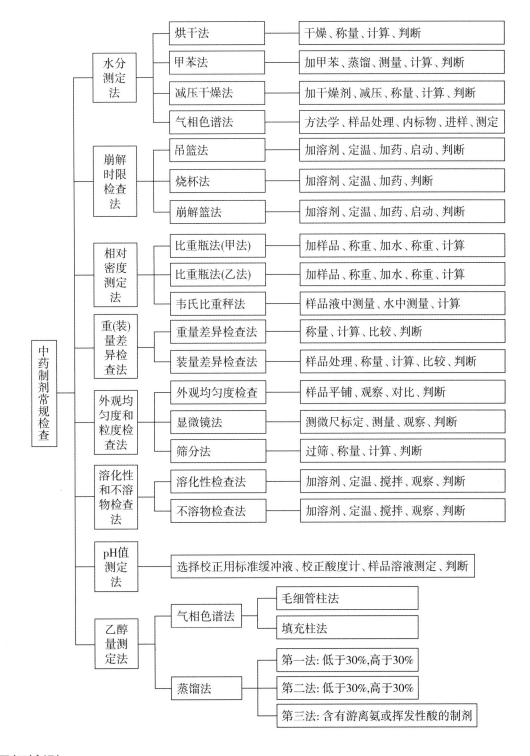

目标检测

一、选择题

（一）单项选择题

1.《中国药典》2015 年版规定恒重是指供试品二次干燥后的重量差异在多少毫克以下（　　）

    A. 0.1   B. 0.2   C. 0.3   D. 0.5

2. 采用烘干法测定中药样品中的水分含量,应干燥至两次称重的差异不超过(　　)

    A. 0.2mg   B. 0.3mg   C. 0.5mg   D. 5mg

3. 采用甲苯法测定水分时,测定前甲苯需用水饱和,目的是(　　)

    A. 减少甲苯的挥发   B. 减少甲苯与微量水混溶

    C. 增加甲苯在水中的溶解度   D. 减少水的挥发

4. 检查崩解时限的剂型是(　　)

    A. 大蜜丸   B. 片剂   C. 散剂   D. 胶剂

5. 检查片剂崩解时限时应取样品的片数为(　　)

    A. 4 片   B. 5 片   C. 6 片   D. 8 片

6. 除另有规定外,测定相对密度时的温度为(　　)

    A. 20℃   B. 25℃   C. 15℃   D. 4℃

7. 外观均匀度是(　　)的检查项目

    A. 颗粒剂   B. 片剂   C. 散剂   D. 软膏剂

8. 显微镜法中的粒度,系以(　　)下观察到微粒的长度

    A. 显微镜   B. 放大镜   C. 凹透镜   D. 凸透镜

9. 今有一批二冬膏(煎膏剂)需检查其相对密度,方法如下:称取二冬膏 10.26g,加水 20.52g 混匀,作为供试液,按相对密度检查法测定,已知比重瓶(20ml)重 24.26g,充满供试液后共重 46.48g,充满水后共重 44.26g,则该批二冬膏的相对密度为(　　)

    A. 1.429   B. 1.625   C. 1.374   D. 1.369

10. 今有一批薄荷素油需检查其相对密度,按韦氏比重秤法在 4℃ 测得其相对密度为 0.9065,求该薄荷素油 20℃ 的相对密度。则该批薄荷素油的相对密度为(　　)

    A. 0.9982   B. 0.9065   C. 0.9049   D. 1.0

11. 以下关于重(装)量差异检查的说法正确的是(　　)

    A. 包糖衣丸剂应在包衣后检查重量差异

    B. 薄膜衣片应在包衣前检查重量差异

    C. 除糖丸外,单剂量包装的丸剂应进行装量差异检查

    D. 凡规定检查含量均匀度的片剂,还需进行重量差异检查

12. 以下除哪种剂型外,均应进行重量差异检查(　　)

    A. 大蜜丸   B. 小蜜丸   C. 糊丸   D. 滴丸

13. 胶囊剂进行装量差异检查应取供试品(　　)

    A. 5 粒   B. 10 粒   C. 15 粒   D. 20 粒

14. 以下剂型需要进行溶化性检查的是(　　)

    A. 含饮片原粉的混悬型颗粒   B. 已规定检查溶出度的颗粒剂

    C. 已规定检查释放度的颗粒剂   D. 泡腾颗粒

15. 除另有规定外,所含水分不得过3.0%的剂型是( )

    A. 蜜丸   B. 不含糖块状茶剂

    C. 含糖块状茶剂   D. 散剂

16. pH值测定法主要是测定药品水溶液的( )

    A. 氢离子浓度   B. 氢离子活度

    C. 氢氧根离子活度   D. 氢氧根离子浓度

17. 乙醇量系指制剂在( )时乙醇的含量($V/V\%$)

    A. 20℃   B. 40℃   C. 25℃   D. 任意温度

18. 用GC法测定乙醇量时常采用的定量方法为( )

    A. 外标法   B. 内标法加校正因子

    C. 外标一点法   D. 内标对比法

19. 某药检所进行某中成药的水分检查(烘干法),测定数据如下:仪器:AE-200电子天平,DHG-102型电热干燥箱;破碎度:直径<3mm;干燥温度:105℃;室温:19℃;扁瓶恒重:23.7557g→23.7555g;供试品重3.2673g;扁瓶加供试品干燥5小时称重:26.6282g;再干燥1小时称重:26.6252g。则该中成药的水分含量(%)为( )

    A. 10.2%   B. 11.2%   C. 12.2%   D. 13.2%

(二) 多项选择题

1. 在干燥剂干燥法中,常用的干燥剂有( )

    A. 变色硅胶   B. 五氧化二磷   C. 浓硫酸

    D. 无水氯化钙   E. 氯化钾

2. 下列方法可用作中药制剂水分测定的是( )

    A. 常压烘干法   B. 甲苯法   C. 减压干燥法

    D. GC法   E. 卡氏滴定法

3. 除另有规定外,所含水分不得过9.0%的剂型是( )

    A. 水丸   B. 糊丸   C. 浓缩水丸

    D. 散剂   E. 硬胶囊剂

4. GC法主要适用于下列哪些中药制剂中水分的测定( )

    A. 含微量水分的中药制剂   B. 需精确测定水分含量的中药制剂

    C. 含挥发性成分的中药制剂   D. 热稳定性差的中药制剂

    E. 任何中药制剂

5. 含挥发性成分的中药制剂的水分测定方法有( )

    A. 减压干燥法   B. 气相色谱法   C. 甲苯法

    D. 烘干法   E. 红外干燥法

6. 可用比重瓶法测定相对密度的药物有( )

    A. 薄荷油   B. 二冬膏   C. 肉桂油   D. 蜂蜜   E. 益母草膏

7. 需进行重量差异检查的剂型有(　　)

    A. 丸剂　　　　B. 片剂　　　　C. 贴膏剂　　　D. 栓剂　　　　E. 颗粒剂

8. 需做最低装量检查的剂型有(　　)

    A. 糖浆剂　　　B. 合剂　　　　C. 注射剂　　　D. 酒剂　　　　E. 滴眼剂

9. 《中国药典》2015 年版收载的中药制剂粒度测定法包括(　　)

    A. 显微镜法　　　　　　B. 放大镜法　　　　　　　C. 筛分法

    D. 分光光度法　　　　　E. 衍射法

10. 用比重瓶法测定相对密度时需注意(　　)

    A. 测定有腐蚀性供试品,可在天平盘上放一表面皿,再放比重瓶称量

    B. 比重瓶从水浴中取出时,用滤纸将比重瓶外壁擦干,迅速精密称量其重量

    C. 比重瓶从水浴中取出时,应用手指拿住瓶颈,而不能拿瓶肚

    D. 相对密度测定操作顺序为先称量空比重瓶重,再装水称重,最后装供试品称重

11. 以下关于溶化性和不溶物检查的说法正确的是(　　)

    A. 在某种程度上能反映药品的生物利用度

    B. 有助于控制制剂中水不溶性杂质的存在

    C. 溶化性检查适用于颗粒剂和含糖块茶剂

    D. 不溶物检查适用于糖浆剂

12. 下列剂型中需要进行 pH 值检测的有(　　)

    A. 煎膏剂　　　B. 糖浆剂　　　C. 合剂　　　　D. 注射剂　　　E. 洗剂

二、简答题

1. 常用水分测定方法有哪些?

2. 简述崩解时限检查的意义及剂型选择。

3. 简述比重瓶法测定相对密度的操作要点。

4. 简述颗粒剂进行装量差异检查的操作方法及结果判定。

5. 简述颗粒剂的粒度判断标准。

6. 溶化性和不溶性检查法分别适用于哪些制剂的检查? 如何判断合格?

7. 如何判断某中药制剂的 pH 值符合规定?

8. 用蒸馏法测定中药制剂中的乙醇量时应用了哪几种方法? 各适用于哪些制剂?

三、实例分析

二陈丸的水分测定

二陈丸是由陈皮、半夏(制)、茯苓和甘草四味中药制成的水丸。

取 10 袋供试品内容物,研细,取约 50g(约相当于含水量 1~4ml),精密称定(ms),置 A 瓶中,加甲苯约 200ml,将仪器各部分连接,自冷凝管顶端加入甲苯,至充满 B 管的狭细部分。将 A 瓶置电热套中缓缓加热,待甲苯开始沸腾时,调节温度,使每秒馏出 2 滴。待水分完全馏出,即测定管刻度部

分的水量不再增加时,将冷凝管内部先用甲苯冲洗,再用饱蘸甲苯的长刷或其他适宜的方法,将管壁上附着的甲苯推下,继续蒸馏5分钟,放凉至室温,拆卸装置,如有水黏附在B管的管壁上,可用蘸甲苯的铜丝推下,放置,使水分和甲苯完全分离(可加亚甲蓝少许,使水染成蓝色,以便分离观察)。检读水量(mw),并计算供试品中的含水量(%),判断是否符合规定(≤9.0%)。

回答问题:(1) 为什么采用甲苯法测定本品中的水分?

(2) 本方中主要是哪一味药含有挥发油?

(3) 为什么在操作中使每秒馏出2滴?

(4) 为什么用亚甲蓝使水染成蓝色?

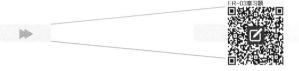

实训九　感冒清热颗粒的水分测定

【实训目的】

1. 掌握水分测定(甲苯法)的一般操作步骤和技能。

2. 能进行感冒清热颗粒的水分测定。

【实训内容】

(一) 实训用品

1. **仪器**　分析天平、水分测定仪、电热套、量筒、长刷、铜丝。

2. **试剂**　甲苯、亚甲蓝。

3. **材料**　感冒清热颗粒。

(二) 实训方法

感冒清热颗粒由荆芥穗、薄荷、防风、柴胡、紫苏叶、葛根、桔梗、苦杏仁、白芷、苦地丁、芦根等十一味中药饮片制成,其中荆芥穗、薄荷、防风、柴胡、紫苏叶、白芷等都含有挥发性成分,不能用烘干法测定水分,故采用甲苯法。

1. 查阅《中国药典》2015年版一部和四部相关内容,设计检测方案。

2. 按检测要求取样,根据需要进行适宜处理。

3. 应符合《中国药典》2015年版感冒清热颗粒检查项下的规定,水分含量不得过8.0%。

(三) 实训步骤

1. 取本品约50g,精密称定,置水分测定仪的A瓶中,加甲苯约200ml,加入干燥、洁净的沸石或玻璃珠数粒,将仪器各部分连接,自冷凝管顶端加入甲苯,至充满B管的狭细部分。

2. 将A瓶置电热套中缓缓加热,待甲苯开始沸腾时,调节温度,使每秒馏出2滴。

3. 待水分完全馏出,即测定管刻度部分的水量不再增加时,将冷凝管内部先用甲苯冲洗,再用饱蘸甲苯的长刷或其他适宜的方法,将管壁上附着的甲苯推下,继续蒸馏5分钟。

4. 蒸馏完毕,放凉至室温,拆卸装置,如有水黏附在 B 管的管壁上,可用蘸甲苯的铜丝推下,放置,使水分与甲苯完全分离(可加亚甲蓝粉末少量,使水染成蓝色,以便分离观察)。

5. 检读水量,并计算供试品中的含水量(%)。

【实训注意】

1. 本实验中使用的所有仪器要干燥,不得含有水分,以免产生误差。

2. 在蒸馏过程中,要严格控制温度,保持蒸馏速度在每秒馏出 2 滴之内,不可过快,以保持测定结果的准确性。

3. 本品的取样量在 50g,准确到 50.00g 即可。

4. 在结束蒸馏前,用长刷将管壁的甲苯推下,所用长刷亦不得含有水分。

5. 如果没有加亚甲蓝作为染色剂,观察水分时要仔细,以免带来测量误差。

【实训检测】

1. 甲苯法适用于何类中成药的水分测定?

2. 为什么采用甲苯为测定溶剂? 甲苯有何优点? 可否用其他溶剂代替?

3. 为什么要用铜丝将甲苯推下?

4. 甲苯法所用仪器、器皿是否要烘干? 为什么?

【实训报告】 记录测定结果,并将其与药品标准对照,判断供试品是否符合规定。

【实训评价】

序号	测试内容	技能要求	标准分	实得分
1	实验准备	科学设计实训方案,操作性强,正确取样	20	
2	水分检查	供试品精密称定	20	
		仪器安装正确,规范操作	20	
		结果记录及时、正规,检读水量、含水量计算准确	20	
3	实训报告	原始记录和检验报告书填写规范完整	20	
合计			100	

实训十　牛黄解毒片的崩解时限检查

【实训目的】

1. 掌握片剂崩解时限测定的一般操作步骤和技能。

2. 能进行牛黄解毒片的崩解时限检查。

【实训内容】

(一) 实训用品

1. **仪器**　升降式崩解仪、1000ml 烧杯、温度计(分度值 1℃)等。

2. **试剂**　盐酸。

3. **材料**　牛黄解毒片。

（二）实训方法

牛黄解毒片由人工牛黄、雄黄、石膏、大黄、黄芩、桔梗、冰片、甘草等八味中药饮片制成。既含原生药粉，又含中药提取物，《中国药典》2015 年版规定要进行崩解度检查，并符合相关规定。

1. 查阅《中国药典》2015 年版一部和四部，设计检测方案。

2. 按检测要求取样，并根据需要进行适宜处理。

3. 应符合《中国药典》2015 年版牛黄解毒片检查项下相关规定，应在 1 小时内全部崩解。

（三）实训步骤

1. 将崩解仪的吊篮通过上端的不锈钢轴悬挂于金属支架上，浸入 1000ml 烧杯中，并调节吊篮位置使其下降时筛网距烧杯底部 25mm，烧杯内盛有温度为 37℃±1℃ 的水，调节水位高度使吊篮上升时筛网在水面下 15mm 处。

2. 取牛黄解毒片（糖衣片）6 片，分别置上述吊篮的玻璃管中，加挡板，启动崩解仪进行检查。

3. 各管中药物均应在 1 小时内全部崩解，如有 1 片不能全部崩解，应另取 6 片复试，均应符合规定。如果供试品黏附挡板，应另取 6 片，不加挡板按上述方法检查，应符合规定。

4. 若为薄膜衣片，按上述装置与方法检查，可改在盐酸溶液（9→1000）中进行检查，应在 1 小时内全部崩解，如有 1 片不能全部崩解，应另取 6 片复试，均应符合规定。

【实训注意】

1. 烧杯内水或其他溶液的温度应严格控制在 37℃±1℃，以免影响测定结果。

2. 每测完一次，吊篮的玻璃管内壁、筛网及挡板等均应清洗干净，并重新更换水或规定的溶液。

3. 本品为含半浸膏的素片、糖衣片或薄膜衣片，故崩解时限为 1 小时。

【实训检测】

1. 为什么中药原粉片的崩解时限为 30 分钟？

2. 崩解时限检查为什么水温需保持在 37℃±1℃？温度对实验有何影响？

3. 薄膜衣片为何要在盐酸溶液（9→1000）中进行？

【实训报告】记录测定结果，并将其与药品标准对照，判断供试品是否符合规定。

【实训评价】

序号	考核内容	技能要求	分值	实得分
1	方案设计与取样	科学设计实训方案，正确取样	10	
2	仪器检查	检查仪器使用前的状态	10	
	吊篮清洗与安装	选择合适的筛网	10	
		清洗吊篮、筛网、挡板；安装吊篮	10	
		正确安装崩解仪	10	
	崩解液参数确定	保持崩解液恒温在 37℃	10	
		崩解液的配制与容量的确定	10	
	崩解时间确定	崩解始计时与崩解末计时	10	
3	实训报告	数据真实，资料完整，书写清晰	20	
合计			100	

实训十一　银黄口服液的相对密度测定

【实训目的】

1. 掌握中药制剂的相对密度测定法。

2. 能进行银黄口服液的相对密度测定。

【实训内容】

（一）实训用品

1. 仪器　比重瓶、温度计、分析天平（感量 1mg）、恒温水浴锅等。

2. 试剂　纯化水（新鲜煮沸后放凉）。

3. 材料　银黄口服液。

（二）实训方法

银黄口服液为由金银花提取物和黄芩提取物制成的合剂。《中国药典》2015 年版规定合剂要进行相对密度测定，并符合相关规定，因不含挥发性物质，故采用比重瓶法测定。

1. 查阅《中国药典》2015 年版一部和四部，设计检测方案。

2. 按检测要求取样，并根据需要进行适宜处理。

3. 应符合《中国药典》2015 年版银黄口服液检查项下相关规定，除另有规定外，相对密度应不低于 1.10。

（三）实训步骤

1. 空比重瓶称重　取洁净、干燥的比重瓶，精密称定重量。

2. 装供试品称重　将比重瓶装满供试品溶液（温度应低于 20℃），装上温度计，置 20℃ 的水浴中放置 10～20 分钟，使内容物的温度达到 20℃，用滤纸除去溢出侧管的液体，立即盖上罩，将比重瓶自水浴中取出，用滤纸将比重瓶的外面擦净，精密称定重量，减去比重瓶的重量，即得供试品的重量。

3. 装水称重　将供试品倾去，洗净比重瓶，装满新沸过的冷蒸馏水，再按上法测得同一温度时水的重量。按下式计算其相对密度：

$$供试品的相对密度 = \frac{供试品重量}{水重量}$$

【实训注意】

1. 装供试品溶液时，比重瓶及瓶塞须洁净干燥。

2. 供试品溶液或水装瓶时，应小心沿瓶壁倒入，避免产生气泡干扰测定结果。

3. 应依气温高低确定水浴温度，当室温高于 20℃ 时，可先将供试品溶液的温度调到略低于 20℃，再注入比重瓶内调至 20℃，以避免供试品溶液因温度降低而体积缩小，再补充时又需调温。调准温度后，只能用手轻拿瓶颈而不能接触瓶肚，以免因手温影响导致液体体积膨胀外溢。

4. 严格按以下顺序称量:空比重瓶重→装供试品重→装水重。当室温超过 20℃时,应迅速称重,并用一表面皿与比重瓶一起称量。

【实训检测】

1. 测定相对密度有何实际意义? 相对密度测定时哪些步骤最关键?

2. 为何要在 20℃时测定口服液的相对密度?

【实训报告】 记录相对密度测定结果,并将其与药品标准对照,判断供试品是否符合规定。

【实训评价】

序号	考核内容	技能要求	分值	实得分
1	实训准备	正确选取资料,科学设计实训方案,正确取样	20	
2	相对密度测定	银黄口服液的相对密度测定操作规范,数据准确	40	
3	分析天平使用	熟练使用与维护分析天平	20	
4	实训报告	数据真实,结论准确,书写清晰	20	
	合计		100	

实训十二 六味地黄丸的重量差异检查

【实训目的】

1. 掌握丸剂重量差异检查法的一般操作步骤和技能。

2. 能进行六味地黄丸(大蜜丸)的重量差异检查。

【实训内容】

(一) 实训用品

1. 仪器 分析天平(感量 1mg)、称量瓶、镊子等。

2. 材料 六味地黄丸(大蜜丸)。

(二) 实训方法

六味地黄丸由熟地黄、酒萸肉、牡丹皮、山药、茯苓、泽泻等六味中药饮片制成。因颗粒较集中,《中国药典》2015 年版规定要进行重量差异检查,并符合相关规定。

1. 查阅《中国药典》2015 年版一部和四部,设计检测方案。

2. 按检测要求取样,并根据需要进行适宜处理。

3. 应符合《中国药典》2015 年版六味地黄丸检查项下相关规定,除另有规定外,重量差异限度为±6% 。

(三) 实训步骤

1. 取供试品 10 份,每份 1 丸。分别置称量瓶中称重(准确至 0.01g),记录数据。

2. 根据标示重量(9g/丸)和重量差异限度(±6%),确定允许丸重范围和限度增大 1 倍时的允许丸重范围。

3. 将 10 份样品重量放到上述允许丸重范围内进行考察,若均不超过允许丸重范围;或超过的不多于 2 份,且均不超出限度的 1 倍,则判定为符合规定,否则不符合规定。

【实训注意】

1. 称量瓶应预先洗净并干燥。

2. 称量前后,均应仔细查对供试品的份数。

3. 试验过程中,应使用镊子夹持供试品,不得徒手操作。

【实训检测】

1. 重量差异检查的目的是什么?

2. 称量操作时,如何选择分析天平的感量,以快速完成精确的测定? 称量时应保留几位有效数字?

【实训报告】 记录测定结果,并将其与药品标准对照,判断供试品是否符合规定。

【实训评价】

序号	考核内容	技能要求	分值	实得分
1	实训准备	科学设计实训方案,正确规范取样	10	
2	选择仪器并调零	正确选择仪器;正确调整仪器零点	10	
	称量	规范使用称量仪器,称量准确	10	
	读数	准确记录称量数据	10	
	称量结束要求	仪器恢复初始状态;断电、盖上防尘罩	10	
3	实训报告	数据真实,资料完整,书写清晰	50	
	合计		100	

实训十三 板蓝根颗粒的粒度测定和溶化性检查

【实训目的】

1. 掌握中药制剂粒度测定(筛分法)及溶化性检查的一般操作步骤和技能。

2. 能进行板蓝根颗粒的粒度测定(筛分法)及溶化性检查。

【实训内容】

(一) 实训用品

1. **仪器** 天平(感量 0.1g 或 0.01g)、药筛(一号筛和五号筛,并备有筛盖和密合的接受容器,用前应干燥)、250ml 烧杯、玻璃棒等。

2. **试剂** 热水。

3. **材料** 板蓝根颗粒。

（二）实训方法

板蓝根颗粒为由板蓝根提取加工而成的颗粒剂。主含中药提取物，《中国药典》2015 年版规定要进行粒度测定和溶化性检查，并符合相关规定。

1. 查阅《中国药典》2015 年版一部和四部，设计检测方案。

2. 按检测要求取样，并根据需要进行适宜处理。

3. 应符合《中国药典》2015 年版板蓝根颗粒检查项下相关规定。不能通过一号筛与能通过五号筛的总和不得超过 15%，应在 5 分钟内全部溶化或轻微浑浊。

（三）实训步骤

1. 粒度测定

（1）取一号筛置于五号筛之上，并于五号筛下配以密合的接收容器；

（2）取板蓝根颗粒 30g，称定重量，置上层药筛（一号筛）内，盖好上盖；

（3）保持水平状态过筛，左右往返，边筛动边拍打 3 分钟；

（4）取不能通过一号筛和能通过五号筛的颗粒及粉末，称定重量；

（5）记录实验环境的相对湿度及每次称量数据（取三位有效数字）；按下式计算粒度分布的比例（%）：

比例（%）=（未通过一号筛和通过五号筛的颗粒和粉末的总重量）/供试品重量×100%

2. 溶化性检查

（1）准备热水；

（2）取板蓝根颗粒 1 袋，将其内容物置 250ml 烧杯中；

（3）加热水 200ml，搅拌 5 分钟，立即观察；

（4）记录观察到的板蓝根颗粒溶化现象。

【实训注意】

1. 应遵循"随机、均匀"的原则，从多个中包装内抽取内容物作为样品。

2. 筛动时速度不宜太快，否则由于粉末运动速度太快，可筛过的粉末来不及与筛网接触而混于不可筛过粉末之中而影响结果。

3. 振动力度要适度，要既能使药粉跳动增强，有效地增加粉末间距，筛孔得到充分暴露，有利于筛选，又能防止粒径较大颗粒通过筛网，减少操作误差。

4. 筛动时间不宜过长，否则颗粒间互相撞击破碎，易引起误差。

5. 溶化性检查时，热水温度按《中国药典》2015 年版凡例中规定应为 70～80℃。

【实训检测】试分析颗粒剂制备过程中哪些因素影响其粒度和溶化性，如果出现粒度或溶化性不符合规定，如何解决？

【实训报告】记录测定结果，并将其与药品标准对照，判断供试品是否符合规定。

【实训评价】

序号	考核内容	技能要求	分值	实得分
1	实训准备	正确查阅资料,科学设计实训方案	10	
2	取样	正确规范操作	10	
3	粒度	正确检查与判断	30	
	溶化性	正确检查与判断	30	
4	实训报告	数据真实,资料完整,书写清晰	20	
合计			100	

实训十四　双黄连口服液的 pH 值测定

【实训目的】

1. 掌握中药制剂的 pH 值测定法。

2. 能进行双黄连口服液的 pH 值测定。

【实训内容】

（一）实训用品

1. 仪器　pHS-3C 型酸度计、pH 复合玻璃电极、50ml 小烧杯、温度计、容量瓶。

2. 试剂　邻苯二甲酸氢钾标准缓冲溶液（pH=4.00）、磷酸盐标准缓冲溶液（pH=6.86）、纯化水。

3. 材料　双黄连口服液。

（二）实训方法

双黄连口服液为由金银花提取物、黄芩提取物和连翘提取物制成的合剂,其有效成分的溶解度、稳定性与溶液的 pH 值有密切关系,且溶液的 pH 值对微生物的生长、防腐剂的抑菌能力也有影响。因此,《中国药典》2015 年版规定要进行 pH 值测定,并符合相关规定。

1. 查阅《中国药典》2015 年版一部和四部,设计检测方案。

2. 按检测要求取样,并根据需要进行适宜处理。

3. 应符合《中国药典》2015 年版双黄连口服液检查项下有关规定,即 pH 值应为 5.0～7.0。

（三）实训步骤

1. 标准 pH 缓冲溶液的配制　将市售 pH=4.00 邻苯二甲酸氢钾标准缓冲系和 pH=6.86 磷酸盐标准缓冲系的包装袋剪开,分别用适量新煮沸放冷的蒸馏水溶解定容到相应体积即可。也可用基准试剂按《中国药典》2015 年版通则 0631 中仪器校正用标准缓冲液配制方法自制。

2. 测量前准备　接通 pHS-3C 型酸度计电源,预热 20 分钟。用温度计测量标准缓冲液和测量溶液的温度并记录。

3. 酸度计校正

（1）将仪器功能选择旋钮置"pH"档。

（2）将两个电极插入 pH 接近 7 的标准缓冲溶液中（pH＝6.86,298.15K）。

（3）调节"温度"补偿旋钮,使所指示的温度与标准缓冲溶液的温度相同。

（4）将"斜率"调节旋钮按顺时针转到底（100%）。

（5）把清洗过的电极插入到 pH＝6.86 的标准缓冲溶液中,轻摇装有缓冲溶液的烧杯,直至电极反应达到平衡。

（6）调节"定位"旋钮,使仪器上显示的数值为 pH＝6.86。

（7）取出电极,用水清洗后,再插入 pH＝4.00 标准缓冲溶液中,操作同（5）。

（8）调节"斜率"旋钮,使仪器上显示的数值为 pH＝4.00。

重复上述定位与斜率调节操作,至仪器示值与标准缓冲液的规定数值相差不大于 0.02pH 单位。否则,需检查仪器或更换电极后,再行校正至符合要求。

4. 供试品溶液的 pH 值测定　取适量双黄连口服液置洁净、干燥的小烧杯内,先用双黄连口服液冲洗电极数次,再将其浸入小烧杯中,轻轻摇动烧杯待示数平衡稳定后,读数,平行测定三次,取其平均值即可。

5. 结束工作　测量完毕,取出电极,清洗干净。用滤纸吸干 pH 复合电极外壁上的水,塞上橡皮塞后放回电极盒。将 pH 复合电极浸泡在纯化水中。切断电源。

【实训注意】

1. 测定前,按各品种项下的规定,选择两种 pH 值约相差 3 个 pH 单位的标准缓冲溶,并使供试液的 pH 值处于两者之间。

2. pH 复合电极固定在电极夹上时,插入深度以 pH 复合电极的玻璃球膜被溶液浸没为限。

3. 每次更换标准缓冲溶液或供试品溶液前,应用纯化水充分洗涤电极,然后将水吸尽,也可用所换的标准缓冲溶液或供试品溶液洗涤。

4. 用滤纸吸 pH 复合电极上的水时,动作一定要轻,以防损害玻璃膜。

5. 仪器定位时,再用第二种标准缓冲溶液核对仪器示值,误差应不大于±0.02pH 单位。若大于此偏差,则应小心调节斜率,使示值与第二种标准缓冲溶液的表列数值相符。

【实训检测】

1. 使用酸度计时为什么使用温度补偿旋钮和斜率调节旋钮?

2. 标准缓冲溶液的 pH 值与双黄连供试品的 pH 值相差多少最佳?

【实训报告】

记录测定结果,并将其与药品标准对照,判断供试品是否符合规定。

【实训评价】

序号	考核内容		技能要求	分值	实得分
1	查阅资料,设计方案		正确查阅资料,科学设计实训方案	20	
2	实验用品的准备		实验用品正确选择与清洁	10	
3	实训操作	取样	规范操作	10	
		供试品的制备		10	
		仪器的使用		20	
		结果计算	准确	10	
4	实训报告		数据真实,资料完整,书写清晰	20	
合计				100	

实训十五　舒筋活络酒的乙醇量测定

【实训目的】

1. 掌握气相色谱法测定乙醇量的基本操作技能。

2. 能进行舒筋活络酒的乙醇量测定。

【实训内容】

（一）实训用品

1. 仪器　气相色谱仪、色谱柱（可选用 2m 的不锈钢柱）、微量注射器（10μl）、温度计（0～60℃或 0～100℃）、容量瓶、移液管等。

2. 试剂　无水乙醇（色谱纯或分析纯）、正丙醇（色谱纯或分析纯）、二乙烯苯-乙基乙烯苯型高分子多孔小球（直径为 0.25～0.18mm,60～80 目或 80～100 目）。

3. 材料　舒筋活络酒。

（二）实训方法

舒筋活络酒为由木瓜、桑寄生、玉竹、续断、川牛膝、当归、川芎、红花、独活、羌活等十五味中药饮片制成的酒剂,采用浸渍法制备,所用溶剂为乙醇。由于制剂中含乙醇量的高低对于制剂中有效成分的含量、所含杂质的种类和数量以及制剂的稳定性都有影响,故《中国药典》2015 年版规定要进行乙醇量检查,并符合规定。

1. 查阅《中国药典》一部和四部,设计检测方案。

2. 按检测要求取样,并根据需要进行适宜处理。

3. 应符合《中国药典》2015 年版舒筋活络酒检查项下有关规定,即乙醇量应为 50%～57%。

（三）实训步骤

1. 标准溶液的制备　精密量取恒温至 20℃的无水乙醇各 4.00ml、5.00ml、6.00ml,分别置于三个 100ml 容量瓶中,再精密量取恒温至 20℃的正丙醇各 5.00ml,加水稀释至刻度,摇匀即得。

2. 供试品溶液的制备　精密量取恒温至20℃的供试品9~10ml（相当于乙醇5ml），置于100ml量瓶中，再精密量取恒温至20℃的正丙醇5.00ml，加水稀释至刻度，摇匀即得。

3. 色谱条件与系统适用性试验　将二乙烯苯-乙基乙烯苯型高分子多孔小球的色谱柱装入气相色谱仪，接检测器，柱温为120~150℃，检测器、进样器温度为170℃，恒温，待色谱基线稳定后，按气相色谱内标法，取上述三份标准溶液各进样最少2次，测定，记录色谱图应符合下列要求：理论板数（按正丙醇峰计算）$n>700$；乙醇和正丙醇两峰的分离度$R>2$；上述三份标准溶液分别进样至少2次，所得校正因子的相对标准偏差不得大于1.5%。

4. 供试品溶液的测定

（1）校正因子的测定：取标准溶液（上述三份标准溶液中与供试品溶液乙醇浓度最相近的）2μl连续进样3次，记录对照品无水乙醇和内标物质正丙醇的峰面积，按下列公式计算校正因子：

$$校正因子\ f=\frac{A_S/C_S}{A_R/C_R}$$

式中，A_S为正丙醇的峰面积（或峰高）；A_R为无水乙醇的峰面积（或峰高）；C_S为正丙醇的浓度；C_R为无水乙醇的浓度。

（2）供试品溶液的测定：取供试品溶液2μl连续进样3次，记录供试品中待测组分乙醇和内标物质正丙醇的峰面积，按下式计算供试品中乙醇的含量。

$$乙醇量（V/V\%）=f\times\frac{A_X}{A_S'}\times\frac{V_S}{V_X}\times100\%$$

式中，f为校正因子；A_X为供试品中乙醇的峰面积（或峰高）；A_S'为供试品中正丙醇的峰面积（或峰高）；V_S为供试品溶液配制时所取内标溶液体积；V_X为供试品溶液配制时所取样品溶液体积。取3次计算结果的平均值作为乙醇含量。

【实训注意】

1. 新填充柱和毛细管柱在使用前需要老化以除去残留溶剂及低分子量的聚合物，色谱柱如长期未用，使用前应老化处理，使基线稳定。

2. 进样量大小和进样时间的长短直接影响柱的分离效果和最终测定结果。采用微量注射器或进样阀进样，进样速度必须很快（1秒以内），否则，会使试样色谱峰扩张，甚至使峰变形。重复进样时必须保证留针时间基本一致。

3. 配制标准溶液、供试品溶液所用的容量瓶、移液管必须是洁净、干燥的；并且所用试剂必须都调温至20℃。

4. 在不含内标物质的供试品溶液的色谱图中，与内标物质峰相应的位置处不得出现杂质峰。

5. 若供试品中的挥发性成分在色谱柱上也出峰，且保留时间较长可能会干扰后面分析结果，此时可适当延长2次进样间隔时间，或采取程序升温法把干扰组分快速排出色谱柱。

【实训检测】

1. 为什么用GC法测定制剂中乙醇含量采用内标法进行定量？

2. 如何提高气相色谱仪的分离效能？

3. 进样速度、进样量大小对实验结果有何影响？

【实训报告】 记录测定结果,并将其与药品标准对照,判断供试品是否符合规定。

【实训评价】

序号	考核内容		技能要求	分值	实得分
1	查阅资料,设计方案		正确选取资料,科学设计实训方案	20	
2	实验用品的准备		实验用品正确选择与清洁	10	
3	实训操作	取样	规范操作	10	
		供试品的制备		10	
		仪器的使用		20	
		结果计算	准确	10	
4	实训报告		数据真实,资料完整,书写清晰	20	
合计				100	

第四章

中药制剂的杂质检查技术

ER-04章PPT

导学情景 ∨

　　20世纪60年代英国一家农场的10万只火鸡因食用霉变的谷物，相继在几个月内死亡，这一事件引起了人们对食用霉变粮食问题的重视。当时并没有找到致病元凶，只得取名为X病，一度给人们带来极度恐慌。随后经过食品学和细菌学方面专家的努力，终于找到了导致火鸡大批死亡的原因。专家们从饲料玉米粉中分离出一种前所未知的、由黄曲霉菌产生的毒素，于是命名为黄曲霉毒素。黄曲霉毒素是一种毒性极强的剧毒物质，它的毒性是砒霜的68倍，被世界卫生组织划定为Ⅰ类致癌物。黄曲霉毒素主要损害人及动物的肝脏等器官。中药在生长、加工等过程中，如果温度和湿度没有控制好，就会导致产生黄曲霉毒素。而且一旦产生，很难除去，因为黄曲霉毒素不容易分解，一般在248～268℃的高温下，加热半小时才能被破坏。近年来，中药黄曲霉毒素等有害物质中毒事件屡屡发生，危害了人们的健康，产生了不良的社会影响。

　　讨论：中药中还存在哪些有危害的杂质？这些有害杂质如何检测？

第一节　概述

ER-4-1

扫一扫　知重点

一、杂质的含义、来源与分类

（一）杂质的含义

中药制剂的杂质系指中药制剂中存在的无治疗作用或影响中药制剂的疗效和稳定性，甚至对人体健康有害的物质。包括：①毒性物质，如重金属、砷盐、黄曲霉毒素等；②本身无毒副作用，但影响中药制剂的稳定性和疗效的物质，如水分、铁盐等；③无毒副作用，也不影响制剂的稳定性和疗效，但能反映制剂的生产工艺和贮存状况是否正常的物质，如氯化物、硫酸盐等。

（二）杂质的来源

中药制剂中的杂质主要来源于三个方面：中药材原料、制剂的生产制备过程及贮存过程。

1. 中药材原料　原料药材中可能含有的杂质有：①因药材清洗不净带入的泥沙等；②药材栽培过程中污染的重金属及农药残留；③加工炮制过程中的二氧化硫残留；④贮存过程中生霉变质产生的黄曲霉毒素等；⑤掺杂的伪品，如大黄中掺杂的土大黄。

2. 生产制备过程　生产制备过程中由于加入的试剂、溶剂未除尽及与生产器皿接触而引入杂质。如重金属、砷盐、铁盐、氯化物、硫酸盐、酸、碱、甲醇、水分等。

3. 贮存过程　贮存过程中由于外界条件如日光、空气、水分、温度、微生物等的影响使中药制剂中的化学成分发生氧化、水解、分解、聚合、霉变等物理化学变化而产生的杂质。

（三）杂质的分类

中药制剂中的杂质按来源分为一般杂质和特殊杂质;按性质分为无害杂质和有害杂质。

一般杂质是指在自然界中分布比较广泛,普遍存在于药材中,在大多数中药制剂的生产和贮存过程中均易引入的杂质。如酸、碱、硅酸盐(泥沙)、氯化物、硫酸盐、铁盐、重金属、砷盐、有机氯类农药、黄曲霉毒素、甲醇等。其检查方法均在《中国药典》2015 年版四部中加以规定。对于中药材及其制剂,并非要求每个品种都必须做一般杂质的全面检查,而是根据具体的情况,进行一定项目的检查。

特殊杂质是指中药制剂在生产和贮存过程中,由于中药本身的性质、生产方法和工艺的不同可能引入或产生的杂质,是某种(类)特定制剂中特有的杂质。例如:三黄片、大黄流浸膏中的土大黄苷、正天丸中的双酯型生物碱以及附子理中丸、三七伤药片中的乌头碱等。特殊杂质的检查方法收载于《中国药典》2015 年版一部正文中各有关品种"检查"项下。

有害杂质危害人体健康,常见的有害杂质有重金属、砷盐、有机氯或有机磷农药、黄曲霉毒素、二氧化硫等。

《中国药典》2015 年版收载的中药制剂的杂质检查项目主要有水分、灰分、重金属、砷盐、铁盐、注射剂有关物质、农药残留量、甲醇量、乙醇量、二氧化硫残留量、黄曲霉毒素、可见异物、特殊杂质等的检查。

二、杂质检查的意义与方法

（一）杂质检查的意义

中药制剂质量的优劣主要从两方面来评价,首先是制剂本身的疗效及其毒副作用,其次是所含杂质的多少。杂质的存在严重影响中药制剂的有效性、安全性和稳定性。因此,为了确保中药制剂安全有效、稳定可控,必须对其所含杂质做出限量规定,并以科学、合理的方法严格进行检查。

《中国药典》2015 年版规定了农药(有机磷类、有机氯类及除虫菊酯类)残留量、二氧化硫残留量、黄曲霉毒素,重金属、砷盐等有害杂质的测定方法,并采用原子吸收分光光度法(AAS)、电感耦合等离子体质谱法(ICPMS)等技术,对铅、镉、砷、汞、铜等严重危害人体健康的重金属及有害元素进行检测,严格控制其限量,从而使中药制剂的质量显著提高。

（二）杂质检查的方法

常用的杂质检查方法主要有以下三种。

1. 对照法(限量检查法)　此法是取限度量的待检杂质对照品配成对照液,与一定量供试品溶液在相同条件下处理,比较反应结果,从而判断供试品中所含杂质是否超出限量。此法操作简便,不需测定杂质的准确含量。例如重金属、砷盐检查所用的目视比色法,特殊杂质的薄层色谱检查法等。

2. 准确测量法（含量测定法）　此法可测定杂质的准确含量，如重量分析法检查灰分；气相色谱法测定农药残留量、甲醇量；蒸馏法测定二氧化硫残留量；高效液相色谱法测定黄曲霉毒素；原子吸收分光光度法测定重金属及有害元素等。

3. 灵敏度法　此法是以检测条件下反应的灵敏度来控制杂质限量。即在供试品溶液中加入检测试剂，在一定反应条件下，不得出现正反应。此法操作简便且不需要对照品。例如肉桂油中重金属检查：取肉桂油 10ml，加水 10ml 与盐酸 1 滴，振摇后，通硫化氢气体使饱和，水层与油层均不得变色。

三、杂质限量的计算

对药物而言，其所含的杂质愈少愈好。但在中药制剂生产过程中很难把杂质完全除尽。通常，在保证用药安全有效，且不影响制剂稳定性的前提下，允许中药制剂中有一定量的杂质存在。药物中所含杂质的最大允许量称为杂质限量。《中国药典》2015 年版对中药制剂中水分、灰分、炽灼残渣、干燥失重、甲醇量、乙醇量等杂质的限量用百分之几表示；对重金属、砷盐、农药残留等有害杂质的限量用每千克供试品所含杂质不得过多少毫克（mg/kg）表示；而对药材中黄曲霉毒素的限量则用每千克药材含黄曲霉毒素不得过多少微克（μg）表示。如：石膏含重金属不得过 10mg/kg；陈皮每 1000g 含黄曲霉毒素 B_1 不得过 5μg。杂质限量计算表达式如下：

$$杂质限量(\%) = \frac{杂质最大允许量}{供试品量} \times 100\% \qquad （式4-1）$$

或

$$杂质限量(mg/kg) = \frac{杂质最大允许量}{供试品量} \qquad （式4-2）$$

在限量检查法中，由于供试品中所含杂质是否超限是与杂质对照品溶液（精密量取一定量的待检杂质标准溶液配制而成）进行比较来确定的，因此，杂质的最大允许量也就是杂质标准溶液的浓度（C）与体积（V）的乘积。杂质限量（L）又可用下式计算：

$$L(\%) = \frac{CV}{W} \times 100\% \qquad （式4-3）$$

$$L(mg/kg) = \frac{CV}{W} \qquad （式4-4）$$

上述公式可用于杂质限量（L）、杂质标准溶液体积（V）或供试品量（W）的计算。

例1　石膏重金属限量的计算

取本品 8g，加冰醋酸 4ml 与水 96ml，煮沸 10 分钟，放冷，加水至原体积，滤过。取滤液 25ml，依法检查重金属。已知标准铅溶液取用量为 2ml，计算石膏的重金属限量。

解：
$$L=\frac{CV}{W}\times10^{3}=\frac{10\times10^{-6}\times2}{8\times\dfrac{25}{100}}\times10^{3}=10\times10^{-3}(\mathrm{g/kg})=10(\mathrm{mg/kg})$$

答：石膏含重金属不得过 10mg/kg。

例 2　芒硝重金属检查标准铅溶液用量的计算

取本品 2.0g,加稀醋酸 2ml,与水适量溶解使成 25ml,依法检查重金属,规定含重金属不得过 10mg/kg,应取标准铅溶液(每 1ml 相当于 10μg 的 Pb)多少毫升?

解：
$$V=\frac{WL}{C}=\frac{2.0\times10\times10^{-3}\times10^{-3}}{10\times10^{-6}}=2.0(\mathrm{ml})$$

答：应取标准铅溶液 2.0ml。

> ▶▶ **课堂活动**
>
> 依法检查黄连上清丸中的砷盐,取标准砷溶液 2ml(每 1ml 相当于 1μg 的 As)制备标准砷斑,规定含砷量不得过 2mg/kg,应取供试品多少克?

点滴积累 ∨

1. 中药制剂的杂质主要来源于原料中药材、制剂的生产过程和贮存过程。 杂质分为一般杂质和特殊杂质;有害杂质和无害杂质。

2. 中药制剂中允许有一定量的杂质存在,杂质存在的最大允许量称为杂质限量。 用百分之几或 mg/kg 表示。 中药制剂中的杂质不得超过《中国药典》2015 年版规定的限量。

3. 杂质检查的方法主要有限量检查法、准确测量法和灵敏度法。

第二节　灰分测定法

灰分测定包括总灰分测定和酸不溶性灰分测定。

将纯净而无任何杂质的中药或中药制剂粉碎后,高温炽灼,则植物组织中的有机物全部氧化分解成二氧化碳、水等而逸出,所剩非挥发性物质(植物组织所含的各种盐类),则成灰分而残留。例如,夏枯草中的钾盐,大黄、甘草、红花中的草酸钙等。由此所得灰分称为"生理灰分"。总灰分则包括生理灰分和酸不溶性灰分(药材外表黏附的泥沙等外来无机杂质)。每一种中药材或制剂,在无外来掺杂物时,其生理灰分都有一定的含量范围,在此范围内的灰分不属于杂质,但如果总灰分超过了生理灰分含量限度范围,则说明有泥沙(主要为硅酸盐)等外来杂质掺入。因此,测定总灰分对于保证药材洁净度和中药制剂的质量有着重要意义。

总灰分加盐酸处理,得到不溶于盐酸的灰分(泥沙等)称为酸不溶性灰分。由于草酸钙等生理灰分可溶于稀盐酸,而泥沙等外来无机杂质难溶于稀盐酸,因此,对于那些生理灰分本身差异较大,特别是含草酸钙较多的中药,酸不溶性灰分能更准确表明其中泥沙等无机杂质的掺杂程度。如大黄,由于生长条件不同,总灰分在 8% ~20% 范围内,在这种情况下,总灰分的测定难以确证是否有外来无机杂质存在,就需要测定酸不溶性灰分。《中国药典》2015 年版对许多中药材、中药提取物及中药制剂中的灰分做出了限量规定(表 4-1)。

表 4-1　某些中药材、提取物和中药制剂的灰分检查限量

品名	总灰分（%）	酸不溶性灰分（%）
三七	≤6.0	≤3.0
山楂	≤3.0	
红花	≤15.0	≤5.0
牛黄	≤10.0	
鱼腥草		≤2.5
广藿香	≤11.0	≤4.0
车前子	≤6.0	≤2.0
甘草浸膏	≤12.0	
人参总皂苷	≤6.0	
水牛角浓缩粉	≤3.5	≤1.5
九味羌活丸	≤7.0	≤2.0
安宫牛黄丸		≤1.0

一、总灰分测定法

（一）测定原理

供试品在 500~600℃ 高温炽灼，使其中有机物完全分解逸出，而无机成分生成灰分残渣，根据残渣重量，计算出供试品中的总灰分含量。

（二）仪器与试剂

标准筛、托盘天平、电子天平、马弗炉、恒温干燥箱、坩埚、10% 硝酸铵溶液、变色硅胶等。

（三）操作方法

取供试品适量，粉碎使能通过二号筛，混合均匀后，取供试品 2~3g（如需测定酸不溶性灰分，可取供试品 3~5g），置炽灼至恒重的坩埚中，称定重量（准确至 0.01g），缓缓炽热，注意避免燃烧，至完全炭化时，逐渐升高温度至 500~600℃，使完全灰化并至恒重。根据残渣重量，计算供试品中总灰分的含量（%）。

（四）注意事项

1. 测定前，坩埚应洗净，干燥至恒重（连续两次干燥或炽灼后的重量差异在 0.3mg 以下）。供试品炽灼后也要至恒重。

2. 取供试品 2~3g（或 3~5g）可用托盘天平（感量 0.1g）；称定重量（准确至 0.01g），应使用电子天平（感量不大于 0.001g）。称量操作应准确无误，否则影响测定结果。

3. 移动坩埚应使用坩埚钳或厚纸条，不得徒手操作。

4. 对马弗炉的使用要严格按操作规程操作。

5. 如供试品不易灰化，可将坩埚放冷，加热水或 10% 硝酸铵溶液 2ml，使残渣湿润，然后置水浴上蒸干，残渣照前法炽灼，至坩埚内容物完全灰化。

6. 炽灼操作时，实验人员不得离开，并注意防止供试品燃烧或引起其他事故。

（五）计算与结果判断

$$总灰分含量（\%）= \frac{m_1}{m_2} \times 100\%$$

（式 4-5）

式中,m_1 为炽灼后残渣的重量(g),m_2 为炽灼前供试品的重量(g)。

将计算结果与该品种项下的规定值进行比较,低于规定限度的,总灰分符合规定;高于规定限度的,则不符合规定。

二、酸不溶性灰分测定法

(一) 测定原理

取供试品在 500～600℃ 高温炽灼,使其中有机物完全氧化分解逸出,在残留的灰分中加入稀盐酸,溶解其中的草酸钙等生理灰分,滤去酸水,得到难溶性残渣,根据残渣重量,即可计算出供试品中酸不溶性灰分的含量。

(二) 仪器与试剂

标准筛、托盘天平、电子天平、变色硅胶(干燥剂)、表面皿、坩埚、马弗炉、恒温水浴锅、恒温干燥箱(精确至±1℃)、10%硝酸铵、稀盐酸、硝酸、硝酸银试液、无灰滤纸等。

(三) 操作方法

取供试品适量,粉碎使能通过二号筛,混合均匀后,取供试品 3～5g,置炽灼至恒重的坩埚中,称定重量(准确至 0.01g),缓缓炽热,注意避免燃烧,至完全炭化时,逐渐升高温度至 500～600℃,使完全灰化并至恒重。在坩埚中小心加入稀盐酸约 10ml,用表面皿覆盖坩埚,置水浴上加热 10 分钟,表面皿用热水 5ml 冲洗,洗液并入坩埚中,用无灰滤纸滤过,坩埚内的残渣用水洗于滤纸上,并洗涤至洗液不显氯化物反应为止。滤渣连同滤纸移至同一坩埚中,干燥,炽灼至恒重。根据残渣重量,计算供试品中酸不溶性灰分的含量(%)。

(四) 注意事项

同总灰分测定法。

(五) 计算与结果判断

$$酸不溶性灰分含量(\%) = \frac{m_1}{m_2} \times 100\%$$ (式4-6)

式中,m_1 为酸不溶性残渣的重量(g),m_2 为炽灼前供试品的重量(g)。

将计算结果与该品种项下的规定值进行比较,判断供试品中酸不溶性灰分是否超过规定限量。

三、应用实例

九味羌活丸总灰分和酸不溶性灰分的测定

九味羌活丸是由羌活、防风、苍术、甘草等九味中药粉碎成细粉,过筛,混匀制成的水丸,其中含有黄芪、甘草和地黄等多种根类药材,易带入泥砂等杂质,因此该品种应进行"总灰分"和"酸不溶性灰分"检查。《中国药典》2015 年版规定,九味羌活丸中总灰分不得过 7.0%,酸不溶性灰分不得超

> ▶▶ **课堂活动**
>
> 测定红花的总灰分和酸不溶性灰分,测定数据如下:坩埚恒重 27.5602g,供试品重 3.5245g,灰分加坩埚恒重为 28.0455g,酸不溶性灰分加坩埚恒重为 27.6135g。计算该饮片的总灰分和酸不溶性灰分含量。

过 2.0% 。

（一）总灰分测定

取九味羌活丸 5 袋,粉碎,过二号筛,混合均匀后,取 3～5g,置炽灼至恒重的坩埚中,称定重量（准确至 0.01g）,缓缓炽热,注意避免燃烧,至完全炭化时,逐渐升高温度至 500～600℃,使完全灰化并至恒重,称定残渣重量,计算供试品中总灰分的含量（%）。

（二）酸不溶性灰分测定

将"总灰分测定"中所得的灰分,在坩埚中小心加入稀盐酸约 10ml,用表面皿覆盖坩埚,置水浴上加热 10 分钟,表面皿用热水 5ml 冲洗,洗液并入坩埚中,用无灰滤纸滤过,坩埚内的残渣用水洗于滤纸上,并洗涤至洗液不显氯化物反应为止。滤渣连同滤纸移至同一坩埚中,干燥,炽灼至恒重。根据残渣重量,计算供试品中酸不溶性灰分的含量（%）。

点滴积累 ∨ ⋯⋯⋯⋯⋯⋯⋯⋯⋯⋯⋯⋯⋯⋯⋯⋯⋯⋯⋯⋯⋯⋯⋯⋯⋯⋯⋯⋯⋯⋯⋯⋯⋯

1. 将纯净无杂质的中药饮片或中药制剂粉碎后,高温炽灼至灰化,残留的灰分称为"生理灰分",总灰分加盐酸处理,得到的不溶于盐酸的灰分,称为酸不溶性灰分（泥沙等无机杂质）。总灰分包括生理灰分和酸不溶性灰分。

2. 每一种中药饮片或制剂,都有一定的生理灰分含量范围,如果总灰分超过生理灰分含量限度范围,说明有泥沙等外来杂质掺入。

3. 灰分检查包括总灰分检查和酸不溶性灰分检查。检查时的炽灼温度为 500～600℃。

第三节 重金属检查法

重金属系指在规定实验条件下能与硫代乙酰胺或硫化钠试液作用而显色的金属杂质。如银、铅、汞、铜、镉、铋、锑、锌、钴与镍等。中药材中的重金属主要来源于栽培地的土壤、空气和水,工业"三废"的污染及地质有害元素背景又是最重要的因素。中药制剂生产过程中接触铅的机会较多,且铅在人体内易蓄积中毒,故重金属检查一般以铅为代表。

检查重金属是利用重金属离子与显色剂反应生成不溶性的有色重金属硫化物微粒,比较供试品溶液和对照品溶液（取一定量的标准铅溶液配制而成）所呈颜色的深浅,判断供试品中重金属的限量是否符合规定。

《中国药典》2015 年版收载的重金属检查法有三种:硫代乙酰胺法、炽灼法和硫化钠法。

一、硫代乙酰胺法

┌─**边学边练**─────────────────────────────────────┐

检查黄连上清丸中重金属（实训十六）。

└───┘

本法适用于不需有机破坏,在酸性溶液中显色的重金属限量检查。

（一）检查原理

硫代乙酰胺在酸性（pH 3.5 的醋酸盐缓冲溶液）条件下水解,产生硫化氢,与微量重金属离子作用生成黄色到棕黑色的金属硫化物均匀混悬液,与一定量的标准铅溶液经同法处理后所呈颜色比较,判断供试品中重金属是否超过限量。

$$CH_3CSNH_2 + H_2O \xrightarrow{pH=3.5} CH_3CONH_2 + H_2S$$

$$Pb^{2+} + H_2S \xrightarrow{pH=3.5} PbS \downarrow + 2H^+$$

（二）仪器与试剂

电子天平（感量 0.0001g）、托盘天平（感量 0.1g）、量瓶（100ml、1000ml）、量筒（10ml）、纳氏比色管（25ml）及比色管架、试剂瓶、滴瓶、白纸、玻璃棒、硝酸铅;硝酸、醋酸盐缓冲液（pH 3.5）、蔗糖或葡萄糖、硫代乙酰胺、盐酸。

（三）操作方法

除另有规定外,取 25ml 纳氏比色管三支,甲管中加入标准铅溶液一定量与醋酸盐缓冲液（pH 3.5）2ml 后,加水或各品种项下规定的溶剂稀释成 25ml,乙管中加入按该品种项下规定的方法制成的供试品溶液 25ml;丙管中加入与乙管相同量的供试品,加配制供试品溶液的溶剂适量使溶解,再加与甲管相同量的标准铅溶液与醋酸盐缓冲溶液（pH 3.5）2ml 后,用溶剂稀释成 25ml;若供试品溶液带颜色,可在甲管中滴加少量的稀焦糖溶液或其他无干扰的有色溶液,使之与乙管、丙管一致;再在甲、乙、丙三管中分别加硫代乙酰胺试液各 2ml,摇匀,放置 2 分钟,同置白纸上,自上向下透视,当丙管中显出的颜色不浅于甲管时,乙管中显示的颜色与甲管比较,不得更深。如丙管中显出的颜色浅于甲管,应取样按炽灼法重新检查。

如在甲管中滴加稀焦糖溶液或其他无干扰的有色溶液,仍不能使颜色一致时,应取样按炽灼法检查。

配制供试品溶液时,如使用的盐酸超过 1ml,氨试液超过 2ml,或加入其他试剂进行处理者,除另有规定外,甲管溶液应取同样同量的试剂置瓷皿中蒸干后,加醋酸盐酸缓冲液（pH 3.5）2ml 与水 15ml,微热溶解后,移置纳氏比色管中,加标准铅溶液一定量,再用水或各品种项下规定的溶剂稀释成 25ml。

（四）注意事项

1. 标准铅溶液的制备 称取硝酸铅 0.1599g,置 1000ml 量瓶中,加硝酸 5ml 与水 50ml 溶解后,用水稀释至刻度,摇匀,作为贮备液（每 1ml 相当于 100μg 的 Pb）。临用前,精密量取标准铅贮备液 10ml,置 100ml 的量瓶中,加水稀释至刻度,摇匀,即得标准铅溶液（每 1ml 相当于 10μg 的 Pb）。加硝酸是为了防止硝酸铅水解。临用前取贮备液稀释配制,可防止因硝酸铅水解而产生误差。配制与贮存标准铅溶液用的玻璃容器,均不得含有铅。

2. 标准铅溶液的用量 27ml 溶液中含 20μg Pb 时,与硫代乙酰胺试液所呈颜色最适合于目视比色,若小于 10μg 或大于 30μg,则色太浅或太深,均不利于目视观察比较。故标准铅溶液的用量为 2ml。

3. 反应条件 主要指溶液的 pH。溶液的 pH 对重金属离子与硫化氢呈色影响较大,pH 3.5 时,硫化铅沉淀最完全,呈色最明显。若酸度增大,则呈色变浅,酸度过大甚至不显色。故配制醋酸盐缓冲液(pH 3.5)时,应用 pH 计进行调节。如果供试品用强酸溶解或在处理中用了强酸,则应在加入醋酸盐缓冲溶液前加氨试液至对酚酞指示液显中性。最佳显色时间为 2 分钟。

4. 特殊情况的处理

(1)若供试品溶液有颜色,可在对照液管中加稀焦糖液(取蔗糖或葡萄糖约 5g,置瓷蒸发皿或瓷坩埚中,在不断搅拌下,加热至呈棕色糊状,放冷,用水溶解成约 25ml,滤过,贮于滴瓶中备用)或其他无干扰的有色溶液,使之与供试液颜色一致,而后加入硫代乙酰胺试液。

(2)供试品中如含高铁盐,在弱酸性溶液中会使硫代乙酰胺水解生成的硫化氢氧化析出乳硫,影响检查,可在甲、乙、丙三管中分别加入维生素 C 0.5~1.0g,将高铁离子还原成为亚铁离子消除干扰,再照上述方法检查。

(五)结果判断

若乙管所显颜色浅于甲管,则重金属检查符合规定;若乙管所显颜色深于甲管,则重金属检查不符合规定。

二、炽灼法

本法适用于含芳环、杂环的有机药物的重金属检查。由于重金属结合在环中,需先将供试品灼烧破坏,使与有机分子结合的重金属游离出来,再取炽灼残渣进行检查。中药饮片及其制剂的化学成分多为含芳环或杂环的有机化合物,故其重金属检查大多采用此法。

(一)检查原理

将供试品炽灼破坏后,加硝酸处理,使有机物分解、破坏完全,然后按硫代乙酰胺法进行检查。

(二)仪器与试剂

电子天平(感量 0.0001g)、托盘天平(感量 0.1g)、恒温水浴锅、量瓶(100ml、1000ml)、量筒(10ml)、纳氏比色管(25ml)及比色管架、试剂瓶、滴瓶、马弗炉、坩埚、瓷皿、白纸、玻璃棒;硝酸铅、硝酸、硫酸、醋酸盐缓冲液(pH 3.5)、蔗糖或葡萄糖、硫代乙酰胺、维生素 C、盐酸、氨试液、酚酞指示液。

(三)操作方法

除另有规定外,取各品种项下规定量的供试品,按炽灼残渣检查法进行炽灼处理,然后取遗留的残渣(或直接取炽灼残渣项下遗留的残渣;如供试品为溶液,则取各品种项下规定量的溶液,蒸发至干,再按上述方法处理后取遗留的残渣)加硝酸 0.5ml,蒸干,至氧化氮蒸气除尽后(或取供试品一定量,缓缓炽灼至完全炭化,放冷,加硫酸 0.5~1.0ml,使之刚好湿润,用低温加热至硫酸除尽后,加硝酸 0.5ml,蒸干,至氧化氮蒸气除尽后,放冷,在 500~600℃ 炽灼使完全灰化),放冷,加盐酸 2ml,置水浴上蒸干后加水 15ml,滴加氨试液至对酚酞指示液显微粉红色,再加醋酸盐缓冲液(pH 3.5)2ml,微热溶解后,移置纳氏比色管中,加水稀释成 25ml,作为乙管;另取配制供试品溶液的试剂,置瓷皿中蒸干后,加醋酸盐缓冲液(pH 3.5)2ml 与水 15ml,微热溶解后,移置纳氏比色管中,加标准铅溶液一定量,再用水稀释成 25ml,作为甲管。再在甲、乙两管中分别加硫代乙酰胺试液 2ml,摇匀,放置 2 分钟,同置白纸上,自上向下透视,乙管显示的颜色与甲管比较,不得更深。

（四）注意事项

1. 炽灼温度必须控制在 500～600℃,温度过低灰化不完全,重金属不能全部游离,温度在 700℃以上,多数重金属盐都有不同程度的挥发损失,如铅在 700℃经 6 小时炽灼,损失率达 68%。某些供试品在炽灼时能腐蚀瓷坩埚而带入较多的重金属,应改用石英坩埚或铂坩埚操作。

2. 炽灼残渣加硝酸处理后,必须蒸干以除尽氧化氮,防止亚硝酸使硫代乙酰胺水解生成的硫化氢被氧化而析出硫,影响检查。蒸干后的残渣加盐酸处理,目的是使重金属转为氯化物,应水浴上蒸干以驱除多余的盐酸。

3. 为了消除盐酸或其他试剂可能夹杂重金属的影响,在配制供试品溶液时,如使用的盐酸超过 1.0ml（或与盐酸 1.0ml 相当的稀盐酸）,氨试液超过 2ml,或加入其他试剂进行处理者,除另有规定外,对照液中应取同样同量的试剂置瓷皿中蒸干,加醋酸盐缓冲液（pH 3.5）2ml 与水 15ml,微热溶解后,移置纳氏比色管中,加标准铅溶液一定量,再用水稀释成 25ml。

4. 其他注意事项同硫代乙酰胺法。

（五）结果判断

若乙管所显颜色浅于甲管,则重金属检查符合规定;若乙管所显颜色深于甲管,则重金属检查不符合规定。

三、硫化钠法

本法适用于能溶于碱而不溶于稀酸（或在稀酸中即生成沉淀）的中药制剂的重金属限量检查。

（一）检查原理

在碱性条件下,中药制剂中的重金属离子与硫化钠试液作用,生成有色的金属硫化物混悬液,与一定量标准铅溶液经同法处理所呈现的颜色进行比较,判断供试品中重金属是否超过规定限量。

$$Pb^{2+}+Na_2S \xrightarrow{NaOH} PbS \downarrow +2Na^+$$

（二）仪器与试剂

电子天平（感量 0.0001g）、托盘天平（感量 0.1g）、量瓶（100ml、1000ml）、量筒（10ml）、纳氏比色管（25ml）、比色管架、试剂瓶、滴瓶、玻璃棒;标准铅溶液、氢氧化钠试液、硫化钠试液等。

（三）操作方法

除另有规定外,取供试品适量,加氢氧化钠试液 5ml 与水 20ml 溶解后,移置纳氏比色管中,加硫化钠试液 5 滴,摇匀,与一定量的标准铅溶液同样处理后的颜色比较,不得更深。

（四）注意事项

1. 硫化钠试液的稳定性与硫化钠的纯度有很大关系,应采用分析纯硫化钠配制。硫化钠试液对玻璃有一定的腐蚀性,而且久置会产生絮状物,应临用前配制。

2. 供试品如为铁盐,检查重金属时,需利用 Fe^{3+} 在比重为 1.103～1.105 的盐酸（盐酸 9ml 与蒸馏水 6ml 的混合液)中成为[HFeCl$_6$]$^{2-}$,用乙醚提取而除去,再将酸性溶液加氨试液使呈碱性后,用氰化钾作为微量铁盐的掩蔽剂,再加硫化钠试液测定(应用氰化钾试液时,应特别注意安全,用完不得倒入酸缸中!)。

(五)结果判断

若供试液管所显颜色浅于对照液管,则重金属检查符合规定;若供试液管所显颜色深于对照液管,则不符合规定。

知识链接

重金属的危害

重金属及有害元素的毒性在于其可与人体内酶蛋白上的巯基和过硫键结合,使蛋白质变性,酶失去活性,组织细胞出现结构和功能上的损害。例如铅主要损害神经系统、造血系统、血管和消化系统;汞能损害肾脏,造成肾功能衰竭;砷扩张毛细血管,麻痹血管舒缩中枢,使腹腔脏器严重失血,引起肝、肾、心等器官的损害。一些矿物药中多含有害元素,例如石膏中含有少量铅,朱砂中含有汞,雄黄中含有砷,入药后易引起重金属含量超标。为了保证中药饮片及其制剂的安全性,《中国药典》2015 年版还采用原子吸收分光光度法或电感耦合等离子体质谱法对枸杞子、山楂、西洋参、阿胶、白芍、甘草、丹参等中药饮片中的重金属及有害元素铅、镉、砷、汞、铜进行测定。并规定上述中药含铅不得过 5mg/kg;镉不得过 0.3mg/kg;砷不得过 2mg/kg;汞不得过 0.2mg/kg;铜不得过 20mg/kg。

四、应用实例

(一)冰片中重金属的检查

《中国药典》2015 年版收载的冰片为人工合成品,又称合成龙脑,采用硫代乙酰胺法对冰片中重金属进行检查,并规定冰片含重金属不得过 5mg/kg。

操作方法:取 25ml 纳氏比色管三支,甲管中加标准铅溶液 2ml 与醋酸盐缓冲液(pH 3.5)2ml 后,加乙醇稀释成 25ml;乙管中加冰片 2g 加乙醇 23ml 溶解后,加稀醋酸 2ml 制成供试品溶液 25ml;丙管中加冰片 2g,加乙醇适量使溶解,再加标准铅溶液 2ml 与醋酸盐缓冲溶液(pH 3.5)2ml 后,用溶剂稀释成 25ml;再在甲、乙、丙三管中分别加硫代乙酰胺试液各 2ml,摇匀,放置 2 分钟,同置白纸上,自上向下透视,当丙管中显出的颜色不浅于甲管时,乙管中显示的颜色与甲管比较,不得更深。若乙管颜色不比甲管深,则冰片含重金属符合规定;若乙管颜色比甲管深,则冰片含重金属不符合规定。

(二)地奥心血康中重金属的检查

地奥心血康为薯蓣科植物黄山药和穿龙薯蓣的根茎提取物,为浅黄色或浅棕黄色粉末;无臭,味微苦,有吸湿性。《中国药典》2015 年版采用炽灼法检查其重金属,并规定含重金属不得过 20mg/kg。

1. 供试液的制备 取本品 1.0g,置已炽灼至恒重的坩埚中,精密称定,缓缓炽灼至完全炭化,放冷至室温,加硫酸 0.5~1ml 使湿润,低温加热至硫酸蒸气除尽后,加硝酸 0.5ml,蒸干,至氧化氮蒸气除尽后,放冷,在500～600℃炽灼使完全灰化,放冷,加盐酸2ml,置水浴上蒸干后加水15ml,滴加氨试液至对酚酞指示液显微粉红色,再加醋酸盐缓冲液(pH 3.5)2ml,微热溶解后,移置纳氏比色管中,加水稀释成25ml,作为乙管。

2. 对照液的制备　另取配制供试品溶液的试剂,置瓷皿中蒸干后,加醋酸盐缓冲液(pH 3.5)2ml与水15ml,微热溶解后,移置纳氏比色管中,加标准铅溶液2ml,再用水稀释成25ml,作为甲管。

3. 显色与结果判断　在甲、乙两管中分别加硫代乙酰胺试液各2ml,摇匀,放置2分钟,同置白纸上,自上向下透视,若乙管显示的颜色不比甲管深,则重金属检查符合规定。若乙管颜色比甲管深,则重金属检查不符合规定。

4. 注意事项　炽灼温度应严格控制在500～600℃。温度过低灰化不完全,重金属不能全部游离;温度过高,则重金属挥发损失,都会影响结果的准确性。

点滴积累 　∨

1. 重金属系指在规定实验条件下能与硫代乙酰胺或硫化钠试液作用而显色的金属杂质。 重金属检查主要以铅为代表。

2. 《中国药典》2015年版重金属检查法有三种:硫代乙酰胺法、炽灼法和硫化钠法。

3. 硫代乙酰胺法检查重金属的最佳pH为3.5(用pH=3.5的醋酸盐缓冲溶液控制)。

4. 炽灼法炽灼温度应严格控制在500～600℃。

5. 标准铅溶液应临用前用标准铅贮备液配制。 配制与贮存标准铅溶液的玻璃容器均不得含铅。 标准铅溶液(每1ml相当于10μg的Pb)的用量以2ml为宜。

第四节　砷盐检查法

砷盐的毒性较大,在中药材种植中,除草剂、杀虫剂和磷酸盐肥料等以及中药制剂在生产过程中使用的无机试剂和搪瓷反应器都会使中药材和中药制剂中含有微量砷。

砷盐检查法系指中药制剂中微量砷盐(以As计算)的限量检查。即比较供试品溶液与一定量的标准砷溶液在相同条件下处理所呈现的颜色深浅,判断供试品中砷盐是否符合限量规定。

《中国药典》2015年版收载了两种砷盐检查法,即古蔡氏法和二乙基二硫代氨基甲酸银法。此外,还采用原子吸收分光光度法或电感耦合等离子体质谱法测定某些中药中的砷盐,以严格控制砷盐含量。

一、古蔡氏法

┌─**边学边练**─────────────────────

　　检查黄连上清丸中的砷盐(实训十七)。

└────────────────────────────

本法只能用于中药制剂中砷盐的限量检查,不能测定砷盐的准确含量。

（一）检查原理

古蔡氏法是利用金属锌与酸作用产生新生态的氢与供试品中的微量砷盐反应生成具有挥发性的砷化氢，遇溴化汞试纸产生黄色至棕色的砷斑，与相同条件下一定量的标准砷溶液所产生的砷斑比较，以判定供试品中砷盐是否超过限量。

砷盐与锌和盐酸作用：

$$As^{3+}+3Zn+3H^+\longrightarrow AsH_3\uparrow +3Zn^{2+}（反应快）$$

$$AsO_3^{3-}+3Zn+9H^+\longrightarrow AsH_3\uparrow +3Zn^{2+}+3H_2O（反应快）$$

$$AsO_4^{3-}+4Zn+11H^+\longrightarrow AsH_3\uparrow +4Zn^{2+}+4H_2O（反应慢）$$

砷化氢与溴化汞试纸作用：

$$AsH_3+2HgBr_2\longrightarrow 2HBr+AsH(HgBr)_2（黄色）$$

$$AsH_3+3HgBr_2\longrightarrow 3HBr+AsH(HgBr)_3（棕色）$$

（二）仪器与试剂

古蔡氏法检查砷装置（图4-1）、电子天平（感量0.0001g）、托盘天平（感量0.1g）、恒温水浴锅、马弗炉、坩埚、干燥器、变色硅胶（干燥剂）、量瓶（100ml、1000ml）、量筒（10ml）、定量滤纸、盐酸、碘化钾、锌粒、稀硫酸、20%氢氧化钠溶液、酸性氯化亚锡试液、溴化汞试纸、醋酸铅棉花。

（三）操作方法

1. 仪器装置　如图4-1所示。A为100ml标准磨口锥形瓶；B为中空的标准磨口塞，上连导气管C（外径8.0mm，内径6.0mm），全长约180mm；D为具孔的有机玻璃旋塞，其上部为圆形平面，中央有一圆孔，孔径与导气管C的内径一致，其下部孔径与导气管C的外径相适应，将导气管C的顶端套入旋塞下部孔内，并使管壁与旋塞的圆孔适相吻合，黏合固定；E为中央具有圆孔（孔径6.0mm）的有机玻璃旋塞盖，与D紧密吻合。

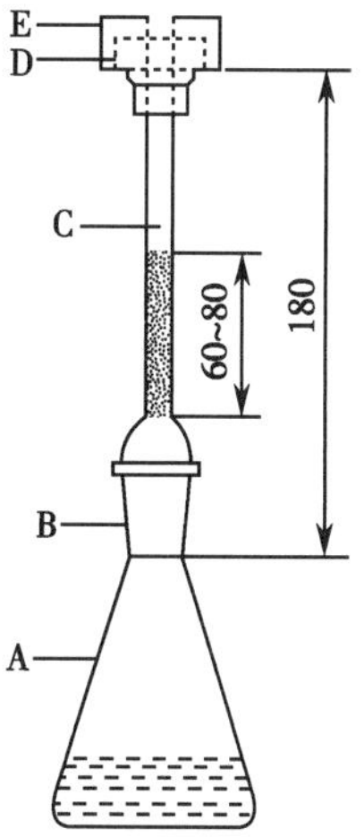

2. 导气管的准备　在导气管C中装入醋酸铅棉花60mg（高度为60～80mm），再于旋塞D的顶端平面上放一片溴化汞试纸（试纸大小以能覆盖孔径而不露出平面外为宜），盖上旋塞盖E并旋紧，即得。

3. 标准砷斑的制备　精密量取标准砷溶液2ml，置A瓶中，加盐酸5ml与水21ml，再加碘化钾试液5ml与酸性氯化亚锡试液5滴，在室温放置10分钟后，加锌粒2g，立即将照上法装妥的导气管C密塞于A瓶上，并将A瓶置25～40℃水浴中，反应45分钟，取出溴化汞试纸，即得。

图4-1　古蔡氏法检查砷盐仪器装置图（单位：mm）
A. 磨口锥形瓶；B. 磨口塞（中有一孔）；C. 导气管（装入醋酸铅棉花60mg）；D. 有机玻璃旋塞；E. 有机玻璃旋塞盖

若供试品需经有机破坏后再行检砷，则应取标准砷溶液代替供试品，照该品种项下规定的方法同法处理后，依法制备标准砷斑。

4. 供试品检查　取按各品种项下规定方法制成的供试品溶液,置 A 瓶中,加盐酸 5ml 与水适量使成 28ml,照标准砷斑的制备,自"再加碘化钾试液 5ml"起,依法操作。将生成的砷斑与标准砷斑比较,供试品砷斑的颜色不得比标准砷斑更深。

（四）注意事项

1. 标准砷溶液的制备　称取三氧化二砷 0.132g,置 1000ml 量瓶中,加 20% 氢氧化钠溶液 5ml溶解后,用适量的稀硫酸中和,再加稀硫酸 10ml,用水稀释至刻度,摇匀,作为标准砷贮备液（标准砷贮备液存放时间一般不宜超过一年）,临用前,精密量取标准砷贮备液 10ml,置 1000ml 量瓶中,加稀硫酸 10ml,用水稀释至刻度,摇匀,即得（每 1ml 相当于 1μg 的 As）。

2. 碘化钾和氯化亚锡的作用　药物中存在的微量砷通常以三价的亚砷酸盐或五价的砷酸盐存在,五价状态的砷被还原生成砷化氢的速度比三价砷慢,三价砷生成砷化氢在 2 小时内已反应完全,而五价砷在同时间内仅十分之二起反应。故加入还原剂碘化钾和氯化亚锡,使五价砷还原为三价砷,加快反应速度。碘化钾被氧化生成的碘又被酸性氯化亚锡还原为碘离子,碘离子与反应生成的锌离子形成稳定的配离子,有利于生成砷化氢的反应不断进行。

$$AsO_4^{3-}+2I^-+2H^+\longrightarrow AsO_3^{3-}+I_2+H_2O$$

$$AsO_4^{3-}+Sn^{2+}+2H^+\longrightarrow AsO_3^{3-}+Sn^{4+}+H_2O$$

$$I_2+Sn^{2+}\longrightarrow 2I^-+Sn^{4+}$$

$$4I^-+Zn^{2+}\longrightarrow \left[ZnI_4\right]^{2-}$$

氯化亚锡还可与锌作用,锌置换出锡沉积在锌粒表面形成锌-锡齐,起去极化作用,加快锌粒与盐酸作用,使氢气均匀而连续地产生,有利于砷斑的形成,增加反应的灵敏度和准确度。

$$Sn^{2+}+Zn\longrightarrow Sn+Zn^{2+}$$

氯化亚锡与碘化钾的存在,还可抑制锑化氢生成,因为锑化氢也能与溴化汞试纸作用,生成有色锑斑。但在实验条件下,100μg 锑存在也不至于干扰测定。

3. 醋酸铅棉花的作用　供试品和锌粒中可能含有少量硫化物,在酸性溶液中产生的硫化氢气体与溴化汞试纸作用产生硫化汞色斑,干扰检查。故用醋酸铅棉花吸收硫化氢气体,排除干扰。醋酸铅棉花应均匀塞入导气管中部 60 ~ 80mm,不要塞入近下端。要松紧适宜、保持干燥,如有湿润,应重新更换。

▶▶ **课堂活动**

探讨导气管中的醋酸铅棉花为什么要松紧适宜,并保持干燥。

4. 制备标准砷斑　应与供试品检查同时进行。因砷斑不稳定,遇光、热及湿气易褪色,故反应中应保持干燥及避光,反应完毕立即比色。

5. 砷斑色泽的控制　砷斑色泽的深浅随砷化氢的量而定,砷斑颜色过深或过浅都会影响比色的准确性。标准砷溶液为 2ml（相当于 2μg 的 As）所形成的色斑色度适中、清晰,便于比较。因此,当供试品砷限量不同时,应采用改变供试品取用量的方法来适应要求,而不采用改变标准砷溶液用量的办法。

6. 锌粒的使用　应使用无砷锌粒。锌粒大小影响反应速度,为使产生砷化氢气体的速度适宜,以能通过一号筛(粒径2mm左右)的锌粒为宜。反应时间为45分钟。若锌粒较大,用量应酌情增加,反应时间亦应延长至1小时。反应温度应控制在25～40℃之间,冬季可置温水浴中。如反应太快,宜适当降低反应温度,使砷化氢气体均匀产生。

7. 溴化汞试纸的制备　溴化汞试纸应新鲜制备。制备溴化汞试纸所用滤纸的质量,对生成砷斑的色泽有影响,用定量滤纸质地疏松者,所显砷斑色调鲜明,便于观察比较。因此,应选用质量较好,质地疏松的中速定量滤纸。

8. 醋酸铅棉花的制备　取脱脂棉1.0g,浸入醋酸铅试液与水的等容混合液12ml中,湿透后,挤压除去过多的溶液,并使之疏松,在100℃以下干燥后,贮存于玻璃塞瓶中备用。

9. 样品预处理　中药饮片及其制剂一般需经有机破坏后检查砷盐。因砷盐常与有机药物的环状结构以共价键结合,需先行有机破坏,使砷游离出来,否则检出结果偏低或难以检出。有机破坏时,所用试剂的含砷量如超过1μg,除另有规定外,应取同量的试剂加入标准砷溶液一定量,按供试品同样处理,制备标准砷斑,再与供试品所生成砷斑的颜色比较。

10. 仪器和试液　所用仪器和试液等按本法检查,均不应生产砷斑,或至多生成仅可辨认的斑痕。新购置的仪器装置,在使用前应检查是否符合要求。可将所使用的仪器装置依法制备标准砷斑,所得砷斑应呈色一致。同一套仪器应能辨别出标准砷溶液1.5ml与2.0ml所呈砷斑的深浅。

（五）结果判断

供试品砷斑的颜色比标准砷斑颜色浅,则砷盐检查符合规定,供试品砷斑的颜色比标准砷斑颜色深,则砷盐检查不符合规定。

二、二乙基二硫代氨基甲酸银法

二乙基二硫代氨基甲酸银法(简称Ag-DDC法)既可检查药物中砷盐限量,又可准确测定砷盐的含量。

（一）检查原理

利用金属锌与酸作用产生新生态的氢,与药品中的微量砷盐反应生成具有挥发性的砷化氢,用二乙基二硫代氨基甲酸银试液吸收,使二乙基二硫代氨基甲酸银还原生成红色胶态银,与相同条件下一定量的标准砷溶液所产生的颜色进行目视比色,或在510nm波长处以二乙基二硫代氨基甲酸银试液作空白,测定吸光度,与标准砷对照液同法测得的吸光度比较,以判定供试品中砷盐是否符合限量规定或计算砷盐含量。

$$AsH_3 + 6 \quad \begin{array}{c} C_2H_5 \\ C_2H_5 \end{array} N-C \begin{array}{c} S \\ S \end{array} Ag \rightleftharpoons 6Ag + As \left[\begin{array}{c} C_2H_5 \\ C_2H_5 \end{array} N-C \begin{array}{c} S \\ S \end{array} \right]_3 + 3 \quad \begin{array}{c} C_2H_5 \\ C_2H_5 \end{array} N-C \begin{array}{c} S \\ SH \end{array}$$

（二）仪器与试剂

二乙基二硫代氨基甲酸银法检砷装置(见图4-2)、电子天平(感量0.0001g)、托盘天平(感量0.1g)、分光光度计、比色计、恒温水浴锅、马弗炉、坩埚、恒温干燥箱(精确±1℃)、干燥器、变色硅胶

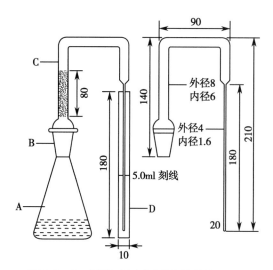

图 4-2 Ag-DDC 法测砷装置图（单位：mm）
A. 锥形瓶；B. 磨口塞（中有一孔）；C. 导气管（装入醋酸铅棉花 60mg）；D. 平底玻璃管

（干燥剂）、量瓶（100ml、1000ml）、量筒（10ml）、定量滤纸、盐酸、碘化钾、锌粒、稀硫酸、二乙基二硫代氨基甲酸银试液、酸性氯化亚锡试液、三氯甲烷、醋酸铅棉花。

（三）操作方法

1. 仪器装置　如图 4-2 所示。A 为 100ml 标准磨口锥形瓶；B 为中空的标准磨口塞，上连导气管 C（一端的外径为 8mm，内径为 6mm；另一端长 180mm，外径 4mm，内径 1.6mm，尖端内径为 1mm）。D 为平底玻璃管（长 180mm，内径 10mm，于 5.0ml 处有一刻度）。

测试时，于导气管 C 中装入醋酸铅棉花 60mg（装管高度约 60~80mm），并于 D 管中精密加入二乙基二硫代氨基甲酸银试液（含 1.8% 三乙胺、0.25% 二乙基二硫代氨基甲酸银的三氯甲烷溶液）5ml。

2. 标准砷对照液的制备　精密量取标准砷溶液 2ml，置 A 瓶中，加盐酸 5ml 与水 21ml，再加碘化钾试液 5ml 与酸性氯化亚锡试液 5 滴，在室温放置 10 分钟后，加锌粒 2g，立即将导气管 C 与 A 瓶密塞，使生成的砷化氢气体导入 D 管中，并将 A 瓶置 25~40℃ 水浴中反应 45 分钟，取出 D 管，添加三氯甲烷至刻度，混匀，即得。

3. 供试品砷盐检查　取按各品种项下规定方法制成的供试品溶液，置 A 瓶中，加盐酸 5ml 与水适量使成 28ml，照标准砷对照液的制备，自"再加碘化钾试液 5ml"起，依法操作。将所得溶液与标准砷对照液同置白色背景上，从 D 管上方向下观察、比较，所得溶液的颜色不得比标准砷对照液更深。必要时，可将所得溶液转移至 1cm 吸收池中，照紫外-可见分光光度法（《中国药典》2015 年版通则 0401）在 510nm 波长处以二乙基二硫代氨基甲酸银试液作空白，测定吸光度，与标准砷对照液按同法测得的吸光度比较，不得更大。

（四）注意事项

1. 二乙基二硫代氨基甲酸银试液的配制：取二乙基二硫代氨基甲酸银 0.25g，加三氯甲烷适量与三乙胺 1.8ml，加三氯甲烷至 100ml，搅拌使溶解，放置过夜，用脱脂棉滤过，即得。加入三乙胺是为了中和反应生成的二乙基二硫代氨基甲酸。该试液呈色稳定，低毒无臭，且配制后两周内稳定。应置棕色玻璃瓶中，密塞，阴凉处保存。

2. 当供试液中含砷（As）0.75~7.5μg 时显色反应的线性关系良好，2 小时内稳定，重现性好。与砷化氢产生的颜色在 510nm 处有最大吸收。因二乙基二硫代氨基甲酸银试液带浅黄绿色，测吸光度时要用此试液作空白。

3. 操作时由于在 25~40℃ 水浴中反应 45 分钟后，D 管中有部分三氯甲烷挥发，故比色前应添加三氯甲烷至 5.00ml，摇匀。

4. 其他注意事项同古蔡氏法。

（五）结果判断

若供试液的颜色浅于对照液,或供试液的吸光度小于对照液的吸光度,则砷盐检查符合规定;若供试液的颜色深于对照液,或供试液的吸光度大于对照液的吸光度,则砷盐检查不符合规定。

三、应用实例

（一）冰片中砷盐的检查

《中国药典》2015 年版采用古蔡氏法检查冰片中的砷盐,并规定含砷盐不得过 2mg/kg。

取本品 1g,加氢氧化钙 0.5g 与水 2ml,混匀,置水浴上加热使本品挥发后,放冷,置检砷瓶 A 中,加盐酸中和,再加盐酸 5ml 与水适量使成 28ml,再加碘化钾试液 5ml 与酸性氯化亚锡试液 5 滴,在室温放置 10 分钟后,加锌粒 2g,立即将已准备好的导气管 C 与 A 瓶密塞,置 25 ~ 40℃水浴中反应 45 分钟,取出溴化汞试纸,将生成的砷斑与标准砷斑比较,不得更深。

（二）石膏中砷盐的检查

本品为硫酸盐类矿物硬石膏族石膏,主要成分为含水硫酸钙($CaSO_4 \cdot 2H_2O$)。《中国药典》2015 年版用二乙基二硫代氨基甲酸银法检查砷盐,规定含砷盐不得过 2mg/kg。

> ▶ **课堂活动**
>
> 探讨冰片中检查砷盐时加氢氧化钙的作用。

取本品 1g,置检砷装置 A 瓶中,加盐酸 5ml,加水至 28ml,加热使溶解,放冷,再加碘化钾试液 5ml 与酸性氯化亚锡试液 5 滴,在室温放置 10 分钟后,加锌粒 2g,立即将导气管 C 与 A 瓶密塞,使生成的砷化氢气体导入 D 管中,并将 A 瓶置 25 ~ 40℃水浴中反应 45 分钟,取出 D 管,添加三氯甲烷至刻度,混匀。将所得溶液与标准砷对照液同置白色背景上,从 D 管上方向下观察比较,若供试液的颜色比标准砷对照液浅,则石膏中砷盐符合限量规定,若供试液颜色比标准砷对照液深,则砷盐检查不符合规定。

（三）牛黄解毒片中砷盐的检查

牛黄解毒片由人工牛黄、雄黄、石膏、大黄、黄芩、桔梗、冰片、甘草八味中药饮片制成。《中国药典》2015 年版用古蔡氏法检查其砷盐。

取本品适量(包衣片除去包衣),研细,精密称取 1.52g,加稀盐酸 20ml,时时搅拌 1 小时,滤

> ▶ **课堂活动**
>
> 计算牛黄解毒片中砷盐限量。

过,残渣用稀盐酸洗涤 2 次,每次 10ml,搅拌 10 分钟,洗液与滤液合并,置 500ml 量瓶中,加水稀释至刻度,摇匀。精密量取 5ml,置 10ml 量瓶中,加水至刻度,摇匀。再精密量取 2ml,置检砷瓶 A 中,加盐酸 5ml 与水 21ml,照砷盐检查法(古蔡氏法)检查,所显砷斑颜色不得深于标准砷斑。

点滴积累 ∨

1. 中药材种植及中药制剂生产中均会引入砷盐。　砷盐有毒,应严格检查并控制其限量。

2. 砷盐检查法有两种:古蔡氏法和二乙基二硫代氨基甲酸银法。　以古蔡氏法较常用。　检查中药饮片及其制剂的砷盐,多需要有机破坏后使砷游离出再检查。

3. 古蔡氏法中，供试品中砷盐与盐酸和锌反应产生的砷化氢气体，与溴化汞试纸生成黄色至棕色的砷斑，与标准砷斑比较，颜色不得更深。

4. 醋酸铅棉花的作用是吸收硫化氢；碘化钾和氯化亚锡的主要作用是将五价砷还原为三价砷。

第五节　注射剂有关物质检查法

中药注射剂系指药材经提取、纯化后制成的供注入人体内的溶液、乳状液及供临用前配制成溶液的粉末或浓溶液的无菌制剂。注射剂中有关物质是指残留在注射剂中会影响注射剂质量，需要控制的物质。除另有规定外，一般应检查蛋白质、鞣质、树脂等，静脉注射液还应检查草酸盐、钾离子等。这些物质存在于注射剂中既会影响注射剂的澄明度，又会使患者注射后产生局部疼痛、红肿、组织坏死或出现过敏反应等。故应检查这些杂质并控制其存在量。

一、蛋白质检查法

注射剂中的蛋白质（多为植物蛋白）如未除尽，灭菌及贮存期间易聚集沉淀，从而影响注射剂的稳定性及澄明度，注射到人体后还易引起过敏反应，故应检查和控制蛋白质。

（一）检查原理

利用蛋白质在 pH 小于等电点时呈正离子状态，可与磺基水杨酸或鞣酸试剂产生不溶性的沉淀，以判断蛋白质的存在。

（二）仪器与试剂

试管；30% 磺基水杨酸试液、鞣酸试液。

（三）操作方法

除另有规定外，取注射液 1ml，加新配制的 30% 的磺基水杨酸溶液 1ml，混匀，放置 5 分钟，不得出现浑浊。注射液中如含有遇酸能产生沉淀的成分，可改加鞣酸试液 1～3 滴，不得出现浑浊。

（四）注意事项

1. 试管应选质量较好、质地一致、无色、无刻度的玻璃试管。

2. 磺基水杨酸试液应新鲜配制，否则会影响检查结果。

3. 注射剂含有黄芩苷、蒽醌类等成分时，应改用鞣酸试液检查。否则会影响检验结果的正确性。鞣酸试液的配制：取鞣酸 1g，加乙醇 1ml，加水溶解并稀释至 100ml，即得。

4. 某些注射剂遇酸能产生沉淀，会干扰检查结果，应注意。

5. 如结果不明显，可取注射用水作空白，同法操作，加以比较。

（五）结果判断

若供试液不出现浑浊，则蛋白质检查符合规定；若出现浑浊，则不符合规定。

二、鞣质检查法

中药注射剂中如含有较多的鞣质,一方面,鞣质能与蛋白质结合为不溶性沉淀,会对人体产生刺激,肌注会引起注射部位红肿、出现硬结和疼痛;静脉注射会引起凝血。另一方面,注射剂中含有鞣质,在灭菌和贮存过程中,鞣质被氧化,使注射剂颜色加深、产生浑浊甚至生成沉淀,严重影响注射剂的澄明度和稳定性。而在制备中药注射剂时,又很难把鞣质完全除尽。因此,中药注射剂应进行鞣质检查。

（一）检查原理

利用鞣质与蛋白质反应生成鞣酸蛋白沉淀,以判断鞣质的存在。

（二）仪器与试剂

试管;1%的鸡蛋清生理氯化钠溶液、稀醋酸、氯化钠明胶试液。

（三）操作方法

除另有规定外,取注射液1ml,加新配制的含1%鸡蛋清的生理氯化钠溶液5ml［必要时,用微孔滤膜（0.45μm）滤过］,放置10分钟,不得出现浑浊或沉淀。如出现浑浊或沉淀,取注射液1ml,加稀醋酸1滴,再加氯化钠明胶试液4～5滴,不得出现浑浊或沉淀。

（四）注意事项

1. 鸡蛋清生理氯化钠溶液应新鲜配制,否则影响检查结果。

2. 含有聚乙二醇、聚山梨酯等聚氧乙烯基物质的注射液,虽有鞣质也不产生沉淀,对这类注射液应取未加附加剂前的半成品检查。

3. 如结果不明显,可取注射用水作空白,同法操作,加以比较。

（五）结果判断

若供试液不出现浑浊,则鞣质检查符合规定;若出现浑浊,则不符合规定。

三、树脂检查法

树脂是植物组织的正常代谢产物或分泌物。树脂中的树脂酸和树脂醇具有极性基团,有一定的水溶性,在中药注射剂中常有少量存在而又不易除去,但在灭菌后或贮藏过程中容易析出,影响注射剂的澄明度。中药注射剂中如含有树脂,注射后还会引起疼痛。因此中药注射剂应进行树脂检查。

（一）检查原理

利用树脂在酸性水中溶解度降低析出絮状沉淀,以判断树脂的存在。

（二）仪器与试剂

恒温水浴锅、蒸发皿、分液漏斗、具塞试管、烧杯;盐酸、三氯甲烷、冰醋酸。

（三）操作方法

除另有规定外,取注射液5ml,加盐酸1滴,放置30分钟,不得出现沉淀。如出现沉淀,另取注射液5ml,加三氯甲烷10ml振摇提取,分取三氯甲烷液,置水浴上蒸干,残渣加冰醋酸2ml使溶解,置具塞试管中,加水3ml,混匀,放置30分钟,不得出现沉淀。

（四）注意事项

1. 用三氯甲烷提取时,应充分放置,使其分层完全,否则,易出现假阳性。应在通风柜中进行。

2. 如结果不明显,可取注射用水作空白,同法操作,加以比较。

（五）结果判定

若供试液不出现沉淀,则树脂检查符合规定;若出现沉淀,则不符合规定;如出现絮状物也判为不符合规定。

四、草酸盐检查法

注射剂中如含有草酸盐,进入人体后会与钙离子结合为不溶于水的草酸钙而引起血栓,并使血液脱钙,甚至引起痉挛;故供静脉注射用的注射剂应检查草酸盐,以保证用药安全。

（一）检查原理

利用草酸盐与氯化钙反应生成不溶于水的草酸钙,以判断草酸盐的存在。

$$C_2O_4^{2-}+CaCl_2\longrightarrow CaC_2O_4\downarrow+2Cl^-$$

（二）仪器与试剂

试管、玻璃漏斗;稀盐酸、氢氧化钠溶液、3%氯化钙溶液。

（三）操作方法

除另有规定外,取溶液型静脉注射液适量,用稀盐酸调节 pH 至 1~2,滤过,取滤液 2ml,加氢氧化钠溶液调节 pH 至 5~6,加 3%氯化钙溶液 2~3 滴,放置 10 分钟,不得出现浑浊或沉淀。

（四）注意事项

如结果不明显,可取注射用水作空白,同法操作,加以比较。

（五）结果判断

若供试液不出现浑浊或沉淀,则草酸盐检查符合规定;若出现浑浊或沉淀,则不符合规定。

五、钾离子检查法

中药注射剂中如钾离子含量过高,可引起明显的局部刺激(疼痛反应)和心肌损害。用于静脉注射时,会引起病人血钾离子浓度偏高,使电解质平衡失调,故应对供静脉注射用注射剂中钾离子进行限量检查。

（一）检查原理

利用注射液中的钾离子与四苯硼钠试剂在酸性条件下生成白色沉淀,使供试液浑浊,与一定量的标准钾离子溶液在相同条件下所产生的浊度进行比较,判断注射剂中钾离子是否超过规定限度[钾离子浓度控制在 22%(mg/ml)以下为宜]。

（二）仪器与试剂

电子天平(感量 0.0001g)、高温炉、量瓶、乳钵、恒温干燥箱、干燥器、变色硅胶(干燥剂)、坩埚、表面皿、纳氏比色管(10ml)、移液管;稀醋酸、甲醛溶液、0.1mol/L 氢氧化钠溶液、3%乙二胺四醋酸二钠溶液、3%四苯硼钠溶液、硫酸钾。

（三）操作方法

除另有规定外，取静脉注射液2ml，蒸干，先用小火炽灼至炭化，再在500~600℃炽灼至完全灰化，加稀醋酸2ml使溶解，置25ml量瓶中，加水稀释至刻度，摇匀，作为供试品溶液。取10ml纳氏比色管两支，甲管中精密加入标准钾离子溶液0.8ml，加碱性甲醛溶液（取甲醛溶液，用0.1mol/L氢氧化钠溶液调节pH至8.0~9.0）0.6ml、3%乙二胺四醋酸二钠溶液2滴、3%四苯硼钠溶液0.5ml，加水稀释成10ml，乙管中精密加入供试品溶液1ml，与甲管同时依法操作，摇匀，甲、乙两管同置黑纸上，自上向下透视，乙管中显出的浊度与甲管比较，不得更浓。

（四）注意事项

1. 标准钾离子溶液的配制　取硫酸钾适量，研细，于110℃干燥至恒重，精密称取2.23g，置1000ml量瓶中，加水适量使溶解并稀释至刻度，摇匀，作为贮备液。临用前，精密量取贮备液10ml，置100ml量瓶中，加水稀释至刻度，摇匀即得（每1ml相当于100μg的K）。贮备液应放冰箱中保存。

2. 供试品在炭化时，应注意缓慢加热，以防止暴沸而造成误差。炽灼温度应控制在500~600℃，灰化必须完全。

（五）结果判断

乙管与甲管比较，若乙管中显示的浊度浅于甲管，则钾离子检查符合规定；若乙管中显示的浊度比甲管深，则不符合规定。

知识链接

中药注射剂的不良反应

中药注射剂是我国民族医药的特色，在治疗疾病领域具有不可替代的优势。但是，中药注射剂不良反应的发生严重阻碍了其在临床上的应用。中药注射剂的不良反应主要有过敏反应、溶血反应、发热反应及其他反应，涉及到多器官、多系统。报道较多的是心血管系统、血液系统、呼吸系统、消化系统、皮肤黏膜、泌尿系统和神经系统损害，以过敏反应最多。引起不良反应的原因有多方面，注射剂中成分复杂、杂质较多、微生物代谢产物以及应用时稀释、配伍不当产生不溶性微粒等都是注射剂发生不良反应的主要因素。

《中国药典》2015年版收载的中药注射剂仅有止喘灵注射液、灯盏细辛注射液、注射用双黄连（冻干）、注射用灯盏花素、清开灵注射液五个品种。

六、应用实例

注射用双黄连（冻干）有关物质的检查

注射用双黄连（冻干）是由连翘、金银花、黄芩三味中药饮片制成的黄棕色无定形粉末或疏松固体状物，具有清热解毒、疏风解表的功效，是《中国药典》收载的第一个供静脉滴注的冻干注射剂。《中国药典》2015年版规定应检查蛋白质、鞣质、树脂、草酸盐与钾离子等有关物质。

1. 蛋白质检查 取本品 0.6g,加水 10ml 使溶解,取 2ml,滴加鞣酸试液 1～3 滴,不得出现浑浊。若澄清则蛋白质检查符合规定;若出现浑浊,则蛋白质检查不符合规定。

2. 鞣质检查 取本品 0.6g,加水 10ml 使溶解,取 1ml,加新配制的含 1% 鸡蛋清的生理氯化钠溶液 5ml[必要时,用微孔滤膜(0.45μm)滤过],放置 10 分钟。不得出现浑浊或沉淀。如出现浑浊或沉淀,则取溶液 1ml,加稀醋酸 1 滴,再加氯化钠明胶试液 4～5 滴,不得出现浑浊和沉淀。若澄清,则鞣质检查符合规定;若出现浑浊或沉淀,则鞣质检查不符合规定。

3. 树脂检查 取本品 0.6g,加水 10ml 使溶解,取 5ml,置分液漏斗中,加三氯甲烷 10ml 振摇提取,分取三氯甲烷液,置水浴上蒸干,残渣加冰醋酸 2ml 使溶解,置具塞试管中,加水 3ml,混匀,放置 30 分钟,应无絮状物析出。若澄清,不出现絮状物,则树脂检查符合规定;若有絮状物析出,则树脂检查不符合规定。

4. 草酸盐检查 取本品 0.6g,加水 10ml 使溶解,用稀盐酸调节 pH 至 1～2,保温滤去沉淀,调节 pH 至 5～6,取 2ml,加 3% 氯化钙溶液 2～3 滴,放置 10 分钟,不得出现浑浊和沉淀。若澄清,则草酸盐检查符合规定;若出现浑浊或沉淀,则草酸盐检查不符合规定。

5. 钾离子检查 取本品 0.12g,称定,先用小火炽灼至炭化,再在 500～600℃ 炽灼至完全灰化,加稀醋酸使溶解,置 25ml 量瓶中,加水稀释至刻度,混匀,作为供试品溶液。取 10ml 纳氏比色管两支,甲管中精密加入标准钾离子溶液(每 1ml 相当于 100μg 的 K)0.8ml,加碱性甲醛溶液(取甲醛溶液,用 0.1mol/L 氢氧化钠溶液调节 pH 至 8.0～9.0)0.6ml、3% 乙二胺四醋酸二钠溶液 2 滴、3% 四苯硼钠溶液 0.5ml,加水稀释成 10ml,乙管中精密加入供试品溶液 1ml,与甲管同时依法操作,摇匀,甲、乙两管同置黑纸上,自上向下透视,乙管中显出的浊度与甲管比较,不得更浓。若乙管中显出的浊度比甲管浅,则钾离子检查符合规定;若乙管中显出的浊度比甲管深,则钾离子检查不符合规定。

点滴积累 ∨

> 注射剂有关物质系指中药材经提取、纯化制成注射剂后,残留在注射剂中可能含有并需要控制的物质。《中国药典》2015 年版规定,中药注射剂应检查蛋白质、鞣质、树脂等,静脉注射液还应检查草酸盐、钾离子。

第六节　可见异物检查法

可见异物是指存在于注射剂、眼用液体制剂和无菌原料中,在规定条件下目视可以观测到的不溶性物质,其粒径或长度通常大于 50μm。常见可见异物有金属、玻璃、纤维、块状物、点状物及其他外来异物等。注射剂、眼用液体制剂和无菌原料中若含有可见异物将影响药品质量,甚至导致严重的药品不良反应或药疗事故。因此可见异物检查对于保证注射剂、眼用液体制剂和无菌原料的安全性具有重要意义。

《中国药典》2015 年版收载的可见异物检查法有灯检法和光散射法。一般用灯检法,灯检法不适用的品种,如用深色透明容器包装或液体色泽较深(一般深于各标准比色液 7 号)的品种,可选用光散射法;混悬型、乳状液型注射液和滴眼液不能使用光散射法。

一、灯检法

（一）检查条件

1. **环境** 灯检法应在暗室中进行。实验室检测时应避免引入可见异物。当制备注射用无菌粉末和无菌原料药供试品溶液时，或供试品的容器（如不透明、不规则形状容器等）不适于检测，需转移至适宜容器中时，均应在 B 级的洁净环境（如层流净化台）中进行操作。

2. **检查装置** 如图 4-3 所示。A 为带有遮光板的日光灯光源，光照度可在 1000~4000lx 范围内调节;B 为反光的白色背景（指遮光板内侧）;C 为不反光的黑色背景;D 为不反光的白色背景和底部（供检查有色异物）。

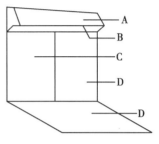

图 4-3 灯检法检查装置

3. **检查人员条件** 检查人员远距离和近距离视力测验均应为 4.9 或 4.9 以上（矫正后视力应为 5.0 或 5.0 以上）;同时应无色盲。

4. **检视距离** 检查人员调节位置，使供试品位于眼部的明视距离处（指供试品至人眼的清晰观测距离，通常为 25cm）。

（二）操作方法

按以下各类供试品的要求，取规定量供试品，除去容器标签，擦净容器外壁，必要时将药液转移至洁净透明的适宜容器内，将供试品置遮光板边缘处，在明视距离，手持容器颈部，轻轻旋转和翻转容器（但应避免产生气泡），使药液中可能存在的可见异物悬浮，分别在黑色和白色背景下目视检查，重复观察，总检查时限为 20 秒。

1. **注射液** 除另有规定外，取供试品 20 支（瓶），按上述方法检查。

2. **注射用无菌制剂** 除另有规定外，取供试品 5 支（瓶），用适宜的溶剂和适当的方法使药粉完全溶解后，按上述方法检查。配带有专用溶剂的注射用无菌制剂，应先将专用溶剂按注射液要求检查并符合注射液的规定后，再用其溶解注射用无菌制剂。如经真空处理的供试品，必要时应用适当的方法破其真空，以便于药物溶解。低温冷藏的品种，应先将其放至室温，再进行溶解和检查。

3. **无菌原料药** 除另有规定外，按抽样要求称取各品种制剂项下最大规格量 5 份，分别置洁净透明的适宜容器内，用适宜的溶剂及适当的方法使药物全部溶解后，按上述方法检查。

注射用无菌制剂及无菌原料药所选用的适宜溶剂应无可见异物。如为水溶性药物，一般使用不溶性微粒检查用水（《中国药典》2015 年版通则 0903）进行溶解制备;如使用其他溶剂，则应在各品种正文中明确规定。溶剂量应确保药物溶解完全并便于观察。

注射用无菌制剂及无菌原料药溶解所用的适当方法应与其制剂使用说明书中注明的临床使用

前处理方式相同。如除振摇外还需其他辅助条件,则应在各品种正文中明确规定。

4. 眼用液体制剂　除另有规定外,取供试品 20 支(瓶),按上述方法检查。临用前配制的滴眼剂所带的专用溶剂,应先检查合格后,再用其溶解滴眼用制剂。

(三)注意事项

1. 不同药品检查时对光照度要求不同。用无色透明容器包装的无色供试品溶液,检查时被观察样品所在处的光照度应为 1000 ~ 1500lx;透明塑料容器包装、棕色透明容器包装的供试品溶液或有色供试品溶液,光照度应为 2000 ~ 3000lx;混悬型供试品或乳状液,光照度应增加至约 4000lx。

2. 正面不反光的黑色面作为检查无色或白色异物的背景,侧面和底面白色面作为检查有色异物的背景。

3. 旋转和翻转容器时,应避免使药液产生气泡。

4. 供试品溶液中有大量气泡产生影响观察时,需静置足够时间至气泡消失后检查。

5. 供试品装量每支(瓶)在 10ml 及 10ml 以下的,每次检查可手持 2 支(瓶)。

6. 50ml 或 50ml 以上大容量注射液按直、横、倒三步法旋转检视。

(四)结果判断

1. 供试品中不得检出金属屑、玻璃屑、长度超过 2mm 的纤维、最大粒径超过 2mm 的块状物以及静置一定时间后轻轻旋转时肉眼可见的烟雾状微粒沉积物、无法计数的微粒群或摇不散的沉淀,以及在规定时间内较难计数的蛋白质絮状物等明显可见异物。

2. 供试品中如检出点状物、2mm 以下的短纤维和块状物等微细可见异物,生化药品或生物制品若检出半透明的小于约 1mm 的细小蛋白质絮状物或蛋白质颗粒等微细可见异物,除另有规定外,应分别符合下列各表中的规定。

(1)生物制品注射液、滴眼液的结果判定:见表 4-2。

表 4-2　生物制品注射液、滴眼剂结果判定

类别	微细可见异物限度	
	初试 20 支（瓶）	初、复试 40 支（瓶）
注射液	装量 50ml 及以下,每支(瓶)中微细可见异物不得超过 3 个 装量 50ml 以上,每支(瓶)中微细可见异物不得超过 5 个	2 支(瓶)以上超出,不符合规定
滴眼剂	如仅有 1 支(瓶)超出,符合规定 如检出 2 支(瓶)超出,复试 如检出 3 支(瓶)及以上超出,不符合规定	3 支(瓶)以上超出,不符合规定

(2)非生物制品注射液、滴眼剂结果判定:见表 4-3。

(3)既可静脉用也可非静脉用的注射液,以及脑池内、硬膜外、椎管内用的注射液:应执行静脉用注射液的标准,混悬液与乳状液仅对明显可见异物进行检查。

(4)注射用无菌制剂:5 支(瓶)检查的供试品中如检出微细可见异物,每支(瓶)中检出微细可见异物的数量应符合表 4-4 的规定;如有 1 支(瓶)超出表 4-4 中限度规定,另取 10 支(瓶)同法复试,均应不超出表 4-4 中限度规定。

表 4-3 非生物制品注射液、滴眼剂结果判定

类别		微细可见异物限度	
		初试 20 支（瓶）	初、复试 40 支（瓶）
注射液	静脉用	如 1 支（瓶）检出，复试 如 2 支（瓶）或以上检出，不符合规定	超过 1 支（瓶）检出，不符合规定
	非静脉用	如 1～2 支（瓶）检出，复试 如 2 支（瓶）以上检出，不符合规定	超过 2 支（瓶）检出，不符合规定
滴眼剂		如 1 支（瓶）检出，符合规定 如 2～3 支（瓶）检出，复试 如 3 支（瓶）以上检出，不符合规定	超过 3 支（瓶）检出，不符合规定

表 4-4 注射用无菌制剂的结果判定

类别		每支（瓶）中微细可见异物限度（个）
生物制品	复溶体积 50ml 及以下 复溶体积 50ml 以上	≤3 ≤5
非生物制品	冻干 非冻干	≤3 ≤5

（5）无菌原料药：5 份检查的供试品中如检出微细可见异物，每份供试品中检出微细可见异物的数量应符合相应注射用无菌制剂的规定；如有 1 份超出限度规定，另取 10 份同法复试，均应不超出限度规定。

二、光散射法

（一）检测原理

当一束单色激光照射溶液时，溶液中存在的不溶性物质使入射光发生散射，散射的能量与不溶性物质的大小有关。光散射法就是通过对溶液中不溶性物质引起的光散射能量的测量，并与规定的阈值比较，以检查可见异物。

不溶性物质的光散射能量可通过被采集的图像进行分析。设不溶性物质的光散射能量为 E，经过光电信号转换，即可用摄像机采集到一个锥

> ➤ **课堂活动**
>
> 探讨光的散射、反射、衍射、折射的区别。

体高度为 H，直径为 D 的相应立体图像。散射能量 E 为 D 和 H 的一个单调函数，即 $E=f(D,H)$。同时，假设不溶性物质的光散射强度为 q，摄像曝光时间为 T，则又有 $E=g(q,T)$。由此可得出图像中的 D 与 q、T 之间的关系为 $D=w(q,T)$，也为一个单调函数关系。在测定图像中的 D 值后，即可根据函数曲线计算出不溶性物质的光散射能量。

（二）仪器装置

仪器主要由旋瓶装置、激光光源、图像采集器、数据处理系统和终端显示系统组成，并配有自动上瓶和下瓶装置（图 4-4）。

供试品被放置至检测装置后，旋瓶装置使供试品沿垂直中轴线高速旋转一定时间后迅速停止，

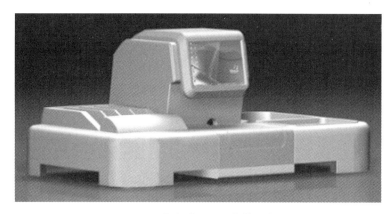

图 4-4　全自动可见异物检测仪

同时,激光光源发出的均匀激光束照射在供试品上;当药液涡流基本消失,瓶内药液因惯性继续旋转,图像采集器在特定角度对旋转药液中悬浮的不溶性物质引起的散射光能量进行连续摄像,采集图像不少于 75 幅;数据处理系统对采集的序列图像进行处理,然后根据预先设定的阈值自动判定超过一定大小的不溶性物质的有无,或在终端显示器上显示图像供人工判定,同时记录检测结果。

（三）仪器校准

仪器应具备自动校准功能,在检测供试品前须采用标准粒子进行校准。

除另有规定外,分别用粒径为 40μm 和 60μm 的标准粒子溶液对仪器进行标定。根据标定结果得到曲线方程并计算出与粒径 50μm 相对应的检测像素值。

当把检测像素参数设定为与粒径 50μm 相对应的数值时,对 60μm 的标准粒子溶液测定 3 次,应均能检出。

（四）检查法

1. **溶液型供试品**　除另有规定外,取供试品 20 支（瓶）,除去不透明标签,擦净容器外壁,置仪器上瓶装置上,从仪器提供的菜单中选择与供试品规格相应的测定参数,并根据供试品瓶体大小对参数进行适当调整后,启动仪器,将供试品检测 3 次并记录检测结果。

2. **注射用无菌粉末**　除另有规定外,取供试品 5 支（瓶）,用适宜的溶剂及适当的方法使药物全部溶解后,按上述方法检查。

3. **无菌原料粉末**　除另有规定外,称取各品种制剂项下的最大规格量 5 份,分别置洁净透明的适宜玻璃容器内,用适宜的溶剂及适当的方法使药物全部溶解后,按上述方法检查。

（五）注意事项

1. 溶液型供试品检查时,凡仪器判定有 1 次不合格者,可用灯检法确认。用深色透明容器包装或液体色泽较深等灯检法检查困难的品种不用灯检法确认。

2. 本法不适用于易产生气泡且气泡不易消除的供试品,如高分子溶液。

3. 设置检测参数时,一般情况下,取样视窗的左右边线和底线应与瓶体重合,上边线与液面的弯月面成切线;旋转时间的设置应能使液面漩涡到底,以能带动固体物质悬浮并消除气泡;旋瓶停止至摄像启动时间应尽可能短,但应避免液面漩涡以及气泡干扰,同时也保证摄像启动时固体物质仍在转动。

（六）结果判断

同灯检法。

点滴积累 ✔

1. 可见异物是指存在于注射剂、眼用液体制剂和无菌原料药中，在规定条件下目视可以观测到的不溶性物质，其粒径或长度通常大于 $50\mu m$。

2. 注射剂、眼用液体制剂和无菌原料药要进行可见异物检查。

3. 可见异物检查常用的方法为灯检法，灯检法不适用的品种可以采用光散射法。

4. 混悬型、乳状液型注射液和滴眼液不能使用光散射法。

第七节　农药残留量测定法

农药残留量测定法系用气相色谱法和质谱法测定药材、饮片及制剂中部分农药残留量。

农药残留的来源主要有中药材栽培过程喷洒的农药（杀虫剂、杀菌剂、杀螨剂、杀鼠剂及除草剂等），生长环境（土壤、水源、空气等）的污染，此外，中药材在采收、加工、贮存和运输中也会造成农药污染。因农药对人体危害极大，故对中药材、饮片及其制剂中的农药残留进行控制是十分必要的。

《中国药典》2015 年版收载的农药残留量测定方法有四种，包括有机氯类农药残留量测定法-色谱法、有机磷类农药残留量测定法-色谱法、拟除虫菊酯类农药残留量测定法-色谱法和农药多残留量测定法-质谱法。

一、有机氯类农药残留量测定法-色谱法

有机氯类农药化学性质稳定，脂溶性强，残留期长（可达30～50 年），易在脂肪组织中蓄积，造成慢性中毒，严重危害人体健康。《中国药典》2015 年版收载的有机氯类农药残留量测定法有 9 种农药残留量测定法和 22 种农药残留量测定法两种。

（一）9 种有机氯类农药残留量测定法

1. **仪器与试剂**　气相色谱仪、^{63}Ni-ECD 电子捕获检测器、色谱柱［（14% -氰丙基-苯基）甲基聚硅氧烷或（5% 苯基）甲基聚硅氧烷为固定液的弹性石英毛细管柱（30m×0.32mm×0.25μm）］、超声仪、离心机、旋转蒸发器、恒温干燥箱、粉碎机、电子天平、药典筛（三号）、具塞刻度离心管（10ml）、刻度浓缩瓶、具塞锥形瓶（100ml）、移液管（2ml、50ml）、研钵等；氮气（高纯）、石油醚（沸程 60～90℃）、丙酮和二氯甲烷（均为分析纯，经重蒸馏处理，符合农残检测要求），无水硫酸钠（分析纯）、氯化钠（分析纯）、硫酸（优级纯）；农药对照品：六六六（BHC）（α-BHC、β-BHC、γ-BHC、δ-BHC）、滴滴涕（DDT）（p,p'-DDE、p,p'-DDD、o,p'-DDT、p,p'-DDT）及五氯硝基苯（PCNB）。

2. **操作方法**

（1）色谱条件与系统适用性试验：以（14% -氰丙基-苯基）甲基聚硅氧烷或（5% 苯基）甲基聚硅

氧烷为固定液的弹性石英毛细管柱(30m×0.32mm×0.25μm),^{63}Ni-ECD 电子捕获检测器。进样口温度230℃,检测器温度300℃,不分流进样。程序升温:初始100℃,以每分钟10℃升至220℃,每分钟8℃升至250℃,保持10分钟。理论板数按α-BHC峰计算应不低于1×10^6,两个相邻色谱峰的分离度应大于1.5。

(2)对照品溶液的制备

①对照品贮备液的制备:精密称取六六六(BHC)(α-BHC、β-BHC、γ-BHC、δ-BHC)、滴滴涕(DDT)(p,p′-DDE,p,p′-DDD,o,p′-DDT,p,p′-DDT)及五氯硝基苯(PCNB)农药对照品适量,用石油醚(60~90℃)分别制成每1ml约含4~5μg的溶液,即得。

②混合对照品贮备液的制备:精密量取上述各对照品贮备液0.5ml,置10ml量瓶中,用石油醚(60~90℃)稀释至刻度,摇匀,即得。

③混合对照品溶液的制备:精密量取上述混合对照品贮备液,用石油醚(60~90℃)制成每1L分别含0、1μg、5μg、10μg、50μg、100μg、250μg的溶液,即得。

(3)供试品溶液的制备

①药材或饮片:取供试品,粉碎成粉末(过三号筛),取约2g,精密称定,置100ml具塞锥形瓶中,加水20ml浸泡过夜,精密加丙酮40ml,称定重量,超声处理30分钟,放冷,再称定重量,用丙酮补足减失的重量,再加氯化钠约6g,精密加二氯甲烷30ml,称定重量,超声处理15分钟,再称定重量,用二氯甲烷补足减失的重量,静置(使分层),将有机相迅速移入装有适量无水硫酸钠的100ml具塞锥形瓶中,放置4小时。精密量取35ml,于40℃水浴上减压浓缩至近干,加少量石油醚(60~90℃)如前反复操作至二氯甲烷及丙酮除净,用石油醚(60~90℃)溶解并转移至10ml具塞刻度离心管中,加石油醚(60~90℃)精密稀释至5ml,

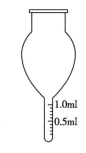

图4-5 刻度浓缩瓶

小心加入硫酸1ml,振摇1分钟,离心(转速3000rpm)10分钟,精密量取上清液2ml,置具刻度的浓缩瓶(图4-5)中,连接旋转蒸发器,40℃下(或用氮气)将溶液浓缩至适量,精密稀释至1ml,即得。

②制剂:取供试品,研成细粉(蜜丸切碎,液体直接量取),精密称取适量(相当于药材2g),按上述①方法制备供试品溶液,即得。

(4)测定法:分别精密吸取供试品溶液和与之相对应浓度的混合对照品溶液各1μl,注入气相色谱仪,按外标法计算供试品中9种有机氯农药残留量。

3. 注意事项

(1)制备供试品溶液时,为避免待测成分损失,有机相减压浓缩必须至近干。

(2)严格清洗试验所用器皿,避免卤素离子残存。

(3)试验中,可选择不同极性的色谱柱进行验证,以防止假阳性结果,或可采用气质联用予以确认。

(4)如样品中其他成分有干扰,可适当改变色谱条件,但需进行空白验证。

(二)22种有机氯类农药残留量测定法

1. 仪器与试剂 气相色谱仪、^{63}Ni-ECD 电子捕获检测器、色谱柱[(50%苯基)50%二甲基聚硅氧烷为固定液的弹性石英毛细管柱(30m×0.25mm×0.25μm),100%二甲基聚硅氧烷为固定液的弹性石英毛细管柱(30m×0.25mm×0.25μm)]、凝胶渗透色谱柱(400mm×25mm,内装 BIO-Beads S-X3 填料)、弗罗里硅土固相萃取小柱(1000mg/6ml)、水浴锅、离心机、粉碎机、电子天平、药典筛(三号)、聚苯乙烯具塞离心管(50ml)、刻度浓缩瓶、氮吹仪、移液管(1ml、25ml、10ml)、量瓶(10ml、100ml)等;氮气(高纯),异辛烷、正己烷、乙腈、环己烷、乙酸乙酯和丙酮(均为分析纯,符合农残检测),无水硫酸镁(分析纯)、无水硫酸钠(分析纯)、氯化钠(分析纯);农药对照品见表4-5。

表4-5　22 种有机氯类农药对照品贮备液浓度、相对保留时间及检出限参考值

序号	中文名	对照品贮备液（μg/ml）	相对保留时间（分析柱）	检出限（mg/kg）
1	六氯苯	100	0.574	0.001
2	α-六六六	100	0.601	0.004
3	五氯硝基苯	100	0.645	0.007
4	γ-六六六	100	0.667	0.003
5	β-六六六	200	0.705	0.008
6	七氯	100	0.713	0.007
7	δ-六六六	100	0.750	0.003
8	艾氏剂	100	0.760	0.006
9	氧化氯丹	100	0.816	0.007
10	顺式环氧七氯	100	0.833	0.006
11	反式环氧七氯	100	0.844	0.005
12	反式氯丹	100	0.854	0.005
13	顺式氯丹	100	0.867	0.008
14	α-硫丹	100	0.872	0.01
15	p,p'-滴滴伊	100	0.892	0.006
16	狄氏剂	100	0.901	0.005
17	异狄氏剂	200	0.932	0.009
18	o,p'-滴滴涕	200	0.938	0.018
19	p,p'-滴滴滴	200	0.944	0.008
20	β-硫丹	100	0.956	0.003
21	p,p'-滴滴涕	100	0.970	0.005
22	硫丹硫酸盐	100	1.000	0.004

2. 操作方法

（1）色谱条件与系统适用性试验:分析柱:以(50%苯基)50%二甲基聚硅氧烷为固定液的弹性石英毛细管柱(30m×0.25mm×0.25μm),验证柱:以100%二甲基聚硅氧烷为固定液的弹性石英毛细管柱(30m×0.25mm×0.25μm),^{63}Ni-ECD 电子捕获检测器。进样口温度240℃,检测器温度300℃,不分流进样,流速为恒压模式(初始流速为1.3ml/min)。程序升温:初始70℃,保持1分钟,每分钟

10℃升至180℃,保持5分钟,再以每分钟5℃升至220℃,最后以每分钟100℃升至280℃,保持8分钟。理论板数按α-BHC峰计算应不低于$1×10^6$,两个相邻色谱峰的分离度应大于1.5。

(2) 对照品溶液的制备

①对照品贮备液的制备:精密称取表4-5中农药对照品适量,用异辛烷分别制成如表4-5中浓度,即得。

②混合对照品贮备溶液的制备:精密量取上述对照品贮备溶液各1ml,置100ml量瓶中,用异辛烷稀释至刻度,摇匀,即得。

③混合对照品溶液的制备:分别精密量取上述混合对照品贮备液,用异辛烷制成每1L分别含10μg、20μg、50μg、100μg、200μg、500μg的溶液,即得(其中β-六六六、异狄氏剂、p,p'-滴滴滴,o,p'-滴滴涕每1L分别含20μg、40μg、100μg、200μg、400μg、1000μg)。

(3) 供试品溶液的制备:取供试品,粉碎成粉末(过三号筛),取约1.5g,精密称定,置于50ml聚苯乙烯具塞离心管中,加入水10ml,混匀,放置2小时,精密加入乙腈15ml,剧烈振摇提取1分钟,再加入预先称好的无水硫酸镁4g与氯化钠1g的混合粉末,再次剧烈振摇1分钟后,离心(转速4000rpm)1分钟。精密吸取上清液10ml,40℃减压浓缩至近干,用环己烷-乙酸乙酯(1∶1)混合溶液分次转移至10ml量瓶中,加环己烷-乙酸乙酯(1∶1)混合溶液至刻度,摇匀,转移至预先加入1g无水硫酸钠的离心管中,振摇,放置1小时,离心(必要时滤过),取上清液5ml过凝胶渗透色谱柱[400mm×25mm,内装BIO-Beads S-X3填料,以环己烷-乙酸乙酯(1∶1)混合溶液为流动相;流速为每分钟5.0ml]净化,收集18～30分钟的洗脱液,于40℃水浴减压浓缩至近干,加少量正己烷替换两次,加正己烷1ml使

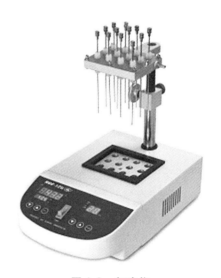

图4-6　氮吹仪

溶解,转移至弗罗里硅土固相萃取小柱[1000mg/6ml,用正己烷-丙酮(95∶5)混合溶液10ml和正己烷10ml预洗]上,残渣用正己烷洗涤3次,每次1ml,洗液转移至同一弗罗里硅土固相萃取小柱上,再用正己烷-丙酮(95∶5)混合溶液10ml洗脱,收集全部洗脱液,置氮吹仪(图4-6)上吹至近干,加异辛烷定容至1ml,涡旋使溶解,即得。

(4) 测定法:分别精密吸取供试品溶液和混合对照品溶液各1μl,注入气相色谱仪,按外标标准曲线法计算供试品中22种有机氯农药残留量。

(5) 限度:除另有规定外,每1kg中药材或饮片中含总六六六(α-BHC,β-BHC,γ-BHC,δ-BHC之和)不得过0.2mg;总滴滴涕(DDT)(p,p'-DDE,p,p'-DDD,o,p'-DDT,p,p-DDT之和)不得过0.2mg;五氯硝基苯不得过0.1mg;六氯苯不得过0.1mg;七氯、顺式环氧七氯和反式环氧七氯之和不得过0.05mg;艾氏剂和狄氏剂之和不得过0.05mg;异狄氏剂不得过0.05mg;顺式氯丹、反式氯丹和氧化氯丹之和不得过0.05mg;α-硫丹、β-硫丹和硫丹硫酸盐之和不得过3mg。

3. 注意事项

（1）当供试品中有农药检出时，可在验证柱中确认检出的结果，再进行定量。必要时，可用气相色谱-质谱法进行确证。

（2）加样回收率应在70%～120%之间。

二、有机磷类农药残留量测定法-色谱法

有机磷类农药多具有毒性，其残留严重危及人体健康。《中国药典》2015年版收载了有机磷类农药（对硫磷、甲基对硫磷、乐果、氧化乐果、甲胺磷、久效磷、二嗪磷、乙硫磷、马拉硫磷、杀扑磷、敌敌畏、乙酰甲胺磷）的测定方法。

（一）仪器与试剂

气相色谱仪、氮磷检测器（NPD）或火焰光度检测器（FPD）、色谱柱[（50%苯基）50%二甲基聚硅氧烷或（5%苯基）甲基聚硅氧烷为固定液的弹性石英毛细管柱（30m×0.25mm×0.25μm）]、超声仪、旋转蒸发仪、多功能真空样品处理器、石墨化炭小柱[250mg/3ml]、氮吹仪、药典筛（三号）、水浴锅、电子天平、具塞锥形瓶、250ml平底烧瓶、棕色量瓶（25ml）、移液管；氮气（高纯）、无水硫酸钠（分析纯）、乙酸乙酯和正己烷（分析纯、符合农残检测要求）；农药对照品：对硫磷、甲基对硫磷、乐果、氧化乐果、甲胺磷、久效磷、二嗪磷、乙硫磷、马拉硫磷、杀扑磷、敌敌畏、乙酰甲胺磷。

（二）操作方法

1. 色谱条件与系统适用性试验 以（50%苯基）50%二甲基聚硅氧烷或（5%苯基）甲基聚硅氧烷为固定液的弹性石英毛细管柱（30m×0.25mm×0.25μm），氮磷检测器（NPD）或火焰光度检测器（FPD）。进样口温度220℃，检测器温度300℃，不分流进样。程序升温：初始120℃，每分钟10℃升至200℃，每分钟5℃升至240℃，保持2分钟，每分钟20℃升至270℃，保持0.5分钟。理论板数按敌敌畏峰计算应不低于6000，两个相邻色谱峰的分离度应大于1.5。

2. 对照品溶液的制备

（1）对照品贮备液的制备：精密称取对硫磷、甲基对硫磷、乐果、氧化乐果、甲胺磷、久效磷、二嗪磷、乙硫磷、马拉硫磷、杀扑磷、敌敌畏、乙酰甲胺磷农药对照品适量，用乙酸乙酯分别制成每1ml约含100μg的溶液，即得。

（2）混合对照品贮备液的制备：分别精密量取上述各对照品贮备液1ml，置20ml棕色量瓶中，加乙酸乙酯稀释至刻度，摇匀，即得。

（3）混合对照品溶液的制备：精密量取上述混合对照品贮备液，用乙酸乙酯制成每1ml含0.1μg、0.5μg、1μg、2μg、5μg的溶液，即得。

3. 供试品溶液的制备（药材或饮片） 取供试品，粉碎成粉末（过三号筛），取约5g，精密称定，加无水硫酸钠5g，加入乙酸乙酯50～100ml，冰浴超声处理3分钟，放置，取上层液滤过，药渣加入乙酸乙酯30～50ml，冰浴超声处理2分钟，放置，滤过，合并两次滤液，用少量乙酸乙酯洗涤滤纸及残渣，与上述滤液合并。取滤液于40℃以下减压浓缩至近干，用乙酸乙酯转移至5ml量瓶中，并稀释至刻度；精密吸取上述溶液1ml，置石墨化炭小柱（250mg/3ml用乙酸乙酯5ml预洗）上，用正己烷-乙酸

乙酯(1:1)混合溶液5ml洗脱,收集洗脱液,置氮吹仪上浓缩至近干,加乙酸乙酯定容至1ml,涡旋使溶解,即得。

4. 测定法　分别精密吸取供试品溶液和与之相对应浓度的混合对照品溶液各1μl,注入气相色谱仪,按外标法计算供试品中12种有机磷农药残留量。

（三）注意事项

1. 可选择不同极性的色谱柱进行验证,以防止假阳性结果,有条件的可采用气质联用予以确认。

2. 所用玻璃仪器应用洗液(不含磷)浸泡洗涤,使用前用丙酮荡洗并挥干溶剂。

3. 乙酸乙酯提取液减压浓缩时务必至近干,且水浴温度不能高于40℃,以避免待测成分损失。

4. 具体试验过程中,如对本操作方法的色谱条件及操作步骤进行了修改,应在原始记录上予以记录。

三、拟除虫菊酯类农药残留量测定法-色谱法

拟除虫菊酯类农药与滴滴涕同属轴突毒剂,其引起的中毒征象十分相似。拟除虫菊酯类农药的毒理作用迅速,比滴滴涕复杂,严重危及人体健康。《中国药典》2015年版收载了拟除虫菊酯类农药(氯氰菊酯、氰戊菊酯、溴氰菊酯)残留量的测定方法。

（一）仪器与试剂

气相色谱仪、^{63}Ni-ECD电子捕获检测器、色谱柱[(5%苯基)甲基聚硅氧烷为固定液的弹性石英毛细管柱(30m×0.32mm×0.25μm)]、超声仪、旋转蒸发仪、药典筛(三号)、电子天平、玻璃层析柱(内径1~1.5cm)、具塞锥形瓶、圆底烧瓶、量瓶(10ml)、移液管;高纯氮,丙酮、石油醚(60~90℃)和乙醚(均为分析纯,经重蒸馏,符合农残检测要求),无水硫酸钠、氧化铝(100目)、微晶纤维素(均为分析纯),弗罗里硅土(Florisil 80~100目);农药对照品:氯氰菊酯、氰戊菊酯、溴氰菊酯(纯度大于98%)。

（二）操作方法

1. 色谱条件与系统适用性试验　(5%苯基)甲基聚硅氧烷为固定液的弹性石英毛细管柱(30m×0.32mm×0.25μm),^{63}Ni-ECD电子捕获检测器。进样口温度270℃,检测器温度330℃。不分流进样(或根据仪器设置最佳的分流比)。程序升温:初始160℃,保持1分钟,每分钟10℃升至278℃,保持0.5分钟,每分钟1℃升至290℃,保持5分钟。理论板数按溴氰菊酯峰计算应不低于10^5,两个相邻色谱峰的分离度应大于1.5。

2. 对照品溶液的制备

（1）对照品贮备液的制备:精密称取氯氰菊酯、氰戊菊酯及溴氰菊酯农药对照品适量,用石油醚(60~90℃)分别制成每1ml约含20~25μg的溶液,即得。

（2）混合对照品贮备液的制备:精密量取上述各对照品贮备液1ml,置10ml量瓶中,用石油醚(60~90℃)稀释至刻度,摇匀,即得。

（3）混合对照品溶液的制备:精密量取上述混合对照品贮备液,用石油醚(60~90℃)制成每1L

分别含 0μg、2μg、8μg、40μg、200μg 的溶液,即得。

3. 供试品溶液的制备(药材或饮片)　取供试品,粉碎成粉末(过三号筛),取约 1～2g,精密称定,置 100ml 具塞锥形瓶中,加石油醚(60～90℃)-丙酮(4∶1)混合溶液 30ml,超声处理 15 分钟,滤过,药渣再重复上述操作 2 次后,合并滤液。滤液用适量无水硫酸钠脱水后,于 40～45℃减压浓缩至近干,用少量石油醚(60～90℃)反复操作至丙酮除净,残渣加适量石油醚(60～90℃)溶解,置混合小柱[从上至下依次为无水硫酸钠 2g、弗罗里硅土 4g、微晶纤维素 1g、氧化铝 1g、无水硫酸钠 2g,用石油醚(60～90℃)-乙醚(4∶1)混合溶液 20ml 预洗]上,用石油醚(60～90℃)-乙醚(4∶1)混合溶液 90ml 洗脱,收集洗脱液,于 40～45℃减压浓缩至近干,再用石油醚(60～90℃)3～4ml 重复操作至乙醚除净,用石油醚(60～90℃)溶解并转移至 5ml 量瓶中,并稀释至刻度,摇匀,即得。

4. 测定法　分别精密吸取供试品溶液和与之相对应浓度的混合对照品溶液各 1μl,注入气相色谱仪,按外标法计算供试品中 3 种拟除虫菊酯农药残留量。

(三) 注意事项

1. 试验中,可选择不同极性的色谱柱进行验证,以防止假阳性结果,或采用气质联用予以确认。

2. 严格清洗本试验所用器皿,避免残存卤素离子。

3. 因中药样品组成复杂,特殊样品可视具体情况适当改变提取、净化条件。

4. 制备供试品溶液时,有机相的减压浓缩务必至近干,避免待测成分损失。

四、农药多残留量测定法-质谱法

(一) 气相色谱-串联质谱法

1. 仪器与试剂　气相色谱-质谱联用仪(图 4-7)、色谱柱[(5%苯基)甲基聚硅氧烷为固定液的弹性石英毛细管柱(30m×0.25mm×0.25μm)]、氮吹仪、小型粉碎机、药筛(三号)、电子天平、聚苯乙烯具塞离心管、离心机、振荡器、分散固相萃取净化管、水浴锅、容量瓶等;高纯氦气、乙腈、冰醋酸(分析纯,符合农残检测)、无水硫酸镁、无水乙酸钠、N-丙基乙二胺、十八烷基硅烷键合硅胶、硅胶、石墨化炭黑(均为分析纯);内标物:氘代莠去津、氘代倍硫磷;对照品:敌敌畏、二苯胺、四氯硝基苯、杀虫脒、氟乐灵、α-六六六、氯硝胺、六氯苯、五氯甲氧基苯、β-六六六、γ-六六六、五氯硝基苯、特丁硫磷、δ-六六六、百菌清、七氟菊酯、五氯苯胺、乙烯菌核利、甲基毒死蜱、甲基对硫磷、七氯、八氯二丙

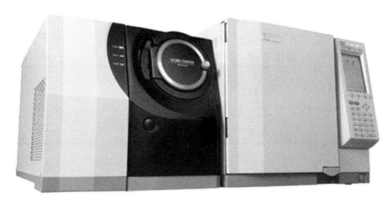

图 4-7　气相色谱-质谱联用仪

醚、皮蝇磷、甲基五氯苯硫醚、杀螟硫磷、苯氟磺胺、艾氏剂、三氯杀螨醇、毒死蜱、乙酰甲胺磷、啶虫脒、甲草胺、涕灭威、涕灭威砜、涕灭威亚砜、丙烯菊酯、莠灭净、莠去津、嘧菌酯、苯霜灵等。

2. 操作方法

（1）色谱条件：以（5% 苯基）甲基聚硅氧烷为固定液的弹性石英毛细管柱（30m×0.25mm×0.25μm）。进样口温度240℃，不分流进样。载气为高纯氦气（He）。进样口为恒压模式，柱前压力为146kPa。程序升温：初始温度70℃，保持2分钟，先以每分钟25℃升温至150℃，再以每分钟3℃升温至200℃，最后以每分钟8℃升温至280℃，保持10分钟。

（2）质谱条件：以三重四极杆串联质谱仪检测；离子源为电子轰击源（EI），离子源温度230℃。碰撞气为氮气或氩气。质谱传输接口温度280℃。质谱监测模式为多反应监测（MRM），各化合物参考保留时间、监测离子对、碰撞电压（CE）与检出限参考值见农药残留量测定法（《中国药典》2015年版通则2341）。为提高检测灵敏度，可根据保留时间分段监测各农药。

知识链接

多反应监测（MRM）

　　MRM 技术是一种基于已知或假定的反应离子信息，有针对性地选择数据进行质谱信号采集，对符合规则的离子进行信号记录，除去不符合规则离子信号的干扰，通过对数据的统计分析从而获取质谱定量信息的质谱技术。 MRM 技术是在单反应监测（single reaction monitoring，SRM）技术的基础上演化而来的。 对于 MRM 技术而言关键在于首先要能够检测到具有特异性的母离子，然后只将选定的特异性母离子进行碰撞诱导（collision-induced），最后去除其他子离子的干扰，只对选定的特异子离子进行质谱信号的采集。 由于三重四级杆质谱（triple quadrupole system，TQS）是进行单一质荷比扫描最灵敏的质谱系统，因此是最适合 MRM 分析的质谱仪器。

（3）对照品溶液和内标溶液的制备

①对照品贮备溶液的制备：精密称取农药对照品适量，根据各农药溶解性加乙腈或甲苯分别制成每1ml 含1000μg 的溶液，即得（可根据具体农药的灵敏度适当调整贮备液配制的浓度）。

②内标贮备溶液的制备：取氘代莠去津和氘代倍硫磷对照品适量，精密称定，加乙腈溶解并制成每1ml 各含1000μg 的混合溶液，即得。

③混合对照品溶液的制备：精密量取上述各对照品贮备液适量，用含0.05% 醋酸的乙腈分别制成每1L 含100μg 和1000μg 的两种溶液，即得。

④内标溶液的制备：精密量取内标贮备溶液适量，加乙腈制成每1ml 含6μg 的溶液，即得。

⑤基质混合对照品溶液的制备：取空白基质样品3g，一式6份，同供试品溶液的制备方法处理至"置氮吹仪上于40℃水浴浓缩至约0.4ml"，分别加入混合对照品溶液（100μg/L）50μl、100μl，混合对照品溶液（1000μg/L）50μl、100μl、200μl、400μl，加乙腈定容至1ml，涡旋混匀，用微孔滤膜滤过（0.22μm），取续滤液，即得系列基质混合对照品溶液。

（4）供试品溶液的制备（药材或饮片）：取供试品，粉碎成粉末（过三号筛），取约 3g，精密称定，置 50ml 聚苯乙烯具塞离心管中，加入 1% 冰醋酸溶液 15ml，涡旋使药粉充分浸润，放置 30 分钟，精密加入乙腈 15ml 与内标溶液 100μl，涡旋使混匀，置振荡器上剧烈振荡（500 次/分钟）5 分钟，加入无水硫酸镁与无水乙酸钠的混合粉末（4∶1）7.5g，立即摇散，再置振荡器上剧烈振荡（500 次/分钟）3 分钟，于冰浴中冷却 10 分钟，离心（4000 转/分钟）5 分钟，取上清液 9ml，置已预先装有净化材料的分散固相萃取净化管［无水硫酸镁 900mg，N-丙基乙二胺（PSA）300mg，十八烷基硅烷键合硅胶 300mg，硅胶 300mg，石墨化炭黑 90mg］中，涡旋使充分混匀，再置振荡器上剧烈振荡（500 次/分钟）5 分钟使净化完全，离心（4000 转/分钟）5 分钟，精密吸取上清液 5ml，置氮吹仪上于 40℃ 水浴浓缩至约 0.4ml，加乙腈定容至 1ml，涡旋混匀，用微孔滤膜（0.22μm）滤过，取续滤液，即得。

（5）测定法：精密吸取供试品溶液和基质混合对照品溶液各 1μl，注入气相色谱-串联质谱仪，按内标标准曲线法计算供试品中 74 种农药残留量。

（二）液相色谱-串联质谱法

1. 仪器与试剂　高效液相色谱仪、C_{18} 色谱柱、质谱仪、氮吹仪、小型粉碎机、药筛（三号）、电子天平、聚苯乙烯具塞离心管、离心机、振荡器、分散固相萃取净化管、容量瓶等；乙腈、甲酸、甲酸铵（分析纯，符合农残检测），无水硫酸镁、无水乙酸钠、N-丙基乙二胺、十八烷基硅烷键合硅胶、硅胶、石墨化炭黑（均为分析纯），内标物：氘代莠去津、氘代倍硫磷，对照品略。

2. 操作方法

（1）色谱条件：以十八烷基硅烷键合硅胶为填充剂（柱长 15cm，内径为 3mm，粒径为 3.5μm）；以 0.1% 甲酸（含 10mmol/L 甲酸铵）溶液为流动相 A，以乙腈为流动相 B，按表 4-6 进行梯度洗脱；柱温为 35℃，流速为 0.4ml/min。

表 4-6　流动相梯度

时间（分钟）	流动相 A（%）	流动相 B（%）
0 ~ 1	95	5
1 ~ 4	95→40	5→60
4 ~ 14	40→0	60→100
14 ~ 18	0	100
18 ~ 26	95	5

（2）质谱条件：以三重四极杆串联质谱仪检测；离子源为电喷雾（ESI）离子源，使用正离子扫描模式。监测模式为多反应监测（MRM），各化合物参考保留时间、监测离子对、碰撞电压（CE）和检出限参考值见农药残留量测定法（《中国药典》2015 年版通则 2341）。为提高检测灵敏度，可根据保留时间分段监测各农药。

（3）对照品贮备溶液、内标贮备溶液、混合对照品溶液、内标溶液、基质混合对照品溶液及供试品溶液的制备均同气相色谱-串联质谱法项下。

（4）测定法：分别精密吸取气相色谱-串联质谱法中的供试品溶液和基质混合对照品工作溶液

各 1~10μl（根据检测要求与仪器灵敏度可适当调整进样量），注入液相色谱-串联质谱仪,按内标标准曲线法计算供试品中 153 种农药残留量。

（三）注意事项

（1）依据各品种项下规定的监测农药种类并参考相关农药限度规定配制对照品溶液。

（2）空白基质样品为经检测不含待测农药的同品种样品。

（3）加样回收率应在 70%~120% 之间。在方法重现性可获得的情况下,部分农药固收率可放宽至 50%~130%。

（4）进行样品测定时,如果检出色谱峰的保留时间与对照品一致,并且在扣除背景后的质谱图中,所选择的监测离子对均出现,而且所选择的监测离子对峰面积比与对照品的监测离子对峰面积比一致（相对比例 >50%, 允许 ±20% 偏差; 相对比例 >20%~50%, 允许 ±25% 偏差; 相对比例 >10%~20%, 允许 ±30% 偏差;相对比例 ≤10%, 允许 ±50% 偏差）,则可判断样品中存在该农药。如果不能确证,选用其他监测离子对重新进样确证或选用其他检测方式的分析仪器进行确证。

（5）气相色谱-串联质谱法测定的农药,推荐选择氘代倍硫磷作为内标;液相色谱-串联质谱法测定的农药,推荐选择氘代莠去津作为内标。

（6）方法提供的监测离子对测定条件为推荐条件,各实验室可根据所配置仪器的具体情况作适当调整;在样品基质有测定干扰的情况下,可选用其他监测离子对。

（7）对于特定农药或供试品,分散固相萃取净化管中净化材料的比例可作适当调整,但须进行方法学考察以确保结果准确。

（8）在进行气相色谱-串联质谱法测定时,为进一步优化方法效能,供试品溶液最终定容的溶剂可由乙腈经溶剂替换为甲苯（经氮吹至近干加入甲苯 1ml 即可）。

点滴积累 ∨

1. 农药残留量测定法系用气相色谱法和质谱法测定药材、饮片及制剂中部分农药残留量。

2. 《中国药典》2015 年版收载的农药残留量测定方法有：有机氯类农药残留量测定法-色谱法、有机磷类农药残留量测定法-色谱法、拟除虫菊酯类农药残留量测定法-色谱法和农药多残留量测定法-质谱法。

3. 9 种有机氯类农药残留测定法主要测定的是六六六、滴滴涕和五氯硝基苯三种农药。

4. 有机磷类主要测定对硫磷、甲基对硫磷、乐果、氧化乐果、甲胺磷、久效磷、二嗪磷、乙硫磷、马拉硫磷、杀扑磷、敌敌畏、乙酰甲胺磷十二种农药。

5. 拟除虫菊酯类农药主要测定氯氰菊酯、氰戊菊酯、溴氰菊酯三种农药。

第八节　甲醇量检查法

甲醇是无色易挥发液体,对人体视神经危害较大,一般服用量在 7~8ml 即可引起失明,30~100ml 可致死亡。因酒剂和酊剂在制备过程中有可能引入甲醇,故《中国药典》规定酒剂和口服酊剂要进行甲醇量测定。

《中国药典》2015 年版收载的甲醇量检查法是气相色谱法。根据气相色谱所用的色谱柱不同，又分为毛细管柱法和填充柱法，其中毛细管柱法用外标法定量，填充柱法则用内标-校正因子法定量。除另有规定外，酒剂或酊剂中甲醇量不得过 0.05%（ml/ml）。

（一）仪器与材料

气相色谱仪、氢火焰离子化检测器、色谱柱［填充柱：直径为 0.18～0.25mm 二乙烯苯-乙基乙烯苯型高分子多孔小球作为载体；毛细管柱：(6%)氰丙基苯基(94%)二甲基聚硅氧烷为固定液］、电子天平（感量 0.0001g）、量瓶（10ml、100ml）、微量注射器或自动进样器、顶空进样瓶等。正丙醇（内标物）、无水甲醇（对照品）等。

（二）操作方法

1. 毛细管柱法

（1）色谱条件与系统适用性试验：采用(6%)氰丙基苯基(94%)二甲基聚硅氧烷为固定液的毛细管柱；起始温度为 40℃，维持 2 分钟，以每分钟 3℃ 的速率升温至 65℃，再以每分钟 25℃ 的速率升温至 200 升，维持 10 分钟。进样口温度 200℃，检测器（FID）温度 220℃，分流进样，分流比为 1∶1；顶空进样平衡温度为 85℃，平衡时间为 20 分钟。理论板数按甲醇峰计算应不低于 10 000；甲醇峰与其他色谱峰的分离度应大于 1.5。

（2）对照品溶液的制备：精密量取甲醇 1ml，置 100ml 量瓶中，加水稀释至刻度，摇匀，精密量取 5ml，置 100ml 量瓶中，加水稀释至刻度，摇匀，即得。

（3）供试品溶液的制备：取供试品作为供试品溶液。

（4）测定法：分别精密量取对照品溶液与供试品溶液各 3ml，置 10ml 顶空进样瓶中，密封，顶空进样。按外标法以峰面积计算，即得。

2. 填充柱法

（1）色谱条件与系统适用性试验：用直径为 0.18～0.25mm 二乙烯苯-乙基乙烯苯型高分子多孔小球作为载体，柱温 125℃。理论板数按甲醇峰计算应不低于 1500；甲醇峰、乙醇峰与内标物质各相邻色谱峰之间的分离度应符合规定。

（2）校正因子测定：精密量取正丙醇 1ml，置 100ml 量瓶中，用水溶解并稀释至刻度，摇匀，作为内标溶液。另精密量取甲醇 1ml，置 100ml 量瓶中，用水稀释至刻度，摇匀，精密量取 10ml，置 100ml 量瓶中，精密加入内标溶液 10ml，用水稀释至刻度，摇匀，取 1μl 注入气相色谱仪中，连续进样 3～5 次，测定峰面积，计算校正因子。

（3）测定法：精密量取内标溶液 1ml，置 10ml 量瓶中，加供试液稀释至刻度，摇匀，作为供试品溶液，取供试品溶液 1μl，注入气相色谱仪，测定，即得。

（三）注意事项

1. 如采用填充柱法时，内标物质峰相应的位置若出现杂质峰，可改用外标法测定。

2. 采用填充柱法时，在使用无水甲醇前必须用本法确定不含正丙醇，而正丙醇必须确定不含甲醇。

3. 建议选择大口径、厚液膜色谱柱,规格为 30m×0.53mm×3.00μm。

4. 试验时,应作平行试验,即精密量取供试品和对照品各 2 份,准确配制供试品溶液和对照品溶液各 2 份,按规定方法测定。

5. 手工进样量不易精确控制,特别注意留针时间和室温,尽量做到平行操作以减少操作误差。

（四）记录与计算

1. 记录　记录仪器型号、载体、内标物、柱温、检测器、系统适用性试验数据、供试品溶液和对照品溶液的制备、测定数据等。

2. 计算

（1）毛细管柱法

$$甲醇含量(V/V\%) = C_R \times A_X / A_R \times 100\% \qquad (式4\text{-}7)$$

式中:A_R 为对照品(甲醇)的峰面积;A_X 为供试品中甲醇的峰面积;C_R 为对照品(甲醇)的浓度(ml/ml)。

（2）填充柱法

①校正因子计算

$$校正因子(f) = (A_s/C_s)/(A_R/C_R) \qquad (式4\text{-}8)$$

式中:A_S 为内标物质的峰面积(或峰高);A_R 为对照品的峰面积(或峰高);C_S 为对照品溶液中内标物的浓度(ml/ml);C_R 为对照品溶液中对照品的浓度(ml/ml)。

②供试品含甲醇量的计算

$$甲醇含量(V/V\%) = f \times A_X / A'_S \times C'_S \times V_S / V_X \times 100\% \qquad (式4\text{-}9)$$

式中:f 为校正因子;A_X 为供试品溶液中甲醇的峰面积(或峰高);A'_S 为供试品溶液中正丙醇的峰面积(或峰高);C'_S 为内标溶液的浓度(ml/ml);V_S 为配制供试品溶液时所取内标溶液体积;V_X 为配制供试品溶液时所取样品溶液体积。

（五）结果判断

两次测定的平均相对偏差应小于 10%,否则应重新测定。根据测定的平均值计算,将计算结果与药品标准相比较,若供试品含甲醇量低于或等于 0.05%(ml/ml),则符合规定;若含甲醇量高于 0.05%(ml/ml),则不符合规定。

（六）应用实例

三两半药酒的甲醇量检查

本品是以当归、炙黄芪、牛膝和防风四味药组方,用白酒与黄酒的混合液浸渍、渗漉,再加入蔗糖溶解、滤过而制得。其甲醇量检查采用气相色谱法,方法如下:

1. 色谱条件与系统适用性试验　同操作方法。

2. 对照品溶液的制备　同操作方法。

3. 供试品溶液的制备　取供试品作为供试品溶液。

4. 测定　分别精密量取对照品溶液与供试品溶液各 3ml,置 10ml 顶空进样瓶中,密封,顶空进样。按外标法以峰面积计算,即得。

5. 结果判断　若供试品含甲醇量低于或等于 0.05%(ml/ml),则甲醇量符合规定,若供试品溶液含甲醇量高于 0.05%(ml/ml),则甲醇量不符合规定。

点滴积累 ∨

1. 酒剂和口服酊剂要进行甲醇量检查。

2. 甲醇量测定常用的方法为气相色谱法,按所用色谱柱又分为填充柱法和毛细管柱法。

3. 填充柱法一般采用内标-校正因子法进行定量;毛细管柱法则采用外标法定量。

第九节　残留溶剂测定法

残留溶剂指在原料药或辅料的生产中,以及在制剂制备过程中使用的,但在工艺过程中未能完全除去的有机溶剂。《中国药典》2015 年版将药品中常见的残留溶剂分成了四类,并以附表的形式列出了其名称及限度。第一、第二、第三类溶剂的残留限度应符合附表中的规定;对其他溶剂,应根据生产工艺的特点,制定相应的限度,使其符合产品规范、药品 GMP 或其他基本的质量要求。

本法照《中国药典》2015 年版通则 0521 测定。

(一) 色谱柱

1. 毛细管柱　除另有规定外,极性相近的同类色谱柱之间可以互换使用。

(1) 非极性色谱柱:固定液为 100% 的二甲基聚硅氧烷的毛细管柱。

(2) 极性色谱柱:固定液为聚乙二醇(PEG-20M)的毛细管柱。

(3) 中极性色谱柱:固定液为(35%)二苯基-(65%)甲基聚硅氧烷、(50%)二苯基-(50%)二甲基聚硅氧烷、(35%)二苯基-(65%)二甲基聚硅氧烷、(14%)氰丙基苯基-(86%)二甲基聚硅氧烷、(6%)氰丙基苯基-(94%)二甲基聚硅氧烷的毛细管柱等。

(4) 弱极性色谱柱:固定液为(5%)苯基-(95%)甲基聚硅氧烷、(5%)二苯基-(95%)二甲基硅氧烷共聚物的毛细管柱等。

2. 填充柱　以直径为 0.18~0.25mm 的二乙烯苯-乙基乙烯苯型高分子多孔小球或其他适宜的填料作为固定相。

(二) 系统适用性试验

(1) 用待测物的色谱峰计算,毛细管色谱柱的理论板数一般不低于 5000;填充柱的理论板数一般不低于 1000。

(2) 色谱图中,待测物色谱峰与其相邻色谱峰的分离度应大于 1.5。

(3) 以内标法测定时,对照品溶液连续进样 5 次,所得待测物与内标物峰面积之比的相对标准偏差(RSD)应不大于 5%;若以外标法测定,所得待测物峰面积的 RSD 应不大于 10%。

（三）供试品溶液的制备

1. 顶空进样　除另有规定外,精密称取供试品 0.1～1g,通常以水为溶剂;对于非水溶性药物,可采用 N,N-二甲基甲酰胺、二甲基亚砜或其他适宜溶剂;或根据供试品和待测溶剂的溶解度,选择适宜的溶剂且应不干扰待测溶剂的测定。根据各品种项下残留溶剂的限度规定配制供试品溶液,其浓度应满足系统定量测定的需要。

2. 溶液直接进样　精密称取供试品适量,用水或合适的有机溶剂使溶解;或根据各品种项下残留溶剂的限度规定配制供试品溶液,其浓度应满足系统定量测定的需要。

（四）对照品溶液的制备

精密称取各品种项下规定检查的有机溶剂适量,采用与制备供试品溶液相同的方法和溶剂制备对照品溶液;如用水作溶剂,应先将待测有机溶剂溶解在 50% 二甲基亚砜或 N,N-二甲基甲酰胺溶液中,再用水逐步稀释。若为限度检查,根据残留溶剂的限度规定确定对照品溶液的浓度;若为定量测定,为保证定量结果的准确性,应根据供试品中残留溶剂的实际残留量确定对照品溶液的浓度;通常对照品溶液色谱峰面积不宜超过供试品溶液中对应的残留溶剂色谱峰面积的 2 倍。必要时,应重新调整供试品溶液或对照品溶液的浓度。

（五）测定法

1. 毛细管柱顶空进样等温法　当需要检查有机溶剂的数量不多,且极性差异较小时,可采用此法。

（1）色谱条件:柱温一般为 40～100℃;常以氮气为载气,流速为每分钟 1.0～2.0ml;以水为溶剂时顶空瓶平衡温度为 70～85℃,顶空瓶平衡时间为 30～60 分钟;进样口温度为 200℃;如采用火焰离子化检测器(FID),温度为 250℃。

（2）测定法:取对照品溶液和供试品溶液,分别连续进样不少于 2 次,测定待测峰的峰面积。

对色谱图中未知有机溶剂的鉴别,可参考附表 2 进行初筛。

2. 毛细管柱顶空进样系统程序升温法　当需要检查的有机溶剂数量较多,且极性差异较大时,可采用此法。

（1）色谱条件:柱温一般先在 40℃维持 8 分钟,再以每分钟 8℃的升温速率升至 120℃,维持 10 分钟;以氮气为载气,流速为每分钟 2.0ml;以水为溶剂时顶空瓶平衡温度为 70～85℃,顶空瓶平衡时间为 30～60 分钟;进样口温度为 200℃;如采用 FID 检测器,进样口温度为 250℃。

具体到某个品种的残留溶剂检查时,可根据该品种项下残留溶剂的组成调整升温程序。

（2）测定法:取对照品溶液和供试品溶液,分别连续进样不少于 2 次,测定待测峰的峰面积。

对色谱图中未知有机溶剂的鉴别,可参考附表 3 进行初筛。

3. 溶液直接进样法　可采用填充柱,亦可采用适宜极性的毛细管柱。

测定法:取对照品溶液和供试品溶液,分别连续进样 2～3 次,测定待测峰的峰面积。

（六）计算法

1. 限度检查　除另有规定外,按各品种项下规定的供试品溶液浓度测定。以内标法测定时,供试品溶液所得被测溶剂峰面积与内标峰面积之比不得大于对照品溶液的相应比值。以外标法测定时,供试品溶液所得被测溶剂峰面积不得大于对照品溶液的相应峰面积。

2. 定量测定　按内标法或外标法计算各残留溶剂的量。

（七）注意事项

1. 顶空条件的选择　除另有规定外,顶空条件的选择:

（1）应根据供试品中残留溶剂的沸点选择顶空平衡温度。对沸点较高的残留溶剂,通常选择较高的平衡温度;但此时应兼顾供试品的热分解特性,尽量避免供试品产生的挥发性热分解产物对测定的干扰。

（2）顶空平衡时间一般为 30～45 分钟,以保证供试品溶液的气-液两相有足够的时间达到平衡。顶空平衡时间通常不宜过长,如超过 60 分钟,可能引起顶空瓶的气密性变差,导致定量准确性的降低。

（3）对照品溶液与供试品溶液必须使用相同的顶空条件。

2. 定量方法的验证　当采用顶空进样时,供试品与对照品处于不完全相同的基质中,故应考虑气液平衡过程中的基质效应(供试品溶液与对照品溶液组成差异对顶空气-液平衡的影响)。由于标准加入法可以消除供试品溶液基质与对照品溶液基质不同所致的基质效应的影响,故通常采用标准加入法验证定量方法的准确性;当标准加入法与其他定量方法的结果不一致时,应以标准加入法的结果为准。

3. 干扰峰的排除　供试品中的未知杂质或其挥发性热降解物易对残留溶剂的测定产生干扰。干扰作用包括在测定的色谱系统中未知杂质或其挥发性热降解物与待测物的保留值相同(共出峰);或热降解产物与待测物的结构相同(如甲氧基热裂解产生甲醇)。当测定的残留溶剂超出限度,但未能确定供试品中是否有未知杂质或其挥发性热降解物对测定有干扰作用时,应通过试验排除干扰作用的存在。对第一类干扰作用,通常采用在另一种极性不同的色谱柱系统中对相同供试品再进行测定,比较不同色谱系统中测定结果的方法。如两者结果一致,则可以排除测定中有共出峰的干扰;如两者结果不一致,则表明测定中有共出峰的干扰,对第二类干扰作用,通常要通过测定已知不含该溶剂的对照样品来加以判断。

4. 含氮碱性化合物的测定　普通气相色谱仪中的不锈钢管路、进样器的衬管等对有机胺等含氮碱性化合物具有较强的吸附作用,致使其检出灵敏度降低,应采用惰性的硅钢材料或镍钢材料管路;采用溶液直接进样法测定时,供试品溶液应不呈酸性,以免待测物与酸反应后不易汽化。

通常采用弱极性的色谱柱或其填料预先经碱处理过的色谱柱分析含氮碱性化合物,如果采用胺分析专用柱进行分析,效果更好。

对不宜采用气相色谱法测定的含氮碱性化合物,如 N-甲基吡咯烷酮等,可采用其他方法如离子色谱法等测定。

5. 检测器的选择　对含卤素元素的残留溶剂如三氯甲烷等,采用电子捕获检测器(ECD),易得到高的灵敏度。

6. 由于不同的实验室在测定同一供试品时可能采用了不同的实验方法,当测定结果处于合格与不合格边缘时,以采用内标法或标准加入法为准。

7. 顶空平衡温度一般应低于溶解供试品所用溶剂的沸点10℃以下,能满足检测灵敏度即可;对于沸点过高的溶剂,如甲酰胺、2-甲氧基乙醇、2-乙氧基乙醇、乙二醇、N-甲基吡咯烷酮等,用顶空进样测定的灵敏度不如直接进样,一般不宜用顶空进样方式测定。

8. 利用保留值定性是气相色谱中最常用的定性方法。色谱系统中载气的流速、载气的温度和柱温等的变化都会使保留值改变,从而影响定性结果。校正相对保留时间(RART)只受柱温和固定相性质的影响,以此作为定性分析参数较可靠。应用中通常选用甲烷测定色谱系统的死体积(t_0):

$$RART = \frac{t_R - t_0}{t_R' - t_0}$$

式中,t_R为组分的保留时间;t_R'为参比物的保留时间。

（八）应用实例

灯盏花素中丙酮残留物的检查

1. 色谱条件与系统适用性试验　以聚乙二醇为固定相,采用弹性石英毛细管柱(柱长为30m,内径为0.32mm,膜厚度为0.5μm);柱温为程序升温:初始温度为60℃,维持16分钟,以每分钟20℃升温至200℃,维持2分钟;检测器温度300℃;进样口温度240℃;载气为氮气,流速为每分钟1.0ml。顶空进样,顶空瓶平衡温度为90℃,平衡时间为30分钟,理论板数以丙酮峰计算应不低于10 000。

2. 对照品溶液的制备　取丙酮对照品适量,精密称定,加0.5%的碳酸钠溶液制成每1ml含100μg的溶液,作为对照品溶液。精密量取5ml,置20ml顶空瓶中,密封瓶口,即得。

3. 供试品溶液的制备　取本品约0.1g,精密称定,置20ml顶空瓶中,精密加入0.5%的碳酸钠溶液5ml,密封瓶口,摇匀,即得。

4. 测定法　分别精密量取对照品和供试品溶液顶空瓶气体1ml,注入气相色谱仪,记录色谱图,按外标法以峰面积计算,即得。

本品含丙酮不得过0.5%。

点滴积累 V

1. 气相色谱法测定药物中残留溶剂,测定方法可选择毛细管柱顶空进样等温法、毛细管柱顶空进样系统程序升温法及溶液直接进样法,当检查有机溶剂的数量不多,且极性差异较小时可选择毛细管柱顶空进样等温法,当检查的有机溶剂数量较多,且极性差异较大时应选择毛细管柱顶空进样系统程序升温法。

2. 对含卤素元素的残留溶剂测定宜采用电子捕获检测器(ECD),能够得到高的检测灵敏度。

第十节　二氧化硫残留量测定法

本法系用酸碱滴定法、气相色谱法、离子色谱法测定经硫黄熏蒸处理过的药材或饮片中二氧化硫的残留量。可根据具体品种情况选择适宜方法进行二氧化硫残留量测定。《中国药典》2015年版药材和饮片检定通则(0212)规定:药材及饮片(矿物类除外)的二氧化硫残留量不得过150mg/kg。

一、酸碱滴定法

本方法系将中药材以蒸馏法进行处理,样品中的亚硫酸盐系列物质加酸处理后转化为二氧化硫后,随氮气流带入到含有过氧化氢的吸收瓶中,过氧化氢将其氧化为硫酸根离子,采用酸碱滴定法测定,计算药材及饮片中的二氧化硫残留量。

（一）仪器与装置

仪器装置如图4-8所示。

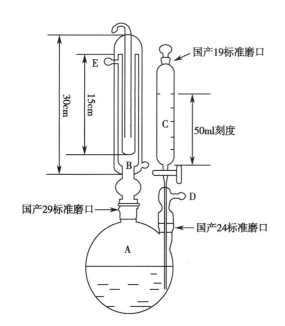

图4-8 酸碱滴定法蒸馏仪器装置
A. 1000ml 两颈圆底烧瓶;B. 竖式回流冷凝管;C.(带刻度)分液漏斗;D. 连接氮气流入口;E. 二氧化硫气体导出口

（二）测定法

取药材或饮片细粉约10g(如二氧化硫残留量较高,超过1000mg/kg,可适当减少取样量,但应不少于5g),精密称定,置两颈圆底烧瓶中,加水300~400ml。打开回流冷凝管开关给水,将冷凝管的上端E口处连接一橡胶导气管置于100ml锥形瓶底部。锥形瓶内加入3%过氧化氢溶液50ml作为吸收液(橡胶导气管的末端应在吸收液液面以下)。使用前,在吸收液中加入3滴甲基红乙醇溶液指示剂(2.5mg/ml),并用 0.01mol/L 氢氧化钠滴定液滴定至黄色(即终点;如果超过终点,则应舍弃该吸收溶液)。开通氮气,使用流量计调节气体流量至约 0.2L/min;打开分液漏斗 C 的活塞,使盐酸溶液(6mol/L)10ml 流入蒸馏瓶,立即加热两颈烧瓶内的溶液至沸,并保持微沸;烧瓶内的水沸腾 1.5 小时后,停止加热。吸收液放冷后,置于磁力搅拌器上不断搅拌,用氢氧化钠滴定液(0.01mol/L)滴定,至黄色持续时间 20 秒不褪色,并将滴定的结果用空白实验校正。

$$供试品中二氧化硫残留量(\mu g/g) = \frac{(A-B)\times c\times 0.032\times 10^6}{W} \qquad (式4-10)$$

式中:A 为供试品溶液消耗氢氧化钠滴定液的体积,ml;

　　B 为空白消耗氢氧化钠滴定液的体积,ml;

　　c 为氢氧化钠滴定液摩尔浓度,mol/L;

　　0.032 为 1ml 氢氧化钠滴定液(1mol/L)相当的二氧化硫的质量;

　　W 为供试品的重量,g。

二、气相色谱法

本法系用气相色谱法测定药材及饮片中的二氧化硫残留量。

（一）色谱条件与系统适用性试验

采用 GS-GasPro 键合硅胶多孔层开口管色谱柱(如 GS-GasPro,柱长 30m,柱内径 0.32mm)或等效柱,热导检测器,检测器温度为 250℃。程序升温:初始 50℃,保持 2 分钟,以每分钟 20℃升至 200℃,保持 2 分钟。进样口温度为 200℃,载气为氦气,流速为每分钟 2.0ml。顶空进样,采用气密针模式(气密针温度为 105℃)的顶空进样,顶空瓶的平衡温度为 80℃,平衡时间均为 10 分钟。系统适用性试验应符合气相色谱法要求。

（二）对照品溶液的制备

精密称取亚硫酸钠对照品 500mg,置 10ml 量瓶中,加入含 0.5% 甘露醇和 0.1% 乙二胺四乙酸二钠的混合溶液溶解,并稀释至刻度,摇匀,制成每 1ml 含亚硫酸钠 50.0mg 的对照品贮备溶液。分别精密量取对照品贮备溶液 0.1ml、0.2ml、0.4ml、1ml、2ml,置 10ml 量瓶中,用含 0.5% 甘露醇和 0.1% 乙二胺四乙酸二钠的溶液分别稀释成每 1ml 含亚硫酸钠 0.5mg、1mg、2mg、5mg、10mg 的对照品溶液。

分别准确称取 1g 氯化钠和 1g 固体石蜡(熔点 52~56℃)于 20ml 顶空进样瓶中,精密加入 2mol/L 盐酸溶液 2ml,将顶空瓶置于 60℃水浴中,待固体石蜡全部溶解后取出,放冷至室温使固体石蜡凝固密封于酸液层之上(必要时用空气吹去瓶壁上冷凝的酸雾);分别精密量取上述 0.5mg/ml、1mg/ml、2mg/ml、5mg/ml、10mg/ml 的对照品溶液各 100μl 置于石蜡层上方,密封,即得。

（三）供试品溶液的制备

分别准确称取 1g 氯化钠和 1g 固体石蜡(熔点 52~56℃)于 20ml 顶空进样瓶中,精密加入 2mol/L 盐酸溶液 2ml,将顶空瓶置于 60℃水浴中,待固体石蜡全部溶解后取出,放冷至室温使固体石蜡重新凝固,取样品细粉约 0.2g,精密称定,置于石蜡层上方,加入含 0.5% 甘露醇和 0.1% 乙二胺四乙酸二钠的混合溶液 100μl,密封,即得。

（四）测定法

分别精密吸取经平衡后的对照品溶液和供试品溶液顶空瓶气体 1ml，注入气相色谱仪，记录色谱图。按外标工作曲线法定量，计算样品中亚硫酸根含量，测得结果乘以 0.5079，即为二氧化硫含量。

三、离子色谱法

本方法将中药材以水蒸气蒸馏法进行处理，样品中的亚硫酸盐系列物质加酸处理后转化为二氧化硫，随水蒸气蒸馏，并被过氧化氢吸收、氧化为硫酸根离子后，采用离子色谱法（《中国药典》2015年版通则 0513）检测，并计算药材及饮片中的二氧化硫残留量。

（一）仪器装置

仪器装置如图 4-9 所示。

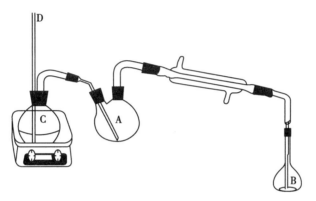

图 4-9　离子色谱法水蒸气蒸馏装置
A. 两颈烧瓶；B. 接收瓶；C. 圆底烧瓶；D. 直行长玻璃管

（二）色谱条件与系统适用性试验

采用离子色谱法。色谱柱采用以烷醇季铵为功能基的乙基乙烯基苯-二乙烯基苯聚合物树脂作为填料的阴离子交换柱（如 AS 11-HC，250mm×4mm）或等效柱，保护柱使用相同填料的阴离子交换柱（如 AG11-HC，50mm×4mm），洗脱液为 20mmol/L 氢氧化钾溶液（由自动洗脱液发生器产生）；若无自动洗脱液发生器，洗脱液采用终浓度为 3.2mmol/L Na_2CO_3 与 1.0mmol/L $NaHCO_3$ 的混合溶液；流速为 1ml/min，柱温为 30℃。阴离子抑制器和电导检测器。系统适用性试验应符合离子色谱法要求。

（三）对照品溶液的制备

取硫酸根标准溶液，加水制成每 1ml 分别含硫酸根 $1\mu g/ml$、$5\mu g/ml$、$20\mu g/ml$、$50\mu g/ml$、$100\mu g/ml$、$200\mu g/ml$ 的溶液，各进样 $10\mu l$，绘制标准曲线。

（四）供试品溶液的制备

取供试品粗粉 5～10g（不少于 5g），精密称定，置瓶 A（两颈烧瓶）中，加水 50ml，振摇，使分散均匀，接通水蒸气蒸馏瓶 C。吸收瓶 B（100ml 纳氏比色管或量瓶）中加入 3% 过氧化氢溶液 20ml 作为吸收液，吸收管下端插入吸收液液面以下。A 瓶中沿瓶壁加入 5ml 盐酸，迅速密塞，开始蒸馏，保持 C 瓶沸腾并调整蒸馏火力，使吸收管端的馏出液的流出速率约为 2ml/min。蒸馏至瓶 B 中溶液总体积约为 95ml（时间 30～40 分钟），用水洗涤尾接管并将其转移至吸收瓶中，并稀释至刻度，摇匀，放置 1 小时后,以微孔滤膜滤过,即得。

(五) 测定法

分别精密吸取相应的对照品溶液和供试品溶液各 10μl,进样,测定,计算样品中硫酸根含量,按照($SO_2/SO_4^{2-} = 0.6669$)计算样品中二氧化硫的含量。

点滴积累 √

《中国药典》2015 年版"药材和饮片检定通则"规定,除矿物类外,药材及饮片都应进行二氧化硫残留量的检查,限度不得过 150mg/kg。

第十一节 黄曲霉毒素测定法

黄曲霉毒素(aflatoxins,AF)是一类二氢呋喃香豆素的衍生物,主要由黄曲霉(aspergillus flavus)和寄生曲霉(aparasiticus)产生的剧毒次生代谢产物,它们存在于土壤、动植物、各种坚果中,是霉菌毒素中毒性最大、对人类健康危害极为突出的一类霉菌毒素。《中国药典》2015 年版对柏子仁等 14 味易受黄曲霉毒素感染药材及饮片增加了"黄曲霉毒素"检查项目和限度标准。

本法照黄曲霉毒素检查法(《中国药典》2015 年版通则 2351)测定。

一、高效液相色谱法

本法系用高效液相色谱法测定药材、饮片及制剂中的黄曲霉毒素(以黄曲霉毒素 B_1、黄曲霉毒素 B_2、黄曲霉毒素 G_1 和黄曲霉毒素 G_2 总量计),除另有规定外,按下列方法测定。

1. 色谱条件与系统适用性试验 以十八烷基硅烷键合硅胶为填充剂;以甲醇-乙腈-水(40∶18∶42)为流动相;采用柱后衍生法检测,①碘衍生法:衍生溶液为 0.05% 的碘溶液(取碘 0.5g,加入甲醇 100ml 使溶解,用水稀释至 1000ml 制成),衍生化泵流速每分钟 0.3ml,衍生化温度 70℃;②光化学衍生法:光化学衍生器(254nm),以荧光检测器检测,激发波长 λ_{ex} = 360nm(或 365nm),发射波长 λ_{ex} = 450nm。两个相邻色谱峰的分离度应大于 1.5。

2. 混合对照品溶液的制备 精密量取黄曲霉毒素混合对照品溶液(黄曲霉毒素 B_1、黄曲霉毒素 B_2、黄曲霉毒素 G_1、黄曲霉毒素 G_2 标示浓度分别为 1.0μg/ml、0.3μg/ml、1.0μg/ml、0.3μg/ml)0.5ml,置 10ml 量瓶中,用甲醇稀释至刻度,作为贮备溶液。精密量取贮备溶液 1ml,置 25ml 量瓶中,用甲醇稀释至刻度,即得。

3. 供试品溶液的制备 取供试品粉末约 15g(过二号筛),精密称定,置于均质瓶中,加入氯化钠 3g,精密加入 70% 甲醇溶液 75ml,高速搅拌 2 分钟(搅拌速度大于 11 000 转/分钟),离心 5 分钟(离心速度 2500 转/分钟),精密量取上清液 15ml,置 50ml 量瓶中,用水稀释至刻度,摇匀,用微孔滤膜(0.45μm)滤过,量取续滤液 20.0ml,通过免疫亲和柱,流速每分钟 3ml,用水 20ml 洗脱,洗脱液弃去,使空气进入柱子,将水挤出柱子,再用适量甲醇洗脱,收集洗脱液,置 2ml 量瓶中,并用甲醇稀释至刻度,摇匀,即得。

4. 测定法 分别精密吸取上述混合对照品溶液 5μl、10μl、15μl、20μl、25μl，注入液相色谱仪，测定峰面积，以峰面积为纵坐标，进样量为横坐标，绘制标准曲线。另精密吸取上述供试品溶液20~25μl，注入液相色谱仪，测定峰面积，从标准曲线上读出供试品中相当于黄曲霉毒素 B_1、黄曲霉毒素 B_2、黄曲霉毒素 G_1、黄曲霉毒素 G_2 的量，计算，即得。

二、高效液相色谱-串联质谱法

本法系用高效液相色谱-串联质谱法测定药材、饮片及制剂中的黄曲霉毒素（以黄曲霉毒素 B_1、黄曲霉毒素 B_2、黄曲霉毒素 G_1 和黄曲霉毒素 G_2 总量计），除另有规定外，按下列方法测定。

1. 色谱、质谱条件与系统适用性试验 以十八烷基硅烷键合硅胶为填充剂；以 10mmol/L 醋酸铵溶液为流动相 A，以甲醇为流动相 B；柱温25℃；流速每分钟 0.3ml；按表4-7 中的规定进行梯度洗脱。

表 4-7 洗脱梯度表

时间（分钟）	流动相 A（%）	流动相 B（%）
0~4.5	65→15	35→85
4.5~6	15→0	85→100
6~6.5	0→65	100→35
6.5~10	65	35

以三重四极杆串联质谱仪检测；电喷雾离子源（ESI），采集模式为正离子模式；各化合物监测离子对和碰撞电压（CE）见表4-8。

表 4-8 黄曲霉毒素 B_1、B_2、G_1、G_2 对照品的监测离子对、碰撞电压（CE）参考值

编号	中文名	英文名	母离子	子离子	CE(V)
1	黄曲霉毒素 G_2	aflatoxin G_2	313.1	313.1	33
			331.1	245.1	40
2	黄曲霉毒素 G_1	aflatoxin G_1	329.1	243.1	35
			329.1	311.1	30
3	黄曲霉毒素 B_2	aflatoxin B_2	315.1	259.1	35
			315.1	287.1	40
4	黄曲霉毒素 B_1	aflatoxin B_1	313.1	241.1	50
			313.1	285.1	40

2. 系列混合对照品溶液的制备 精密量取黄曲霉毒素混合对照品溶液（黄曲霉毒素 B_1、黄曲霉毒素 B_2、黄曲霉毒素 G_1、黄曲霉毒素 G_2 的标示浓度分别为 1.0μg/ml、3μg/ml、1.0μg/ml、0.3μg/ml）适量，用70% 甲醇稀释成含黄曲霉毒素 B_2、G_2 浓度为 0.04~3ng/ml，含黄曲霉毒素 B_1、G_1 浓度为 0.12~10ng/ml 的系列对照品溶液，即得（必要时可根据样品实际情况，制备系列基质对照品溶液）。

3. 供试品溶液的制备　同高效液相色谱法。

4. 测定法　精密吸取上述系列对照品溶液各 5μl,注入高效液相色谱-质谱仪,测定峰面积,以峰面积为纵坐标,进样浓度为横坐标,绘制标准曲线。另精密吸取上述供试品溶液 5μl,注入高效液相色谱-串联质谱仪,测定峰面积,从标准曲线上读出供试品中相当于黄曲霉毒素 B_1、黄曲霉毒素 B_2、黄曲霉毒素 G_1、黄曲霉毒素 G_2 的浓度,计算,即得。

三、注意事项

1. 本实验应有相应的安全、防护措施,并不得污染环境。

2. 残留有黄曲霉毒素的废液或废渣的玻璃器皿,应置于专用贮存容器(装有 10% 次氯酸钠溶液)内,浸泡 24 小时以上,再用清水将玻璃器皿冲洗干净。

3. 当测定结果超出限度时,采用高效液相色谱-串联质谱法进行确认。

四、应用实例

柏子仁中黄曲霉毒素的测定

采用黄曲霉毒素检查法(《中国药典》2015 年版通则 2351)中的高效液相色谱-串联质谱法测定柏子仁中黄曲霉毒素的含量,规定柏子仁每 1000g 含黄曲霉毒素 B_1 不得过 5μg,黄曲霉毒素 G_2、黄曲霉毒素 G_1、黄曲霉毒素 B_2 和黄曲霉毒素 B_1 总量不得过 10μg。

(1) 色谱、质谱条件与系统适用性试验:以十八烷基硅烷键合硅胶为填充剂;以 10mmol/L 醋酸铵溶液为流动相 A,以甲醇为流动相 B;柱温 25℃;流速每分钟 0.3ml;按表 4-7 中的规定进行梯度洗脱。

以三重四极杆串联质谱仪检测;电喷雾离子源(ESI),采集模式为正离子模式;各化合物监测离子对和碰撞电压(CE)见表 4-8。

(2) 系列混合对照品溶液的制备:精密量取黄曲霉毒素混合对照品溶液(黄曲霉毒素 B_1、黄曲霉毒素 B_2、黄曲霉毒素 G_1、黄曲霉毒素 G_2 的标示浓度分别为 1.0μg/ml、3μg/ml、1.0μg/ml、0.3μg/ml)适量,用 70% 甲醇稀释成含黄曲霉毒素 B_2、黄曲霉毒素 G_2 浓度为 0.04～3ng/ml,含黄曲霉毒素 B_1、黄曲霉毒素 G_1 浓度为 0.12～10ng/ml 的系列对照品溶液,即得(必要时可根据样品实际情况,制备系列基质对照品溶液)。

(3) 供试品溶液的制备:取柏子仁粉末约 15g(过二号筛),精密称定,置于均质瓶中,加入氯化钠 3g,精密加入 70% 甲醇溶液 75ml,高速搅拌 2 分钟(搅拌速度大于 11 000 转/分钟),离心 5 分钟(离心速度 2500 转/分钟),精密量取上清液 15ml,置 50ml 量瓶中,用水稀释至刻度,摇匀,用微孔滤膜(0.45μm)滤过,量取续滤液 20.0ml,通过免疫亲和柱,流速每分钟 3ml,用水 20ml 洗脱,洗脱液弃去,使空气进入柱子,将水挤出柱子,再用适量甲醇洗脱,收集洗脱液,置 2ml 量瓶中,并用甲醇稀释至刻度,摇匀,即得。

(4) 测定法:精密吸取上述系列对照品溶液各 5μl,注入高效液相色谱-质谱仪,测定峰面积,以峰面积为纵坐标,进样浓度为横坐标,绘制标准曲线。另精密吸取上述供试品溶液 5μl,注入高效液相色谱-串联质谱仪,测定峰面积,从标准曲线上读出供试品中相当于黄曲霉毒素 B_1、黄曲霉毒素

B$_2$、黄曲霉毒素 G$_1$、黄曲霉毒素 G$_2$的浓度,计算,即得。

点滴积累　∨

1. 黄曲霉毒素的测定方法有高效液相色谱法和高效液相色谱-串联质谱法。

2. 对照品溶液瓶配制时逐级稀释,根据实际情况配制系列基质对照品溶液。

3. 当高效液相色谱法测定结果超出限度时,采用高效液相色谱-串联质谱法进行确认。

第十二节　特殊杂质检查方法

特殊杂质指在某些药物制剂生产和贮运过程中,由于药物本身的性质、生产方式及工艺条件可能引入的杂质。特殊杂质的检查一般是利用药品和杂质的理化性质及生理作用的差异,采用物理的、化学的、药理的、微生物的方法来进行。《中国药典》2015 年版中特殊杂质的检查列在有关品种的检查项下。

一、乌头碱的检查

川乌、附子及草乌中含有多种生物碱,其生品成分结构中 C$_8$、C$_{14}$ 上的羟基分别与乙酸、苯甲酸结合成双酯型(乌头碱型)生物碱,如乌头碱、美沙乌头碱等,这种双酯型生物碱亲酯性强,毒性大。炮制品在加工过程中双酯型生物碱易水解,依次生成毒性较小的单酯型生物碱和不带酯键的胺醇型生物碱。因此,乌头类药材炮制品的毒性均较其生品小。为保证用药安全,《中国药典》2015 年版规定应进行酯型生物碱的检查。常用的检查方法有 TLC 法,此外也可采用 HPLC 法。

1. 三七伤药片中乌头碱的限量检查　三七伤药片是由三七、制草乌、红花、骨碎补、接骨木、雪上一枝蒿等八味药材制成的糖衣片或薄膜衣片,具有舒筋活血,散瘀止痛之功效。

取本品 30 片,除去包衣,研细,加氨试液 10ml 使润湿,加乙醚 150ml,振摇 30 分钟,振摇 30 分钟,放置 2 小时,分取乙醚液,回收溶剂至干,残渣用无水乙醇溶解并加至 2.0ml,作为供试品溶液。另取乌头碱对照品,加无水乙醇制成每 1ml 含 1.0mg 的溶液,作为对照品溶液。照薄层色谱法(《中国药典》2015 年版通则 0502)操作,吸取供试品溶液 10μl、对照品溶液 2μl,分别点于同一硅胶 G 薄层板上,以环己烷-乙酸乙酯-二乙胺(4∶3∶1)为展开剂,展开,取出,晾干,喷以稀碘化铋钾试液。供试品色谱中,在与对照品色谱相应的位置上出现的斑点应小于对照品的斑点,或不出现斑点。

2. 附子理中丸中乌头碱的限量检查　取附子理中丸水蜜丸适量,研碎,取 25g(或取小蜜丸或大蜜丸适量,剪碎,取 36g),加氨试液 4ml,拌匀,放置 2 小时,加乙醚 60ml,振摇 1 小时,放置 24 小时,滤过,滤液蒸干,残渣用无水乙醇溶解使成 1ml,作为供试品溶液。另取乌头碱对照品,加无水乙醇制成每 1ml 含 1.0mg 的溶液,作为对照品溶液。吸取供试品溶液 12μl、对照品溶液 5μl,分别点于同一硅胶 G 薄层板上,以二氯甲烷(经无水硫酸钠脱水处理)-丙酮-甲醇(6∶1∶1)为展开剂,展开,取出,晾干,喷以稀碘化铋钾试液。供试品色谱中,在与对照品色谱相应位置上出现的斑点应小于对照品的斑点,或不出现斑点。

边学边练

检查附子理中丸中的乌头碱（实训十九）。

---

3. 制川乌中双酯型生物碱的检查

（1）色谱条件与系统适用性试验：以十八烷基硅烷键合硅胶为填充剂；以乙腈-四氢呋喃（25：15）为流动相A，以0.1mol/L醋酸铵溶液（每1000ml加冰醋酸0.5ml）为流动相B，按表4-9中的规定进行梯度洗脱；检测波长为235nm。理论板数照苯甲酰新乌头原碱峰计算应不低于2000。

表4-9　梯度洗脱方法

时间（分钟）	流动相A（%）	流动相B（%）
0~48	15→26	85→74
48~49	26→35	74→65
49~58	35	65
58~65	35→15	65→85

（2）对照品溶液的制备：取苯甲酰乌头原碱对照品、苯甲酰次乌头原碱对照品、苯甲酰新乌头原碱对照品适量，精密称定，加异丙醇-三氯甲烷（1：1）混合溶液制成每1ml含苯甲酰乌头原碱和苯甲酰次乌头原碱各50μg、苯甲酰新乌头原碱0.3mg的混合溶液，即得。

（3）供试品溶液的制备：取制川乌粉末（过三号筛）约2g，精密称定，至具塞锥形瓶中，加氨试液3ml，精密加入异丙醇-乙酸乙酯（1：1）混合液50ml，称定重量，超声处理（功率300W，频率40kHz；水温在25℃以下）30分钟，放冷，再称定重量，用异丙醇-乙酸乙酯（1：1）混合液补足减失的重量，摇匀，滤过。精密量取续滤液25ml，40℃以下减压回收溶剂至干，残渣精密加入异丙醇-三氯甲烷（1：1）混合液3ml溶解，滤过，取续滤液，即得。

（4）测定及结果判断：分别精密吸取对照品溶液与供试品溶液各10μl，注入液相色谱仪，测定，即得。本品按干燥品计算，含苯甲酰乌头原碱（$C_{32}H_{45}NO_{10}$），苯甲酰次乌头原碱（$C_{31}H_{43}NO_9$）及苯甲酰新乌头原碱（$C_{31}H_{43}NO_{10}$）的总量应为0.070%~0.15%。

二、土大黄苷的检查

1. 大黄流浸膏中土大黄苷的检查（荧光分析法）　取本品0.2ml，加甲醇2ml，温浸10分钟，放冷，取上清液10μl，点于滤纸上，以45%乙醇展开，取出，晾干，放置10分钟，置紫外线灯（365nm）下观察，不得显持久的亮紫色荧光。

2. 三黄片中土大黄苷的检查（TLC法）　取本品小片2片或大片1片，糖衣片除去糖衣，研细，加甲醇15ml，加热回流30分钟，放冷，滤过，滤液作为供试品溶液。另取土大黄苷对照品，加甲醇制成每1ml含0.3mg的溶液作为对照品溶液。吸取上述两种溶液各2μl，分别点于同一硅胶G薄层板上，以三氯甲烷-甲醇-甲酸-水（100：30：2：3）为展开剂，展开，取出，晾干，置紫外线灯（365nm）下检视。供试品色谱中，在与对照品色谱相应的位置上，不得显相同颜色的荧光斑点。

知识链接

土 大 黄 苷

　　正品大黄为蓼科大黄属掌叶组植物，主要含有结合性蒽醌衍生物类、二苯乙烯类、鞣质及番泻苷 A 类成分。 伪品大黄如华北大黄、河套大黄为大黄属波叶组植物，以富含二苯乙烯苷类成分为特征，尤其含大量土大黄苷，不含或极少含番泻苷 A 类成分。 土大黄苷在结构上为二苯乙烯的衍生物。《中国药典》自 1985 年版始对大黄药材及其制剂规定检查土大黄苷，其收载的方法主要为荧光分析法和 TLC 法两种，土大黄苷在紫外线灯下呈亮蓝紫色荧光，此法简单，但应注意假阳性的发生。

三、士的宁的检查

1. 马钱子中士的宁的检查

（1）色谱条件与系统适用性试验：以十八烷基硅烷键合硅胶为填充剂；以乙腈-0.01mol/L 庚烷磺酸钠与 0.02mol/L 磷酸二氢钾等量混合溶液（用 10% 磷酸调节 pH 至 2.8）（21∶79）为流动相；检测波长为 260nm。理论板数按士的宁峰计算应不低于 5000。

（2）对照品溶液的制备：取士的宁对照品 6mg、置 10ml 量瓶中，加三氯甲烷适量使溶解并稀释至刻度，摇匀。精密量取 2ml，置 10ml 量瓶中，用甲醇稀释至刻度，摇匀，即得（每 1ml 含士的宁 0.12mg）。

（3）供试品溶液的制备：取本品粉末（过三号筛）约 0.6g，精密称定，置具塞锥形瓶中，加氢氧化钠试液 3ml，混匀，放置 30 分钟，精密加入三氯甲烷 20ml，密塞，称定重量，置水浴中回流提取 2 小时，放冷，再称定重量，用三氯甲烷补足减失的重量，摇匀，分取三氯甲烷液，用铺有少量无水硫酸钠的滤纸滤过，弃去初滤液，精密量取续滤液 3ml，置量瓶中，加甲醇至刻度，摇匀，即得。

（4）测定与结果判定：分别精密吸取对照品溶液与供试品溶液各 10μl，注入液相色谱仪，测定，即得。

　　本品按干燥品计算，含士的宁（$C_{21}H_{22}N_2O_2$）应为 1.20% ～2.20%。

2. 平消片中士的宁的检查

（1）色谱条件与系统适用性试验：以十八烷基硅烷键合硅胶为填充剂；以乙腈-0.01mol/L 庚烷磺酸钠与 0.02mol/L 磷酸二氢钾等量混合溶液（用 10% 磷酸调节 pH 值至 2.8）（21∶79）为流动相；检测波长为 254nm。理论板数按士的宁峰计算应不低于 5000。

（2）对照品溶液的制备：取士的宁对照品适量，精密称定，加三氯甲烷制成每 1ml 含 0.3mg 的溶液。精密量取 2ml，置 10ml 量瓶中，加甲醇稀释至刻度，摇匀，即得（每 1ml 含士的宁 60μg）。

（3）供试品溶液的制备：取本品 20 片，除去包衣，精密称定，研细，取约 3g，精密称定，置具塞锥

201

形瓶中,精密加入三氯甲烷 20ml,浓氨试液 1ml,称定重量,加热回流 2 小时,放冷,再称定重量,用三氯甲烷补足减失的重量,摇匀,用铺有少量无水硫酸钠的滤纸滤过,精密量取续滤液 5ml,置 10ml 量瓶中,加甲醇稀释至刻度,摇匀,即得。

（4）测定及结果判定:分别精密吸取对照品溶液与供试品溶液各 10μl,注入液相色谱仪,测定,即得。

本品每片含马钱子以士的宁（$C_{21}H_{22}N_2O_2$）计,应为 0.20～0.35mg。

知识链接

士 的 宁

士的宁又名番木鳖碱,是由马钱子中提取的一种生物碱,能选择性兴奋脊髓,增强骨骼肌的紧张度,临床用于轻瘫或弱视的治疗。 小儿中毒大多因治疗用量过大,或误服含士的宁的毒鼠药,所致临床表现为面、颈部肌肉僵硬,瞳孔缩小之后扩大,惊厥,角弓反张,腱反射亢进,严重者因胸、腹、膈肌强直收缩、麻痹而死亡。

四、安宫牛黄丸中猪去氧胆酸的检查

取本品 10 丸,剪碎,取 1g,加入等量硅藻土,研细,加乙醇 20ml,加热回流提取 1 小时,放冷,滤过,滤液作为供试品溶液。另取猪去氧胆酸对照品,加乙醇制成每 1ml 含 0.5mg 的溶液,作为对照品溶液。照薄层色谱法（《中国药典》2015 年版通则 0502）试验,吸取上述两种溶液各 6μl,分别点于同一硅胶 G 薄层板上,以环己烷-乙酸乙酯-醋酸-甲醇（20∶25∶2∶3）的上层溶液为展开剂,展开 2 次,取出,晾干,喷以 10% 硫酸乙醇溶液,在 105℃ 加热至斑点显色清晰。供试品色谱中,在与对照品色谱相应的位置上,不得显相同颜色的斑点。

五、牛黄中游离胆红素的检查

（1）色谱条件与系统适用性试验:以十八烷基硅烷键合硅胶为填充剂;以乙腈-1% 冰醋酸溶液（95∶5）为流动相;检测波长为 450nm。理论板数按胆红素峰计算应不低于 3000。

（2）对照品溶液的制备:取胆红素对照品适量,精密称定,加二氯甲烷制成每 1ml 含 6.87μg 的溶液,即得。

（3）供试品溶液的制备:取本品粉末（过六号筛）约 10mg,精密称定,置具塞锥形瓶中,精密加入二氯甲烷 50ml,密塞,称定重量,振摇混匀,冰浴中超声处理（功率 500W,频率 53kHz）40 分钟,再称定重量,用二氯甲烷补足减失的重量,摇匀,离心（转速为 4000rpm）,分取二氯甲烷液,滤过,取续滤液,即得。

（4）测定及结果判断:分别精密吸取对照品溶液与供试品溶液各 5μl,注入液相色谱仪,测定,即得。供试品色谱中,在与对照品色谱峰保留时间相对应的位置上出现的色谱峰面积应小于对照品色谱峰面积或不出现色谱峰。

知识链接

牛黄及其代用品

　　牛黄为传统名贵中药材，为满足临床用药的需求，国家药品监督管理部门批准了牛黄的 3 个代用品，即：人工牛黄、培植牛黄和体外培育牛黄，且规定对于国家药品标准处方中含牛黄的临床急重病症用药品种和国家药品监督管理部门批准的含牛黄的新药，可以将处方中的牛黄以培植牛黄或体外培育牛黄替代牛黄等量投料使用，但不得以"人工牛黄替代"。人工牛黄和培植牛黄、体外培育牛黄的差异性很大。研究表明，人工牛黄中含有猪去氧胆酸，而天然牛黄、培植牛黄和体外培育牛黄中不含猪去氧胆酸。故国家药品标准处方中含牛黄的临床急重病症用药品种及其剂型需要进行猪去氧胆酸的检查，以确保药品质量。目前《中国药典》2015 年版收载的进行猪去氧胆酸检查的制剂仅有安宫牛黄丸（散）、局方至宝散。

六、清开灵注射液中山银花的检查

　　取本品 20ml，加盐酸 3 滴，边加边搅拌，滤过，滤液加氢氧化钠试液调节 pH 至 7，用水饱和的正丁醇振摇提取 2 次，每次 30ml，合并正丁醇液，用氨试液洗涤两次，每次 30ml，分取正丁醇层，蒸干，残渣加甲醇 2ml 使溶解，作为供试品溶液。另取灰毡毛忍冬皂苷乙对照品，加甲醇制成每 1ml 含 1mg 的溶液，作为对照品溶液。照薄层色谱法（《中国药典》2015 年版通则 0502）试验，吸取上述两种溶液各 2µl，分别点于同一硅胶 G 薄层板上，以三氯甲烷-甲醇-水（6∶4∶1）为展开剂，展开，取出，晾干，喷以 10% 硫酸乙醇溶液，在 105℃加热至斑点显色清晰，供试品色谱中，在与对照品色谱相应的位置上，不得显相同颜色的斑点。

知识链接

金银花与山银花

　　自《中国药典》2005 年版至 2015 年版金银花与山银花分列收载后，便在社会上引起了"双花之争"。国家药典委员会在《关于金银花、山银花分类有关问题的说明》中介绍："金银花作为药名首见于南宋的《履巉岩本草》。《中国药典》自 1963 年版开始收载金银花，《中国药典》1963 年版规定供药用的金银花植物来源只有一种，即忍冬科植物忍冬的干燥花蕾。《中国药典》1977 年版在金银花标准中增收了其他 3 个植物来源，分别是山银花（华南忍冬）、红腺忍冬和毛花柱忍冬。鉴于实践中金银花、山银花药材在药用历史、来源、性状、化学成分等方面的差异，《中国药典》2005 年版将金银花和山银花分列入药典目录。金银花是忍冬科植物忍冬的干燥花蕾；山银花有四种，即"红腺忍冬""华南忍冬""灰毡毛忍冬""黄褐毛忍冬"。《中国药典》2005 年版颁布后，国家药品监督管理部门发文并通过多种形式要求实际使用金银花或山银花的企业应在处方中予以明确标示，以确保消费者在购买药品时获得准确的药品信息"。

　　有专家认为，金银花安全，可用于中药注射剂，而山银花含有皂苷类成分，易溶血，不能用于注射剂。

七、灯盏生脉胶囊中的焦袂康酸的检查

取本品内容物 0.5g，加水 10ml 使溶解，滤过，滤液用三氯甲烷提取 3 次，每次 2ml，合并三氯甲烷液，在水浴上蒸干，残渣加水 1ml 使溶解，置试管内，加三氯化铁试液 1 滴，不得显红色。

知识链接

焦 袂 康 酸

据文献报道，焦袂康酸（又称 3-羟基对吡喃酮）具有肝毒性，天然微量存在于植物灯盏细辛中，长期服用可能会对患者的肝脏有较大损伤。灯盏生脉胶囊以灯盏细辛为主要原料，是心血管疾病患者常用的药品，为避免焦袂康酸的肝损伤，因此《中国药典》2015 年版一部灯盏生脉胶囊项下规定检查焦袂康酸，检查方法采用化学反应法。

点滴积累

1. 特殊杂质指在某些药物制剂生产和贮运过程中，由于药物本身的性质、生产方式及工艺条件可能引入的杂质。

2. 附子、川乌、草乌等药材及含此类药材的制剂需要进行乌头碱型生物碱限量检查，常用的检查法是 TLC 法。

3. 含大黄药材的制剂需要进行土大黄苷的检查，可以采用荧光分析法或 TLC 法。

4. 国家药品标准处方中含天然牛黄、培植牛黄、体外培育牛黄的临床急重病症用药品种及其剂型需要进行猪去氧胆酸的检查。

复习导图

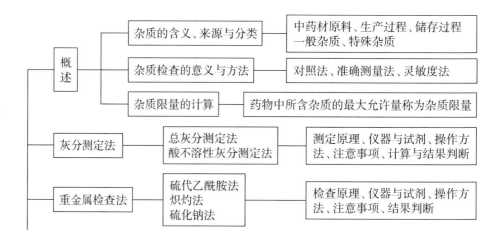

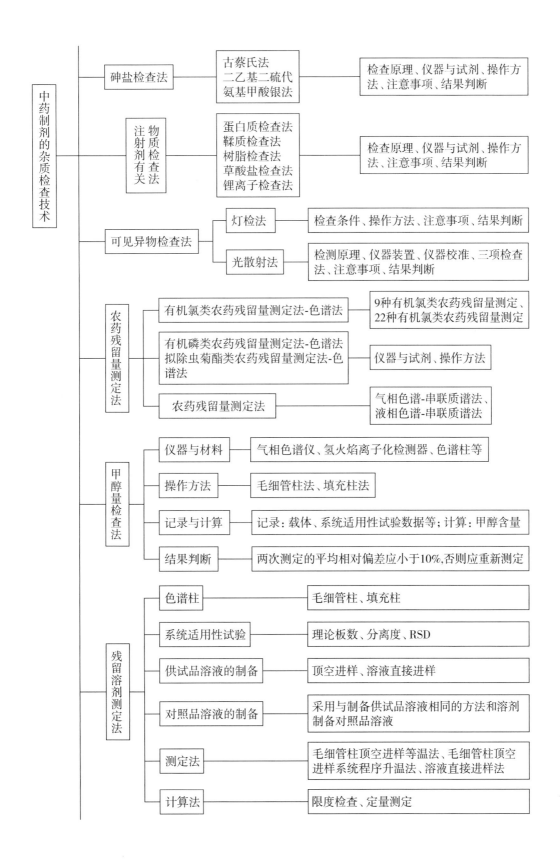

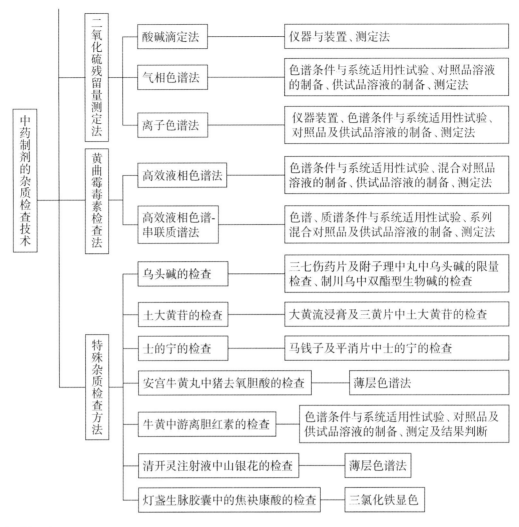

目标检测

一、选择题

（一）单项选择题

1. 《中国药典》2015 年版，重金属和有害元素的杂质限量的表示方法是（　　）

　　A. 百分之几　　　　　B. mg/kg　　　　　C. 百万分之几　　　　　D. 千分之几

2. 杂质限量是指药物中所含杂质的（　　）

　　A. 最大允许量　　　B. 最小允许量　　　C. 含量　　　　D. 含量范围

3. 肉桂油中重金属检查：取肉桂油 10ml，加水 10ml 与盐酸 1 滴，振摇后，通硫化氢气使饱和，水层与油层均不得变色。该杂质检查方法为（　　）

　　A. 目视比色法　　　B. 目视比浊法　　　C. 灵敏度法　　　　D. 含量测定法

4. 若中药总灰分含量超过生理灰分限度范围，则说明中药中含有（　　）

　　A. 有害杂质　　　B. 一般杂质　　　C. 特殊杂质　　　　D. 泥沙等掺杂物

5. 测定酸不溶性灰分所选择的滤纸是（　　）

　　A. 无灰滤纸　　　B. 慢速定性滤纸　　　C. 中速定性滤纸　　　　D. 快速定性滤纸

6. 灰分测定中,供试品需粉碎,使能通过(　　)

   A. 一号筛　　　　　B. 二号筛　　　　　C. 三号筛　　　　　D. 四号筛

7. 酸不溶性灰分是指(　　)

   A. 不溶于盐酸的灰分　　　　　　　　　B. 不溶于硫酸的灰分

   C. 不溶于磷酸的灰分　　　　　　　　　D. 不溶于醋酸的灰分

8. 硫代乙酰胺法检查重金属,是比较供试液管和对照液管的(　　)

   A. 颜色深浅　　　　　B. 浑浊程度　　　　　C. 沉淀颗粒　　　　　D. 产生气体量

9. 重金属检查中,加入硫代乙酰胺时溶液的最佳 pH 是(　　)

   A. 2.5　　　　　B. 3.5　　　　　C. 4.5　　　　　D. 5.5

10. 重金属检查中,供试品中如含高铁盐可加入(　　)将高铁离子还原成为亚铁离子而消除干扰

   A. 维生素 C　　　　　B. 硫化钠　　　　　C. 盐酸　　　　　D. 硫酸

11. 取标准铅溶液(每 1ml 相当于 0.01mg 的 Pb)2ml,供试品 2g,依法检查重金属。则供试品中重金属的限量是(　　)

   A. 不得过 10mg/kg　　　　　　　　　B. 不得过 2mg/kg

   C. 不得过 5mg/kg　　　　　　　　　D. 不得过 1mg/kg

12. 第二法(炽灼法)检查重金属,供试品炽灼的最佳温度是(　　)

   A. 800℃以上　　　　B. 500~600℃　　　　C. 300~400℃　　　　D. 700~800℃

13. 古蔡氏法检砷时,产生的砷化氢气体与下列哪种物质作用生成砷斑(　　)

   A. 氯化汞　　　　　B. 溴化汞　　　　　C. 碘化汞　　　　　D. 硫化汞

14. 砷盐检查法中,在检砷装置导气管中塞入醋酸铅棉花的作用是(　　)

   A. 吸收砷化氢　　　B. 吸收溴化氢　　　C. 吸收硫化氢　　　D. 吸收氯化氢

15. 古蔡氏检砷法中,加入碘化钾和氯化亚锡的主要作用是(　　)

   A. 将 As^{5+} 还原为 As^{3+}　　　　　　B. 将 As^{3+} 氧化为 As^{5+}

   C. 排除硫化物的干扰　　　　　　　　D. 加快氢气的产生

16. 古蔡氏法检查砷盐,制备标准砷斑应吸取标准砷溶液的量为(　　)

   A. 3ml　　　　　B. 2.5ml　　　　　C. 1ml　　　　　D. 2ml

17. 古蔡氏法检查砷盐所用锌粒的大小以能过几号筛为宜(　　)

   A. 二号筛　　　　　B. 一号筛　　　　　C. 三号筛　　　　　D. 四号筛

18. Ag-DDC 法检查砷盐的原理:砷化氢与 Ag-DDC 试液作用,生成(　　)

   A. 棕色砷斑　　　　B. 黄色砷斑　　　　C. 黄色胶态银　　　　D. 红色胶态银

19. 灯检法检查可见异物时,灯检仪的正面不反光的黑色面作为检查(　　)颜色异物的背景

   A. 黑色　　　　　B. 红色　　　　　C. 无色或白色　　　　　D. 有色

20. 用无色透明容器包装的无色注射剂的可见异物检查时,灯检仪的光照度要求是(　　)

   A. 1000~1500lx　　　B. 4000lx　　　C. 2000~3000lx　　　D. 5000lx

21. 《中国药典》2015 年版收载的有机磷类农药残留量测定法采用哪种方法计算农药残留量（　　）

    A. 外标标准曲线法　　　　　　　　　　B. 内标标准曲线法

    C. 外标法　　　　　　　　　　　　　　D. 内标-校正因子法

22. 有机氯类农药残留量测定中,气相色谱仪应该用哪种检测器（　　）

    A. 电子捕获检测器　　　　　　　　　　B. 氮磷检测器

    C. 紫外检测器　　　　　　　　　　　　D. 电化学检测器

23. 甲醇量测定法-填充柱法所使用的内标物为（　　）

    A. 异丙醇　　　　　B. 正丙醇　　　　　C. 三氯甲烷　　　　　D. 乙腈

24. 除另有规定外,甲醇量测定常用的方法为（　　）

    A. 薄层色谱法　　　　　　　　　　　　B. 原子吸收分光光度法

    C. 高效液相色谱法　　　　　　　　　　D. 气相色谱法

25. 气相色谱法测定含氮碱性化合物类残留溶剂时,以下说法正确的是（　　）

    A. 对有机胺等含氮碱性化合物测定时,宜采用普通气相色谱仪

    B. 采用溶液直接进样法测定时,供试品溶液应呈酸性,以免待测物与碱反应后不易气化

    C. 通常采用极性较强的色谱柱或其填料预先经碱处理过的色谱柱分析含氮碱性化合物

    D. 对不宜采用气相色谱法测定的含氮碱性化合物,如 N-甲基吡咯烷酮等,可采用其他方法
       如离子色谱法等测定

26. 残留溶剂测定法中,药典中列为第一类溶剂的是（　　）

    A. 苯　　　　　　　B. 氯苯　　　　　　C. 丁酮　　　　　　D. 异丙基苯

27. 关于酸碱滴定法测定药材或饮片中二氧化硫残留量的说法错误的是（　　）

    A. 样品中的亚硫酸盐系列物质需要加酸处理转化为二氧化硫

    B. 过氧化氢吸收液的作用是将二氧化硫氧化为硫酸根离子

    C. 装置中橡胶导气管的末端应在吸收液液面以下

    D. 用氢氧化钠滴定液(0.01mol/L)滴定,吸收液黄色持续时间仅作参考

28. 气相色谱法测定药材或饮片中的二氧化硫残留量,使用的检测器为（　　）

    A. 氢火焰离子化检测器(FID)　　　　　B. 热导检测器(TCD)

    C. 电子捕获检测器(ECD)　　　　　　　D. 紫外检测器(UVD)

29. 用《中国药典》2015 年版黄曲霉毒素检查法(通则 2351)的 HPLC-MS 测定柏子仁中黄曲霉毒素的含量,规定柏子仁每1000g 含黄曲霉毒素 B_1 不得过（　　）微克

    A. 10　　　　　　　B. 20　　　　　　　C. 15　　　　　　　D. 5

30. 高效液相色谱法测定药材或饮片中的黄曲霉毒素,使用的检测器为（　　）

    A. 荧光检测器　　　　　　　　　　　　B. 二极管阵列检测器

    C. 化学发光检测器　　　　　　　　　　D. 紫外检测器

31. 以下需要进行双酯型生物碱检查的药材是（　　）

　　A. 马钱子　　　　　　B. 川乌　　　　　　C. 牛黄　　　　　　D. 大黄

32. 清开灵注射液应进行何种特殊杂质检查(　　)

　　A. 士的宁　　　　　　B. 双酯型生物碱　　C. 焦袂康酸　　　　D. 山银花

(二) 多项选择题

1. 中药制剂的杂质来源于(　　)

　　A. 中药材原料不纯　　　　　　　　B. 制剂贮存过程中成分的化学变化

　　C. 制剂生产中加入的试剂未除尽　　D. 高压灭菌药物氧化及水解

　　E. 制剂生产过程中与器皿接触

2. 杂质对中药制剂的影响有(　　)

　　A. 影响制剂的安全性　　　　　　　B. 影响制剂的有效性

　　C. 影响制剂的生物利用度　　　　　D. 影响制剂的稳定性

　　E. 影响制剂的均一性

3. 关于古蔡氏法检查砷盐的叙述,正确的是(　　)

　　A. 反应生成的砷化氢遇溴化汞试纸,产生黄色至棕色的砷斑

　　B. 加碘化钾使五价砷还原为三价砷

　　C. 金属锌与酸作用可生成新生态的氢

　　D. 加酸性氯化亚锡可防止碘还原为碘离子

　　E. 在反应中氯化亚锡不会和锌发生作用

4. 供静脉注射的中药注射剂应检查的有关物质是(　　)

　　A. 草酸盐　　　　　　B. 树脂　　　　　　C. 蛋白质

　　D. 鞣质　　　　　　　E. 钾离子

5. 哪些中药制剂需要进行可见异物检查(　　)

　　A. 合剂　　　　　　　B. 注射剂　　　　　C. 酊剂

　　D. 眼用液体制剂　　　E. 无菌原料药

6. 9 种有机氯类农药残留测定法中,测定的主要成分有(　　)

　　A. 敌敌畏　　　　　　B. 滴滴涕(DDT)　　C. 六六六(BHC)

　　D. 乐果　　　　　　　E. 五氯硝基苯(PCNB)

7. 下列哪些剂型需要进行甲醇量检查(　　)

　　A. 酒剂　　　　　　　B. 注射剂　　　　　C. 口服酊剂

　　D. 糖浆剂　　　　　　E. 合剂

8. 关于药物中残留溶剂测定法说法正确的有(　　)

　　A. 对含卤素元素的残留溶剂如三氯甲烷等,采用电子捕获检测器(ECD),易得到高的灵敏度

　　B. 若为限度检查,根据残留溶剂的限度规定确定对照品溶液的浓度

　　C. 为定量测定,为保证定量结果的准确性,应根据供试品中残留溶剂的实际残留量确定对

照品溶液的浓度

  D. 当需要检查有机溶剂的数量不多,且极性差异较小时可采用毛细管柱顶空进样等温法进行测定

  E. 利用保留值定性是气相色谱中最常用的定性方法但易受载气的流速、载气的温度和柱温等的变化而影响定性结果,校正相对保留时间(RART)定性分析参数较可靠

9. 《中国药典》中规定二氧化硫残留量测定方法有(　　)

  A. 酸碱滴定法   B. 气相色谱法   C. 离子色谱法

  D. 紫外分光光度法   E. 薄层色谱法

10. 黄曲霉毒素测定中柱后衍生化检测有(　　)

  A. 碘衍生法   B. 光化学衍生法   C. 紫外衍生法

  D. 可见光衍生法   E. 硅烷化衍生法

11. 下列中药制剂中需要进行特殊杂质检查的有(　　)

  A. 三七伤药片   B. 三黄片   C. 平消片

  D. 灯盏生脉胶囊   E. 安宫牛黄丸

二、简答题

1. 中药制剂中的有害杂质主要有哪些?其杂质限量是如何表示的?

2. 什么是"生理灰分"和"酸不溶性灰分"?酸不溶性灰分的主要成分是什么?

3. 什么是重金属?检查方法有哪些?如供试品溶液有色应如何处理?

4. 中药注射剂应检查的有关物质有哪些?有何危害?

5. 何为可见异物?常见的可见异物包括哪些?

6. 《中国药典》2015年版收载的农药残留测定法包括哪几种方法?

7. 甲醇量测定常用的方法有哪些?按所用柱子不同又可分为哪两种方法?其定量方法分别是什么?

8. 简述残留溶剂的概念、分类及使用要求。

9. 酸碱滴定法测定二氧化硫残留量使用的试剂试液有哪些,其作用是什么?

10. 黄曲霉毒素有哪几种测定方法,各自适用范围如何?

11. 何为特殊杂质?请列出至少4种中药制剂的特殊杂质。

三、实例分析

鹿角胶中砷盐的检查

  方法如下:①制备标准砷斑:精密量取标准砷溶液(每1ml相当于1μg的As)2ml,加氢氧化钙1g,混匀,置水浴上加热,放冷,加盐酸中和,置检砷瓶A中,加盐酸5ml与水适量使成28ml,再加碘化钾试液5ml与酸性氯化亚锡试液5滴,在室温放置10分钟后,加锌粒2g,立即将照规定方法装妥的导气管密塞于检砷瓶上,并将检砷瓶置25～40℃水浴中,反应45分钟,取出溴化汞纸试,即得;②供试品砷盐检查:取鹿角胶1.0g,加氢氧化钙1g,混合,加少量水,搅匀,干燥后,先用小火灼烧使

炭化,再在500~600℃炽灼使完全灰化,放冷,加盐酸中和,再加盐酸5ml和水使成28ml,照标准砷斑的制备,自"再加碘化钾试液5ml"起,同法操作。将生成的砷斑与标准砷斑比较,不得更深。

试回答下列问题:

（1）准砷斑的制备中为什么要加氢氧化钙1g?

（2）检砷装置导气管中填充醋酸铅棉的作用是什么?

（3）加入碘化钾、酸性氯化亚锡试液的主要作用是什么?

（4）计算砷盐的限量。

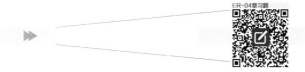

实训十六 黄连上清丸中重金属的检查

【实训目的】

1. 掌握中药制剂中重金属检查的原理、方法及操作技能。

2. 能进行黄连上清丸中重金属的检查。

【实训内容】

（一）实训用品

1. **仪器** 电子天平（感量0.0001g）、托盘天平（感量0.1g）、恒温水浴锅、量瓶（100ml、1000ml）、量筒（10ml）、纳氏比色管（25ml）、试剂瓶、滴瓶、高温炉、坩埚、瓷皿、白纸、玻璃棒等。

2. **试剂** 硝酸铅、硝酸、硫酸、醋酸盐缓冲液（pH 3.5）、蔗糖或葡萄糖、硫代乙酰胺、抗坏血酸、盐酸、氨试液、酚酞指示液等。

3. **材料** 黄连上清丸（水丸或水蜜丸）。

（二）实训方法

黄连上清丸由黄连、栀子（姜制）、连翘、炒蔓荆子等十七味中药饮片制成,根据《中国药典》2015年版黄连上清丸检查项下规定,需要测定重金属。由于本品成分较多,结构复杂,故选择炽灼法进行检查。本法是将供试品炽灼灰化,使重金属游离出并使其转为重金属氯化物,再与硫代乙酰胺水解产生的硫化氢作用,生成有色的金属硫化物混悬液,与一定量的标准铅溶液同法处理后所呈颜色比较,判断供试品中重金属是否超过规定限量。

1. 查阅《中国药典》2015年版一部和四部,设计检测方案。

2. 按检测要求取样,并根据需要进行适宜处理。

3. 应符合《中国药典》2015年版黄连上清丸检查项下有关规定,即重金属不得过25mg/kg。

（三）实训步骤

1. **标准铅溶液的配制** 称取硝酸铅0.160g,置1000ml量瓶中,加硝酸5ml与水50ml溶解后,用水稀释至刻度,摇匀,作储备液。临用前,精密量取储备液 10ml,置 100ml 量瓶中,加水稀释至刻度,摇匀,即得。（每 1ml 相当于 10μg 的铅）。

2. 硫代乙酰胺试液的配制 取 4% 的硫代乙酰胺水溶液 1.0ml,临用前加入 5.0ml 混合液（由 1mol/L 氢氧化钠液 15ml,水 5ml 及甘油 20ml 组成）,在沸水浴上加热 20 秒,冷却,即得。

3. 醋酸盐缓冲溶液（pH 3.5）的配制 取醋酸铵 25g,加水 25ml 溶解后,加 7mol/L 的盐酸溶液 38ml,用 2mol/L 的盐酸溶液或 5mol/L 的氨溶液准确调节 pH 至 3.5（电位法测试）,加水稀释至 100ml,即得。

4. 供试品溶液的制备 取本品水丸或水蜜丸 15g,研碎（大蜜丸或小蜜丸则取 30g,剪碎）,过二号筛,取约 1.0g,精密称定,置已炽灼至恒重的坩埚中,缓缓炽灼至完全炭化,放冷至室温,加硫酸 0.5 ~ 1.0ml,使恰湿润,用低温加热至硫酸尽后,加硝酸 0.5ml,蒸干,至氧化氮蒸气除尽后,放冷,在马弗炉中 500 ~ 600℃ 炽灼使完全灰化,放冷,加盐酸 2ml,置水浴上蒸干后加水 15ml,滴加氨试液至对酚酞指示液显中性（微粉红色）,再加醋酸盐缓冲液（pH 3.5）2ml,微热溶解后,移置 25ml 纳氏比色管中,加水稀释成 25ml,作为乙管。

5. 标准对照液的制备 取与制备供试品溶液同样同量的试剂,置瓷皿中水浴蒸干后,加醋酸盐缓冲液（pH 3.5）2ml 与水 15ml,微热溶解后,移置 25ml 纳氏比色管中,加标准铅溶液 2.5ml,再用水稀释成 25ml,作为甲管。

6. 检查与结果判断 在甲、乙两管中分别加硫代乙酰胺试液各 2.0ml,摇匀,放置 2 分钟,同置白纸上,自上向下透视,乙管显示的颜色与甲管比较,不得更深（含重金属不得过 25mg/kg）。若乙管颜色比甲管深,则供试品含重金属不符合规定。

【实训注意】

1. 配制与贮存标准铅溶液用的玻璃容器,均不得含有铅,量取标准铅溶液要准确。

2. 炽灼温度必须控制在 500 ~ 600℃。炽灼残渣加硝酸处理,必须蒸干,除尽氧化氮,否则会氧化硫化氢析出乳硫,影响检查。蒸干后残渣加盐酸处理后,必须水浴上蒸干除去多余的盐酸。

3. 如供试液有颜色,可在甲管中滴加稀焦糖溶液少量或其他无干扰的有色溶液,使其与乙管颜色一致。

4. 硫代乙酰胺试液与重金属反应的最佳 pH 为 3.5,故配制醋酸盐缓冲液（pH 3.5）时,应用 pH 计调节。

【实训检测】

1. 为什么炽灼温度必须控制在 500 ~ 600℃？

2. 蒸干后残渣加盐酸处理的目的是什么？

3. 标准铅溶液的用量为什么是 2.5ml 而不是 2.0ml？

4. 配制对照液为什么要取与制备供试液同样同量的试剂,水浴蒸干后再依法操作？

【实训报告】记录测定结果,并将其与药品标准对照,判断供试品是否符合规定。

【实训评价】

序号	测试内容	技能要求	标准分	实得分
1	着装	实验服穿戴整洁	3	
2	检查原理与方法	正确理解检查原理,选择正确的检查方法	5	
3	检查依据	写出检验依据及标准规定	3	
4	操作	准确配制标准铅溶液	10	
		正确选择天平,准确称量样品	5	
		准确配制供试液与对照品溶液	20	
		依法操作规范;炽灼温度控制适宜	20	
		认真观察实验现象,比色方法正确	5	
5	结果判断	准确判断实验结果	5	
6	结论	能给出准确的结论	5	
7	检验报告	检验记录和检验报告书写规范完整	15	
8	清场	实验用品及环境清理干净	4	
	合计		100	

实训十七　黄连上清丸中砷盐的检查

【实训目的】

1. 掌握古蔡氏法检查中药制剂中砷盐的一般操作步骤和技能。

2. 能进行黄连上清丸中砷盐的检查。

【实训内容】

（一）实训用品

1. 仪器　古蔡氏法检砷装置（如图 4-1）、电子天平（感量 0.0001g）、托盘天平（感量 0.1g）、恒温水浴锅、马弗炉、坩埚、干燥器、变色硅胶（干燥剂）、量瓶（100ml、1000ml）、量筒（10ml）、定量滤纸。

2. 试剂　盐酸、碘化钾、锌粒、稀硫酸、20% 氢氧化钠溶液、酸性氯化亚锡试液、溴化汞试纸、醋酸铅棉花等。

3. 材料　黄连上清丸（水丸或水蜜丸）

（二）实训方法

黄连上清丸由黄连、栀子（姜制）、连翘、炒蔓荆子等十七味中药饮片制成,根据《中国药典》2015年版黄连上清丸检查项下规定,需要测定砷盐。因值测定限度,故选择古蔡氏法进行检查。古蔡氏法是先将供试品有机破坏,使与有机物结合的砷游离出。再利用金属锌与酸作用产生新生态的氢与供试品中的砷盐反应生成砷化氢气体,遇溴化汞试纸产生黄色至棕色的砷斑,与一定量的标准砷溶液相同条件下所生成的砷斑比较颜色深浅,以判定供试品中砷盐是否超过限量。要求供试品砷斑的颜色不得比标准砷斑的颜色更深。

　　（三）实训步骤

　　1. 标准砷溶液的制备　称取三氧化二砷 0.132g，置 1000ml 量瓶中，加 20% 氢氧化钠溶液 5ml 溶解后，用适量的稀硫酸中和，再加稀硫酸 10ml，用水稀释至刻度，摇匀，作为标准砷贮备液。临用前，精密量取标准砷贮备液 10ml，置 1000ml 量瓶中，加稀硫酸 10ml，用水稀释至刻度，摇匀，即得（每 1ml 相当于 1μg 的 As）。

　　2. 检砷装置的准备　取醋酸铅棉花适量（约 60mg）撕成疏松状，每次少量，用细玻璃棒均匀地装入导气管 C 中，松紧要适宜，装管高度为 60～80mm。再于旋塞 D 的顶端平面上放一片溴化汞试纸（试纸大小以能覆盖孔径而不露出平面外为宜），盖上旋塞盖 E 并旋紧，即得。

　　3. 标准砷斑的制备　精密量取标准砷溶液 2ml，加氢氧化钙 1.0g，混匀，干燥后先用小火缓缓炽灼至炭化，再在 500～600℃炽灼使完全灰化并炽灼至恒重，放冷，残渣置检砷瓶 A 中，加盐酸 7ml 与水 21ml，再加碘化钾试液 5ml 与酸性氯化亚锡试液 5 滴，在室温放置 10 分钟后，加锌粒 2g，立即将照规定方法装妥的导气管 C 密塞于检砷瓶 A 上，并将检砷瓶 A 置 25～40℃水浴中，反应 45 分钟，取出溴化汞纸试，即得。

　　4. 供试品砷盐检查　取本品水丸或水蜜丸 15g，研碎（大蜜丸 5 丸，小蜜丸 30g，剪碎），过二号筛，取约 1.0g，精密称定重量，加无砷氢氧化钙 1g，加少量水，搅匀，烘干，用小火缓缓炽灼至炭化，再在 500～600℃炽灼使完全灰化并炽灼至恒重（同时作空白，留做标准砷斑用），放冷，残渣置检砷装置 A 瓶中，加盐酸 7ml 与水 21ml，再加碘化钾试液 5ml 与酸性氯化亚锡试液 5 滴，在室温放置 10 分钟后，加锌粒 2g，立即将已准备好的导气管 C 密塞于 A 瓶上，并将 A 瓶置 25～40℃水浴中反应 45 分钟，取出溴化汞试纸，将生成的砷斑与标准砷斑比较，颜色不得更深（含砷盐不得过 2mg/kg）。

　　5. 结果判断　供试品砷斑颜色比标准砷斑颜色浅，判定为符合规定；供试品砷斑颜色比标准砷斑颜色深，则不符合规定。

　　【实训注意】

　　1. 醋酸铅棉花要均匀填充于导气管中部，不要塞入近下端。要松紧适宜保持干燥。

　　2. 锌粒的大小以能通过一号筛为宜。锌粒较大，反应时间应延长至 1 小时。

　　3. 制备溴化汞试纸要选用中速定量滤纸，现用现制。

　　4. 反应温度控制在 30℃左右为宜。

　　【实训检测】

　　1. 砷盐检查为什么要加入碘化钾和酸性氯化亚锡试液？

　　2. 导气管中醋酸铅棉花的作用是什么？

　　3. 供试品砷盐检查加氢氧化钙的目的是什么？

　　4. 标准砷斑的制备为什么也要加氢氧化钙并炽灼至恒重？

　　【实训报告】记录测定结果，并将其与药品标准对照，判断供试品是否符合规定。

【实训评价】

序号	考核内容	技能要求	标准分	实得分
1	着装	实验服穿戴整洁	3	
2	检查原理与检查方法	正确理解检查原理,正确选择检查方法	5	
3	检查依据	写出检验依据及标准规定	3	
4	操作	准确配制标准砷溶液	10	
		正确选择天平,准确称量样品	5	
		准确制备供试品砷斑与标准砷斑	20	
		依法操作规范;实验条件控制适宜	20	
		认真观察实验现象,比色方法正确	5	
5	结果判断	准确判断实验结果	5	
6	结论	能给出准确的结论	5	
7	检验报告	检验记录和检验报告书写规范完整	15	
8	清场	实验用品及环境清理干净	4	
	合计		100	

实训十八　止喘灵注射液中可见异物的检查

【实训目的】

1. 掌握可见异物灯检法的一般操作步骤和技能。

2. 能进行止喘灵注射液的可见异物检查。

【实训内容】

（一）实训用品

1. 仪器　灯检仪。

2. 材料　止喘灵注射液。

（二）实训方法

止喘灵注射液由麻黄、洋金花、苦杏仁、连翘四味中药饮片经提取分离精制而成。注射剂若存在可见异物会影响药品质量,甚至会导致严重的药品不良反应或医疗事故。因此,《中国药典》2015 年版规定注射剂应进行可见异物检查。

1. 查阅《中国药典》2015 年版一部和四部,设计检测方案。

2. 按检测要求取样,并根据需要进行适宜处理。

3. 应符合《中国药典》2015 年版止喘灵注射液检查项下有关规定。

（三）实训步骤

1. 取止喘灵注射液供试品 20 支,除去容器标签,擦净容器外壁,轻轻旋转和翻转容器使药液中存在的可见异物悬浮,必要时将药液转移至洁净透明的适宜容器内。

2. 调节光照度应为 2000～3000lx,置供试品于遮光板边缘处,在明视距离(指供试品至人眼的清晰观测距离,通常为 25cm),分别在黑色和白色背景下,手持供试品颈部使药液轻轻翻摇后即用目检视,重复 3 次,总限时 20 秒。应不得检出明显可见异物。每次检查可手持 2 支。

3. 如果有 1～2 支检出微细可见异物,应另取 20 支同法复试,初、复试的供试品中,检出微细可见异物的供试品不得超过 2 支。

【实训注意】正面不反光的黑色面作为检查无色或白色异物的背景,侧面和底面白色面作为检查有色异物的背景。旋转和翻转容器时,应避免使药液产生气泡。

【实训检测】

1. 本品可见异物检查为什么采用灯检法?

2. 本品可见异物检查符合规定后,还要进行不溶性微粒检查吗?

【实训报告】记录测定结果,并将其与药品标准对照,判断供试品是否符合规定。

【实训评价】

序号	考核内容	技能要求	标准分	实得分
1	着装	实验服穿戴整洁	3	
2	检查原理与方法	正确理解检查原理,选择正确的检查方法	5	
3	检查依据	写出检验依据及标准规定	3	
4	操作	规范准确	60	
5	结果判断	准确判断实验结果	5	
6	结论	能给出准确的结论	5	
7	检验报告	检验记录和检验报告书写规范完整	15	
8	清场	实验用品及环境清理干净	4	
合计			100	

实训十九　附子理中丸中乌头碱的检查

【实训目的】

1. 掌握中药制剂中乌头碱限量检查的操作步骤与技能。

2. 能进行附子理中丸中乌头碱限量检查的原理。

【实训内容】

(一) 实训用品

1. **仪器**　硅胶 G 薄层板、展开槽、微升毛细管或微量注射器、分析天平、恒温水浴锅、振荡器、研钵、量瓶、漏斗等。

2. **试剂**　乌头碱对照品、乙醚、无水乙醇、氨试液、二氯甲烷、无水硫酸钠、丙酮、甲醇、碘化铋钾试液等。

3. **材料** 附子理中丸。

（二）实训方法

附子理中丸由附子（制）、党参、炒白术、干姜、甘草等五味中药饮片制成，因附子含有乌头碱，为防止乌头碱过量引起毒性，故《中国药典》2015年版规定要进行乌头碱限量检查，并符合规定。

1. 查阅《中国药典》2015年版一部和四部，设计检测方案。

2. 按检测要求取样，并根据需要进行适宜处理。

3. 应符合《中国药典》2015年版附子理中丸检查项下有关规定。

（三）实训步骤

1. **供试品溶液制备** 取水蜜丸适量，研碎，取25g，加氨试液4ml，拌匀，放置2小时，加乙醚60ml，振摇1小时，放置24小时，滤过，滤液蒸干，残渣用无水乙醇溶解使成1ml，作为供试品溶液。

2. **对照品溶液制备** 取乌头碱对照品适量，加无水乙醇制成每1ml含1.0mg的溶液，即得。

3. **点样** 精密吸取供试品溶液12μl、对照品溶液5μl，分别点于同一硅胶G薄层板上。

4. **展开** 在展开槽中加入展开剂二氯甲烷（经无水硫酸钠脱水处理）-丙酮-甲醇（6:1:1）适量，预饱和20~30分钟，放入已点样的薄层板，展开8~15cm，取出，晾干。

5. **显色** 向已晾干的薄层板上喷以稀碘化铋钾试液显色，对比供试品色谱与对照品色谱相应位置上出现的斑点大小。

【实训注意】

1. 供试品、乌头碱对照品的称取要用分析天平精密称定。

2. 供试品溶液制备的过程中，蒸干滤液的操作须在通风橱中进行，水浴加热回流浓缩；回收乙醚，不能接触明火。

3. 需使用市售薄层G板，用前需要在110℃，活化30分钟。

4. 使供试品与对照品的原点大小一致或相近。

5. 展开时，需要预饱和20~30分钟，并在层析缸口涂凡士林（甘油淀粉糊）以密闭，以克服边缘效应。显色剂喷洒时要均匀。

【实训检测】

1. 制备供试品溶液时，样品中为什么先加氨试液搅拌放置？

2. 在薄层展开前，在展开缸口涂凡士林的目的是什么？

3. 为什么在供试品色谱中与对照品色谱相应位置上未出现斑点或出现的斑点比对照品的斑点小时，即可认为药品中乌头碱含量未超限？

4. 为什么二氯甲烷要经过无水硫酸钠脱水处理？

【实训报告】

记录测定结果，并将其与药品标准对照，判断供试品是否符合规定。

【实训评价】

序号	考核内容	技能要求	标准分	实得分
1	着装	实验服穿戴整洁	3	
2	检查原理与方法	正确理解检查原理,选择正确的检查方法	5	
3	检查依据	写出检验依据及标准规定	3	
4	操作	规范准确	60	
5	结果判断	准确判断实验结果,能给出准确的结论	10	
6	检验报告	检验记录和检验报告书写规范完整	15	
7	清场	实验用品及环境清理干净	4	
合计			100	

第五章

中药制剂的卫生学检查技术

ER-05章PPT

导学情景 ∨

　　2008 年 10 月，卫生部紧急叫停使用某厂生产的刺五加注射液，云南省 6 例患者使用该厂生产的两批刺五加注射液出现严重不良反应，3 人死亡。调查结果显示部分样品在流通环节被雨水浸泡，受到细菌污染。2015 年 5 月，台湾 12 名病人注射某生理盐水注射液后出现不明原因发烧，经调查发现涉案产品无菌检查不合格。2015 年 4 月，个别患者使用江苏某药业生产的生脉注射液后出现寒战、发热症状，经检验该批次药品热原不符合规定，3 万余支问题药品被紧急召回并封存。

　　讨论：注射液需要进行哪些卫生学检查？ 其微生物限度标准是什么？

　　中药制剂的原料、辅料、包装材料、半成品及成品在制备过程和贮运等环节，极易受到微生物的污染。为保证药剂卫生，提高药品质量，应对中药制剂进行卫生学检查，主要包括微生物限度、无菌、热原及细菌内毒素检查四项。《中国药典》2015 年版规定，各种非规定灭菌制剂应进行微生物限度检查，对无菌制剂应依法进行无菌检查，静脉滴注用注射剂应进行无菌、热原及细菌内毒素检查，并应符合标准规定。

ER-5-1

扫一扫　知重点

第一节　微生物限度检查法

> **边学边练**
>
> 　　检查板蓝根颗粒的微生物限度（实训二十）。

　　微生物限度检查法系检查非无菌制剂及其原辅料受到微生物污染程度的方法，检查项目包括微生物计数（需氧菌总数、霉菌和酵母菌总数）及控制菌（包括耐胆盐革兰阴性菌、大肠埃希菌、沙门菌、铜绿假单胞菌、金黄色葡萄球菌、梭菌以及白念珠菌）检查。由于中药制剂中的各种剂型是非密封药品，不可能绝对无菌，《中国药典》2015 年版规定允许一定数量的微生物存在，但不能检出控制菌。

一、微生物限度检验原则

（一）微生物限度检查的环境

微生物限度检查应在不低于 D 级背景下的 B 级单向流空气区域内进行。检验过程必须严格遵守无菌操作,防止再污染。单向流空气区域、工作台面及室内环境应定期按《医药工业洁净室(区)悬浮粒子、浮游菌和沉降菌的测试方法》的现行国家标准进行洁净度试验。

(二) 供试品抽样、保存及检验量

供试品一般按批号随机抽样。每批取检验用量的 3 倍量。每批抽样应至少含有 2 个以上最小包装单位。抽样时,应先抽取有异常、有疑问的样

> ➡ **课堂活动**
>
> 探讨中国药品生产洁净级别及其标准要求。

品。但其包装有机械损伤或明显破裂的,不能抽作样品。肉眼可见长螨、发霉、虫蛀及变质的药品,无须再抽样检查,可直接判为不合格品。供试品在检验前不得任意开启,以防再污染。所需样品必须保存在阴凉干燥处,勿冷藏或冷冻,以防原染菌状况发生变化。

检验量系指每次检验所需的供试品量(g、ml 或 cm^2)。每种药品固体和半固体制剂的检验量为 10g(大蜜丸不得少于 4 丸);液体制剂为 10ml;膜剂为 100cm^2(不得少于 4 片);贵重药品、微量包装药品的检验量可酌减。要求检查沙门菌的供试品,其检验量应增加 20g 或 20ml(其中 10g 或 10ml 用于阳性对照)。

难点释疑

沙门菌检验样品量为什么需增加 20g 或 20ml?

10g(10ml)用于样品计数检验和其他控制菌检查,10g(10ml)用于沙门菌检查,10g(10ml)用于沙门菌检查阳性对照。因此需要进行沙门菌检查的样品,检验用量应为 30g(30ml)。

(三) 供试液的制备

根据供试品的理化特性与生物学特性,采取适宜的方法制成供试液。各剂型及原辅料的供试样品,一般需要稀释剂经稀释处理后作为供试液,常制备成 1:10 供试液,必要时用同一稀释液将供试液进一步 10 倍系列稀释。对于限度规定不超过 1ml 不得检出活菌的液体制剂,应不经稀释,直接取样品原液作为供试品。常见的稀释剂有 0.9% 无菌氯化钠溶液、pH 6.8 无菌磷酸盐缓冲液、pH 7.0 无菌氯化钠-蛋白胨缓冲液、pH 7.6 无菌磷酸盐缓冲液、0.1% 蛋白胨水溶液等。供试液制备若需加温时,应均匀加热,且温度不应超过 45℃。供试液从制备至加入检验用培养基,不得超过 1 小时。《中国药典》2015 年版通则 1100 提供了常用供试液的制备方法。

1. 水溶性供试品 取供试品 10ml,加 pH 7.0 无菌氯化钠-蛋白胨缓冲液,或 pH 7.2 磷酸盐缓冲液,或胰酪大豆胨液体培养基至 100ml,混匀,作为 1:10 供试液。若需要,调节供试液 pH 至 6~8。必要时,用同一稀释液将供试液进一步 10 倍系列稀释。水溶性液体制剂也可用混合的供试品原液作为供试液。

2. 水不溶性非油脂类供试品 可按上述方法制备,取供试品 10g,加 pH 7.0 无菌氯化钠-蛋白胨缓冲液至 100ml,用匀浆仪或其他适宜方法混匀后,作为 1:10 的供试液。分散力较差的供试品,可在稀释液中加入 0.1% 无菌聚山梨酯 80,使供试品分散均匀。

3. 油脂类供试品 取供试品,加入无菌十四烷酸异丙酯使溶解,或与最少量并能使供试品乳化的无菌聚山梨酯80或其他无抑菌性的无菌表面活性剂充分混匀。表面活性剂的温度一般不超过40℃(特殊情况下,最多不超过45℃),小心混合,若需要可在水浴中进行,然后加入预热的稀释液使成1∶10供试液,保温,混合,并在最短时间内形成乳状液。必要时,用稀释液或含上述表面活性剂的稀释液进一步10倍系列稀释。

4. 需用特殊方法制备的供试品

(1) 膜剂供试品:取供试品,剪碎,加pH 7.0无菌氯化钠-蛋白胨缓冲液,或pH 7.2磷酸盐缓冲液,或胰酪大豆胨液体培养基,浸泡,振摇,作为1∶10供试液。

(2) 肠溶或结肠溶制剂供试品:取供试品10g,加pH 6.8无菌磷酸盐缓冲液(用于肠溶制剂)或pH 7.6无菌磷酸盐缓冲液(用于结肠溶制剂)至100ml,置45℃水浴中,振摇,溶解,作为1∶10的供试液。

(3) 气雾剂、喷雾剂供试品:取规定量供试品,置于20℃冰冻室冷冻约1小时。取出,迅速消毒供试品开启部位,用无菌钢锥在该部位钻一小孔,放至室温,并轻轻转动容器,使抛射剂缓缓全部释出。用无菌注射器吸出全部药液,加至适量的pH 7.0无菌氯化钠-蛋白胨缓冲液(若含非水溶性成分,加适量的无菌聚山梨酯80)中,混匀,取相当于10g或10ml的供试品,再稀释成1∶10的供试液。

(4) 贴膏剂供试品:取规定量供试品,去掉防粘层,放置在无菌玻璃或塑料片上,粘贴面朝上。用适宜的无菌多孔材料(如无菌纱布)覆盖铗剂的粘贴面以避免贴剂粘贴在一起。然后将其置于适宜体积并含有表面活性剂(如聚山梨酯80或卵磷脂)的稀释剂中,用力振荡至少30分钟,制成供试液。贴膏剂也可以采用其他适宜的方法制备成供试液。

5. 具抑菌活性的供试品 此类供试品应在消除其抑菌活性后再依法检查。常先采用如下方法:

(1) 培养基稀释法:取规定量的供试液,至较大量的培养基中,使单位体积内的供试品含量减少至不具抑菌作用的浓度。平皿法测定菌数时,1ml供试液可等量分注多个平皿;控制菌检查时,可加大增菌培养基的用量。

(2) 离心沉淀集菌法:该法仅适用于制备细菌计数或控制菌检查用的供试液。具体操作为取一定量的供试液,500转/分钟离心3分钟,取全部上清液混合。采用该法制备供试液进行检验的结果不能真实反映供试品的污染情况,应尽量避免采用该方法,更不宜采用高速离心沉淀集菌。

(3) 薄膜滤过法:取规定量的供试液,置稀释剂100ml中,摇匀,以无菌操作加入装有直径约50mm、孔径不大于0.45μm±0.02μm微孔滤膜的滤过器内,减压抽干后,用稀释剂冲洗滤膜3次,每次50~100ml,取出滤膜备检。

(4) 中和法:含有汞、砷或防腐剂等抑菌作用的供试品,可用适宜的中和剂或灭活剂消除其抑菌成分,再制成供试液。中和剂或灭活剂可加在所用的稀释液或培养基中。

(四) 检验条件

1. 培养温度 除另有规定外,需氧菌及控制菌培养温度为30~35℃,霉菌、酵母菌培养温度为

20~25℃。

2. 阴性对照 在进行微生物限度检查之前应先做阴性对照试验,以确认试验条件是否符合。方法是:取制备供试液用的稀释剂,分别按照需氧菌总数、霉菌及酵母菌总数及各控制菌检验方法培养,均应无菌生长。

3. 阳性对照 在规定的控制菌检查中,应做阳性对照试验,目的是检查供试品对控制菌生长有无干扰,培养条件是否适宜。方法是:将供试液分为两组,一组加入一定数量标准对照菌株,另一组不加对照菌株,两组平行培养,观察培养结果。如果已知阳性菌未检出,供试品的阴性结果应认为无效,而阳性结果需做具体分析或实验再作结论。

二、微生物计数法

微生物计数检测是指药物在单位质量或体积内所存在的能在有氧条件下生长的嗜温细菌和真菌的计数。包括需氧菌总数、霉菌和酵母菌总数,需氧菌总数是指胰酪大豆胨琼脂培养基上生长的总菌落数(包括真菌菌落数);霉菌和酵母菌总数是指沙氏葡萄糖琼脂培养基上生长的总菌落数(包括细菌菌落数)。法定检查方法包括平皿法、薄膜过滤法和最可能数法(Most-Probable-Number Method,MPN 法)。

《中国药典》2015 年版微生物限度检查中为了确保检测结果的准确性,需进行计数培养基的适用性检查以确保计数用培养基的质量,还应进行计数方法验证,以确认所采用的方法适合于该产品的微生物计数。

(一)计数培养基的适用性检查

微生物限度检查中计数用培养基有以下 4 种:胰酪大豆胨琼脂培养基、胰酪大豆胨液体培养基、沙氏葡萄糖琼脂培养基以及沙氏葡萄糖液体培养基。该类检查是通过检验用培养基与对照培养基的比较,以阳性菌的生长状态或特征来评价检验用培养基是否符合检验要求。对照培养基系指培养基处方特别制备、质量优良的培养基,由中国食品药品检定研究院研制及分发。

1. 菌种 具有普遍代表性的 5 种菌株:金黄色葡萄球菌(*Staphylococcus aureus*)[CMCC(B)26003]、铜绿假单胞菌(*Pseudomonas aeruginosa*)[CMCC(B)10104]、枯草芽孢杆菌(*Bacillus subtilis*)[CMCC(B)63501]、白念珠菌(*Candida albicans*)[CMCC(F)98001]、黑曲霉(*Aspergillus niger*)[CMCC(F)98003]。前三种属细菌,第四种属酵母菌,第五种属霉菌。要求传代次数不得超过 5 代(从菌种保存中心获得的冷冻干燥菌种为第 0 代),并采用适宜的菌种保存技术,以保证试验菌种的生物学特性。

2. 菌液制备 接种金黄色葡萄球菌、铜绿假单胞菌及枯草芽孢杆菌的新鲜培养物至胰酪大豆胨琼脂培养基或胰酪大豆胨液体培养基中,培养 18~24 小时;接种白念珠菌的新鲜培养物至沙氏葡萄糖琼脂培养基或沙氏葡萄糖液体培养基中,培养 2~3 天。分别将上述培养基中的培养物用 0.9%无菌氯化钠溶液制成每 1ml 含菌数为 50~100cfu 的菌悬液。接种黑曲霉的新鲜培养物至沙氏葡萄糖琼脂培养基或沙氏葡萄糖液体培养基中,培养 5~7 天,加入 3~5ml 含 0.05%聚山梨酯 80 的 0.9%无菌氯化钠溶液,将孢子洗脱。然后吸出孢子悬液至无菌试管中,用 0.9%无菌氯化钠溶液制成每 1ml 含孢子数 50～100cfu 的孢子悬液。制备好的菌液以当天使用为宜。若在室温下放置,应在 2 小时内使用;若保存在 2～8℃,可在 24 小时内使用。黑曲霉孢子悬液可保存在 2～8℃,在验证过的贮存期内使用。

3. 适用性检查　取上述 5 种菌液各 1ml 接种至胰酪大豆胨液体培养基管或胰酪大豆胨琼脂培养基平板,取上述酵母菌和霉菌菌液各 1ml 接种至沙氏葡萄糖琼脂培养基平板,需氧菌培养不超过 3 天,酵母菌和霉菌培养不超过 5 天。每株试验菌平行制备 2 管或 2 个平皿。同时,用相应的对照培养基替代被检培养基进行上述试验。

4. 结果判断　同时满足以下条件可判定培养基的适用性检查符合规定:①被检固体培养基上的菌落平均数与对照培养基上的菌落平均数的比值应在 0.5～2 范围内,且菌落形态大小应与对照培养基上的菌落一致;②被检液体培养基管与对照培养基管比较,试验菌应生长良好。

（二）计数方法的验证

微生物试验的结果易受试验条件的影响,特别是药品中含有对微生物生长有抑制作用组分时。故在建立药品微生物限度检查方法时,应进行微生物计数方法的验证试验,用以保证方法中供试液没有抗菌活性、培养条件适宜需氧菌、霉菌及酵母菌生长、制备过程中稀释剂未受微生物干扰、供试液稀释级选择适宜。验证试验需测定试验组、供试品对照组和菌液对照组的菌落数来判断该试验方法是否适宜。若各试验菌回收试验均符合要求,该供试液制备方法及计数法适合于测定其需氧菌、霉菌及酵母菌总数。

1. 菌种及菌液制备　同计数培养基的适用性检查。

2. 验证方法　验证试验至少应进行 3 次独立的平行试验,并分别计算各试验菌每次试验的回收率;可与供试品的需氧菌、霉菌及酵母菌总数测定同时进行。

（1）试验组:取制备好的供试液,加入试验菌液,混匀,使每 1ml 供试液或每张滤膜所滤过的供试液中含菌量不大于 100cfu。用平皿法计数时,取试验可能用的最低稀释级供试液 1ml,加入试验菌 1ml,分别注入平皿中,立即倾注胰酪大豆胨琼脂培养基,每株试验菌平行制备 2 个平皿,按平皿法测定其菌数。用薄膜滤过法计数时,取规定量试验可能用的最低稀释级供试液,滤过,冲洗,在最后一次的冲洗液中加入试验菌 1ml,滤过,按薄膜滤过法测定其菌数。用 MPN 法计数时,分别取 3 个连续稀释级的供试液 1ml 分别接种至 3 管装有 9～10ml 胰酪大豆胨液体培养基中,加入试验菌 1ml,按 MPN 法测定其菌数。

（2）供试品对照组:取制备好的供试液,以稀释液代替菌液同试验组操作。

（3）菌液对照组:采用不含中和剂及灭活剂的相应稀释液替代供试液,按试验组操作加入试验菌液并进行微生物回收试验。

3. 结果判断　采用平皿法或薄膜过滤法时,试验组菌落数减去供试品对照组菌落数的值与菌液对照组菌落数的比值应在 0.5～2 范围内;采用 MPN 法时,试验组菌数应在菌液对照组菌数的 95% 置信限内。若各试验菌的回收试验均符合要求,照所用的供试液制备方法及计数方法进行该供试品的需氧菌总数、霉菌和酵母菌总数计数。若试验组菌落数减去供试品对照组菌落数的值小于菌液对照组菌落数值的 50%,应采用培养基稀释法、离心沉淀集菌法、薄膜滤过法、中和法（常见干扰物的中和剂或灭活方法见表5-1）等方法或综合使用这些方法消除供试品的抑菌活性,并重新进行方法验证。

表5-1　常见干扰物的中和剂或灭活方法

干扰物	可选用的中和剂或灭活方法
戊二醛	亚硫酸氢钠
酚类、乙醇、吸附物	稀释法
醛类	稀释法、甘氨酸、硫代硫酸盐
季铵类化合物（QACs）、对羟基苯甲酸酯	卵磷脂、聚山梨酯
汞类制剂	亚硫酸氢钠、巯基乙酸盐、硫代硫酸盐
双胍类化合物	卵磷脂
碘酒、洗必泰类	聚山梨酯
卤化物	硫代硫酸盐
乙二胺四乙酸（EDTA）	镁或钙离子
磺胺类	对氨基苯甲酸
β-内酰胺类抗生素	β-内酰胺酶

若没有适宜的方法消除供试品的抑菌活性,那么验证试验中微生物回收的失败可看成是因供试品的抗菌活性引起的,同时表明该供试品不能被试验菌污染。但是,供试品也可能仅对试验用菌株具有抑制作用,而对其他菌株没有抑制作用。因此,根据供试品须符合的微生物限度标准和菌数报告原则,在不影响检验结果判断的前提下,应采用能使微生物生长的更高稀释级的供试液进行方法验证试验。若验证试验符合要求,应以该稀释级供试液作为最低稀释级的供试液进行供试品检验。

计数方法验证时,采用上述方法者还存在一株或多株试验菌的回收率达不到要求,那么选择回收率最接近要求的方法和试验条件进行供试品的检验。

（三）检查方法

法定检查方法包括平皿法、薄膜过滤法和MPN法。

检查时,按已验证的方法进行供试品的需氧菌总数、霉菌与酵母菌总数测定。按计数方法的验证试验确认的程序进行供试液的制备,用相应稀释液稀释成1:10、$1:10^2$、$1:10^3$等稀释级。

1. 平皿法　适用于无明显抑菌作用的制剂。主要思路为加菌回收。

（1）供试液的稀释:各类制剂按供试品制备方法制成1:10供试液。用1ml无菌吸管,吸取混匀的供试液1ml,沿管壁注入装有9ml无菌稀释剂的试管内,混成$1:10^2$的稀释液。照同法依次10倍递增稀释成$1:10^3$、$1:10^4$的稀释液备用。每一次稀释均需更换一支1ml吸管。根据对供试品污染程度的估计,选择适宜的连续2~3个稀释级的供试液。

（2）倾注培养基:采用倾注法时,根据菌数报告规则取相应稀释级的供试液1ml,置直径90mm的无菌平皿中,注入15~20ml温度不超过45℃的溶化的胰酪大豆胨琼脂或沙氏葡萄糖琼脂培养基,旋摇平皿使混合均匀,置水平台上凝固,倒置培养。每稀释级每种培养基至少制备2个平板。若采用涂布法,需先将上述琼脂培养基注入无菌平皿制成平板,表面干燥后,每一平板表面接种不少于

0.1ml 的供试液,并涂布均匀(见图 5-1)。

（3）阴性对照试验:用稀释液代替供试液进行阴性对照试验。每种计数用的培养基各制备 2 个平板,均不得有菌生长。

（4）培养和计数:除另有规定外,胰酪大豆胨琼脂培养基平板在 30～35℃培养 3～5 天,沙氏葡萄糖琼脂培养基平板在 20～25℃培养 5～7 天,观察菌落生长情况,进行菌落计数并报告。菌落蔓延生长成片的平板不宜计数。点计菌落数后,计算各稀释级供试液的平均菌落数,照菌数报告规则报告菌数。若同稀释级两个平板的菌落平均数不小于 15,两个平板的菌落数不能相差 1 倍或以上。

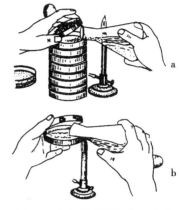

图 5-1　倾注培养基操作示意图
a. 皿加法　b. 手持法

（5）菌数报告规则:需氧菌总数测定宜选取平均菌落数小于 300cfu 的稀释级、霉菌和酵母菌总数测定宜选取平均菌落数小于 100cfu 的稀释级,作为菌数报告的依据。以最高的平均菌落数乘以稀释倍数的值报告 1g、1ml 或 10cm² 供试品中所含的菌数。如各稀释级的平板均无菌落生长,或仅最低稀释级的平板有菌落生长,但平均菌落数小于 1 时,以<1 乘以最低稀释倍数的值报告菌数。

知识链接

菌数报告书写规则

菌数报告取两位有效数字,具体表现为当菌落数在 100 以内时,按实有数据报告;当菌落数大于 100 时,采用两位有效数字报告,第三位按数字修约规则处理,为简便计算,也可用 10 的指数报告,如菌落数为 16 400,则报告数书写为 16 000 或 1.6×10⁴,又如菌落数为 19 600,则报告数书写为 20 000 或 2.0×10⁴。

---

2. 薄膜滤过法　一般适用于可溶性抑菌制剂。目的是滤除抑菌成分,加菌回收。

（1）滤过:采用薄膜滤过法。滤膜孔径应不大于 0.45μm,直径一般为 50mm,若选用其他直径的滤膜,冲洗量应进行相应的调整。选择滤膜材质时应保证供试品及其溶剂不影响微生物的充分被截留。滤器及滤膜使用前应采用适宜的方法灭菌。使用时,应保证滤膜使用前后的完整性。水溶性供试液滤过前应先将少量的冲洗液滤过以湿润滤膜;油类供试品滤过前应先将滤器及滤膜充分干燥。为发挥滤膜的最大滤过效率,滤过时,应使供试液或冲洗液覆盖整个滤膜表面。供试液经薄膜滤过后,若需用冲洗液冲洗滤膜,每张滤膜每次冲洗量为 100ml。总冲洗量不得超过 1000ml,以免滤膜上的微生物受损伤。

取相当于含 1g、1ml 或 10cm² 供试品的供试液,加至适量的稀释剂中,混匀,滤过。若供试品每 1g、1ml 或 10cm² 所含的菌数较多时,可取适宜稀释级的供试液 1ml,滤过,用 pH 7.0 无菌氯化钠-蛋白胨缓冲液或其他适宜的冲洗液冲洗滤膜。冲洗后取出滤膜,菌面朝上贴于胰酪大豆胨琼脂或沙氏葡萄糖琼脂培养基上培养,每种培养基至少制备一张滤膜。

此步骤可使用微生物限度检验仪(见图5-2)。其方法是将供试品注入微生物限度培养器内,通过检验仪自带内置进口隔膜液泵负压抽滤,将供试品中微生物截留在滤膜上,用取膜器取出滤膜,将其转移至配制好的固体培养基,菌面朝上,平贴。

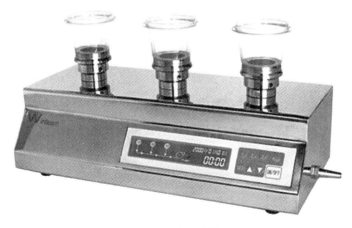

图 5-2　微生物限度检验仪

(2) 阴性对照试验:取试验用的稀释剂1ml同法操作,作为阴性对照。阴性对照不得有菌生长。

(3) 培养和计数:培养条件和计数方法同平皿法,每片滤膜上的菌落数应不超过100cfu。

(4) 菌数报告规则:以相当于1g或1ml供试品的菌落数报告菌数。若滤膜上无菌落生长,以<1报告菌数(每张滤膜滤过1g或1ml供试品),或以<1乘以最低稀释倍数的值报告菌数。

3. MPN法　MPN法的精密度和准确度略差,仅在供试品需氧菌总数没有适宜计数方法的情况下使用,测定结果为需氧菌总数,尤其适用于微生物污染量很小的供试品。取规定量供试品,按方法适用性试验确认的方法进行供试液制备和供试品接种,所有试验管在30~35℃培养3~5天,如果需要确认是否有微生物生长,按方法适应性试验确定的方法进行。记录每一稀释级微生物生长的管数,并查对每1g或1ml供试品中需氧菌总数的最可能数。

(四) 注意事项

1. 微生物计数时采用的培养基和培养条件限制了厌氧菌、嗜冷菌以及有特殊营养需求的微生物在此条件下的生长,因而测定结果只包括一群能在该实验条件下生长的嗜中温、需氧和兼性厌氧菌的菌落总数。因此,测定时,必须严格按规定的条件操作,以免产生实验误差。

2. 若因沙氏葡萄糖琼脂培养基上生长的细菌使霉菌和酵母菌的计数结果不符合微生物限度要求,可使用含抗生素(如氯霉素、庆大霉素)的沙氏葡萄糖琼脂培养基或其他选择性培养基(如玫瑰红钠琼脂培养基)进行霉菌和酵母菌总数测定。

3. 所有器具必须经严格灭菌,使用过程中不得与外界未消毒物品接触,一旦接触应立即换用。切忌长时间暴露于空气中。

4. 进行细菌检验的整个过程均须在无菌室、超净工作台或接种罩内进行操作(特殊情况例外)。

5. 灭菌的试管及玻璃瓶每次打开和关闭时,口部均应在火焰上通过1~2次,以杀灭可能从空气中落入的杂菌。接种环或接种针每次使用前后,均应在火焰上彻底烧灼灭菌,金属棒或玻璃棒亦须转动着通过火焰三次。

6. 皮肤表面及口腔内常存在大量杂菌,故在检验时切忌用手接触标本及已灭菌的器材内部,也勿用口吸、吹。吸管上端应塞以棉花,以防其他杂菌混入培养物中。

三、控制菌检查

控制菌检查旨在检查非无菌制剂在规定试验条件下是否存在有特定的微生物。《中国药典》2015 年版控制菌检查项目包括耐胆盐革兰阴性菌、大肠埃希菌、沙门菌、金黄色葡萄球菌、铜绿假单胞菌、梭菌及白念珠菌。根据不同的给药途径,控制菌检查项目有所不同。如非规定灭菌口服药品不得检出大肠埃希菌。含动物组织(包括提取物)来源的口服给药制剂不得检出沙门菌。眼科用制剂和外用药品,规定不得检出铜绿假单胞菌。外用药品和一般滴眼剂、眼膏剂、软膏剂等规定不得检出金黄色葡萄球菌。某些用于阴道、创伤、溃疡的药品必须控制梭菌。

(一) 控制菌检查用培养基的适用性检查

控制菌检查用的培养基应进行培养基的适用性检查,成品培养基、由脱水培养基或按处方配制的培养基均应检查。

1. **菌种**　国家规定的控制菌标准菌株是:金黄色葡萄球菌[CMCC(B)26003]、铜绿假单胞菌[CMCC(B)10104]、大肠埃希菌[CMCC(B)44102]、乙型副伤寒沙门菌[CMCC(B)50094]、生孢梭菌[CMCC(B)64941]及白念珠菌[CMCC(F)98001]。对试验菌种的要求按微生物计数方法验证。

2. **菌液的制备**　接种大肠埃希菌、金黄色葡萄球菌、乙型副伤寒沙门菌、铜绿假单胞菌的新鲜培养物至胰酪大豆胨液体培养基或胰酪大豆胨琼脂培养基中,培养 18~24 小时;接种生孢梭菌的新鲜培养物至梭菌增菌培养基中置厌氧条件下培养 24~48 小时;接种白念珠菌的新鲜培养物至沙氏葡萄糖琼脂培养基或沙氏葡萄糖液体培养基上,培养 2~3 天。用 0.9% 无菌氯化钠溶液制成 1ml 含菌数为 50~100cfu 的菌悬液。

3. **适用性检查项目**　包括促生长能力、抑制能力及指示能力的检查,以确保培养条件适宜控制菌生长。具体方法参照《中国药典》2015 年版通则 1106。

(二) 控制菌检查方法的验证

控制菌检查方法的适用性试验,用以保证方法中供试液没有抗菌活性、方法具有专属性。当药品的组分及原检验条件改变,并可能影响检验结果时,检查方法应重新验证。验证时,依各品种项下微生物限度标准中规定检查的控制菌选择相应验证的菌株,验证试验按供试液的制备和控制菌检查法的规定及要求进行。

1. **菌种及菌液制备**　同控制菌检查用培养基的适用性检查。

2. **验证方法**　取规定量供试液及 10~100cfu 试验菌加入增菌培养基中,依相应控制菌检查法进行检查。当采用薄膜滤过法时,取规定量供试液,过滤,冲洗,试验菌应加在最后一次冲洗液中,过滤后,注入增菌培养基或取出滤膜接入增菌培养基中。若上述试验中检出试验菌,按此供试液制备法和控制菌检查法进行供试品的该控制菌检查;若未检出,则应消除供试品的抑菌活性后再进行方法验证。验证试验也可与供试品的控制菌检查同时进行。

（三）检查方法

控制菌检查过程:无选择性增菌培养→选择性增菌→选择性琼脂。无选择性增菌培养,有助于使受损的细菌得到修复,提高检出率。方法如下:首先将供试品按前述供试液制备方法制备成供试液,然后取相当于供试品1g或1ml供试液在无选择性增菌培养基(胰酪大豆胨液体培养基)进行增菌培养。沙门菌增菌培养无须稀释供试液,取10g或10ml供试品直接或处理后接种至适宜体积的胰酪大豆胨液体培养基中,进行增菌培养。

供试品进行控制菌检查时,应做阳性对照试验。阳性对照试验的加菌量为10~100cfu,方法同供试品的控制菌检查。阳性对照试验应检出相应的控制菌。取稀释剂10ml按相应控制菌检查法检查,作为阴性对照。阴性对照应无菌生长。

1. 耐胆盐革兰阴性菌 取供试液在胰酪大豆胨液体的预培养物接种至适宜体积的肠道菌增菌液体培养基中,培养24~48小时后,划线接种于紫红胆盐葡萄糖琼脂培养基平板上,培养18~24小时。若出现紫红色菌落,判供试品检出耐胆盐革兰阴性菌。如果平板上无菌落生长,判供试品未检出耐胆盐革兰阴性菌。还可以对耐胆盐革兰阴性菌进行定量测定。

定量实验方法如下:取含适量(不少于10ml)的肠道菌增菌液体培养管3支,分别加入1:10的供试液1ml(含供试品0.1g或0.1ml)、1:100的供试液1ml(含供试品0.01g或0.01ml)、1:1000的供试液1ml(含供试品0.001g或0.001ml),另取1支肠道菌增菌液体培养管加入稀释剂1ml作为阴性对照管,培养24~48小时。上述每一培养物分别划线接种于紫红胆盐葡萄糖琼脂培养基平板上,培养18~24小时。根据各培养管检查结果,从表5-2查1g或1ml供试品中含有耐胆盐革兰阴性菌的可能菌数。

表5-2 耐胆盐革兰阴性菌的可能菌数(N)

各供试品量的检出结果			可能的菌数N（ cfu/g 或 ml ）
0.1g 或 0.1ml	0.01g 或 0.01ml	0.001g 或 0.001ml	
+	+	+	$>10^3$
+	+	−	$10^2<N<10^3$
+	−	−	$10<N<10^2$
−	−	−	<10

2. 大肠埃希菌 取供试液在胰酪大豆胨液体培养基的预培养物1ml接种至100ml麦康凯液体培养基中,42~44℃培养24~48小时。取麦康凯液体培养物划线接种于麦康凯琼脂培养基平板上,培养18~72小时。若麦康凯琼脂培养基平板上有菌落生长,与表5-3所列的菌落形态相符或疑似,应进行分离、纯化及适宜的鉴定试验,以确认是否为大肠埃希菌。完全符合以下结果时,判定为检出大肠埃希菌:染色镜检是革兰阴性无芽孢杆菌;发酵乳糖产酸产气,或产酸不产气;IMVC实验(I指吲哚试验,M指甲基红试验,V指V-P试验,C指柠檬酸试验)反应为++−−或−+−−。

表 5-3　大肠埃希菌菌落形态特征

培养基类型	菌落形态
麦康凯琼脂	鲜桃红色或微红色,菌落中心呈深桃红色,圆形,扁平,边缘整齐,表面光滑,湿润
曙红亚甲蓝琼脂	呈紫黑色、浅紫色、蓝紫色或粉红色,菌落中心呈深紫色或无明显暗色中心;圆形,稍凸起,边缘整齐,表面光滑,湿润,常有金属光泽

3. **沙门菌**　取供试液在胰酪大豆胨液体培养基中的培养物 0.1ml 接种至 10ml RV 沙门增菌液体培养基中,培养 18 ~ 24 小时。取少量 RV 沙门菌增菌液体培养物划线接种于木糖赖氨酸脱氧胆酸盐琼脂培养基平板上,培养 18 ~ 48 小时。根据平板上有无菌落生长、或生长的菌落形态特征,判断是否检出沙门菌。沙门菌在木糖赖氨酸脱氧胆酸盐琼脂培养基平板上生长良好,菌落为淡红色或无色、透明或半透明、中心有或无黑色。疑似菌落通过用三糖铁琼脂培养基高层斜面进行斜面和高层穿刺接种做进一步判断。若斜面未见红色、底层未见黄色;或斜面黄色、底层无黑色,判供试品未检出沙门菌。否则,应取三糖铁琼脂培养基斜面的培养物进行适宜的鉴定试验,确认是否为沙门菌。

4. **铜绿假单胞菌**　取供试液在胰酪大豆胨液体培养基中的预培养物,划线接种于溴化十六烷基三甲铵琼脂培养基平板上,培养 18 ~ 72 小时。若溴化十六烷基三甲铵琼脂平板上有菌落生长,出现灰白色、扁平、无定形、周边扩散、表面湿润以及周围时有蓝绿色素扩散等典型菌落特征,且氧化酶试验阳性,应进一步进行适宜的鉴定试验,确证是否为铜绿假单胞菌。

5. **金黄色葡萄球菌**　取供试液在胰酪大豆胨液体培养基中的预培养物,划线接种于甘露醇氯化钠琼脂培养基平板上,培养 24 ~ 72 小时。若甘露醇氯化钠琼脂培养基平板上有黄色菌落或外周有黄色环的白色菌落生长,应进行分离、纯化及适宜的鉴定试验,确证是否为金黄色葡萄球菌。

6. **梭菌**　取供试液在梭菌增菌培养基的培养物少量,涂抹接种于哥伦比亚琼脂培养基平板上,置厌氧条件下培养 48 ~ 72 小时。平板上有带或不带芽孢的厌氧杆菌生长,成灰白色,且过氧化氢酶反应阴性的,应进一步进行适宜的鉴定试验,确证是否为梭菌。

7. **白念珠菌**　取供试液在沙氏葡萄糖液体培养基中的预培养物划线接种于沙氏葡萄糖琼脂培养基平板上,培养 24 ~ 48 小时。若平板上无菌落生长或生长的菌落不同于表 5-4 所列特征,判供试品未检出白念珠菌。若平板上生长的菌落与上述菌落形态特征相符或疑似,应挑选 2 ~ 3 个菌落分别接种至念珠菌显色培养基平板上培养鉴定。

表 5-4　白念珠菌形态特征

培养基类型	菌落形态
沙氏葡萄糖琼脂	呈乳白色,偶见淡黄色,表面光滑有浓酵母气味,培养时间稍久则菌落增大,颜色变深、质地变硬或有皱褶
念珠菌显色培养基	绿色或翠绿色的菌落生长

四、微生物限度标准

非无菌药品的微生物限度标准是基于药品的给药途径和对患者健康潜在的危害而制订的,是药品生产、贮存、销售过程中的检验,原料及辅料的检验,新药标准制订、进口药品标准复核、药品质量考察及仲裁等的依据。《中国药典》2015 年版规定无菌制剂及标示无菌的制剂、用于手术、严重烧伤、严重创伤的局部给药制剂应符合无菌检查法规定。对不含药材原粉的中药制剂、非无菌含药材原粉的中药制剂、非无菌的药用原料及辅料以及中药提取物及中药饮片等规定微生物限度标准,见表 5-5、表 5-6 和表 5-7。特别说明的是,与《中国药典》2010 年版相比,《中国药典》2015 年版中取消了中药制剂螨类的检查的规定。

表 5-5　不含药材原粉的中药制剂的微生物限度标准

给药途径	微生物限度检查项目	标准
口服给药制剂	需氧菌总数	固体制剂每 1g 不得过 1000cfu 液体制剂每 1ml 不得过 100cfu
	霉菌和酵母菌总数	固体制剂每 1g 不得过 100cfu 液体制剂每 1ml 不得过 10cfu
	大肠埃希菌	每 1g 或 1ml 不得检出
	沙门菌(含脏器的提取物制剂)	每 10g 或 10ml 不得检出
口腔黏膜给药制剂 齿龈给药制剂 鼻用制剂	需氧菌总数	每 1g、1ml 或 10cm² 不得过 100cfu
	霉菌和酵母菌总数	每 1g、1ml 或 10cm² 不得过 10cfu
	大肠埃希菌、金黄色葡萄球菌 铜绿假单胞菌	每 1g、1ml 或 10cm² 不得检出
耳用制剂 皮肤给药制剂	需氧菌总数	每 1g、1ml 或 10cm² 不得过 100cfu
	霉菌和酵母菌总数	每 1g、1ml 或 10cm² 不得过 10cfu
	金黄色葡萄球菌、铜绿假单胞菌	每 1g、1ml 或 10cm² 不得检出
呼吸道吸入给药制剂	需氧菌总数	每 1g 或 1ml 不得过 100cfu
	霉菌和酵母菌总数	每 1g 或 1ml 不得过 10cfu
	大肠埃希菌、金黄色葡萄球菌 铜绿假单胞菌、耐胆盐革兰阴性菌	每 1g 或 1ml 不得检出
阴道、尿道给药制剂	需氧菌总数	每 1g、1ml 或 10cm² 不得过 100cfu
	霉菌和酵母菌总数	每 1g、1ml 或 10cm²l 应小于 10cfu
	金黄色葡萄球菌、铜绿假单胞菌 白念珠菌、梭菌(中药制剂)	每 1g、1ml 或 10cm² 不得检出
直肠给药制剂	需氧菌总数	每 1g 不得过 1000cfu 每 1ml 不得过 100cfu
	霉菌和酵母菌总数	每 1g 或 1ml 不得过 100cfu
	金黄色葡萄球菌、铜绿假单胞菌	每 1g 或 1ml 不得检出
其他局部给药制剂	需氧菌总数、霉菌和酵母菌总数	每 1g、1ml 或 10cm² 不得过 100cfu
	金黄色葡萄球菌、铜绿假单胞菌	每 1g、1ml 或 10cm² 不得检出

表 5-6　非无菌含药材原粉的中药制剂的微生物限度标准

给药途径	需氧菌总数	霉菌和酵母菌总数	控制菌
固体口服给药制剂 不含豆豉、神曲等发酵原粉 含豆豉、神曲等发酵原粉	10^4（丸剂 3×10^4）cfu/g 10^5 cfu/g	10^2 cfu/g 5×10^2 cfu/g	不得检出大肠埃希菌（1g）；不得检出沙门菌（10g）；耐胆盐革兰阴性菌应小于100cfu/g
液体口服给药制剂 不含豆豉、神曲等发酵原粉 含豆豉、神曲等发酵原粉	5×10^2 cfu/ml 10^3 cfu/ml	10^2 cfu/ml 10^2 cfu/ml	不得检出大肠埃希菌（1ml）；不得检出沙门菌（10ml）；耐胆盐革兰阴性菌应小于10cfu/ml
固体局部给药制剂 用于表皮或黏膜不完整 用于表皮或黏膜完整	10^3（cfu/g 或 cfu/$10cm^2$） 10^4（cfu/g 或 cfu/$10cm^2$）	10^2（cfu/g 或 cfu/$10cm^2$） 10^2（cfu/g 或 cfu/$10cm^2$）	不得检出金黄色葡萄球菌、铜绿假单胞菌（1g 或 $10cm^2$）；阴道、尿道给药制剂不得检出白念珠菌、梭菌（1g 或 $10cm^2$）
液体局部给药制剂 用于表皮或黏膜不完整 用于表皮或黏膜完整	10^2 cfu/ml 10^2 cfu/ml	10^2 cfu/ml 10^2 cfu/ml	不得检出金黄色葡萄球菌、铜绿假单胞菌（1ml）；阴道、尿道给药制剂不得检出白念珠菌、梭菌（1ml）

表 5-7　中药提取物及中药饮片的微生物限度标准

给药途径	需氧菌总数 （cfu/g 或 cfu/ml）	霉菌和酵母菌总数 （cfu/g 或 cfu/ml）	控制菌
中药提取物	10^3	10^2	未做统一规定
研粉口服用贵细饮片、直接口服及泡服饮片	未做统一规定	未做统一规定	不得检出沙门菌（10g）；耐胆盐革兰阴性菌应小于10^4 cfu（1g）

点滴积累 ∨

1. 各种非规定灭菌制剂应进行微生物限度检查，对无菌制剂应依法进行无菌检查，静脉滴注用注射剂应进行无菌、热原及细菌内毒素检查，并应符合标准规定。

2. 微生物限度检查包括需氧菌总数、霉菌及酵母菌总数以及控制菌检查。

3. 控制菌主要为耐胆盐革兰阴性菌、大肠埃希菌、铜绿假单胞菌、沙门菌、金黄色葡萄球菌、梭菌以及白念珠菌7种。

第二节　无菌检查法

无菌检查法系用于检查《中国药典》要求无菌的药品、医疗器具、原料、辅料及其他品种是否无菌的一种方法。凡直接进入人体血液循环系统、肌肉、皮下组织或接触创伤、溃疡等部位而发生作用的制品或要求无菌的材料、灭菌器具等都要进行无菌检查，具体包括各类注射剂、吸入粉雾剂、眼用制剂、可吸收的止血剂、用于手术、烧伤及严重创伤的局部给药制剂等应符合无菌检查法的要求。若供试品符合无菌检查法的规定,仅表明供试品在该检验条件下未发现微生物污染。

一、无菌检查的人员与环境

无菌检查需由具备微生物专业知识,并经无菌技术培训的专业人员在操作环境和培养基都符合规定的情况下进行。具体要求为无菌检查人员在环境洁净度为 B 级背景下的 A 级单向流洁净区域或隔离系统中进行,其全过程应严格遵守无菌操作,防止微生物污染,防止污染的措施不得影响供试品中微生物的检出。A 级和 B 级区域的空气供给应通过终端高效空气过滤器(HEPA)。日常检验还需对试验环境进行监控。

> **知识链接**
>
> 无菌操作室技术要求
>
> 1. 无菌操作室(图5-3)应为单向流空气区域,附近应无污染源。 室内墙壁、天花板和地板应光滑平整,无缝隙;表面可贴瓷砖或用光滑的硬漆涂刷。 室内必须安装严密的门窗;必须装有供空气消毒的紫外线灯,对紫外线的消毒效果应定期检查,及时更换失效的灯管;定期用乳酸蒸熏,彻底消毒。 室外应设缓冲间,其结构同无菌室。
>
> 2. 无菌操作室操作台面洁净度应为 A 级,室内温度应控制在 25℃±2℃,湿度应控制在 45% ~ 60%。 其单向流空气区域、工作台面及室内环境应定期按《医药工业洁净室(区)悬浮粒子、浮游菌和沉降菌的测试方法》的现行国家标准进行洁净度试验。
>
> 3. 工作人员进入无菌室应换专用并经消毒的鞋、衣、帽、口罩,并定期消毒。

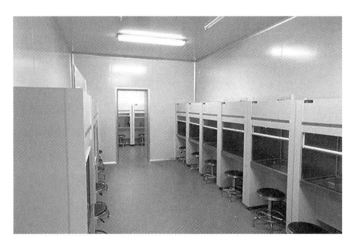

图 5-3　无菌操作室

二、培养基的制备与检查

(一) 培养基的种类及制备

与《中国药典》2010 年版对培养基的规定相比,《中国药典》2015 年版培养基种类变化较大。保留了硫乙醇酸盐流体培养基(需氧菌、厌氧菌培养基)和 0.5% 葡萄糖肉汤培养基(用于硫酸链霉素等抗生素的无菌检查),将《中国药典》2010 年版规定的其余五种培养基更换为胰酪大豆胨液体培养基(真菌、需氧菌培养基)、中和或灭活用培养基、胰酪大豆胨琼脂培养基、沙氏葡萄糖液体培养基和沙氏葡萄糖琼脂培养基。

其制备的处方、方法按《中国药典》2015 年版规定执行。制备好的培养基应保存在 2～25℃、避光的环境。培养基若保存于非密闭容器中,一般在三周内使用;若保存于密闭容器中,一般可在一年内使用。

(二) 培养基的适用性检查

无论是市售的脱水培养基或配制的培养基,其无菌性检查及灵敏度检查应符合药典规定。

1. **无菌性检查**　每批培养基随机取不少于 5 支(瓶),培养 14 天,应无菌生长。

2. **灵敏度检查**　确保无菌检查时所加菌种能够在培养基中生长良好。适用性检查的菌种有金黄色葡萄球菌、铜绿假单胞菌、枯草芽孢杆菌、生孢梭菌、白念珠菌和黑曲霉。

方法为:取每管装量为 12ml 的硫乙醇酸盐流体培养基 7 支,分别接种小于 100cfu 的金黄色葡萄球菌、铜绿假单胞菌、生孢梭菌各 2 支,另 1 支不接种作为空白对照,培养 3 天;取每管装量为 9ml 的胰酪大豆胨液体培养基 7 支,分别接种枯草芽孢杆菌、白念珠菌、黑曲霉各 2 支,另 1 支不接种作为空白对照,培养 5 天。逐日观察。

在规定的培养条件下,空白对照管不长菌,加菌培养基生长良好,判定培养基对细菌的灵敏度检查符合规定。

三、稀释液、冲洗液及其制备

常用的稀释液、冲洗液有 0.1% 蛋白胨水溶液、pH 7.0 氯化钠-蛋白胨缓冲溶液,其制备方法按药典规定执行。稀释液、冲洗液配制后应采用验证合格的灭菌程序灭菌。根据供试品的特性,可选用其他经验证过的适宜的溶液作为稀释液、冲洗液。如需要,可在上述稀释液或冲洗液的灭菌前或灭菌后加入表面活性剂或中和剂等。

四、方法验证

无菌检查法主要包括直接接种法和薄膜滤过法两种方法。

进行产品无菌检查前,应进行方法适用性试验,以证明该方法适合于该产品的无菌检查,即需要先测定供试品是否具有抑细菌和抑真菌作用,避免假阴性结果。方法的菌种及菌液制备同培养基灵敏度测定法。对于具有抑菌作用的供试品,可采用增加冲洗量,增加培养基的用量,使用中和剂或灭活剂如 β-内酰胺酶、对氨基苯甲酸,或更换滤膜品种等方法,消除供试品的抑菌作用,并重新进行方法验证。方法适用性试验也可与供试品的无菌检查同时进行。

五、供试品的无菌检查

1. **检验数量**　检验数量是指一次试验所用供试品最小包装容器的数量。除另有规定外,批出厂产品最少检验数量按表 5-8 规定;供试品的最少检验量按表 5-9 规定。表中最少检验数量不包括阳性对照试验的供试品用量。一般情况下,供试品无菌检查若采用薄膜滤过法,应增加 1/2 的最小检验数量作为阳性对照用;若采用直接接种法,应增加供试品无菌检查时每个培养基容器接种的样品量作阳性对照用。

表5-8　批出厂产品最少检验数量

供试品	批产量N（个）	接种每种培养基最少检验数量
注射剂	≤100	10%或4个(取较多者)
	100<N≤500	10个
	>500	2%或20个(取较多者)
大体积注射剂(>100ml)		2%或10个(取较少者)或20个(生物制品)
眼用及其他非注射产品	≤200	5%或2个(取较多者)
	>200	10个
桶装固体原料	≤4	每个容器
	4<N≤50	20%或4个容器(取较多者)
	>50	2%或10个容器(取较多者)

表5-9　供试品的最少检验量

供试品	每支样品接入每管最少检验数量	每支供试品接入每种培养基的最少量
液体制剂	$V \leq 1ml$	全量
	$1ml < V \leq 40ml$	半量,但不得少于1ml
	$40ml < V \leq 100ml$	20ml
	$V > 100ml$	10%,但不得少于20ml
固体制剂	$M < 50mg$	全量
	$50mg \leq M < 300mg$	半量
	$300mg \leq M < 5g$	150mg
	$M \geq 5g$	500mg

2. **检验量**　是指一次试验所用的供试品总量(g或ml)。除另有规定外,每份培养基接种的供试品量按表5-8、表5-9规定。若每支(瓶)供试品的装量按规定足够接种两份培养基,则应分别接种硫乙醇酸盐流体培养基和胰酪大豆胨液体培养基。采用薄膜滤过法时,检验量应不少于直接接种法的供试品总接种量,只要供试品特性允许,应将所有容器内的全部内容物滤过。

3. **阳性对照**　应根据供试品特性选择阳性对照菌,选择方法可以参照表5-10。

表5-10　不同特性供试品对应的阳性对照菌

不同特性的供试品	阳性对照菌
无抑菌作用及抗革兰阳性菌为主	金黄色葡萄球菌
抗革兰阴性菌为主	大肠埃希菌
抗厌氧菌的供试品	生孢梭菌
抗真菌的供试品	白念珠菌

阳性对照试验的菌液制备同方法验证试验,加菌量小于100cfu,供试品用量同无菌检查每份培养基接种的样品量。阳性对照管培养48～72小时应生长良好。

4. 阴性对照　供试品无菌检查时,应取相应溶剂和稀释剂,冲洗液同法操作,作为阴性对照。阴性对照不得有菌生长。无菌试验过程中,若需使用表面活性剂、灭活剂、中和剂等试剂,应证明其有效性,且对微生物无毒性。

5. 供试品处理及接种培养基　《中国药典》2015年版的无菌检查法有直接接种法和薄膜滤过法两种。只要供试品性状允许,应采用薄膜滤过法。进行供试品无菌检查时,所采用的检查方法和检验条件应与验证的方法相同。操作时,用适宜的消毒液对供试品容器表面进行彻底消毒。如果容器内有一定的真空度,可用适宜的无菌器材(如带有除菌滤过器的针头),向供试品容器内导入无菌空气,再按无菌操作启开容器取出内容物。

(1) 薄膜滤过法:如供试品有抗菌作用,用薄膜滤过法检查。该法一般应采用全封闭式薄膜过滤器。检查时取规定量的供试品,直接过滤,或混合至含100ml适宜稀释液的无菌容器中,混匀,立即过滤。若供试品有抑菌活性,须再用100ml 0.9%无菌氯化钠溶液或其他冲洗剂冲洗滤膜至阳性对照菌正常生长,冲洗次数不少于三次,冲洗总量不超过1000ml,以防滤膜上的微生物受伤。冲洗后,1份滤器中加入100ml硫乙醇酸盐流体培养基、1份滤器加入胰酪大豆胨液体培养基。

过滤时常使用集菌仪(图5-4)。集菌仪是集菌培养器的配套使用仪器。其具体操作过程是:取一副三联式集菌器,

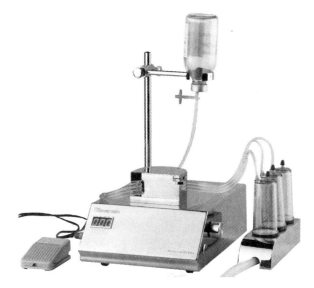

图5-4　集菌仪

将供试液通过集菌仪过滤,使通过每只培养管的量基本均匀。然后通过集菌仪一只加100ml胰酪大豆胨液体培养基,另两只分别加入100ml硫乙醇酸盐培养基(其中一只做阳性对照,内加规定的阳性对照菌菌液1ml)。另取一副二联集菌器,用同批的冲洗液或浸提介质120ml通过集菌仪过滤(每只约50ml),同法一只加硫乙醇酸盐培养基100ml,另一只加胰酪大豆胨液体培养基100ml分别作阴性对照。

(2) 直接接种法:直接接种法适用于无法用薄膜过滤法进行无菌检查的供试品。检查时取规定量供试品分别等量接种至硫乙醇酸盐流体培养基(装量不少于15ml)和胰酪大豆胨液体培养基中(装量不少于10ml)。轻轻摇动,使供试品与培养基混合。两种培养基接种的瓶或支数应相等。

6. 培养及观察　将上述接种供试品后的培养基容器分别按各培养基温度培养14日。培养期间应逐日观察并记录是否有菌生长。如在加入供试品后、或在培养过程中,培养基出现浑浊,培养14天后,不能从外观上判断有无微生物生长,可取该培养基液适量转种至同种新鲜培养基中,细菌

培养 2 天、真菌培养 3 天,观察接种的同种新鲜培养基是否再出现浑浊或斜面是否有菌生长;或取培养液涂片,染色,镜检,判断是否有菌。

六、无菌结果判断

阳性对照管生长良好,阴性对照管不得有菌生长。否则,实验无效。若供试品均澄清,或虽显浑浊但经确证无菌生长,判定供试品符合规定;若供试品管中任何一管显浑浊并确证有菌生长,判定供试品不符合规定,除非能充分证明试验结果无效,即生长的微生物非供试品所含。当符合下列至少一个条件时,方可判定试验结果无效:

（1）无菌检查试验所用的设备及环境的微生物监控结果不符合无菌检查法的要求;

（2）回顾无菌试验过程,发现有可能引起微生物污染的因素;

（3）阴性对照管有菌生长;

（4）供试品管中生长的微生物经鉴定后,确证是因无菌试验中所使用的物品和(或)无菌操作技术不当引起的。

试验若经确认无效,应重试。重试时,重新取同量供试品,依法检查,若无菌生长,判定供试品符合规定;若有菌生长,判定供试品不符合规定。

点滴积累 ⋁

1. 无菌检查法有直接接种法和薄膜滤过法两种方法。
2. 凡直接进入人体血液循环系统、肌肉、皮下组织或接触创伤、溃疡等部位而发生作用的制品或要求无菌的材料、灭菌器具等都要进行无菌检查。

第三节　热原检查法

热原(pyrogen)系指药品中含有的能引起体温升高的杂质,主要为细菌性热原。中药注射液在生产过程中产生热原污染的风险较大,虽经严格灭菌,但仍不能排除热原反应的发生。因此,《中国药典》2015 年版规定,供静脉滴注用的注射剂以及容易感染热原的品种,都需采用家兔法检查热原。即将一定剂量的供试品,静脉注入家兔体内,在规定时间内,观察家兔体温升高的情况,以判定供试品中所含热原的限量是否符合规定。

一、供试用家兔

供试验用的家兔必须符合有关的要求并按规定做好实验前的准备。供试用的家兔应健康合格,体重 1.7kg 以上,雌兔应无孕。预测体温前 7 日即应用同一饲料饲养,在此期间内,体重应不减轻,精神、食欲、排泄等不得有异常现象。未曾用于热原检查的家兔;或供试品判定为符合规定,但组内升温达 0.6℃ 的家兔;或三周内未曾使用的家兔,均应在检查供试品前 3 ~ 7 日内预测体温,进行挑选。挑选试验的条件与检查供试品时相同,仅不注射药液,每隔 0.5 小时测量体温 1 次,共测 8 次,8

次体温均在 38.0 ~ 39.6℃ 的范围内,且最高与最低体温相差不超过 0.4℃ 的家兔,方可供热原检查用。用于热原检查后的家兔,如供试品判定为符合规定,至少应休息 48 小时方可再供热原检查用,其中升温达 0.6℃ 的家兔应休息 2 周以上。如供试品判定为不符合规定,则组内全部家兔不再使用。

二、试验前的准备

在热原检查前 1 ~ 2 日,供试用家兔应尽可能处于同一温度的环境中,实验室和饲养室的温度相差不得大于 5℃,实验室的温度应在 17 ~ 25℃,在试验全部过程中,应注意室温变化不得大于 3℃,防止动物骚动并避免噪音干扰。家兔在试验前至少 1 小时开始停止给食并置于适宜的装置中,直至试验完毕。测量家兔体温应使用精密度为 ±0.1℃ 的测温装置。测温探头或肛温计插入肛门的深度和时间各兔应相同,深度一般约 6cm,时间不得少于 1.5 分钟,每隔 30 分钟测量体温 1 次,一般测量 2 次,两次体温之差不得超过 0.2℃,以此两次体温的平均值作为该兔的正常体温。当日使用的家兔,正常体温应在 38.0 ~ 39.6℃ 的范围内,且各兔间正常体温之差不得超过 1℃。

试验用的注射器、针头及一切和供试品溶液接触的器皿,应置烘箱中用 250℃ 加热 30 分钟,也可用其他适宜的方法除去热原。

三、检查方法

取适用的家兔 3 只,测定其正常体温后 15 分钟以内,自耳静脉缓缓注入规定剂量并温热至约 38℃ 的供试品溶液(图 5-5),然后每隔 0.5 小时按前法测量其体温 1 次,共测 6 次,以 6 次体温中最高的一次减去正常体温,即为该兔体温的升高温度(℃)。如 3 只家兔中有 1 只体温升高 0.6℃ 或 0.6℃ 以上,或 3 只家兔体温升高均低于 0.6℃,但体温升高的总和达 1.3℃ 或 1.3℃ 以上,应另取 5 只家兔复试,检查方法同上。

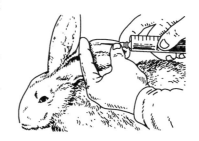

图 5-5　家兔耳静脉给药

四、结果判断

在初试的 3 只家兔中,体温升高均低于 0.6℃,并且 3 只家兔体温升高总和低于 1.3℃;或在复试的 5 只家兔中,体温升高 0.6℃ 或 0.6℃ 以上的兔数不超过 1 只,并且初试、复试合并 8 只家兔的体温升高总和为 3.5℃ 或 3.5℃ 以下,均判定为供试品的热原检查符合规定。

在初试的 3 只家兔中,体温升高 0.6℃ 或 0.6℃ 以上的家兔超过 1 只;或在复试的 5 只家兔中,体温升高 0.6℃ 或 0.6℃ 以上的家兔超过 1 只;或在初试、复试合并 8 只家兔的体温升高总和超过 3.5℃,均判定为供试品的热原检查不符合规定。当家兔升温为负值时,均以 0℃ 计。

点滴积累 ∨

1. 供静脉滴注用的注射剂以及容易感染热原的品种,都需检查热原。

2.《中国药典》2015 年版规定采用家兔法检查热原。

第四节　细菌内毒素检查法

细菌内毒素(endotoxin)是革兰阴性菌的细胞壁成分,由脂多糖组成。当细菌死亡或自溶后便会释放出内毒素。内毒素为外源性致热源,可激活中性粒细胞等,使之释放出一种内源性热原质,作用于体温调节中枢引起发热、白细胞减少等。内毒素通过消化道进入人体时并不产生危害,但内毒素通过注射等方式进入血液时则会引起不同的疾病。内毒素小量入血后被肝脏灭活,不造成机体损害。内毒素大量进入血液就会引起发热反应——"热原反应"。因此,生物制品类、注射用药剂、化学药品类、放射性药物、抗生素类、疫苗类、透析液等制剂以及医疗器材类(如一次性注射器,植入性生物材料)必须经过细菌内毒素检测试验合格后才能使用。

细菌内毒素检查法主要有凝胶法和光度测定法两种方法。前者利用鲎试剂与细菌内毒素产生凝集反应的原理来定性检测或半定量内毒素;后者包括浊度法和显色基质法,系分别利用鲎试剂与内毒素反应过程中的浊度变化及产生的凝固酶使特定底物释放出呈色团的多少来定量测定内毒素。鲎试剂法比家兔法灵敏,特别适用于生产过程中热原的控制和某些不能用家兔进行热原检测的品种,如放射性药物肿瘤抑制剂等,但对革兰阴性菌以外的内毒素不灵敏,不能完全替代家兔法。

知识链接

鲎　试　剂

鲎试剂是从海洋无脊椎动物鲎的蓝色血液(含铜蓝蛋白)中提取的变形细胞溶解物,经低温冷冻干燥精制而成的生物制剂。试剂中含有凝固酶原和凝固蛋白原,在适宜的条件下(温度、pH、无干扰物质等),前者能被微量的细菌内毒素激活,转化成为具有活性的凝固酶,通过凝固酶的酶解作用将凝固蛋白原转变为凝固蛋白,凝固蛋白又通过交联酶作用互相聚合而形成牢固的凝胶。

凝胶法是《中国药典》2015 年版的"仲裁"方法,本节重点介绍该法。

(一) 仪器和试剂

1. 仪器和试剂　37℃±1℃恒温水浴或适宜的恒温器具、超净工作台、旋涡混合器(图 5-6)、加样器、10mm×75mm 试管、试管架、洗耳球、封口膜、剪刀砂轮、内毒素工作标准品、鲎试剂、鲎试验用水、pH 调节剂等。

2. 仪器和试剂的相关要求

(1) 器具要求:凡与供试品或试剂直接接触的器具必须经处理,以去除可能存在的外源性内毒素。耐热器皿常用干热灭菌法(250℃、30 分钟以上)去除,也可采用其他确证不干扰细菌内毒素检查的适宜方法。若使用塑料器械,如微孔板和与微量加样器配套的吸头等,应选用标明无内毒素并且对试验无干扰的器械,现多为无热原的一次性用品。

(2) 细菌内毒素工作标准品:细菌内毒素国家标准品系自大肠埃希菌提取精制而成,用于标

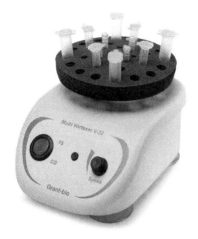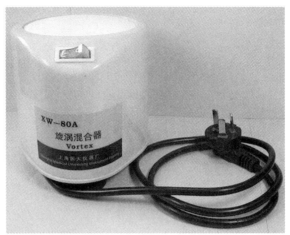

图 5-6　旋涡混合器

定、复核、仲裁鲎试剂灵敏度和标定细菌内毒素工作标准品的效价。内毒素工作标准品系以细菌内毒素国家标准品为基准标定其效价,用于试验中的鲎试剂灵敏度复核、干扰试验及各种阳性对照。每 1ng 工作标准品效价不小于 2EU,不大于 50EU。

（3）细菌内毒素检查用水（BET）:系指内毒素含量小于 0.015EU/ml（用于凝胶法）或 0.005EU/ml（用于光度测定法）且对内毒素试验无干扰作用的灭菌注射用水。

（4）鲎试剂:鲎试剂是由鲎血制备而成,是从鲎血的变形细胞裂解物中提取制备而来。其规格是每支鲎试剂的装量,采用 BET 水复溶后使用。其灵敏度（λ）是在细菌内毒素检查的规定条件下使鲎试剂产生凝集的内毒素的最低浓度,用 EU/ml 表示。

（二）检查方法

进行细菌内毒素检查时,若使用新批号的鲎试剂或试验条件发生了任何可能影响检验结果的改变时,应先进行鲎试剂灵敏度复核试验。供试品溶液按药典规定方法制备后进行干扰试验,排除干扰。经过干扰试验的验证后,方可进行检品的内毒素检查。下面以凝胶限度试验为例,介绍操作方法。

1. **溶液制备**　按表 5-11 制备溶液 A、B、C、D,用细菌内毒素检查用水将供试品配成对应的最大有效稀释倍数（MVD）的浓度作为供试品溶液 A。用被测供试品溶液 A 将细菌内毒素工作标准品制成 2λ 浓度的内毒素溶液作为供试品阳性对照液 B。用细菌内毒素检查用水将细菌内毒素工作标准品制成 2λ 浓度的内毒素溶液阳性对照液 C。用细菌内毒素检查用水作为阴性对照液 D。制备好的溶液均需在旋涡混合器上混匀 30 秒。

表 5-11　凝胶限度实验溶液的制备

编号	内毒素浓度 / 被加入内毒素的溶液	平行管数
A	无/供试品溶液	2
B	2λ/供试品溶液	2
C	2λ/检查用水	2
D	无/检查用水	2

A 为供试品溶液;B 为供试品阳性对照;C 为阳性对照;D 为阴性对照。λ 为在凝胶法中鲎试剂的标示灵敏度（EU/ml）。

难点释疑

为什么做供试品阳性对照

设置供试品阳性对照组的目的是确认供试品对鲎试剂是否有抑制作用。如果该项结果为阴性，说明供试品对鲎试剂有抑制作用。如果不进行该项，当供试品所含内毒素浓度等于或大于 2λ 时，其供试品管的结果由于抑制作用为阴性，结果判断供试品内毒素限量符合规定，而实际上，该结果为假阴性，这样就不能保证临床用药的安全可靠。其制备方法有两种：一是用被测供试品溶液 A 将细菌内毒素工作标准品制成 2λ 浓度的内毒素溶液作为供试品阳性对照液 B，二是将浓度为 4λ 的细菌内毒素溶液与供试品溶液（浓度为按最大稀释倍数稀释后溶液浓度的两倍）等体积混合即可。

2. 加样反应 取装有 0.1ml 鲎试剂溶液的 10mm×75mm 试管 8 支，其中 2 支加入 0.1ml 供试品溶液 A 作为供试品管，2 支加入 0.1ml 供试品阳性对照液 B 作为供试品阳性对照管。2 支加入 0.1ml 阳性对照液 C 作为阳性对照管，2 支加入 0.1ml 阴性对照液 D 作为阴性对照管。将试管在旋涡混合器上轻轻混匀后，封闭管口，垂直放入 37℃±1℃ 的恒温器中，保温 60 分钟±2 分钟后，将试管取出，缓缓倒转 180°，若管内凝胶不变形，不从管壁脱落为阳性(+)，若凝胶不能保持完整并从管壁脱落为阴性(−)，如图 5-7 所示。

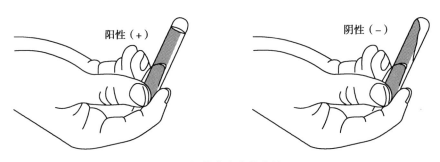

图 5-7 细菌内毒素检查结果

3. 结果判断 观察结果时，若 2 支供试品阳性对照管和 2 支阳性对照管均为(+)，2 支阴性对照管均为(−)，试验有效，否则试验无效。若 2 支供试品管均为(−)，判定供试品符合规定；若均为(+)，判定供试品不符合规定；若 2 支供试品管中 1 支为(+)，1 支为(−)，则另取 4 支复试，4 支中有 1 支为(+)即认为不合格。

（三）注意事项

1. 防止鲎试验用水被污染。

2. 开启内毒素标准品和鲎试剂时，要将黏附在安瓿瓶上的粉末尽可能弹落下去。用砂轮划过安瓿后，要用酒精棉（最好能用沾异丙醇的无纺布，以避免产生假阳性结果）擦拭，防止开启时玻璃屑落入安瓿内。开启内毒素标准品时，要在安瓿曲颈上部，并尽可能保留较长的安瓿颈，准确加入 1.0ml 鲎试验用水复溶。

3. 细菌内毒素要充分混合均匀，内毒素工作标准品溶解后要在漩涡混合器混合 15 分钟，以后的每一步稀释前至少混合 30 秒。

4. 保温和拿取试管过程中应避免受到振动造成假阴性结果。

点滴积累 ∨

1. 细菌内毒素检查法系指利用鲎试剂来检测或量化由革兰阴性菌产生的细菌内毒素，以判断供试品中细菌内毒素的限量是否符合规定的一种方法。

2. 细菌内毒素检查包括两种方法，即凝胶法和光度测定法。

复习导图

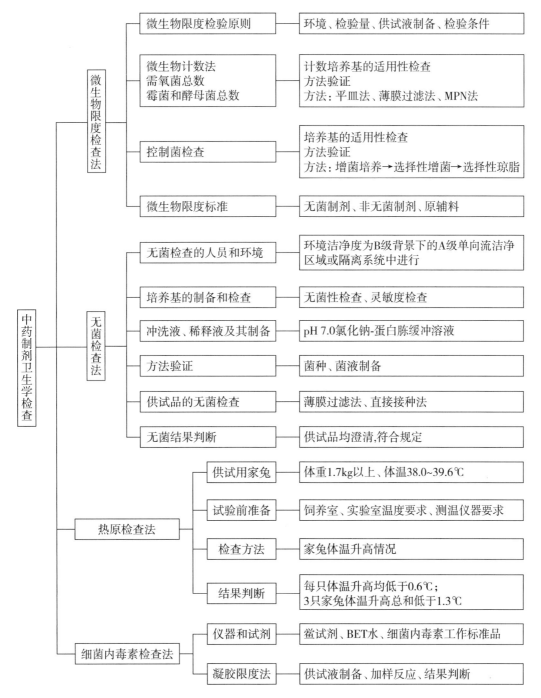

目标检测

一、选择题

（一）单项选择题

1. 《中国药典》2015 年版规定,各种非灭菌中药制剂均应依法进行(　　)

　　A. 无菌检查　　　　　　　　　　　B. 微生物限度检查

　　C. 热原检查　　　　　　　　　　　D. 黄曲霉素检查

2. 除另有规定外,霉菌、酵母菌的培养温度为(　　)

　　A. 20～25℃　　　　　　　　　　　B. 23～28℃

　　C. 30～35℃　　　　　　　　　　　D. 22～30℃

3. 无菌检查时适用于需氧菌、厌氧菌检查的培养基是(　　)

　　A. 硫乙醇酸盐流体培养基　　　　　B. 改良马丁培养基

　　C. 选择性培养基　　　　　　　　　D. 营养肉汤培养基

4. 无菌室操作台面的洁净度应达到(　　)

　　A. A 级　　　　　B. B 级　　　　　C. C 级　　　　　D. D 级

5. 某检品在 10^{-1}、10^{-2} 和 10^{-3} 三种稀释倍数测得的平均菌落数分别为 0.8、0 和 0,按需氧菌总数报告原则,该检品的需氧菌总数应报告为(　　)

　　A. 8 个(g/ml)　　　　　　　　　　B. <10 个(g/ml)

　　C. 0 个(g/ml)　　　　　　　　　　D. 4 个(g/ml)

6. 热原检查法使用的动物为(　　)

　　A. 大鼠　　　　　　　　　　　　　B. 小鼠

　　C. 家兔　　　　　　　　　　　　　D. 狗

7. 当家兔体温升为负值时,计(　　)

　　A. 负值　　　　　　　　　　　　　B. 0

　　C. 不计数值　　　　　　　　　　　D. 绝对值

8. 鲎试剂是哪种安全性检查项目的试验试剂(　　)

　　A. 异常毒性　　　　　　　　　　　B. 热原

　　C. 细菌内毒素　　　　　　　　　　D. 升压和降压物质

9. BET 是指(　　)

　　A. 细菌内毒素检查用水　　　　　　B. 细菌内毒素国际标准品

　　C. 细菌内毒素　　　　　　　　　　D. 细菌内毒素工作标准品

（二）多项选择题

1. 下列对供试品抽样描述正确的是(　　)

　　A. 按批号随机抽样

　　B. 每批抽样应至少含有 2 个以上最小包装单位

C. 供试品的抽样量应为检查用量的 3 倍量

D. 抽样后应作冷藏或冷冻处理

E. 机械损伤、明显破裂的包装,可直接判定为不合格

2. 控制菌检查项目有( )

A. 大肠埃希菌　　　　　B. 沙门菌　　　　　C. 金黄色葡萄球菌

D. 铜绿假单胞菌　　　　E. 白念珠菌

3. 无菌检查的方法有( )

A. 直接接种法　　　　　B. 薄膜滤过法　　　　C. 离心法

D. 中和法　　　　　　　E. 稀释法

4. 静脉滴注用注射剂应依法进行下列卫生学检查( )

A. 无菌检查　　　　　　B. 热原检查　　　　　C. 细菌内毒素检查

D. 微生物限度检查　　　E. 活螨检查

5. 下列哪种情况需要复核鲎试剂灵敏度( )

A. 使用新批号的鲎试剂　　　　　　　B. 供试品的组成变化

C. 供试品的生产工艺发生改变　　　　D. 干扰试验

E. 试验条件发生了任何可能影响检验结果的改变

二、简答题

1. 药品中需要检查的控制菌有哪几种? 大肠埃希菌如何进行检测?

2. 简述薄膜过滤法进行药品无菌检查的过程。

3. 简述家兔法检查热原的结果判断标准。

4. 细菌内毒素检查法中如何进行实验溶液的制备?

实训二十　板蓝根颗粒的微生物限度检查

【实训目的】

1. 掌握中药制剂中需氧菌总数计数、霉菌和酵母菌总数计数的测定方法。

2. 能进行板蓝根颗粒的微生物限度检查。

【实训内容】

(一) 实训用品

1. 仪器　超净工作台、恒温培养箱(30~35℃)、生化培养箱(20~25℃)、电子天平、菌落计数器、恒温水浴锅、无菌吸管、无菌锥形瓶、无菌平皿(直径 90mm)、无菌称量纸、无菌移液管、洗耳球、

无菌药匙等。

2. 试剂　胰酪大豆胨琼脂培养基、胰酪大豆胨液体培养基、沙氏葡萄糖琼脂培养基、麦康凯液体培养基、麦康凯琼脂培养基、0.9% 无菌氯化钠、pH 7.0 无菌氯化钠-蛋白胨缓冲液。

3. 材料　板蓝根颗粒。

（二）实训方法

板蓝根颗粒由板蓝根经水煎、醇沉，提取有效成分后加入适量蔗糖粉和糊精制成的颗粒剂。由于在生产、制备过程中易受到微生物污染，因此，《中国药典》2015 年版规定颗粒剂的微生物限度应符合要求。

1. 查阅《中国药典》2015 年版一部和四部，设计检测方案。

2. 按检测要求取样，并根据需要进行适宜处理。

3. 应符合《中国药典》2015 年版板蓝根颗粒检查项下有关规定。

（三）实训步骤

1. 需氧菌总数计数、霉菌和酵母菌总数计数　供试品的需氧菌总数计数、霉菌和酵母菌总数计数应按已验证的方法进行计数操作。

（1）供试液制备：以无菌操作称取板蓝根颗粒 10g，加 pH 7.0 无菌氯化钠-蛋白胨缓冲液 100ml，充分振摇，使其完全溶解成 1∶10 均匀稀释液。取 3～4 支灭菌试管，分别加入 9ml pH 7.0 无菌氯化钠-蛋白胨缓冲液，立即塞上试管塞。另取 1 支 1ml 灭菌吸管吸 1∶10 均匀供试液 1ml，加入装有 9ml pH 7.0 无菌氯化钠-蛋白胨缓冲液的试管中，混匀，即 1∶10^2 供试液。以此类推，根据供试品污染程度，可稀释至 1∶10^3、1∶10^4 等适宜稀释级。

（2）供试液注皿：在上述进行 10 倍递增稀释的同时，以该稀释级吸管，吸取该稀释级供试液各 1ml 至每个灭菌平皿中，每一稀释级培养基至少注 2～3 个平皿，注皿时，将 1ml 供试液慢慢全部注入平皿中，管内无残留液体，防止反流到吸管尖端部。一般取适宜的连续 2～3 个稀释级的供试液进行需氧菌总数、霉菌和酵母菌总数测定。

（3）阴性对照：待各级稀释液注皿完毕后，用 1 支 1ml 吸管吸取稀释剂（pH 7.0 无菌氯化钠-蛋白胨缓冲液）各 1ml，分别注入 4 个平皿中。其中两个做需氧菌总数阴性对照；另两个做霉菌和酵母菌总数阴性对照。

（4）倾注培养基：将预先配制好的需氧菌总数计数用的胰酪大豆胨琼脂培养基、霉菌、酵母菌总数计数用的沙氏葡萄糖琼脂培养基熔化，冷至约 45℃ 时，倾注 15～20ml 相应的培养基至上述各个平皿，以顺时针或逆时针方向快速旋转平皿，使供试液与培养基混匀，置操作平台上待凝。在旋转平皿时切勿将培养基溅到皿边及皿盖上。

（5）培养：一般需氧菌总数计数平板倒置于 30～35℃ 培养箱中培养 3～5 天；霉菌、酵母菌总数计数平板倒置于 20～25℃ 培养箱中培养 5～7 天。

（6）菌落计数：一般将平板置菌落计数器上或从平板的背面直接以肉眼点计，以透射光衬以暗色背景，仔细观察。

（7）菌数报告：需氧菌总数测定宜选取平均菌落数小于 300cfu 的稀释级、霉菌和酵母菌总数测定宜选取平均菌落数小于100cfu的稀释级,作为菌数报告的依据。以最高的平均菌落数乘以稀释倍数的值报告1g、1ml或10cm²供试品中所含的菌数。如各稀释级的平板均无菌落生长,或仅最低稀释级的平板有菌落生长,但平均菌落数小于1时,以<1乘以最低稀释倍数的值报告菌数。

2. 大肠埃希菌的检查 供试品的控制菌检查应按已验证的方法进行,增菌培养基的实际用量同控制菌检查方法的验证。供试品进行控制菌检查时,应做阳性对照试验。阳性对照试验的加菌量为10~100cfu,方法同供试品的控制菌检查。阳性对照试验应检出相应的控制菌。取稀释剂10ml按相应控制菌检查法检查,作为阴性对照。阴性对照应无菌生长。

(1) 增菌培养:取均匀供试液10ml(相当于供试品1g),直接或处理后接种至100ml的胰酪大豆胨液体培养基中,混匀,30~35℃培养18~24小时。

(2) 选择性分离培养:取上述培养物1ml接种至100ml麦康凯液体培养基中,42~44℃培养24~48小时。取麦康凯液体培养物划线接种于麦康凯琼脂培养基平板上,30~35℃培养18~72小时。

(3) 结果判定:若麦康凯琼脂培养基平板上有菌落生长,应进行分离、纯化及适宜的鉴定试验,确证是否为大肠埃希菌;若麦康凯琼脂培养基平板上没有菌落生长,或虽有菌落生长但鉴定结果为阴性,判供试品未检出大肠埃希菌。

【实训注意】

1. 所有器具必须经严格灭菌,使用过程中不得与外界未消毒物品接触,一旦接触应立即换用。切忌长时间暴露于空气中。

2. 进行微生物限度检查的整个过程均须在无菌室、超净工作台或接种罩内进行操作(特殊情况例外)。

3. 灭菌的试管及玻璃瓶每次打开和关闭时,口部均应在火焰上通过1~2次,以杀灭可能从空气中落入的杂菌。接种环或接种针每次使用前后,均应在火焰上彻底烧灼灭菌,金属棒或玻璃棒亦须转动着通过火焰三次。

4. 皮肤表面及口腔内常存在有大量杂菌,故在检验时切忌用手接触标本及已灭菌的器材内部,也勿用口吸、吹。吸管上端应塞以棉花,以防其他杂菌混入培养物中。

5. 采用脱水培养基,应按说明配制,应对灭菌后的培养基pH进行校验;若为自配培养基,原料应挑选,琼脂凝固力应测定,以确定配制时琼脂用量;试剂规格应为化学纯以上;配制的培养基不应有沉淀;如有沉淀,应于溶化后趁热滤过,灭菌后使用;培养基的分装量不得超过容器的2/3,以免灭菌时溢出;灭菌后的培养基应保存在2~25℃,防止被污染,可在三周内用毕;保存于密闭容器中,可在一年内使用;用水浴或微波炉加热熔化琼脂培养基,勿用电炉直接熔化琼脂培养基,以免营养成分过度受热而破坏;已溶化的培养基应一次用完,剩余培养基不宜再用;培养基不能反复加热熔化。

6. 供试液从制备至加入检验用培养基,不得超过1小时。否则,可能导致微生物繁殖或死亡而影响计数结果。供试液稀释及注皿时应振摇后取均匀的供试液,以免造成实验误差。

【实训检测】

1. 简述颗粒剂的微生物限度标准。

2. 描述大肠埃希菌菌落形态特征。

【实训报告】记录检查结果,并将其与药品标准对照,判断供试品是否符合规定。

【实训测试】

序号	考核内容	技能要求	分值	实得分
1	试验前的准备	正确按要求对无菌室进行灭菌	5	
		按无菌操作要求将所需已灭菌或消毒的用品移至无菌操作室	5	
		按要求正确穿戴无菌服,进入无菌操作室	5	
		正确对供试品外包装进行消毒后启封,检查并作出初步判定	5	
2	供试液制备	正确进行供试液的配制	5	
3	需氧菌总数、霉菌与酵母菌总数测定	正确准备试剂	5	
		正确制备 1∶10 的供试液	8	
		按 10 倍递增稀释法正确稀释供试液	8	
		按要求正确吸取供试液	8	
		正确倾注培养基	8	
		用平板菌落计数法正确计数	8	
		按菌数报告规则正确报告结果	10	
4	控制菌检查	正确培养与判定大肠埃希菌	10	
5	实训报告	数据真实,资料完整,书写清晰	10	
合计			100	

第六章

中药制剂的含量测定技术

导学情景 ∨

　　某中药厂在采购原料药苍术时，采购了东北野生苍术，为质量上乘的道地药材，但质检部门第一次检测的结果确定为不合格产品，而富有经验的采购者认为质检部门人员检测结果存在问题，要求进行第二次检测。已知《中国药典》2015 年版中，药材苍术的质量标准为：苍术按干燥品计算，含苍术素（$C_{13}H_{10}O$）不得少于 0.30%。苍术素的性质为在强光及高温（60℃）条件下不稳定、易分解。

　　问如果第一次检测结果不准确，可能由于哪几个方面的问题影响了测定结果？对该苍术进行第二次检测时，需要进行哪几个方面条件的考察，才能保证测定结果的准确性？

　　中药制剂含量的测定技术是指用适当的方法对制剂中某种或某几种有效成分或特征性指标成分进行定量分析的技术。通过测定结果判定是否符合药品标准的规定，以对中药制剂进行质量评价。中药制剂含量测定的方法有化学分析法和仪器分析法。由于中药制剂的化学成分组成复杂，存在干扰现象，所以常用仪器分析法测定中药制剂的有效成分或特征性指标成分的含量。

ER-6-1

扫一扫　知
重点

知识链接

化学分析法与仪器分析法

　　化学分析法：以物质的化学反应为基础的分析方法。主要有重量分析法和滴定分析法。该方法的选择性差，需要除去中药制剂中的干扰物后才能进行含量测定。

　　仪器分析法：以物质的物理或物理化学性质为基础的分析方法。由于这类分析方法需要特殊的仪器，所以称为仪器分析法。

第一节　药品质量标准分析方法验证

　　药品质量标准分析方法的验证的目的是证明采用的方法适用于相应检测要求。在建立药品质量标准时，分析方法需经验证；在药品生产工艺变更、制剂的组分变更、原分析方法进行修订时，则质量标准方法也需要验证。方法验证理由、过程和结果均应记载在药品质量标准起草说明或修订说明中。

验证的分析项目有:鉴别试验、限量或定量检查、原料药或制剂中有效成分含量测定,制剂中其他成分(如中药中其他残留物)的测定,以及在药品溶出度、释放度等检查中溶出量的测定,方法都应进行必要验证。

验证内容有:准确度、精密度(包括重复性、中间精密度和重现性)、专属性、检测限、定量限、线性、范围和耐用性。在分析方法验证中,须采用标准物质进行试验。由于分析方法具有各自的特点,并随分析对象而变化,因此需要视具体方法拟定验证的指标。表 6-1 中列出分析项目和相应的验证内容可供参考。

表 6-1　分析项目与验证内容

验证内容	鉴别试验	杂质测定 (定量)	杂质测定 (限度)	含量测定及 浸出物测定
准确度	–	+		+
精密度(重复性)	–	+	–	+
中间精密度	–	+①	–	+①
专属性②	+	+		+
检测限	–	–③	+	–
定量限	–	+	–	–
线性	–	+	–	+
范围	–	+	–	+
耐用性	+	+	+	+

注:①已有重现性验证,不需要验证中间精密度;②如一种方法不够专属,可用其他分析方法予以补充;③视具体情况予以验证。

一、准确度

准确度系指采用该方法测定的结果与真实值或参考值接近的程度,一般用回收率(%)表示。准确度应在规定的范围内测定。

(一) 中药化学成分测定方法的准确度

可用对照品进行加样回收率测定,即向已知被测成分含量的供试品中再精密加入一定量的被测成分对照品,依法测定,用实测值与供试品中含有量之差,除以加入的对照品的量计算回收率。在加样回收试验中须注意对照品的加入量与供试品中被测成分含有量之和必须在标准曲线线性范围之内;加入对照品的量要适当,过小则引起较大的相对误差,过大则干扰成分相对减少,真实性差。

$$回收率(\%) = (C-A)/B \times 100\% \qquad (式6-1)$$

式中,A 为供试品所含被测成分量;B 为加入对照品量;C 为实测值。

（二）数据要求

在规定范围内,取同一浓度(相当于100%浓度水平)的供试品,用至少测定 6 份样品的结果进行评价;或设计 3 种不同浓度,每种浓度分别制备 3 份供试品溶液进行测定,用 9 份样品的测定结果进行评价。对于中药,一般中间浓度加入量与所取供试品中待测成分量之比控制在1:1左右,建议高、中、低浓度对照品加入量与所取供试品中待测成分量之比控制在1.5:1,1:1,0.5:1左右,应报告供试品取样量、供试品中含有量、对照品加入量、测定结果和回收率(%)计算值,以及回收率(%)的相对标准偏差(RSD,%)或置信区间。

二、精密度

精密度系指在规定的条件下,同一份均匀供试品,经多次取样测定所得结果之间的接近程度。精密度一般用偏差、标准偏差或相对标准偏差表示,其计算公式如下。

1. 偏差　$d = X_i - \overline{X}$

2. 标准偏差　$S = \sqrt{\sum_{i-1}^{n} (X_i - \overline{X})^2}$

3. 相对标准偏差　$RSD = \dfrac{S}{\overline{X}} \times 100\%$

在相同条件下,由同一分析人员测定所得结果的精密度称为重复性;在同一个实验室,不同时间由不同分析人员用不同设备测定结果之间的精密度,称为中间精密度;在不同实验室由不同分析人员测定结果之间的精密度,称为重现性。

含量测定和杂质的定量测定应考察方法的精密度。

（一）重复性

在规定范围内,取同一浓度(相当于100%浓度水平)的供试品,用至少测定 6 份的结果进行评价;或设计 3 种不同浓度,每种浓度分别制备 3 份供试品溶液进行测定,用 9 份样品的测定结果进行评价。

（二）中间精密度

考察随机变动因素如不同日期、不同分析人员、不同仪器对精密度的影响,应设计方案进行中间精密度试验。

（三）重现性

国家药品质量标准采用的分析方法,应进行重现性试验,如通过不同实验室检验获得重现性结果。协同检验的目的、过程和重现性结果均应记载在起草说明中。应注意重现性试验用样品质量的一致性及贮存运输中的环境对该一致性的影响,以免影响重现性结果。

（四）数据要求

均应报告偏差、标准偏差、相对标准偏差或置信区间。

例如:安中片按质量标准正文含量测定项下规定的高效液相色谱法测定甘氨酸含量,结果见表6-2,计算其相对标准偏差,其相对标准偏差为0.90%,表明方法精密度较高。

表6-2　精密度试验

序号	样品峰面积	平均值	RSD（%）
1	292723.87		
2	297865.45		
3	295574.23	296314.07	0.90
4	295643.45		
5	299763.37		

三、专属性

专属性系指在其他成分（如杂质、降解产物、辅料等）存在下，采用的分析方法能正确测定被测物的能力。鉴别反应、杂质检查和含量测定方法，均应考察其专属性。如方法专属性不强，应采用多种不同原理的方法予以补充。

（一）鉴别反应

应能区别可能共存的物质或结构相似化合物。不含被测成分的供试品，以及结构相似或组分中的有关化合物，应均呈阴性反应。

（二）含量测定和杂质测定

色谱法和其他分离方法，应附代表性图谱，以说明方法的专属性，并应标明各成分在图中的位置，色谱法中的分离度应符合要求。

在杂质可获得的情况下，对于含量测定，试样中可加入杂质或辅料，考察测定结果是否受干扰，并可与未加杂质或辅料的试样比较测定结果。对于杂质检查，也可向试样中加入一定量的杂质，考察各成分包括杂质之间能否得到分离。

在杂质或降解产物不能获得的情况下，可将含有杂质或降解产物的试样进行测定，与另一个经验证了的方法或药典方法比较结果。也可用强光照射、高温、高湿、酸（碱）水解或氧化等方法进行加速破坏，以研究可能存在的降解产物和降解途径。含量测定方法应比较两种方法的结果，杂质检查应比对检出的杂质个数，必要时可采用光二极管阵列检测和质谱检测，进行峰纯度检查。

四、检测限

检测限系指试样中被测物能被检查的最低量。药品的鉴别试验和杂质检查方法，均应通过测试确定方法的检测限。常用的方法如下：

（一）非仪器分析目视法

用已知浓度的被测物，试验出能被可靠地检测出的最低浓度或量。

（二）信噪比法

用于能显示基线噪声的分析方法，即把已知低浓度试样测出的信号与空白样品测出的信号进行比较，计算出能被可靠地检测出的被测物质最低浓度或量。一般以信噪比为3∶1或2∶1相应浓度或注入仪器的量确定检测限。

（三）数据要求

应附测试图谱，说明测试过程和检测限结果。

五、定量限

定量限系指试样中被测物能被定量测定的最低量，其测定结果应具有一定准确度和精密度。杂质和降解产物用定量测定方法研究时，应确定方法的定量限。

常用信噪比法确定定量限。一般以信噪比为10∶1时相应浓度或注入仪器的量确定定量限。

六、线性

线性系指在设计的范围内，测定响应值与试样中被测物浓度呈比例关系的程度。应在规定的范围内测定线性关系。可用同一对照品贮备液经精密稀释或分别精密称取对照品，制备一系列对照品溶液的方法进行测定，至少制备 5 份不同浓度的对照品溶液。以测得的响应信号对被测物的浓度作图，观察是否呈线性，再用最小二乘法进行线性回归。必要时，响应信号可经数学转换，再进行线性回归计算。

数据要求：应列出回归方程、相关系数和线性图。

例如：紫外-可见分光度法测定，先用一贮备液经精密稀释，制备一系列浓度 C（至少 5 份）供试液进行测定，以响应值 A 对浓度 C 作图建立回归方程 $y=kx+b$，求出 r。

数据如表 6-3 所示，线性图如图 6-1 所示：

表 6-3　浓度 C 与吸光度 A

C（μg/ml）	A	C（μg/ml）	A
50	0.221	125	0.580
75	0.339	150	0.697
100	0.458		

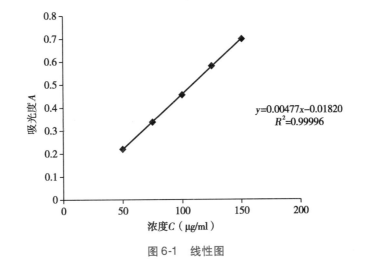

图 6-1　线性图

七、范围

范围系指分析方法能达到一定的精密度、准确度和线性要求时的高低浓度或量的区间。范围应根据分析方法的具体应用及其线性、准确度、精密度结果的要求确定。在中药分析中,范围应根据分析方法的具体应用和线性、准确度、精密度结果及要求确定。对于有毒的、具特殊功效或药理作用的成分,其验证范围应大于被限定含量的区间。

八、耐用性

耐用性系指在测定条件有小的变动时,测定结果不受影响的承受程度,为所建立的方法用于日常检验提供依据。开始研究分析方法时,就应考虑其耐用性。如果测定条件苛刻,则应在方法中写明,并注明可以接受变动的范围,可以先采用均匀设计确定主要影响因素,再通过单因素分析等确定变动范围。典型的变动因素有:被测溶液的稳定性、样品的提取次数、时间等。高效液相色谱法中典型的变动因素有:流动相的组成和 pH、不同品牌或不同批号的同类型色谱柱、柱温、流速等。气相色谱法变动因素有:不同品牌或批号的色谱柱、固定相、不同类型的担体、载气流速、柱温、进样口和检测器温度等。经试验,测定条件小的变动应能满足系统适用性试验要求,以确保方法的可靠性。

> **点滴积累** \\/
>
> 1. 药品质量标准分析方法的验证的目的是证明采用的方法适用于相应检测要求。
> 2. 验证的分析项目有鉴别试验、限量或定量检查、原料药或制剂中有效成分含量测定,以及制剂中其他成分(如中药中其他残留物)的测定。药品溶出度、释放度等检查中,其溶出量等的测定方法也应进行必要验证。
> 3. 药品质量标准验证内容有准确度、精密度(包括重复性、中间精密度和重现性)、专属性、检测限、定量限、线性、范围和耐用性。

第二节　紫外-可见分光光度法

紫外-可见分光光度法(ultraviolet and visible spectrophotometry,UV-Vis)系指通过测定被测物质在紫外-可见光区(200~760nm)对光的吸光度或发光强度的变化,进行定性定量分析的方法。具有设备简单、操作简便、灵敏度和准确度较高等优点,是中药制剂定性鉴别、杂质检查及含量测定的常用方法。

一、仪器工作原理

(一)仪器构造

紫外-可见分光光度计的工作波长范围一般为 190~900nm,其仪器类型很多,但基本结构均由光源、单色器、样品池、检测器和数据处理系统等部分组成。

1. 光源(辐射源)　仪器的光源应具备在工作的光谱区域内发射连续的电磁辐射,有足够的辐射强度和良好的稳定性(辐射能量随波长的变换应尽可能小)。分光光度计中常用的光源有热辐射光源和气体放电光源两类。热辐射源用于可见光区,如钨灯、卤钨灯等;气体放电光源用于紫外光区,如氢灯和氘灯等。

(1) 可见光光源:常用的是钨丝灯和卤钨灯,它们可发射波长为 325～2500nm 的连续的电磁辐射,可用稳定光源的波长为 400～780nm。这类光源的辐射能量与外加电压有关,必要时可通过配备稳压装置,增强光源的稳定性。

(2) 紫外光源:常用氢、氘等放电光源。氢灯和氘灯可使用的电磁辐射的波长范围为 160～375nm,氘灯的灯管内充有氢的同位素氘,其强度比同功率的氢灯大 3～5 倍,是紫外光区最常用的光源。

知识拓展

卤钨灯和比色皿

1. 卤钨灯　在钨灯口充碘或溴的低压蒸汽,灯内有卤素的存在,减少了钨原子的蒸发,延长了卤钨灯的使用寿命、增强了发光效率。

2. 比色皿透光范围　由于玻璃能吸收紫外线,所以当紫外线通过玻璃时。能被玻璃吸收,因此,玻璃的透光范围为 400～4000nm;石英比色皿的透光范围为 120～450nm。

---

2. 单色器　单色器是能将复合光分散成单色光的光学装置。一般由入射狭缝、准光器、色散原件、聚焦元件和出射狭缝等几部分组成。其主要作用是产生纯度高并在紫外-可见光区域内任意可调的单色光。单色器的色散率影响单色光的纯度,进而也影响测定方法的选择性、灵敏度,还会影响浓度与吸收度曲线的线性关系等。

(1) 棱镜单色器:色散原理是依据光的折射率不同,将其分成不同波长的单色光,常见的有玻璃棱镜和石英棱镜两种。玻璃棱镜可色散波长范围为 350～3200nm 的光,可色散可见、红外两个区域的光;石英棱镜可色散波长范围为 185～4000nm 的光,可色散可见、紫外、红外三个区域的光。

(2) 光栅单色器:色散原理是利用光的衍射和干涉作用制成的。它能色散紫外、可见和近红外等区域的光,具有分辨率高、色散光域宽、成本低等优点,是常用的色散元件。

▶▶ **课堂互动**

制作单色器及吸收池的常用材料有玻璃和石英材料两种,请查阅玻璃和石英的吸光范围和透光范围。

3. 吸收池　又叫比色皿,是用于盛放分析试液并提供一定光程长度的器皿。常用石英或玻璃材料制成,石英吸收池适用于可见光区及紫外光区,玻璃吸收池只能用于可见光区。在高精度的分析测定中,用于盛装参比溶液和供试品溶液的吸收池必须具有相同的光程长度与透光性。

4. 检测器　是一种光电转换装置,其功能是将通过吸收池的透射光的光通量转变成电信号,其电信号的强度与透射光的强度成正比。良好的检测器应在测量的光域内具有较高的灵敏度;较好的线性关系、较宽线性范围;对不同波长的光产生相同强度的信号;噪音水平低等性能。常用的检测器有光电池、光电管及光电倍增管等。

（1）光电池:常用的光电池主要有硒电池。硒电池的灵敏光区为 310 ~ 800nm,其中以 500 ~ 600nm 光区较为灵敏,其最灵敏吸收波长约为 530nm。硒电池的特点是不经放大就能产生光电流。但由于硒电池容易出现"疲劳效应",使其寿命较短而只能用于低档的分光光度计中。

（2）光电管:光电管在紫外-可见分光光度计上广泛使用。在密封的高真空的玻璃或石英中,以一弯成半圆柱且内表面涂上一层光敏材料的镍片作为阴极,置于圆柱形中心的一金属丝作为阳极构成的。当光照到阴极的光敏材料时,阴极发射出电子,被阳极收集而产生光电流。结构如图6-2 所示。

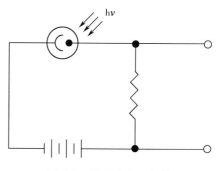

图 6-2 真空光电二极管

阴极光敏材料不同,对不同波长光的灵敏度也不同。可将光电管分为蓝敏和红敏两种,前者是阴极表面上沉积锑和铯,可用于检测波长为 210 ~ 625nm 的光;后者是阴极表面上沉积银和氧化铯,可用检测波长为 625 ~ 1000nm 的光。与光电池比较,光电管具有灵敏度高、光敏范围宽、不易疲劳等优点。

（3）光电倍增管:光电倍增管是一种具有多级倍增电极的光电管,其结构外壳由玻璃或石英制成,阴极表面涂上光敏物质,在阴极 C 和阳极 A 之间装有一系列次级电子发射极,即电子倍增极 D_1、D_2 等。阴极 C 和阳极 A 之间加直流高压(约 1000V),当辐射光子撞击阴极时发射光电子,该电子被电场加速并撞击第一倍增极 D_1,撞出更多的二次电子,依此不断进行,最后阳极收集到的电子数将是阴极发射电子的 $10^5 ~ 10^6$ 倍。光电倍增管输出的电流与外加电压成正比,且极为敏感,因此,必须严格控制光电倍增管的外加电压。由于光电倍增管灵敏度高,所以是检测微弱强度光最常见的光电元件,而且对光谱的精细结构有较好的分辨能力。如图6-3 所示。

5. 信号指示系统 是把检测到的光信号以适当的方式显示或记录下来的装置。常用的信号指示系统有直读检流计、电位调节指零装置以及数字显示或自动记录装置等。常用的有数字显示、荧

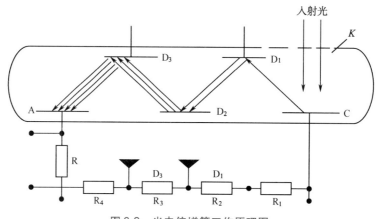

图 6-3 光电倍增管工作原理图

光屏显示、曲线扫描及结果打印等多种显示方式。高性能的信号指示系统中附带有数据站,数据站即可对分光光度计进行操作控制,又可进行数据处理。

（二）工作原理

不同类型的紫外-可见分光光度计的工作原理不同。根据光路数目和波长种类的不同,分为单光束分光光度计和双光束分光光度计及单波长分光光度计和双波长分光光度计。

1. 单光束分光光度计的工作原理　由光源发出的光,经单色器获得一定波长的单色光（平行光）,单色光作为入射光轮流照射参比溶液和供试品溶液,分别测得参比溶液和供试品溶液的吸光度并计算含量的方法。

单光束仪器具有结构简单、操作简便、容易维修等优点,适用于常规分析。由于该仪器对光源强度的稳定性要求较高,使测定结果受光源强度波动的影响较大,因而给定量分析结果带来较大误差。国产722型、751型、724型、英国SP500型以及Backman DU-8型等均属于此类光度计。其光学系统工作原理如图6-4。

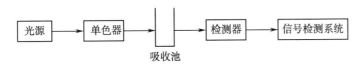

图6-4　紫外-可见分光光度计基本结构示意图

2. 单波长双光束分光光度计的工作原理　从光源中发出的光经单色器分光后经反射镜（M_1）（或切光器）分解为强度相等的两束光,一束通过参比溶液,另一束通过供试品溶液,检测器在不同的瞬间接收和处理参比信号和供试品信号,并自动比较两束光的强度,其信号差经对数转换系统处理后由显示器显示出透光率、吸光度、浓度。也可对不同波长的入射光的测定结果进行扫描,绘制吸收光谱,进行定性、定量分析。由于两束光同时分别通过参比池和供试品池,双光束分光光度计不仅可以自动扫描绘制供试品的吸收光谱,而且还能自动消除光源强度变化所引起的误差。这类仪器有国产710型、730型、740型等。工作原理如图6-5。

3. 双波长分光光度计的工作原理　该分光光度计是具有两个并列单色器的仪器,其基本光路如图6-6所示。由同一光源发出的光被分成两束,分别经过两个单色器,得到两束不同波长（λ_1和λ_2）的单色光;利用切光器使两束光以一定的频率交替照射同一吸收池后,经过光电倍增管和电子

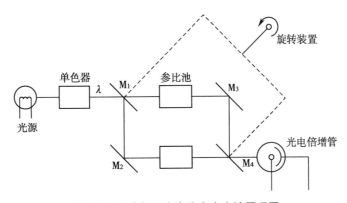

图6-5　单波长双光束分光光度计原理图

控制系统,最后由显示器显示出两个波长处的吸光度差值 ΔA($\Delta A = A_{\lambda_1} - A_{\lambda_2}$)。该方法不用参比液池,仅用一个吸收池,消除了吸收池及参比池引起的测量误差,提高了测量的准确度。

对于分析多组分混合物、混浊试样(如生物组织液)及存在背景干扰或共存组分吸收干扰的供试品,利用双波长分光光度法,能提高方法的灵敏度和选择性,并能获得导数光谱。如果能在 λ_1 和 λ_2 处分别记录吸光度随时间变化的曲线,还能进行化学反应动力学研究。

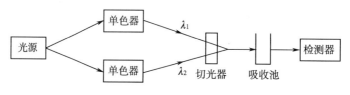

图6-6 双波长分光光度计光路示意图

双波长分光光度计的类型有:紫外分光光度计(200 ~ 400nm)、可见分光光度计(400 ~ 800nm)和紫外-可见分光光度计(200 ~ 1000nm,多用)。

二、仪器操作通法

紫外-可见分光光度计的类型有很多,操作方法不尽相同,现以751型紫外分光光度计为例介绍仪器操作通法。

(一) 操作通法

1. 仪器接通电源,预热。

2. 根据测定波长,选择相应光源,继续预热(各型号仪器在操作顺序上略有区别)。

3. 将灵敏度钮置1档。

4. 将盛有供试品溶液及空白(参比)溶液的吸收池放入吸收池架,将空白(参比)溶液置光路位置,盖好供试品池盖。

5. 量程选择钮置 T 位置。

6. 断开光路调节仪器零点,使显示为0;打开光路调节仪器透光率,使显示为100%。

7. 量程选择钮置 A 位置。

8. 将供试品置于光路中,读取供试品的吸光度值。

9. 仪器使用完毕,取出吸收池,关机,登记。

10. 不同型号的紫外-可见分光光度计其操作方法和要求亦有所不同,使用前应详细阅读使用说明书。

(二) 注意事项

1. 所用的量瓶、移液管及吸收池均应经洗净后使用。

2. 在使用紫外-可见分光光度计前,应对吸收池、最大吸收波长、杂散光、狭缝宽度、吸光度的准确度等进行校正和检定,方法见含量测定中紫外-可见分光光度计的校正项下。

3. 测定制剂含量时,应使供试液与对照液的具有相同 pH。

三、含量测定

紫外-可见分光光度法的定量方法有吸收系数法、对照品法、标准曲线法。

（一）基本原理

紫外-可见分光光度法的定量分析依据是朗伯-比尔定律。其物理意义是：当一束平行的单色光通过均匀的非散射体系的低浓度溶液时，在单色光强度、溶液温度等条件不改变的情况下，吸光度与液层的厚度（光程长度）和吸光物质浓度的乘积成正比。其数学表达式为：

$$A = KCL \qquad (式 6-2)$$

式中，A 为吸光度；K 为吸收系数；C 为溶液浓度；L 为液层厚度。吸收系数是指吸光物质在单位浓度及单位厚度时的吸光度。

吸收系数 K 在入射光波长、溶剂、温度等不变的条件下为特征常数，可作为对物质进行定性的依据。在吸光度与浓度之间的直线关系中，吸收系数 K 是斜率，是定量的重要参数，其数值越大则物质对光吸收的灵敏度越高。

吸收系数分为百分吸收系数和摩尔吸收系数两种。百分吸收系数又称为比吸收系数，是指在一定波长下，溶液浓度为 1%（g/ml），液层厚度为 1cm 时的吸光度，用 $E_{1cm}^{1\%}$ 表示；摩尔吸收系数是指在一定波长下，溶液浓度为 1mol/L，液层厚度为 1cm 时的吸光度，用 ε 表示。

两种吸收系数之间的关系是：

$$\varepsilon = \frac{M}{10} \times E_{1cm}^{1\%} \qquad (式 6-3)$$

式中：M 为待测物质的摩尔质量。吸收系数不能直接测定，需通过测定准确浓度的标准品溶液的吸光度而获得。《中国药典》2015 年版采用百分吸收系数。

（二）操作步骤

1. 对照品溶液与供试品溶液的制备　按各药品标准规定的方法配制对照品溶液与供试品溶液。配制对照品溶液与供试品溶液时，应严格按《中国药典》2015 年版规定进行。转移稀释所取溶液的体积应不少于 5ml，而且稀释转移次数应尽可能少。除各药品标准已有注明者外，供试品溶液及对照品溶液的浓度的吸光度应在 0.3～0.7 之间及所用仪器吸光度的线性范围内。

2. 紫外-可见分光光度计的校正　由于温度的变化会使仪器的准确度降低，为了保证测量的准确性，使用前应对波长、吸光度和杂散光、吸收池等进行校正和检查。

（1）波长准确度的校正：可用汞灯中的较强谱线 237.83nm、253.65nm、275.28nm、296.73nm、313.16nm、334.15nm、365.02nm、404.66nm、435.83nm、546.07nm 与 576.96nm；或用仪器中氘灯的 486.02nm 与 656.10nm 谱线进行校正。钬玻璃在波长 279.4nm、287.5nm、333.7nm、360.9nm、418.5nm、460.0nm、484.5nm、536.2nm 与 637.5nm 处有尖锐吸收峰也可作波长校正用，但因来源不同或随着时间的推移会有微小的变化。近年来，常使用高氯酸钬溶液校正双光束仪器，以 10% 高氯酸溶液为溶剂，配制含氧化钬（Ho_2O_3）4% 的溶液，该溶液的吸收峰波长为 241.13nm、278.10nm、

287.18nm,333.44nm,345.47nm,361.31nm,416.28nm,451.30nm,485.29nm,536.64nm 和 640.52nm。

仪器波长的允许误差为:紫外光区±1nm,500nm 附近±2nm。

（2）吸光度的校正:取在 120℃ 干燥至恒重的基准物质重铬酸钾约 60mg,精密称定,用 0.005mol/L 硫酸溶液溶解并稀释至 1000ml,用配对的 1cm 石英吸收池,以 0.005mol/L 硫酸溶液为空白,在规定的波长处测定吸光度,换算成 $E_{1cm}^{1\%}$,吸收系数的数值应符合表 6-4 的规定。

表 6-4　吸光度准确度的标准范围

波长（nm）	吸收强度	吸收系数 $E_{1cm}^{1\%}$	相对偏差范围
235	最小	124.5	123.0 ~ 126.0
257	最大	144.0	142.5 ~ 146.0
313	最小	48.6	47.0 ~ 50.3
350	最大	106.6	105.5 ~ 108.5

由于吸收池和溶剂本身可能有空白吸收,因此,测定供试品的吸光度后应减去空白读数,或由仪器自动扣除空白读数后再计算含量。

（3）杂散光的检查:按表 6-5 所列的试剂和浓度,配成水溶液,置 1cm 石英吸收池中,在规定的波长处测定透光率,应符合表中规定。

表 6-5　杂散光的检查

试剂名称	试剂浓度（g/100ml）	测定用波长（nm）	透光率（%）
碘化钠	1.00	220	<0.8
亚硝酸钠	5.00	340	<0.8

（4）吸收池的校正:分别在两个洁净的统一规格、同一材料的吸收池中装入同一溶剂（一般可用水）,将比色皿按相同方向放入吸收池架上,用同一波长的光（电磁辐）测定透光率,如透光率之差在 0.3% 以下者可配对使用。

（5）狭缝宽度的选择:狭缝宽度应小于供试品吸收峰半高宽的十分之一,否则测得的吸光度值会偏低,狭缝宽度的选择,应以减小狭缝宽度时供试品的吸光度不再增大为准。对于《中国药典》2015 年版中记载的紫外-可见分光光度法测定的大部分品种,可以使用 2mm 狭缝宽度。当吸收峰的半高宽小于 20mm 时,则应使用较窄的狭缝,例如青霉素钾及钠的吸光度检查需用 1mm 缝宽或更窄,否则其 264nm 处的吸光度会偏低。

（6）最大吸收波长的选择:除另有规定外,应以配制供试品溶液的同批溶剂为空白对照,采用 1cm 的石英吸收池,在规定的吸收峰±2nm 处,测几个不同浓度的吸光度,或由仪器在规定波长附近自动扫描测定,以核对供试品的吸收峰位置是否正确。除另有规定外,吸收峰波长应在该品种项下规定的波长±2nm 以内,并以吸光度最大的波长作为测定波长。一般供试品溶液的吸光度读数,以在 0.3 ~ 0.7 之间为宜。如果最大吸收波长不在该品种项下规定的波长±2nm 之内,应检测试样的同一性、纯度以及仪器波长的准确度。

（7）溶剂的要求:含有杂原子的有机溶剂,通常均具有很强的末端吸收。因此,当作溶剂使用时,它们的使用范围均不能小于截止使用波长。例如甲醇、乙醇的截止使用波长为205nm。另外,当溶剂不纯时,也可能增加干扰吸收。因此,在测定供试品前,应先检查所用的溶剂在供试品所用的波长附近是否符合要求,即将溶剂置1cm石英吸收池中,以空气为空白(即空白光路中不置任何物质)测定其吸光度。溶剂和吸收池的吸光度,在220～240nm范围内不得超过0.40,在241～250nm范围内不得超过0.20,在251～300nm范围内不得超过0.10,在300nm以上时不得超过0.05。

3. 选择测量条件　测量时,要根据待测供试品的组分、性质及仪器的性能选择适宜的测量条件,包括显色反应的条件、消除干扰物质的方法、测量波长、参比溶液、吸光度范围及仪器光源狭缝宽度的选择。

4. 进样测试　将配制好的参比溶液及供试品溶液,按各品种项下规定的条件测定供试品的含量。

5. 含量计算　根据测试结果,依据计算公式,计算出中药制剂中某个组分或某些组分的含量。

(三)含量测定的方法

1. 单组分样品的定量分析

(1) 吸收系数法:按药品标准规定的方法配制供试品溶液,在规定的波长处测定其吸光度(A),根据$A=KCL$与药品标准规定的被测物质的吸收系数$E_{1cm}^{1\%}$,计算供试品溶液的浓度$C_{供}$(g/100ml)。

当$L=1$cm时,$C_{供}=A_{供}E_{1cm}^{1\%}$,再根据供试品溶液的稀释倍数($D_{供}$)、供试品溶液容积($V_{样}$)和供试品取样量($W_{供}$),计算出被测物质的含量。本法测定时无需对照品,方法简便。

$$含量(W/W,\%) = (C_{供} \times D_{供} \times V_{样})/(100 \times W_{供}) \tag{式6-4}$$

《中国药典》2015年版紫草中的羟基萘醌总色素的含量测定、岩白菜素的含量测定均采用吸收系数法。

在根据测定结果计算含量时,可以先计算出供试品溶液中被测成分的浓度($C_{供}$),再计算出药品中被测成分的含量(W/W)。其中含量计算公式要根据结果的表达方式和数据来建立,如:

①含量(mg/丸)=[$C_{供}$(mg/ml)×$D_{供}$×$V_{样}$(ml)×平均丸重(g/丸)]/$W_{样}$(g);

②含量(标示量%)=[$C_{供}$(mg/ml)×$D_{供}$×$V_{样}$(ml)×平均丸重(g/丸)]/[$W_{样}$(g)×标示含量(mg/丸)]×100%。

计算过程中应先将相关数据的单位写出,计算时再将相同单位约去,若等号两侧单位相同,则说明公式建立正确。

(2) 外标一点法(对照品比较法):按药品标准的规定,分别配制供试品溶液和对照品溶液,在相同条件下,在规定波长处分别测定供试品溶液和对照品溶液的吸光度,按下式计算供试品溶液中待测组分的浓度。

$$C_X = \frac{A_X}{A_R} \times C_R \tag{式6-5}$$

式中:A_R为对照品溶液的吸光度;A_X为供试品溶液的吸光度;C_R为对照品溶液的浓度;C_X为供试品溶液的浓度。

《中国药典》2015年版淫羊藿中总黄酮、龙牡壮骨颗粒中碳酸钙和灯盏细辛注射液中总咖啡酸酯的含量测定均采用本法。此法操作简便,但要求供试品溶液与对照品溶液的浓度相近,即对照品溶液中被测成分的量应为供试品溶液中被测成分标示量的 $100\% \pm 10\%$,且在标准曲线的线性范围之内,才可获得准确的测量结果。

┌─ **边学边练** ──────────────────────────────────┐
　　测定华山参片中总生物碱的含量(实训二十一)。
└──┘

（3）标准曲线法(工作曲线法):配制一系列不同浓度的对照品溶液,选择合适的参比溶液,在相同条件下分别测定各标准溶液的吸光度。以吸光度为纵坐标,浓度为横坐标绘制 A-C 曲线,称为标准曲线或工作曲线(见图6-7)。然后在完全相同的条件下测定样品溶液的吸光度,从标准曲线(或回归直线)上查出样品溶液的对应浓度,或代入回归方程,求出样品溶液的浓度。在做精密测量时,用对照品溶液的浓度与相应的吸光度进行线性回归,求出回归直线方程(相关系数 $r \geqslant 0.999$),绘出回归直线代替标准曲线,以尽量消除偶然误差。

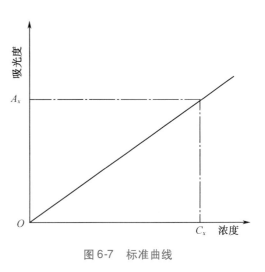

图6-7　标准曲线

亦可利用计算器将一系列对照品溶液的浓度与相应的吸光度进行一元线性回归,求出回归方程(相关系数 $r \geqslant 0.9990$),将供试品溶液的吸光度代入回归方程,算出供试品溶液的浓度。

回归方程:
$$A = a + bC \tag{式6-6}$$

式中,A 为被测溶液吸光度;C 为被测溶液浓度(g/ml);a 为截距;b 为斜率。

标准曲线法多用于可见分光光度法,由于显色时影响颜色深浅的因素较多,有的仪器单色光纯度较差,故测定时应用对照品同时操作。本法适用于批量供试品的分析,当仪器和测定条件固定时,标准曲线可多次使用。

《中国药典》2015年版槐米中总黄酮、黄精中黄精多糖、风湿骨痛胶囊中乌头总生物碱、独一味胶囊的总黄酮的含量测定等均使用该法。

┌─ **边学边练** ──────────────────────────────────┐
　　测定排石颗粒中总黄酮的含量(实训二十二)。
└──┘

2. 混合物方法的测定　在待测组分彼此不发生化学反应,每一组分的浓度与吸收度在一定波长范围内符合比尔定律时,根据吸收定律的加和性,利用紫外-可见分光光度法,不需化学分离,可同时测定样品中两种或多种组分的含量,方法简便可靠。当溶液中同时存在两组分 a 和 b 时,它们的吸收峰相互重叠的程度有三种情况,见图6-8。

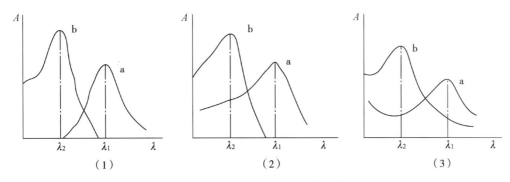

图6-8　混合组分吸收光谱重叠示意图

(1)　在最大吸收峰处互不重叠:如图6-8(1),可分别在 λ_1 和 λ_2 处用单组分样品的测定方法,先后测定组分 a 和 b 的浓度。

(2)　在最大吸收峰处部分重叠:如图6-8(2),在 λ_1 处,组分 b 无吸收,在 λ_2 处,组分 a 和 b 均有吸收。则可先在 λ_1 处用单组分样品的测量方法,测定样品溶液中组分 a 的浓度;然后在 λ_2 处测定样品溶液的吸光度 A_2^{a+b},根据吸光度的加和性原则,计算组分 b 的浓度。

(3)　两组分在最大吸收峰处相互重叠:如图6-8(3),常采用解线性方程组法。该法是混合物测定的经典方法。选择两个测定波长 λ_1 和 λ_2,首先测定两组分在两波长处的吸收系数的值,然后在两波长处测定样品溶液的吸光度,最后用解线性方程组的方法求出两组分的浓度。

(4)　等吸收双波长测定法:对于图6-8(3)的情况,还可利用等吸收双波长测定法对其中一种组分或两种组分同时进行测定。

1)　原理:先把一种组分的吸收设法消去,测定另一组分的浓度,如图6-9所示。测定 b 组分时,选择 b 组分的最大吸收波长作测定波长 λ_1,由 b 的峰顶 λ_1 向横坐标作垂线与 a 吸收曲线的一侧相交,从相交点作横坐标的平行线与 a 吸收曲线的另一侧相交,交点所对应的波长为参比波长 λ_2。在 λ_1 和 λ_2 处分别测定吸光度 A_1^{a+b} 与 A_2^{a+b},然后相减求 ΔA^{a+b}。在两波长处 a 组分的吸光度相等 $\Delta A^a = 0$,b 组分的吸光度差值 ΔA^b 与 b 组分的浓度呈正比。测组分 a 时,可用相同的方法选择 b 组分具有等吸收的两个波长,消去 b 的干扰,测定 a 组分的浓度。本法不仅适用于干扰组分有等吸收点的测定,还适用于浑浊溶液的测定。

2)　操作步骤:①选择参比与测定波长:用混合物中两组分的对照品,分别配成一定浓度的对照品溶液,测出各自的吸收光谱,按波长选择原则,每个组分选出合适的两个波长 λ_1 和 λ_2。②绘制标准曲线:配制一系列不同浓度的待测组分对照品混合液,在各组分的选定波长处测定吸光度差值 ΔA,用 ΔA 对 C 作标准曲线,或求出一元回归方程。③含量测定:在各组分的选定波长处测定样品混合物溶

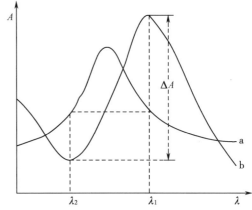

图6-9　等吸收双波长测定法示意图

液的吸光度差值 ΔA,根据标准曲线或一元回归方程,求出各组分的相应浓度。

（5）导数光谱法:又称微分光谱法,也是一种消除光谱干扰的方法。以吸光度 A 对波长 λ 的吸收光谱称为零阶光谱,对吸收光谱进行一级微分,即可得到 $(\mathrm{d}A/\mathrm{d}\lambda)$-$\lambda$ 曲线,称为一阶导数光谱,以同样方法可得到二阶导数光谱 $(\mathrm{d}^2A/\mathrm{d}\lambda^2)$-$\lambda$ 曲线,三阶导数光谱 $(\mathrm{d}^3A/\mathrm{d}\lambda^3)$-$\lambda$ 曲线,四阶导数光谱 $(\mathrm{d}^4A/\mathrm{d}\lambda^4)$-$\lambda$ 曲线(图6-10)。

1）原理:在导数光谱中,导数信号与浓度成正比,即:$\mathrm{d}A/\mathrm{d}\lambda \propto C$,$\mathrm{d}^2A/\mathrm{d}\lambda^2 \propto C$,$\mathrm{d}^3A/\mathrm{d}\lambda^3 \propto C$,$\mathrm{d}^4A/\mathrm{d}\lambda^4 \propto C$。信号对浓度的灵敏度取决于吸收系数在特定波长下的变化率,即:$\mathrm{d}\varepsilon/\mathrm{d}\lambda$,$\mathrm{d}^2\varepsilon/\mathrm{d}\lambda^2$,$\mathrm{d}^3\varepsilon/\mathrm{d}\lambda^3$,$\mathrm{d}^4\varepsilon/\mathrm{d}\lambda^4$,导数光谱的测量法有几何法和代数法。在几何法中,导数光谱的定量参数是振幅。

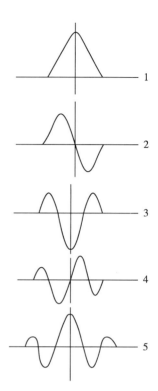

图6-10 各阶倒数光谱的基本曲线图
1. 零阶;2. 一阶;3. 二阶;4. 三阶;5. 四阶

导数光谱的微分阶数 n 越大,峰形越尖锐、分辨率越强,但信噪比将降低,通常不超过四阶。导数光谱的波长间隔 $\Delta\lambda$ 越大,灵敏度越高,但分辨率降低。一般选 $1\sim 2\mathrm{nm}$ 为宜。导数光谱的中间波长 λ_m 的选择原则是:干扰组分在此波长处的导数值最好为零,而且通过选择适宜的波长和求导条件,可消除背景吸收、杂质和共存物的干扰。

2）操作步骤:①干扰情况考查:按处方配比,分别测定各味原药模拟液的各阶导数光谱图,确定干扰组分和干扰程度;②选择测定条件:光谱扫描波长、微分阶数、波长间隔、中间波长;③绘制标准曲线:配制一系列不同浓度的待测组分对照品混合液,在待测组分的选定条件下测定相应的导数光谱,然后测其峰-谷振幅值 D,用 D 对 C 作标准曲线,或求出一元回归方程;④样品测定:取样品适量,按标准曲线下操作,测峰-谷振幅值 D,根据标准曲线或一元回归方程,求出各组分的相应浓度。

（6）差示光谱法(ΔA)法:先提供一个近似理想的参比溶液,然后使待测组分发生特征光谱变化,而其他共存组分却不引起光谱变化,由此消除其干扰。如取两份相等的供试液,在一份中加酸或加碱,形成不同的酸碱介质环境;或加入能与待测组分发生反应的试剂,使待测组分以不同的形式存在,吸收光谱发生显著变化,将两份供试液稀释至同样浓度,分别置于样品池与参比池中,于选定波长处测其吸光度差值 ΔA,在一定浓度范围内,ΔA 与待测组分浓度 C 呈线性关系,可作为物质定量分析的依据。

四、应用实例

（一）独一味胶囊中总黄酮的含量测定

本品为独一味经加工制成的胶囊。《中国药典》2015 年版以芦丁为对照品,制备标准曲线测定其总黄酮的含量。

1. 对照品溶液的制备 精密称取经120℃干燥至恒重的芦丁对照品 0.2g,置 100ml 量瓶中,加

70%乙醇70ml,置水浴上微热使溶解,放冷,加70%乙醇稀释至刻度,摇匀。精密量取10ml,置100ml量瓶中,用水稀释至刻度,摇匀,即得(每1ml含无水芦丁0.2mg)。

2. **标准曲线(回归方程)的制备**　精密量取对照品溶液1ml、2ml、3ml、4ml、5ml、6ml,分别置25ml量瓶中,加水至6ml,加5%亚硝酸钠溶液1ml,混匀,放置6分钟。加10%硝酸铝溶液1ml,摇匀,放置6分钟。加氢氧化钠试液10ml,再加水至刻度,摇匀,放置15分钟。以相应的溶液为空白,照紫外-可见分光光度法(《中国药典》2015年版通则0401),在500nm波长处测定吸光度(见表6-6),以吸光度为纵坐标,浓度为横坐标,绘制标准曲线或求出回归方程。

回归方程: $A = -0.00045 + 10.8696C (r = 0.9998)$

浓度计算公式: $C = 0.092A + 0.0000413$。

表6-6　各份对照品溶液的浓度和相应的吸光度

份号	1	2	3	4	5	6
C(mg/ml)	0.008	0.016	0.024	0.032	0.040	0.048
A	0.102	0.202	0.305	0.406	0.510	0.067

3. **供试品溶液的制备与测定**　取装量差异项下的本品内容物,混匀,研细,取0.6g,精密称定($W_{供}$),置100ml量瓶中,加70%乙醇70ml,置水浴上微热并时时振摇30分钟,放冷,加70%乙醇至刻度,摇匀,取适量,离心(转速每分钟4000转)10分钟,取上清液,记录上清液的总体积$V_{供}$。精密量取上清液1ml,置25ml量瓶中,照标准曲线制备项下的方法,自"加水至6ml"起,依法测定吸光度,从标准曲线上读出供试品中芦丁的量,计算,即得。《中国药典》2015年版规定本品每粒含黄酮以无水芦丁($C_{27}H_{30}O_{16}$)计,不得少于26mg。

4. **测定**　照标准曲线法,依法测定吸光度,$A_{供} = 0.362$。

5. **计算**　根据供试品溶液中的吸光度,从标准曲线上得出供试品溶液中的浓度。也可通过回归方程计算供试品溶液的浓度$C_{供}$(mg/ml)。

(1) 计算供试品中芦丁的浓度$C_{供}$(mg/ml)

$$C_{供}(mg/ml) = 0.092 \times 0.362 + 0.000413 = 0.034$$

(2) 已知$W_{供}$为0.6115g,平均装量为0.2910(g/粒),$D_{供} = 25$,计算药品中总黄酮的含量(mg/粒)

含量(mg/粒) = $[C_{供}(mg/m) \times D_{供} \times V_{样}(ml) \times$ 平均装量(g/粒)$\times 10^3] / [W_{供}(g) \times 10^3] =$ $[0.034mg/ml \times 25ml \times 100ml \times 0.2910g/粒 \times 10^3] / [0.6115g \times 10^3] = 40$

(二) 黄杨宁片中环维黄杨星D的含量测定

本品为环维黄杨星D加工制成的片剂。每片含环维黄杨星D 0.5mg或1mg。《中国药典》2015年版采用对照品比较法测其含量。环维黄杨星D为甾体类生物碱,结构中无共轭体系,本身无紫外-可见吸收。故本法采用酸性染料比色法测定,即在一定条件下,使生物碱与酸性染料溴麝香草酚蓝定量生成有色配合物,利用该有色配合物在410nm波长处有最大吸收的性质,对环维黄杨星D进行含量测定。

1. 对照品溶液的制备 取环维黄杨星 D 对照品 25mg,精密称定,置 250ml 量瓶中,加甲醇 70ml 使溶解,用 0.05mol/L 磷酸二氢钠缓冲液稀释至刻度,摇匀,精密量取 10ml,置 100ml 量瓶中,用 0.05mol/L 磷酸二氢钠缓冲液稀释至刻度,摇匀,即得(每 1ml 含环维黄杨星 D 10μg)。

2. 供试品溶液的制备 取本品 20 片,精密称定,计算平均片重,研细,精密称取适量(约相当于 黄杨宁 0.5mg)($W_样$),置 50ml 量瓶中,加 0.05mol/L 磷酸二氢钠缓冲液至近刻度,80℃ 水浴恒温 1.5 小时后取出,冷却至室温,加 0.05mol/L 磷酸二氢钠缓冲液至刻度,摇匀,离心 6 分钟(3000 转/分), 取上清液,记录上清液的体积($V_供$),即得。

3. 测定 精密量取对照品溶液与供试品溶液各 5ml,分别置分液漏斗中,各精密加入溴麝香草 酚蓝溶液(取溴麝香草酚蓝 18mg,置 250ml 量瓶中,加甲醇 5ml 使溶解,加 0.05mol/L 磷酸二氢钠缓 冲液至刻度,摇匀,即得)5ml,摇匀,立即分别精密加入三氯甲烷 10ml,振摇 2 分钟,静置 1.5 小时,分 取三氯甲烷层,置含 0.5g 无水硫酸钠的具塞试管中,振摇,静置,取上清液,照紫外-可见分光光度法 (《中国药典》2015 年版通则 0401)在 410nm 处分别测定吸光度,计算,即得。

《中国药典》2015 年版规定每片含黄杨宁以环维黄杨星 D($C_{26}H_{46}N_2O$)计算,应为标示量的 90.0% ~ 110.0%。

4. 含量计算

(1) 计算供试品溶液中环维黄杨星 D 的浓度 $C_供$(μg/ml)

$$C_供(μg/ml) = (A_供/A_对) \times C_对(μg/ml)$$

(2) 计算药品中环维黄杨星 D 的含量(标示含量%)

含量(标示含量%) = [$C_供$(mg/ml)×10^{-3}×$V_供$(ml)×平均片重(mg/片)]/[$W_样$(mg)×标示含量 (mg/片)]×100%

5. 结果判断 将测定结果与药品标准比较,若在规定的范围内则判定本品符合规定。

(三) 岩白菜素的含量测定

本品为岩白菜中的提取物,其为白色疏松的针状结晶或结晶性粉末;气微、味苦。遇光或热 变色。

1. 测定方法 取本品约 20mg,精密称定,置 50ml 量瓶中,加甲醇溶液溶解并稀释至刻度,摇匀, 精密量取 1ml,置 25ml 量瓶中,加甲醇至刻度,摇匀。照紫外-可见分光光度法(《中国药典》2015 年 版通则 0401)在 275nm 波长处测定吸光度,按岩白菜素($C_{14}H_{16}O_9$)的吸收系数($E_{1cm}^{1\%}$)248 计算,即得 供试品溶液的浓度。

本品按干燥品计算,含岩白菜素($C_{14}H_{16}O_9$)应为 97% ~ 103%。

2. 计算

(1) 供试品溶液的浓度的计算:当 $L = 1cm$ 时,$C_供 = A_供/E_{1cm}^{1\%}$(g/100ml)。

(2) 含量计算:含量(W/W%) = ($C_供 \times D_供 \times V_样$)/(100×$W_供$)。

式中,$V_样$ 为供试品溶液体积,$W_供$ 为供试品取样量,$D_供$ 为供试品溶液的稀释倍数。

点滴积累 ∨

1. 紫外-可见分光光度计的基本结构均由光源、单色器、吸收池、检测器和数据处理系统等五部分组成。

2. 常见的紫外分光光度计的类型有：单光束分光光度计、单波长双光束分光光度计、双波长分光光度计。

3. 紫外-可见分光光度法测定含量的方法有：吸收系数法、对照品比较法、标准曲线法、等吸收双波长测定法、导数光谱法、差示光谱法（ΔA）法。

第三节　薄层色谱扫描法

薄层色谱扫描法是供试品经薄层分离后,用一束波长、强度一定的紫外线或可见光对薄层板进行扫描,通过测定薄层板上的斑点对光的吸收强度或斑点经激发后所产生的荧光强度,将扫描得到的图谱及积分数据进行定量的方法。

薄层色谱扫描法具有设备简单、操作方便、分离快速、灵敏度及分辨率高、显色剂选择范围广、适用于多组分及微量组分定量等优点,在中药制剂检测中得到广泛的应用。如六味地黄丸制剂中山茱萸、山楂化滞丸制剂中山楂的含量测定等均采用双波长扫描法,导赤丸制剂中黄连、黄柏的含量测定采用的是薄层荧光扫描法。

一、仪器工作原理

（一）仪器构造

用于定量的薄层色谱仪称为薄层扫描仪(TLC Scanner)或薄层色谱光密度计(TLC Densitometer),虽然薄层扫描仪的生产厂家、型号不同,仪器的外形、光路系统及某些功能有些差异,但基本结构及主要功能是相同的,薄层扫描仪主要由主机(光源、单色器、供试品室、薄层板台架、检测器)及工作站组成。

1. 光源　光源室能提供稳定的、具有一定强度的所需波长范围内的连续光源。包括紫外光源氘灯(200～370nm);可见光源钨灯(370～700nm);荧光光源氙灯或汞灯(200～700nm),其中汞灯为线光源,可提供特征辐射光谱。

2. 单色光器　单色光器可以将光源发出的连续光分解为单色光。其主要由入射狭缝、出射狭缝、色散元件、平行光装置(准直镜)等部分构成。薄层扫描仪多采用光栅为色散元件。

3. 薄层板台　包括薄层板台架及驱动装置。扫描时薄层板固定于薄层板台架上,薄板台架可进行横向、纵向移动,使薄层板作 X 轴和 Y 轴方向移动,完成对供试品斑点的透射光、反射光及发出荧光的扫描工作。

4. 检测器　检测器是用来检测和放大由供试品斑点透射、反射或发出荧光强度的装置。

薄层扫描仪的检测器多为光电倍增管。主要有检测入射光强度的参比光电倍增管、检测荧光用的光电倍增管、检测反射光用的光电倍增管及检测透射光用的光电倍增管。光电倍增管是通过将光信号转变为电信号后,再检测光的强度。

检测反射光时,光被分成两束强度相等的光,一束光由石英窗板反射到检测用光电管;另一束光照射到供试品斑点上,其中照射到供试品斑点上的光一部分被供试品吸收,另一部分被散射,散射光被反射用光电倍增管所接受。检测用光电管与反射用光电管输出信号之比,经对数转换器转换后作为吸收度信号。

检测透射光时,由透射光电管代替反射光电管,它的输出信号与检测光电倍增管的输出信号之比,经对数转换后得到透射测定的吸收度信号。

5. 工作站 具有设定仪器参数、控制仪器工作条件和信号采集、处理计算和打印输出等功能。

（二） 工作原理

薄层色谱扫描法的测定原理是用长宽可以调整的一束波长、强度固定的光,对薄层板上的斑点进行扫描,通过测量斑点或被斑点反射的光束的强度变化,求出待测组分含量。薄层扫描法可分为吸收薄层扫描法和薄层荧光扫描法。

1. 吸收薄层扫描测定法 吸收薄层扫描测定法是用可见-紫外光的单色光对薄层板上色谱斑点进行扫描,根据扫描获得的吸光度随展开距离变化的图谱及积分数据进行定量的方法。根据测光的方式不同,吸收扫描测定法又分为透射法和反射法两种(见图6-11、图6-12),透射法是测定光透过供试品斑点后的吸收情况进行的定量方法;反射法是测定供试品斑点对光的反射情况进行的定量方法,其中以反射法应用最为普遍。

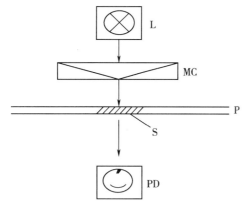

图 6-11 透射法扫描
L. 光源;MC. 单色器;P. 薄层板;S. 斑点;
PD. 检测器

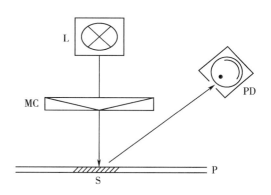

图 6-12 反射法扫描
L. 光源;MC. 单色器;P. 薄层板;S. 斑点;
PD. 检测器

由于光的吸收定律要求光通过的供试品是均匀、无散射的介质,而薄层板是由许多细小的吸附剂的颗粒组成的半透明物体,当光照射到薄层板表面时,光除被吸收以外,还会产生透射、反射及散射等现象,使供试品的吸光度与物质的浓度及液层厚度间不呈线性关系,给定量分析工作带来了困难,为此可采用以下三种方法解决。

（1） 选择曲线中的直线部分进行定量分析:可利用在低浓度范围内,薄层板上斑点的供试品量与测得值之间成线性的关系进行定量分析。但线性范围较窄,应用上受到一定限制。此法简便,是没有线性化功能的仪器最常使用的方法。

（2）采用 Kubelka-Munk 方程：Kubelka 及 Munk 对光照到薄层板上的行为进行分析实验，从理论上推导出简化的方程式，应用到扫描仪上。当光照射到薄层板上的斑点时，光除了被供试品吸收、反射、散射，透射外，还被空白薄层板（吸附剂、黏合剂、玻璃板等）吸收、反射、散射、透射。在实际测量时，为了消除空白薄层板对测定结果的影响，通常先对空白薄层板进行扫描，将空白薄层板的影响值作为基准，测定斑点的相对透光率或相对反射率，计算薄层板上斑点的吸收度及含量。

在一些仪器中有线性化器，可根据 Kubelka-Munk 方程式将曲线校正为直线，用校正后的直线定量。

（3）利用非线性方程定量：利用计算机先求出非线性方程，然后将供试品的测定值输入计算机，由此方程求出供试品的浓度。

2. 薄层荧光扫描法　薄层荧光扫描法是通过仪器对供试品吸收可见-紫外光后发射的荧光强度扫描得到的吸收光谱及积分数据，求出供试品含量的方法（见图6-13）。其灵敏度比薄层吸收扫描法高1～3个数量级，但适用范围较窄，可通过荧光衍生化反应扩大应用范围。

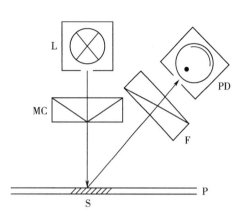

图 6-13　荧光反射法扫描
L. 光源；MC. 单色器；P. 薄层板；S. 斑点；PD. 检测器

在薄层荧光扫描法中，当点加的样品量很少时，斑点中组分的浓度与荧光强度呈线性关系，可按下述公式计算：

$$F = 2.3K'I_oECL \quad 或 \quad F = KC \qquad （式6-7）$$

式中：F 为荧光物质的荧光强度；I_o 为入射光强度；C 为待测组分的浓度；E 为吸收系数；K' 为常数（与荧光效率有关）；L 为薄层厚度；K 为 $2.3K'I_oEL$ 之积。

在薄层荧光扫描法中，常用斑点荧光强度的积分值（色谱峰面积）代替公式中的 F，斑点中组分的含量代替公式中的 C 进行计算。

（三）仪器性能检定

1. 波长准确度的检查　波长准确度的检查有两种方法。一是利用汞灯的特征光谱线对仪器的波长进行准确度检查。用汞灯以荧光方式对空白硅胶 G 板进行扫描，获得波长范围为220～700nm 扫描吸收光谱，将扫描吸收光谱中的峰位波长与汞灯的谱线中相应波长进行比较，扫描光吸收谱中的峰位波长与汞灯的谱线中相应波长的差即为仪器波长准确度。已知汞灯谱线的波长为253.6nm、313.0nm、334.2nm、365.0nm、404.7nm、435.8nm、546.1nm、578.0nm。二是配制浓度约为 10mg/ml 的磷酸氯喹水溶液，在硅胶 G 的薄层板上点样，用氙灯以反射方式对供试品斑点进行光谱扫描（220～360nm），扫描的图谱在 257nm±10nm 和 343nm±10nm 处有最大吸收峰，则波长的准确度符合要求。

在 CAMAG 等仪器的工作站中有专用的仪器检定软件，按要求操作即可自动进行仪器波长准确度等的检查。其结果应符合仪器相应的规定。

2. 重复性测定　系指同一薄层板上、同一供试品溶液相同浓度的数个斑点,扫描结果的相对标准偏差。相对标准偏差越大,重复性越差;反之,则越好。具体检测方法是:取脱水穿心莲内酯对照品适量,加无水乙醇配制成 1mg/ml 的溶液,取 1μl 点在硅胶 GF$_{254}$ 薄层板上,用三氯甲烷-乙酸乙酯-甲醇(4∶3∶0.4)混合溶剂展开,取出,晾干。按双波长薄层色谱扫描法,扫描 10 次,扫描波长分别为 λ_s=263nm、λ_R=370nm,以峰面积的积分值计算相对标准偏差。锯齿扫描的相对标准偏差应≤1.5%,线性扫描的相对标准偏差应≤2.0%。

（四）仪器工作流程

1. 吸收薄层扫描法的薄层扫描仪工作流程　以 CS-9301PC 型双波长扫描仪为例介绍吸收薄层扫描法的薄层扫描仪工作原理,CS-9301PC 型双波长扫描仪的光学系统(见图 6-14)。

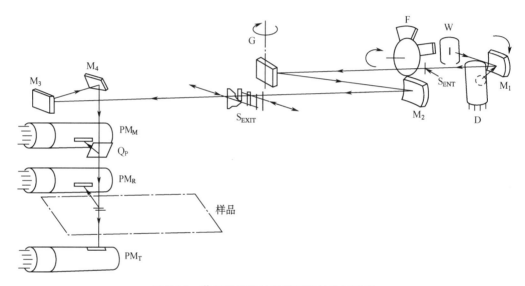

图 6-14　薄层扫描仪的光学系统结构示意图

W. 钨灯;D. 氘灯;G. 光栅;S$_{ENT}$. 入口狭缝;S$_{EXIT}$. 出口狭缝;M$_1$. 光源转换镜;M$_2$. 分光器准直镜;M$_3$. 凹面镜;M$_4$. 平面镜;F. 截止滤波器;Q$_P$. 石英平板;PM$_M$. 监测用光电倍增管;PM$_R$. 反射测量用光电倍增管;PM$_T$. 透射测量用光电倍增管

（1）反射法测定的仪器工作流程:由光源发出的光,经光源转换镜 M$_1$ 反射后进入入射狭缝 S$_{ENT}$ 中,经光栅 G 色散,再经准直镜 M$_2$ 反射到出光狭缝 S$_{EXIT}$,经过出射狭缝后得到的单色光,经凹面镜 M$_3$ 和平面镜 M$_4$ 反射,在经石英窗板 Q$_P$ 照射到供试品 TLC 板上,其余反射到反射测定光电倍增管 PM$_R$ 上,部分光透射到透射测定光电倍增管 PM$_T$ 上。经石英窗板 Q$_P$ 部分反射的光为光源能量监测光电倍增管 PM$_M$ 所吸收。将 PM$_R$ 与 PM$_M$ 两检测器所得信号之比经对数转换器转换后,可得反射吸收测定信号。

（2）透射法测定的仪器工作流程:同上,用 PM$_T$ 代替 PM$_R$,即将 PM$_T$ 与 PM$_R$ 两检测器得到的信号之比,经对数转换后,可得透射吸收测定信号。

在测量时仪器先自动调到设定波长 λ_R(参比波长)扫描,将测得数据储存起来,再自动转到波长 λ_s(供试品波长),然后自动算出 λ_R-λ_s 的吸光度差值(由峰高或峰面积表示)。

2. 薄层荧光扫描法的薄层扫描仪工作流程　以岛津 CS-9000 型双飞点扫描仪介绍薄层荧光扫描法的薄层扫描仪工作原理,岛津 CS-9000 型双飞点扫描仪的光学系统(见图 6-15)。

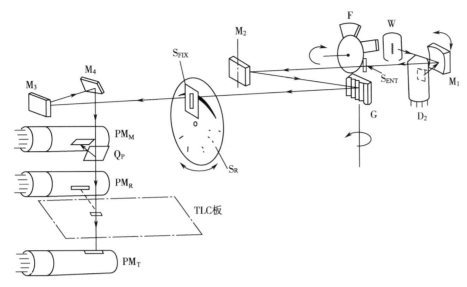

图 6-15　CS-9000 型仪器的光学系统

W. 钨灯;D_2. 氘灯;G. 光栅;S_{ENT}. 入口狭缝;S_{FIX}. 固定出口狭缝;S_R. 转动出射狭缝;M_1. 光源选择镜;M_2. 分光器准直镜;M_3. 凹面镜;M_4. 平面镜;F. 高次滤波器;Q_P. 石英平板;PM_M. 测用光电倍增管;PM_R. 反射、荧光测量用光电倍增管;PM_T. 透射测量用光电倍增管

（1）反射法、荧光法测定的仪器工作原理:经过准直镜 M_1 选择光源,光源发出的光经 M_1 反射进入入射狭缝 S_{ENT} 中,再经准直镜 M_2 反射到光栅 G,经光栅色散,穿过出光狭缝后经凹透镜 M_3 和平镜 M_4 反射,在经石英窗板 QP 照射到供试品 TLC 板的斑点上,其中部分光被反射到反射、荧光测定光电倍增管 PM_R 上,部分光透射到透射测定光电倍增管 PM_T 上。经石英窗板 QP 部分反射的光为光源能量监测光电倍增管 PM_M 所吸收。将 PM_R 与 PM_M 两检测器所得信号之比经对数转换器转换后,可得反射、荧光吸收测定信号。

（2）透射法测定的仪器工作原理:同上,用 PM_T 代替 PM_R,即将 PM_T 与 PM_R 两检测器得到的信号之比,经对数转换后,可得透射吸收测定信号。

二、含量测定

（一）概述

1. 原理　薄层扫描法含量测定有外标法和内标法两种方法,《中国药典》2015 年版仅采用外标法。外标法系将一定量的供试品溶液和对照品溶液分别点加在同一块薄层板上,展开,显色,定位,扫描待测组分和对照品斑点,测得相应的吸收度或荧光强度积分值,根据定量关系,计算出被测成分的含量。

2. 类型　根据对照品标准曲线性质的不同,外标法又分为外标一点法和外标二点法。若标准曲线通过原点,采用外标一点法。若标准曲线不通过原点,采用外标二点法。在实际检验工作中,并不需要做标准曲线,按照药品标准规定执行即可。

（二）操作步骤和方法

1. 测试溶液的制备　将对照品及供试品按《中国药典》2015 年版各项下的规定进行配制，一般应取 2 份溶液进行平行操作。外标一点法只需一种浓度的对照品及供试品溶液，外标二点法可配制一种或两种浓度对照品溶液。

2. 薄层色谱操作　按《中国药典分析检测技术指南》进行操作，保证薄层色谱质量，对照品的相对平均偏差不应大于 5%。

外标一点法和外标二点法的点样操作如下：

（1）外标一点法：用点样器分别将一种浓度的供试品溶液与对照品溶液交叉点于同一薄层板上，原点直径约 2mm 左右，供试品与对照品的斑点数目不得少于 4 个，每个斑点的点样量要相同。

（2）外标二点法：用点样器分别将一种浓度的供试品溶液与两种浓度或质量的对照品溶液交叉点于同一薄层板上，原点直径 2mm 左右，供试品的斑点不得少于 4 个，同一浓度或质量的对照品斑点不得少于 2 个，供试品每个斑点的点样量要相同，同一浓度对照的点样量要相同（图 6-16）。

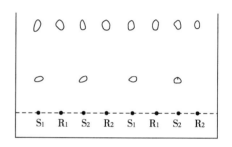

图 6-16　外标二点法的点样操作

3. 展开　除另有规定外，按药品标准中各品种项下的具体规定展开操作。

4. 系统适用性试验　按药品标准中各品种项下要求进行，包括检测灵敏度（用于限量检查）、分离度和重复性，应符合规定。

（1）灵敏度的检测：灵敏度系指限量检查时，被测组分能被检查出的最低量。一般采用对照品溶液与稀释若干倍的对照品溶液在规定色谱条件下，在同一薄层板上点样、展开后进行检视，显清晰的斑点的最低浓度溶液的点样量即为灵敏度。

（2）分离度的检测：用于鉴别时，对照品溶液与供试品溶液色谱中相应的主斑点，均应显示两个清晰分离的斑点。用于限量检查或含量测定时，要求定量峰与相邻峰之间有较好的分离度，分离度（R）的计算公式为：

$$R = 2(d_1 - d_2)/W_1 + W_2 \qquad\qquad （式 6-8）$$

式中：d_1 为相邻两峰中前一峰与原点的距离；d_2 为相邻两峰中后一峰与原点的距离；W_1、W_2 为相邻两峰各自的峰宽。除另有规定外，分离度应大于 1.0。

（3）重复性的检测：系指同一薄层板上相同浓度的同一供试品溶液数个斑点，扫描结果的偏差。如薄层板展开后直接扫描，同一薄层板上平行点样的待测组分斑点（不少于 4 个点）的峰面积测量值的相对标准偏差不应大于 3.0%；如需显色后扫描，其相对标准偏差不应大于 5.0%。

5. 上机扫描　除另有规定外，测定时按药品标准中各品种项下的规定，首先根据扫描仪的结构特点及使用说明，结合供试品的具体情况，正确选择仪器参数进行扫描。

（1）检测方法选择：检测方法有薄层吸收扫描法和薄层荧光扫描法。在紫外或可见光区有吸收的组分可选用吸收扫描法;有荧光或经适当处理后可形成荧光的组分可选择荧光扫描法。

（2）测定方式选择:薄层吸收扫描法的测光方式有反射法和透射法。反射法是将光束照射到薄层板上,测量反射光的强度;透射法是测量透射光的强度。由于薄层材料多为白色固体,对光的通透性不好,测定结果的误差大,另外,玻璃板对小于330nm波长的紫外光有吸收,所以不能用透射法测定对330nm波长以下有吸收的物质。由于反射法测量的是反射光,玻璃板及薄层厚度的微小变化对测定结果影响不大,所以在定量分析中多采用反射法。

知识拓展

透射反射法与荧光淬灭法

透射反射法:是指同时测定供试品的反射光及透射光的强度,将测得的两种信号相加。 这种测量方式可以部分补偿由于薄层厚度不均产生的测量误差。 具有基线平稳、测量误差小、灵敏度相加的优点,但仪器构造较复杂。

荧光淬灭法:含有荧光剂的薄层板,在紫外光的照射下,薄层产生荧光,对紫外光有吸收的化合物斑点处,由于一部分光被吸收,照射到薄层板上的紫外光强度减弱,故产生荧光也较弱,化合物呈暗色斑点。 在测定中,扫描到斑点时,即可由荧光减弱程度测出斑点中化合物的含量。 由于荧光剂很难与吸附剂混匀,因此误差大。

（3）扫描波长选择:薄层色谱扫描可使用单波长和双波长进行测定。

1）单波长扫描法:是用一种波长的光线对薄层进行扫描,一般选择 λ_{max} 为照射波长,根据扫描时光的形式不同,又分成单光束及双光束两种形式。单波长、单光束扫描:单波长、单光束扫描对于薄层板厚度不均匀、显色不均匀或其他因素造成的背景不均匀等影响无法消除。因此对薄层板的要求较高,适用于扫描基线平稳、无背景干扰的薄层的测定（图6-17）。

单波长、双光束扫描:光源发出的光经单色器及棱镜系统分成两条均等的光束,一条光束照在薄层板上供试品斑点的部位,另一条光束照在相邻的空白薄层上作为对照,记录的是两条光束扫描的

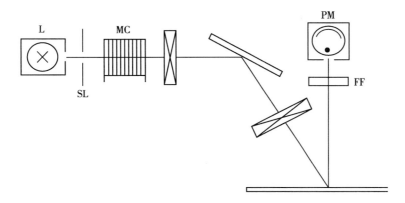

图6-17 单波长、单光束扫描仪光路图

L. 光源;SL. 狭缝;MC. 单色器;FF. 二级滤光片（荧光扫描法用）;PM. 光电检测器

吸光度之差,由于测定值减去了相邻薄层空白部位的吸收,可消除薄层背景不均匀的影响。但消除的只是相邻部位的空白值,不一定等于斑点部位的空白值,所以不一定能抵消薄层板背景不均匀的影响(图6-18)。

2)双波长扫描法:是采用两束不同波长的单色光,先后扫描所要测定的斑点,以斑点对两束不同光的吸收度差值进行定量。可分为双波长、双光束扫描法和双波长、单光束扫描法。一般选择被扫描斑点的最大吸收波长为测定波长(λ_S),用该斑点无吸收或最小吸收的波长为参比波长(λ_R)。此法可消除背景干扰,减少分离度欠佳的两个斑点之间的相互干扰,扫描基线较为平稳,测定精密度得到改善。适用于背景不均匀的薄层板的扫描。

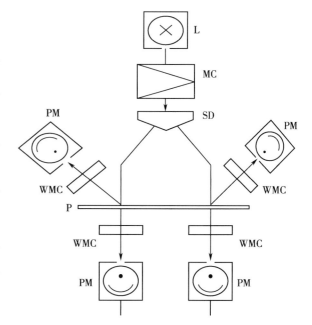

图6-18　单波长、双光束扫描仪光路图
L. 光源;MC. 单色器;SD. 光路切分器;P. 薄层板;
PM. 光电检测器;WMC. 楔形补偿器

3)薄层荧光扫描波长的选择:由于薄层荧光扫描中,斑点的荧光积分值与组分的含量呈线性关系,因此,应关闭线性化器。薄层荧光扫描时选用单波长激发荧光,一般是选择荧光激发光谱中的最大激发波长作为激发波长。

(4)扫描方式的选择:根据扫描时光束的轨迹不同,扫描方式有线性扫描、锯齿扫描、圆形扫描、倾斜扫描及多通道扫描。实际工作中,大多采用锯齿扫描。

扫描时,应自下而上扫描,不可横向扫描。扫描光束(点)的形状和大小,可通过调整狭缝的高度和宽度实现。

1)直式扫描(线性扫描):直式扫描是以一定波长和宽度的光束照在薄层板的一端,薄层板相对于光束做等速直线移动至另一端(图6-19)。

进行直式扫描时,光束应略宽于斑点的直径,将整个斑点包括在内,并使斑点在光束的中心。由于斑点的中心浓度大,边缘浓度小,所以扫描得到的是光束在各个部分的吸光度之和。该方法具有扫描速度快,装置简单的特点。若斑点形状不规则时,不能使用直线扫描法。对于外形规则的圆形斑点、条状斑点及荧光扫描法的斑点,采用直式扫描比较简单。

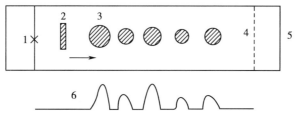

图6-19　线性扫描图
1. 原点;2. 带状光束截面;3. 斑点;4. 前沿;5. 薄层板;
6. 扫描谱

2）锯齿扫描（飞点扫描）：用一定大小的正方形截面积的光束照射斑点的前端，将薄层板做 X 轴的等速直线移动的同时做 Y 轴的等幅摆动，使光速的轨迹呈锯齿状或矩形。做锯齿扫描时，由于光束来回通过斑点，因此，斑点的吸光度积分值比直式扫描大、重现性好，能消除分布误差，适用于外形不规则斑点的扫描。一般锯齿扫描的光点高 1.25mm，宽 1.25mm，若为高效薄层扫描，可调至高 0.6mm，宽 0.6mm（图 6-20）。

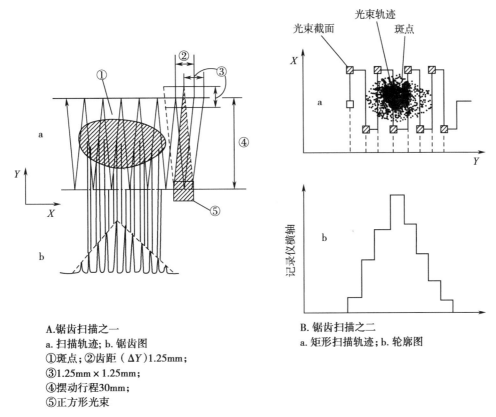

A. 锯齿扫描之一
a. 扫描轨迹；b. 锯齿图
①斑点；②齿距（ΔY）1.25mm；
③1.25mm × 1.25mm；
④摆动行程30mm；
⑤正方形光束

B. 锯齿扫描之二
a. 矩形扫描轨迹；b. 轮廓图

图 6-20　锯齿扫描

3）圆形扫描：用于圆心式或向心式展开后所得的圆形色谱的扫描测定。方法为光束由圆心向圆周方向的径向扫描和光束沿一定的圆周方向移动，光束长轴可与圆周一致（也可与圆周垂直）的圆周扫描。

4）倾斜扫描：当展开通道发生倾斜时，扫描就应沿着倾斜后的通道进行。

5）多通道自动扫描：仪器提供的程序方式，可完成多通道自动扫描。需要设定七种参数，即波长 λ_S 及 λ_R，扫描通道的 X 位置，通道 Y 方向的起点位置与终点位置，通道间距离以及一次自动扫描的通道数目。一次最多可扫描 30 个通道，每扫描完一个通道，就可打印出最多 10 个色谱峰的峰面积。

6. 含量计算　吸收扫描法测定含量时，待测组分的量与吸光强度不成直线关系，但在较狭窄的范围内，曲线近似为一条直线，可以采用外标一点法或外标二点法测定。如在测定范围内工作曲线回归线性关系较差，可根据不同仪器采用不同的方法校正。在岛津 CS 系列薄层扫描仪上，有线性补偿性器（Linearizer），它根据 Kubelka-Munk 方程，用电路系统将弯曲的曲线校正为直线后用于定量。

另外,在检测时应根据薄层板及供试品性质正确选择 SX 值,防止校正不足或校正太过,影响薄层扫描结果。CAMAG 等薄层扫描仪则可使用二次方程曲线表达供试品量与反射光强度之间的关系,分析时可先采用多个浓度对照品测定回归线性关系,计算出二次方程工作曲线,然后根据此工作曲线计算供试品含量。

常用的薄层扫描定量方法有外标法、内标法、内加法及回归曲线法,主要介绍外标法。

(1) 外标一点法:当标准曲线通过原点(截距为零)时,用外标一点法定量。

计算公式:
$$C = F_1 \cdot A \qquad\qquad （式6-9）$$

式中,C 为被测组分的浓度或质量,A 为被测组分的峰面积,F_1 为直线的斜率或比例常数。

首先通过对照品溶液的浓度或质量与对照品的峰面积求出 F_1,再根据供试品的峰面积和 F_1(直线的斜率或比例常数)求出供试品的浓度或质量。

(2) 外标二点法(随行标准法):当标准曲线不通过原点时,用外标二点法定量。

计算公式:
$$C = F_1 \cdot A + F_2 \qquad\qquad （式6-10）$$

式中,C 为被测组分的浓度或质量,A 为被测组分的峰面积,F_1 为直线的斜率或比例常数,F_2 为直线与纵坐标或横坐标的截距。

首先根据对照品的两种浓度(C_1、C_2)的溶液及其吸收峰的峰面积(A_1、A_2)求出 F_1 和 F_2,然后利用公式(式6-10),根据供试品的峰面积求出供试品溶液的浓度或质量。

即:

由
$$C_1 = F_1 \cdot A_1 + F_2 \qquad C_2 = F_1 \cdot A_2 + F_2$$

得:
$$F_1 = \frac{C_1 - C_1}{A_1 - A_2} \qquad 或 \qquad F_1 = \frac{C_2 - C_1}{A_2 - A_1} \qquad （式6-11）$$

$$F_2 = \frac{1}{2}(C_1 + C_2) - \frac{1}{2}F_1(A_1 + A_2) \qquad （式6-12）$$

7. 结果判断　将测定结果与法定药品标准相关品种含量测定项下标准进行对照,符合要求即为合格。

8. 注意事项

(1) 除另有规定外,薄层色谱扫描法含量测定应使用市售薄层板。

(2) 薄层色谱分析的各个步骤如点样、展开等,均会影响薄层扫描结果的准确性与重现性,因此在检测的各个步骤应规范操作。

(3) 扫描时应沿展开方向自下而上进行扫描,不能横向扫描。

(4) 测定记录中应包含薄层色谱扫描图、峰面积积分值、工作曲线、回归方程和相关系数及测定结果计算等。

(5) 根据实际情况,可调整供试品溶液及对照品溶液的点样量,便于测定。

(6) 为保证测定结果的准确性,采用外标一点法测定时,供试品斑点应与对照品斑点的峰面积的值接近;采用外标二点法测定时,供试品斑点的峰面积应在两个对照品斑点的峰面积值之间。

边学边练

　　测定九分散中马钱子的含量（实训二十三）。

三、应用实例

（一）灵宝护心丹中胆酸的含量测定

本品为人工牛黄、人工麝香等九味中药加工制成的浓缩丸,采用单波长薄层色谱扫描法测定胆酸的含量。

　　1. 供试品溶液的制备　取本品适量,研细,取约 0.5g（$W_{样}$）,精密称定,置具塞锥形瓶中,加石油醚（60~90℃）4ml,浸泡 1 小时,滤过,滤渣及滤纸挥去溶剂,放回锥形瓶中,精密加入冰醋酸无水乙醇溶液（1→10）15ml,摇匀,密塞,称定重量,浸泡 12 小时,再称定重量,用冰乙酸无水乙醇溶液（1→10）补足减失的重量,摇匀,滤过,记录续滤液的体积（$V_{供}$）,取续滤液作为供试品溶液。

　　2. 对照品溶液的制备　取胆酸对照适量,精密称定,加冰醋酸无水乙醇溶液（1→10）制成每 1ml 含 1mg 的溶液,作为对照品溶液。

　　3. 测定　精密吸取供试品溶液 10μl、对照品溶液 2μl 与 4μl,分别交叉点于同一硅胶 G 薄层板上,以正己烷-乙酸乙酯-甲酸-醋酸（6:32:1:1）为展开剂,展开,取出,晾干,喷以 10% 磷钼酸无水乙醇溶液,在 105℃ 加热至斑点显色清晰,放冷,在薄层板上覆盖同样大小的玻璃板,周围用胶布固定,照薄层色谱法（《中国药典》2015 年版通则 0502）进行扫描,波长:$\lambda_s = 620nm$,测量供试品吸光度积分值与对照品吸光度积分值,计算,即得。

　　4. 计算

　　（1）供试品溶液的计算

$$F_1 = \frac{C_{对2} - C_{对2}}{A_{对2} - A_{对1}} \quad \text{或} \quad F_1 = \frac{C_{对2} - C_{对1}}{A_{对2} - A_{对1}} \quad F_2 = \frac{1}{2}(C_{对1} + C_{对2}) - \frac{1}{2}F_1(A_{对1} + A_{对2})$$

$$C_{供} = F_1 A_{供} + \frac{1}{2}(C_{对1} + C_{对2}) - \frac{1}{2}F_1(A_{对1} + A_{对2})$$

　　（2）灵宝护心丹中胆酸的含量计算:含量（mg/g）= （$C_{供}V_{供}$）/$W_{样}$

　　5. 结果　本品每 1g 含人工牛黄以胆酸（$C_{24}H_{40}O_5$）计,不得少于 2.5mg。

（二）六味地黄胶囊中酒萸肉的含量测定

本品是由熟地黄、酒萸肉、牡丹皮、山药、茯苓、泽泻六味药制成的胶囊。

　　1. 供试品溶液的制备　取装量差异下的本品内容物适量,研细,计算平均装量,混匀,取细粉约 0.6g［规格（1）］或 2g［规格（2）］（$W_{样}$）,精密称定,置索氏提取器中,加乙醚适量,加热回流 4 小时,乙醚液挥干,残渣加无水乙醇-三氯甲烷（3:2）混合溶液适量,微热使溶解,定量转移至 5ml 量瓶中,并稀释至刻度（$V_{供} = 5ml$）,摇匀,作为供试品溶液。

　　2. 对照品溶液的制备　取熊果酸对照品,加无水乙醇制成每 1ml 含 0.5mg 的溶液,作为对照品溶液。

3. 测定 精密吸取供试品溶液 $10\mu l$,对照品溶液 $4\mu l$ 与 $8\mu l$,分别交叉点于同一硅胶 G 薄层板上,以环己烷-三氯甲烷-乙酸乙酯-甲醇($25:15:5:2$)为展开剂,展开,取出,晾干,喷以 10% 硫酸乙醇溶液,在 110℃ 加热至斑点显色清晰,晾干,在薄层板上覆盖同样大小的玻璃板,周围用胶布固定,照薄层色谱法(《中国药典》2015 年版通则 0502)进行扫描,波长:$\lambda_s = 520nm$,$\lambda_R = 700nm$,测量供试品吸光度积分值与对照品吸光度积分值,计算,即得。

4. 计算

(1) 对照品溶液浓度的计算

$$F_1 = \frac{C_{对1} - C_{对2}}{A_{对1} - A_{对2}} \quad 或 \quad F_1 = \frac{C_{对2} - C_{对1}}{A_{对2} - A_{对1}} \quad F_2 = \frac{1}{2}(C_{对1} + C_{对2}) - \frac{1}{2}F_1(A_{对1} + A_{对2})$$

$$C_{供} = F_1 A_{供} + \frac{1}{2}(C_{对1} + C_{对2}) - \frac{1}{2}F_1(A_{对1} + A_{对2})$$

(2) 含量$(mg/粒) = (C_{供} V_{供}) W_{平均装量} / W_{样}$

5. 结果 本品每粒含酒萸肉以熊果酸($C_{30}H_{48}O_3$)计,[规格(1)]不得少于 0.60mg,[规格(2)]不得少于 0.30mg。

点滴积累 ∨

1. 薄层色谱扫描法的测定原理是用长宽可以调整的一束波长、强度固定的光,对薄层板上的斑点进行扫描,通过测量斑点或被斑点反射的光束的强度变化,求出待测组分含量。薄层扫描法可分为吸收薄层扫描法和薄层荧光扫描法。

2. 薄层扫描仪主要由主机(光源、单色器、供试品室、薄层板台架、检测器)及工作站组成。

第四节 高效液相色谱法

高效液相色谱法(high performance liquid chromatography,HPLC)是采用高压输液泵将流动相泵入装有填充剂的色谱柱进行分离并测定含量的方法。具有分离效能高、选择性好、灵敏度高、分析速度快、适用范围广(供试品不需气化,只需制成溶液即可)、流动相选择性大、流出组分易收集、色谱柱可反复使用的特点。对于挥发性低、热稳定性差、分子量大、离子型化合物尤为适宜。随着科学技术在高效液相色谱中的应用,为高效液相色谱法控制中药及中药制剂的质量提供了科学基础和广阔的前景,已成为中药及中药制剂含量测定最常用的分析方法。

一、仪器工作原理

(一) 仪器构造

高效液相色谱仪一般由高压输液系统、进样系统、色谱分离系统、检测系统和数据处理系统组成。所用仪器应定期检定并符合有关规定(图 6-21)。

1. 高压输液系统 由贮液罐、脱气装置、高压输液泵、过滤器、梯度洗脱装置等组成。

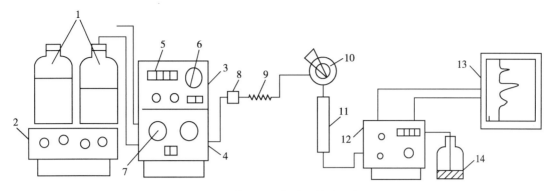

图 6-21　高效液相色谱仪构造示意图

1. 贮液罐;2. 脱气装置;3. 梯度洗脱;4. 高压输液泵;5. 流动相流量显示;6. 柱前压力表;7. 输液泵头;
8. 过滤器;9. 阻尼器;10. 进样装置;11. 色谱柱;12. 检测器;13. 数据处理系统;14. 废液贮罐

（1）贮液罐:由玻璃、不锈钢或氟塑料等化学惰性、耐腐蚀材料制成,有无色及棕色两种贮液罐。贮液罐的位置应高于泵体,以保持输液静压差。为防止因溶剂蒸发而引起流动相组成的改变和气体进入贮液罐,在使用过程中应密闭。

（2）脱气装置:贮液瓶配有抽真空及吹入惰性气体的脱气装置。脱气装置能除去流动相液体中的气泡。如果流动相中含有气泡,在分离的过程中,气泡在高压下会自溶剂中逸出,影响高压泵的正常工作和检测器的灵敏度。脱气的方法有加热回流法、抽真空脱气、吹惰性气体脱气、超声脱气和在线真空脱气法等。

1）超声波振动脱气:将流动相置于超声波提取器中,用超声波振荡 10～30 分钟即可脱气。

2）抽真空脱气:用微型真空泵,减压至 0.05～0.07MPa 可除去溶液中的气体。如用水泵连接抽滤瓶和 G_4 微孔玻璃漏斗可同时除去固体杂质和液体中的气体。在使用抽真空脱气时,会使混合溶剂的组成发生变化,因此,应先将各溶剂进行脱气后再混合成多元溶剂。

3）加热回流脱气:将流动相用加热冷凝装置,先经加热变成气体再冷凝成液体,达到脱气的目的,该法具有较好脱气效果,但不适用于混合流动相。

4）吹氦脱气:将氦气在 0.1MPa 压力下,以 60ml/min 的速度缓慢地通过流动相 10～15 分钟,除去溶解在溶剂中的气体,此法的特点是适用范围广、脱气效果好、价格昂贵。

5）真空在线脱气:把真空脱气装置连接到贮液系统中,实现流动相通过膜过滤器后的连续真空脱气。

（3）高压输液泵:是高效液相色谱仪的关键部件之一,用以完成流动相的输送任务。对泵的要求是:耐腐蚀、耐高压、无脉冲、输出流量范围宽、流速恒定,且泵体易于清洗和维修。高压输液泵可分为恒压泵和恒流泵两类,常使用恒流泵(其压力随系统阻力改变而流量不变)。

双泵串联补偿法是将两个柱塞往复泵(图 6-22)按图 6-23 连接。泵 1 的缸体容量是泵 2 的缸体容量的二倍,泵 1 和泵 2 的柱塞按相反方向运动。当泵 1 吸取溶液时,泵 2 排出溶液;当泵 1 排液时,泵 2 吸取泵 1 缸体容量的一半。如此往复运动,泵 2 补充了在泵 1 吸液时的压力下降,减少了输液脉冲,使流动相流出量相同。

（4）过滤器:在流动相进入色谱柱之前,用于除去流动相中的固体颗粒杂质的直径为 $0.45\mu m$

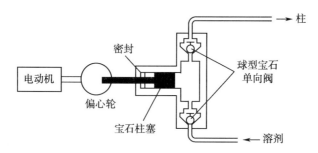

图 6-22 柱塞往复泵示意图

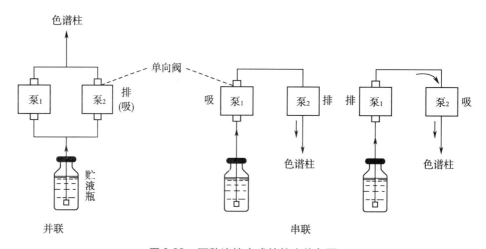

图 6-23 两种连接方式的柱塞往复泵

滤膜装置。

（5）梯度洗脱系统：梯度洗脱系统是指按一定程序改变混合流动相的组成,使流动相强度(极性、pH 或离子强度等)进行程序性改变的装置。按加压的方式和溶剂混合顺序的不同,可分为高压与低压两种梯度洗脱装置(图 6-24)。

高压梯度洗脱系统是按预先设计的梯度程序,通过控制溶剂贮器阀驱动器的开闭时间,使高压泵按比例将不同贮液器中的溶剂输入混合器,在混合器中混合成流动相后进入色谱柱。低压梯度洗

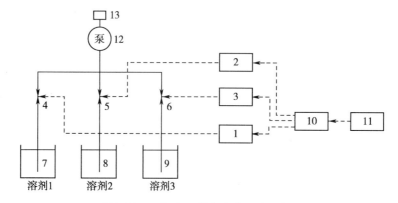

图 6-24 三元高压梯度洗脱系统示意图

1、2、3. 阀门驱动器;4、5、6. 比例阀;7、8、9. 溶剂贮罐;10. 溶剂比例控制器;11. 梯度洗脱程序;12. 高压泵;13. 溶剂混合器

脱系统是在常压下用比例阀将多种溶剂按比例混合后,再用泵增压后送入色谱柱。低压梯度洗脱系统价格便宜,较易实现多元梯度洗脱,目前多采用低压梯度洗脱系统。

2. 进样系统 进样系统的作用是将试样引入色谱柱,要求进样系统具有使用方便、重复性好、进样量可变范围大、不影响柱分离效能的能力。常用的进样器有高压进样阀、六通手动进样阀及自动进样器等装置。

(1) 高压进样阀:高压进样阀有流动相和进样两个标识,当将高压进样阀的阀门切至流动相位置时,高压进样阀将流动相引入柱中,此时,可用微量注射器将供试品注入供试品环管,环管通常被充满到供试品已经溢出的程度。当供试品环管被注满后,将阀口切至进样位置,流动相进入供试品管将供试品冲洗入柱中。供试品环管应仔细校准使其容纳固定体积(一般为 $10\mu l \sim 20ml$),如需改变进样体积,可更换能容纳适当体积的供试品环管。

(2) 六通阀进样器:用六通阀进样器进样时,先将进样器手柄置于采样位置(LOAD),此时进样系统与定量环接通,处于常压状态,用微量注射器(体积应大于定量环体积)注入供试品溶液,供试品停留在定量环中。然后转动手柄至进样位置(INJECT),使定量环与输液管路接通,高压流动相进入定量环将供试品带入色谱柱中(图6-25)。

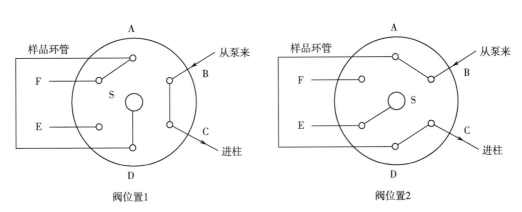

图 6-25 六通进样阀
阀位置1:取样;阀位置2:进样
A、D. 定量管;B. 泵;C. 进入色谱柱;E、F. 排液口

(3) 自动进样装置:自动进样装置是通过微机处理控制进样阀采样、进样和清洗等操作把装有不同浓度的供试品小瓶按一定顺序放到供试品架上(转盘式或排式),输入进样次数、分析周期等程序后,仪器将自动运行(图6-26)。

3. 色谱分离系统 由保护柱、色谱柱、恒温装置和连接阀等组成。

(1) 保护柱:装在进样器与色谱柱之间的消耗性柱,具有防止供试品和进样阀垫圈中的固体颗粒的进入分析柱的作用。保护柱的填料与分析柱的填充剂相同,柱长为 $5cm$ 左右,在分析 $50 \sim 100$ 个供试品之后需要更换保护柱芯。

(2) 色谱柱:色谱柱是高效液相色谱仪的重要部件,由柱管、接头和过滤片组成(图6-27)。

1) 柱管:由柱管和填充剂组成。柱管多为内部抛光的不锈钢管,能承受高压,具有化学惰性。柱内的填充剂有两种类型,一是全多孔大颗粒无定形硅胶或氧化铝填料;二是化学键合相,化学键合

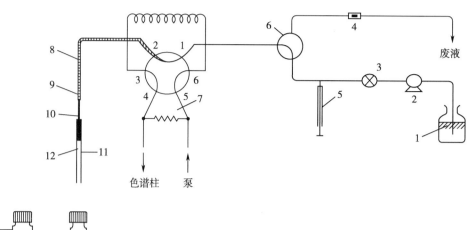

图 6-26　自动进样器

1. 冲洗液管;2. 冲洗泵;3. 电磁阀;4. 单向阀;5. 注射器;6. 三通阀;7. 六通阀;8. 冲洗液;
9. 空气间隙;10. 样品;11. 采样针头;12. 空气;13. 供试品瓶;14. 冲洗瓶

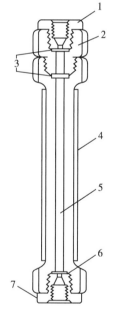

图 6-27　带保护柱的 PEEK 色谱柱

1. 柱接头;2. PEEK 保护柱;3. 0.5μm 钛金属滤过片;4. 电解铝外壳;5. PEEK 色谱分析柱;6. 0.5μm 钛金属滤过片;7. 柱接头

相中有十八烷基硅烷键合硅胶(又称 ODS 柱或 C_{18} 柱)、辛烷基硅烷键合硅胶(C_8 柱)、氨基或氰基键合相硅胶等。

一般色谱柱的内径为 1~1.5mm,柱长为 10~20cm;毛细管柱内径为 0.05~1mm,柱长为 3~10cm;实验室用制备型柱内径为 20~40mm,柱长为 10~30cm。

填充剂的性能(载体的形状、表面积、粒径、孔径、键合基团表面的覆盖度、含碳量和键合类型等)以及色谱柱的填充情况,直接影响分离效果和待测组分的保留行为。一般来说,孔径在 15nm 以下的填充剂,适合分离分子量小于 2000 的化合物,孔径在 30nm 以上的填充剂,适合分离分子量大于 2000 的化合物。在中药制剂的定量分析中,多使用 ODS 为填充剂的色谱柱、极性溶剂为流动相的反相色谱法。

2)接头:柱接头是指连接流动相管路与色谱柱过滤片之间的连接管。柱接头相当于液流分配器,具有耐高压的特点和保护固定相的填充形状不发生改变及使流动相匀速平稳进入分析柱的功能。柱接头的死体积是指流动相管路、柱接头和过滤片连接处的空体积。该体积不能超过色谱柱体积的 1%,否则会使色谱峰变宽、分离度变小,影响分离效果。目前,大多数色谱柱已经采用内接式柱头连接。见图 6-28、图 6-29。

3)过滤片:过滤片是指色谱柱顶端的一块多孔性的金属烧结隔膜片或多孔聚四氟乙烯片,用以阻止填充物逸出或从进样系统进入固体颗粒杂质。

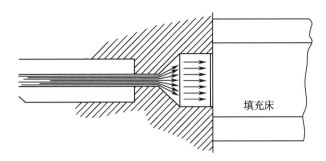

图 6-28　柱接头的液流分配功能

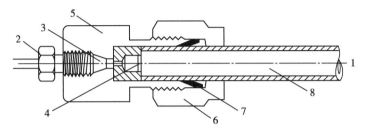

图 6-29　内接式柱结构
1. 毛细连接管;2. 压紧螺丝;3,7. 密封圈;4. 滤过片;5. 柱头螺帽;
6. 锁紧螺帽;8. 柱管

（3）恒温装置(恒温箱)：是精确控制色谱柱温度的装置,有调节温度的功能。

（4）色谱柱柱效的评价：在使用新柱时需对色谱柱性能进行检验,常用检验色谱柱柱效的条件如下：①硅胶柱：供试品：苯、奈、联苯及菲(用己烷配制)；流动相：无水己烷；②反相色谱法的色谱柱(ODS柱等)：供试品：尿嘧啶(测死时间)、硝基苯、萘及芴(或甲醇配制的硅胶柱供试品)；流动相：甲醇-水(85∶15,V/V)或乙腈-水(60∶40,V/V)；③正相色谱法的色谱柱(氰基或氨基柱)：供试：四氯乙烯(测定死时间)、邻苯二甲酸二甲酯、邻苯二甲酸二正丁酯及肉桂醇；流动相：正庚烷。

按上述条件测各组分的 $W_{1/2}$ 及 t_R,计算理论塔板数 n 及相邻组分的分离度 $R(\geqslant 1.5)$。

4. 检测系统　高效液相色谱检测器可分为两类：即通用性检测器和选择性检测器。

（1）通用性检测器：是对色谱柱流出的所有组分均能进行检测,给出所有流出组分的色谱峰。蒸发光散射检测器、示差折光检测器属于这类。

（2）选择性检测器：是根据某一待测组分的性质专门设计的,只能给出待测组分的色谱峰。检测器的响应值与溶液的浓度、化合物的结构有关。紫外检测器、荧光检测器、电化学检测器及质谱检测器等,均为选择性检测器。

理想的检测系统应具有使用范围广、死体积小、灵敏度高、响应快、重现性好、线性范围宽、无破坏性、对流动相流速和温度波动不敏感等特性。

5. 常用的检测器

（1）可见-紫外检测器(ultraviolet-visible detector,UVD)：可见-紫外检测器是高效液相色谱法中使用最广的选择性检测器。可分为固定波长、可变波长和二极管阵列检测器三种类型,以可变波长可见-紫外检测器应用最广。可见-紫外检测器由光源、流通池和记录器组成,其工作原理是进入检测器的组分对特定波长的可见-紫外光能产生选择性吸收,其吸收度与浓度的关系符合光吸收定律。具有噪音低、灵敏度高、重现性好、线性范围宽、无破坏性、对流动相流速和温度波动不敏感等优点及使用范围窄、流动相选择受限制等缺点。适用于梯度洗脱及制备色谱。

1)固定波长检测器:检测器以低压汞灯为光源,能发出90%的254nm波长的光(其他波长的光为313nm、365nm、405nm、436nm、546nm和579nm),因为得到的是固定波长的光,故不需要单色光器,具有单色性好、光强度大、灵敏度高,适合于多数芳香族、芳杂环、稠芳杂环以及芳香氨基酸、核酸等的检测,但使用范围窄。

2)可变波长检测器:检测器的光路系统类似分光光度计,使用的是一个连续的光源及光栅。一般采用氘灯或卤灯等为光源,光束经单色器分光后可"停流扫描",选择组分的最大吸收波长为检测波长,能提高检测灵敏度,可用于检查峰的纯度。

3)二极管阵列检测器(diode array detector,DAD):二极管阵列检测器是在晶体硅胶上紧密排列一系列光电二极管,每一个二极管相当于一个单色器的出口狭缝,二极管越多分辨率越高,一般是一个二极管对应接受光谱上一个纳米带宽的单色光器。工作原理是:复色光通过供试品池被组分选择性吸收后再进入单色器,照射在二极管阵列装置上,使每个纳米波长的光强度转变为相应的电信号强度,获得组分的吸收光谱,从而获得待测组分的结构信息。许多色谱工作站可将两张图谱绘在一张三维坐标上可获得三维光谱-色谱图。进行峰纯度检查时,用峰纯度值说明某个色谱峰的纯度,数值越高,色谱峰为单峰的可能性大;数值越低,色谱峰为重叠峰的可能性大,用于指导色谱分离(见色谱分离条件的摸索)。

(2)荧光检测器(flouorescence detector,FD):依据光的吸收定律,通过测定待测组分吸收一定波长的光后发出的荧光的强度,求出待测组分的含量的方法。该方法用于检测能产生荧光的物质和能进行荧光衍生化的物质,如氨基酸、多环芳烃、维生素、甾体化合物及酶的检测,是微量组分和体内药物分析常用的检测仪器。具有灵敏度高、选择性好的优点以及受溶剂的纯度、pH值、供试品浓度、检测温度等波动影响较大等缺点。

(3)电化学检测器(electrochemical detector,ECD):电化学检测器是测量物质的电信号变化的检测器,适用于具有氧化还原性质的化合物,如含硝基、氨基等有机化合物及无机物的阴、阳离子等物质的检测。具有灵敏度高、适用于测定痕量组分等优点以及干扰多、对温度、流动相流速、流动相中氧气的变化比较敏感等缺点。该类检测器主要有极谱、库伦、安培和电导检测器等类型,其中极谱、库伦、安培为伏安检测器,用于检测有氧化还原性的化合物;电导检测器可用于检测离子型的化合物。电导检测器在两电极之间施加一恒定电位,当电活性组分经过电极表面发生氧化还原反应(电极反应)时产生了电位差,电位差的大小与待测组分的浓度或质量有关,通过检测电位差的大小给出待侧组分的色谱峰,进行含量测定。

(4)质谱检测器(mass spectrum detector,MSD):质谱检测器是将质谱仪连接在高效液相色谱仪的分离系统之后,经高效液相色谱仪分离的组分流出后进入质谱检测器(质谱仪),组分在一定条件下离子化后,在质量分析器中,按离子的质荷比将离子分离,采用选择离子监测(SIW)模式,可得到某种质荷比的碎片粒子的色谱图,根据色谱图的信息进行定量。质谱检测器适用测定组分的结构、药物代谢分析和及微量痕量组分的定量分析。具有灵敏度高、选择性好,能同时给出组分结构信息的优点,但响应信号受组分的离子化效率的影响,而且仪器价格昂贵,需要专人使用和维护。

（5）蒸发光散射检测器（evaporative light scattering detector,ELSD）:蒸发光散射检测器工作流程是:先将色谱洗脱液引入雾化器,在雾化器中与匀速流动的高纯度氢或空气混匀成微小液滴,然后进入加热的恒温漂移管中,在漂移管中流动相被蒸发除去,待测组分形成气溶胶（不挥发的微小颗粒）进入检测室,此颗粒在强光或激光照射下产生光散射（丁达尔效应）,用光电二极管检测散射光的强度,将光强度放大后转变为电信号,色谱工作站依据散射光的对数响应值与组分质量的对数呈线性的关系,绘制出色谱曲线及分析结果。

该检测器为通用型质量检测器,可以用来检测挥发性低于流动相的各种固体物质。检测限一般为 8～10mg,但需要具有挥发性的流动相,而且对有紫外吸收组分的检测灵敏度较低。蒸发光散射检测器可用于梯度洗脱,除可作高效液相色谱仪检测器外,还可用作超临界流体色谱仪的检测器,特别适用于无紫外吸收的供试品,如糖类、高级脂肪酸、磷脂、维生素、氨基酸、甘油三酯、皂苷及甾体等化合物,是一种有发展前景的检测器。

（6）示差折光检测器（differential refractive index,RID）:利用响应信号与仪器常数、待测组分的浓度及待测组分与流动相的折光率之差成正比的关系,通过示差检测器,将产生的折射光的强度放大后转变成电信号进行含量测定。示差折光检测器属于通用型浓度检测器,只要组分和流动相的折光率有足够的差别,就能用示差折光检测器检测相应信号的强度。主要适用于无紫外吸收化合物的分析,如糖类、磷脂、维生素、氨基酸、甘油三酯、皂苷等化合物的分析。

6. 数据记录与处理系统　数据记录与处理系统是将色谱系统的检测信号进行记录和处理成分析结果的装置,现在多用色谱工作站记录和处理色谱分析的数据,色谱工作站是由一台微型计算机控制色谱仪器,并进行数据采集和处理的一个系统,具有色谱峰识别;基线校正;重叠峰和畸形峰的解析;计算保留时间、峰高、峰面积、半峰宽等峰参数;定量计算组分含量的功能。

7. 仪器性能　高效液相色谱仪主要由分离和检测两部分系统组成,仪器的性能与这两部分系统有关。衡量仪器性能的指标包括仪器的重复性、噪音、基线漂移、敏感度、线性、波长精度等。

（二）仪器工作原理

典型的高效液相色谱仪流程如图 6-21 所示,溶剂贮存器 1 中的流动相经脱气装置脱气后（可由梯度洗脱系统 3 按规定比例控制各溶剂的流量）被高压输流泵 4 吸入后,先经流量测量显示装置 5 进入柱前压力表 6、过滤器 8 及阻尼器 9 后输入进样装置 10 流经分离柱 11、检测器 12、色谱工作站 13 及废液贮罐 14 中;供试品溶液及对照品溶液由进样装置 10 注入,并随流动相通过保护柱及分离柱 11,经分离柱分离后的单一组份进入检测器 12,检测信号用色谱工作站 13 进行数据处理,给出色谱峰面积、色谱峰参数、色谱图及组分含量,经色谱工作站处理后含有样品的流动相进入废液贮罐 14 中。

基本方法是用高压泵将具有一定极性的单一溶剂或不同比例的混合溶剂泵入装有填充剂的色谱柱,经进样阀注入的供试品被流动相带入色谱柱内进行分离后依次进入检测器,由记录仪、积分仪或数据处理系统记录信号或进行数据处理而得到分析结果。

高效液相色谱仪应按国家质量监督检验检疫总局发布的"液相色谱仪检定规程(JJG705-2014)"的规定进行定期检定,应符合规定。

二、仪器操作通法

（一）泵的操作

1. 用流动相冲洗滤器,再把滤器浸入流动相中,启动泵。

2. 打开泵的排放阀,设置高流速(如 9ml/min)或用冲洗键(PURGE)进行泵排气,一般约需 3 分钟,然后关闭排放阀。

3. 将流速调节至分析用流速,对色谱柱进行平衡,同时观察压力指示应稳定,初始平衡时间一般需约 30 分钟。如为梯度洗脱,应在程序器上设置梯度状态,用初始比例的流动相对色谱柱进行平衡。

（二）紫外-可见检测器和色谱工作站的操作

1. 开启检测器电源开关,选择光源(钨灯或氘灯),选定检测波长,待稳定后,测试参比和供试品光路的信号应符合要求,设置吸收度方式和检测响应时间(一般不大于 1 秒),设置满刻度吸收值(适用于记录仪)。

2. 开启色谱工作站,设定处理方法,初步设定电压范围、时间范围等参数。

3. 记录基线,待稳定后方能进行操作。

（三）进样操作

1. 六通阀式进样器

（1）进样手柄置采样位置(LOAD)。

（2）用供试品溶液清洗配套的注射器,再抽取适量,如用定量环(LOOP)载样,则注射器抽取量应不少于定量环容积的 5 倍,用微量注射器定容进样时,进样量不得多于环容积的 50%。在排除气泡后方能向进样器中注入供试品溶液。

（3）把注射器的平头针直插至进样器底部,注入供试溶液,除另有规定外,注射器不应取下。

（4）将手柄转至进样位置(INJECT),供试品被流动相带入色谱柱。

2. 自动进样器　在程序控制器或微机控制下,可进行自动取样、进样、清洗等一系列操作,常见的自动进样器有圆盘式、链式、坐标式等,操作者需按仪器说明书将供试品装入贮样室内即可。

（1）将供试品溶液用 0.45μm 滤膜滤过,取续滤液至进样瓶中,盖上带有垫片的瓶盖,顺时针方向旋紧。为避免堵塞进样以及损伤进样器,一般应选择与自动进样器型号配套的进样瓶。

（2）将样瓶依次放入贮样室内,记录瓶位置号(VIAL)。如果自动进样器有控温装置,根据检测要求和供试品性质,设置温度参数。

（3）对自动进样器进行检查校正,使自动进样器为默认位置、进样针冲洗系统正常、管路内无气泡、具有足够的冲洗液和流动相。

（4）设定自动进样参数,即设定供试品溶液自动进样的起始位置、进样体积、数据文件名等。

（四）色谱数据的收集和处理

1. 注样同时启动色谱工作站,开始采集和处理色谱信息。

2. 最后一峰出完后应继续走一段基线,确认再无组分流出后方能结束记录。

3. 根据预试色谱图,适当调整电压、记录时间等参数,使色谱峰信号在色谱图上有一定强度。定量测定中,一般峰顶不超过记录满量程。

4. 含量测定的对照品溶液和供试品溶液每份至少进样 2 次,由全部进样结果($n \geqslant 4$)求得平均值,相对标准偏差(RSD)不应大于 1.5%。

5. 系统适用性试验应符合《中国药典》2015 年版通则规定。

(五) 清洗和关机

1. 分析完毕,先关检测器和色谱工作站,再用经滤过和脱气的适当溶剂清洗色谱系统,正相柱用正己烷,反相柱如使用过含盐流动相,则先用水,然后用甲醇-水冲洗,各种冲洗剂一般冲洗15～30分钟,特殊情况可延长冲洗时间。

2. 冲洗完毕后逐步降低流速至 0,关泵。进样器也应用相应溶剂冲洗,可用进样阀所附专用冲洗接头。

3. 关闭电源,作好使用登记,内容包括日期、检品、色谱柱、柱压、使用时间(小时)及仪器使用前后的状态等。

(六) 注意事项

1. 为避免试样扩散,影响分离,色谱柱与进样器及其出口端与检测器之间应为无死体积连接。

2. 在用溶剂冲洗新柱或被污染的色谱柱时,应将出口端与检测器分开,避免污染。

3. 使用的流动相应与仪器系统原保存的溶剂能互溶,否则,应先取下上次的色谱柱,用异丙醇溶液滤过,进样器和检测器的流通池也注入异丙醇进行滤过,滤过完后,接上相应的色谱柱,换上本次使用的流动相。再在以十八烷基硅烷键合硅胶为固定相的反相色谱中,由于 C_{18} 链在水相环境中不易保持伸展状态,所以,要求所用有机溶剂的比例不应低于 5%,以免由于 C_{18} 链的随机卷曲造成色谱系统不稳定。

4. 压力表无压力显示或压力波动时不能进行分析,应检查泵中气泡是否排尽。各连接处有无漏液,排除故障后方可进行操作。如压力升高,甚至自动停泵,应检查柱端有无污染堵塞,可小心卸开柱的进口端螺帽,挖出被污染填充剂后,填入同类填充剂,仔细安装好,再进行操作。

5. 发现记录基线波动,出现毛刺现象,首先应考虑检测器流通池中是否有气泡或污染,如不是流通池引起,可等待氘灯稳定,同时检查仪器的接地是否良好,必要时,换上新的氘灯,待仪器稳定后方能进行操作。

6. 进样前,色谱柱应用流动相充分冲洗平衡,如系统适用性不符合规定,或填充剂已损坏,则应更换新的同类色谱柱进行分析,由于同类填充剂的化学键合相的键合度及性能等存在一定差异,往往依法操作达不到预期的效果时,可更换另一牌号的同类色谱柱进行试验。

7. 以硅胶作载体的化学键合相的稳定性受流动相 pH 值的影响,使用时,应详细参阅色谱柱说明书,在规定的 pH 值范围内选用流动相,一般 pH 值范围为 2.5～7.5,使用高 pH 值流动相时,可在泵与进样器之间连接一硅胶短柱,以饱和流动相,保护分析柱,并尽可能缩短在高 pH 值下的使用时间,用后立即冲洗。

8. 色谱流路系统,从泵、进样器、色谱柱到检测器流通池,在分析完毕后,均应充分冲洗,特别是用过含盐流动相的,更应注意先用水,再用甲醇-水充分冲洗。如发现泵漏液等较严重的情况,应请有经验的维修人员进行检查和维修。

9. 各色谱柱的使用应予登记,包括本次测试药品及柱中的保存溶剂。

10. 上述操作方法为通用方法,各液相色谱仪的具体操作要求,详见各色谱仪的说明书。

三、含量测定

> **边学边练**
>
> 牛黄解毒片中黄芩苷的含量测定(实训二十四)。

高效液相色谱法的定量方法有外标法、内标法、内加法及校正因子法,主要介绍外标法。

(一) 原理(外标法)

利用色谱峰的峰面积或峰高与待测组分的浓度或质量成正比的原理,用待测组分的标准品作对照品,分别用高效液相色谱仪测得待测组分和对照品的色谱峰的峰面积或峰高,将对照品和待测组分的色谱峰的峰面积或峰高相比较进行定量的方法称为外标法。外标法可分为工作曲线法、外标一点法、外标二点法。

1. 标准曲线法 标准曲线法是配制一系列不同浓度对照品的溶液,测得不同浓度对照品溶液的峰面积或峰高,以浓度为横坐标、峰面积或峰高为纵坐标绘制标准曲线。再按相同的方法测得供试品溶液的峰面积或峰高,根据对照品的峰面积或峰高从标准曲线上查出供试品中被测组分的浓度。

2. 外标一点法 当供试品中待测组分的标准曲线通过原点时,用一种浓度的对照品溶液,与供试品溶液在相同条件下多次进样,测得峰面积或峰高的平均值,按下面公式计算供试品中待测组分的含量。

$$C_{供} = C_{对} \times \frac{A_{供}}{A_{对}} \qquad\qquad (式6\text{-}13)$$

式中,$C_{供}$ 为供试品中待测组分的浓度;$C_{对}$ 为对照品的浓度;$A_{供}$ 为供试品中待测组分的峰面积(或峰高);$A_{对}$ 为对照品的峰面积(或峰高)。

3. 峰面积归一化法 按药品标准有关项下进行峰面积归一化法求组分的含量,按下式计算

$$(C\%) = \left[\frac{\sum A_i}{\sum A}\right] \times 100\% \qquad\qquad (式6\text{-}14)$$

式中,$\sum A_i$ 为待测组分峰面积;$\sum A$ 未参与计算的全部峰面积(溶剂峰和其他干扰峰除外)之和。

采用本法时应注意:

(1) 最小组分和最大组分的检测响应是否在线性范围内;

(2) 在所检测波长下各组分相应的差别。

4. 杂质检查法 按药品规定的方法测定杂质含量或限量时,如杂质对照品已经建立,则按规

定,用上述外标法进行测定;如杂质对照品没有建立,无法获得,或杂质未知,则按下法测定。若供试品溶液的溶剂干扰供试品溶液的测定时,将等体积溶剂注入色谱仪中,求出溶剂的干扰值,并将溶剂的干扰值从供试品溶液的测定结果中消除。

(1) 加校正因子的主成分自身对照法:测定杂质含量时,如在检测波长下,杂质色谱峰位置与主成分色谱峰位置不同时,可将主成分作为内标物加到杂质的对照品溶液中,求出杂质相对于主成分的校正因子,然后根据供试品中主成分色谱峰和杂质色谱峰的面积,采用内标法计算杂质的含量。

测定相对校正因子时,按各品种项下规定,精密称量一定量的杂质对照品和待测组分对照品,混合后配制成溶液,进样,记录色谱图,按内标法以主成分为内标物计算杂质的校正因子,此校正因子可直接载入各品种正文中。

在实际测量中,如果没有杂质对照品,不能确定色谱图上杂质峰的位置时,可在测定相对校正因子时,将杂质峰与主成分峰进行比较,求出杂质峰相对于主成分峰的相对保留时间,通过相对保留时间确定供试品色谱图中杂质峰的位置。用来测定杂质相对保留时间的方法,须经过重复性考察的稳定方法。重复性考察的具体操作是:分别在 3 根以上不同品牌的色谱柱上,用相同方法测定杂质的相对保留时间,如果三个色谱柱的相对保留时间的相对标准偏差(RSD)小于 5.0%,则该方法为稳定的方法。

(2) 不加校正因子的主成分自身对照法:在杂质未知或未建立杂质对照品时,可采用不加校正因子的主成分自身对照法测定杂质的含量或限量。测定杂质含量时,按各品种项下规定的杂质限度,将供试品稀释成与杂质限度相当的溶液作为对照溶液,进样,调节检测灵敏度(以噪音水平可接受为限)或进样量(以柱子不过载为限),使对照溶液中的主成分色谱峰高达约满量程的 10%~25% 或其峰面积能准确积分(一般含量低于 0.5% 的杂质,峰面积的 RSD 应小于 10%;含量低于 0.5%~2% 的杂质,峰面积的 RSD 应小于 5%;含量大于 2% 的杂质,峰面积的 RSD 应小于 2%)。然后,取供试品溶液和对照溶液适量,分别进样,记录色谱峰。除另有规定外,供试品的时间,应为主成分保留时间的 2~3 倍,根据所得的供试品溶液中各杂质峰面积及其总和,按规定的方法计算杂质的含量或限量。

(二) 操作步骤和方法

在对供试品进行测试之前,要对仪器各部件进行检测。具体要求是主要包括仪器的管路是否为无死体积连接,流路中是否堵塞或漏液;在设定的检测器灵敏度条件下,色谱基线噪音和漂移应能满足分析要求,检查色谱柱是否适用于本次实验,色谱柱进出口位置是否与流动相的流向一致,原保存溶剂与现用流动相能否互溶,流动相的 pH 值与该色谱柱是否适应,仪器是否完好,仪器的各开关是否处于关的位置。要用高纯度的试剂配制流动相,必要时照紫外-可见分光光度法进行溶剂检查,应符合要求;水应为新鲜制备的高纯水,水可用超纯水器制得或用重蒸馏水。对规定 pH 的流动相,应使用精密 pH 计进行调节。配制好的流动相应用 0.45μm 滤膜滤过,用前脱气。应配制足量的流动相及时待用。

1. 溶液的制备　定量时,按药品标准中各品种项下规定配制对照品溶液和供试品溶液。

2. 系统适用性试验　在测定供试品之前,要用规定的对照品溶液对仪器进行检测,以检查色谱条件是否符合药典各品种项下的规定,如果不符合药典规定的条件,要对色谱条件进行重新调整,直到达到药典规定的条件为止。系统适用性试验的内容包括理论塔板数、分离度、重复性和拖尾因子等数值的测试。其中,分离度和重复性是系统适用性试验中具有实际意义的参数。

(1) 色谱柱的理论塔板数(n):在规定的条件下,注入供试品溶液或各品种项下规定的内标物溶液,记录色谱图,通过供试品主成分或内标物峰的保留时间 t_R(以分钟或长度计,下同,但应取相同单位)和半峰宽 $W_{1/2}$,按下式计算:

$$n = 5.54\left(\frac{t_R}{W_{1/2}}\right)^2 \qquad (式6\text{-}15)$$

若测得的理论塔板数低于标准规定的最小理论塔板数,可通过改变某些条件(如柱长、载体性能、色谱柱充填的优劣等)使理论塔板数达到要求。

(2) 分离度(R):无论是定性鉴别还是定量分析,均要求待测峰与其他峰、内标物峰或特定的杂质对照峰之间有较好的分离度,分离度的计算公式为:

$$R = \frac{2(t_{R_2} - t_{R_1})}{W_1 + W_2} \qquad (式6\text{-}16)$$

式中,t_{R_2} 为相邻两峰中后一峰的保留时间;t_{R_1} 为相邻两峰中前一峰的保留时间;W_1、W_2 为相邻两峰的峰宽。

除另有规定外,分离度应大于1.5。

(3) 重复性:取各品种项下的对照品溶液,连续进样5次,除另有规定外,其峰面积测量值的相对标准偏差应不大于2.0%。也可按各品种校正因子测定项下的标准,配制相当于80%、100%和120%的对照品溶液,加入规定量的内标溶液,配成3种不同浓度的溶液,分别至少进样3次,计算平均校正因子,其相对标准偏差不大于2.0%。

(4) 拖尾因子(T):为保证分离效果和测量精度,应检查待测组分的吸收峰的拖尾因子(T)是否符合各品种项下的规定,拖尾因子可按下式计算:

$$T = \frac{W_{0.05h}}{2d_1} \qquad (式6\text{-}17)$$

式中,$W_{0.05h}$ 为0.05峰高处的峰宽;d_1 为峰极大至峰前沿之间的距离。

除另有规定外,T 应在 0.95~1.05 之间。

(5) 色谱图及其参数:主要有①保留时间 t_R:从进样开始到某组分色谱峰峰顶的时间间隔;②峰高 h:峰顶到基线的距离;③半峰宽 $W_{1/2}$:峰高一半处的宽度;④峰宽 W:色谱峰两侧拐点作切线与基线相交部分;⑤峰面积 A:谱峰与基线之间所包括的面积,常用来定量(图6-30)。

3. 进样测试　将配制好的对照品及供试品溶液,按各品种项下规定的色谱条件进样,测定供试品的含量。

4. 含量计算　高效液相色谱法定量的依据是测试组分的含量(质量)与其峰面积(或峰高)成正比。

定量计算时可根据供试品具体情况采用峰面积法或峰高法。测定杂质含量时应采用峰面积法。

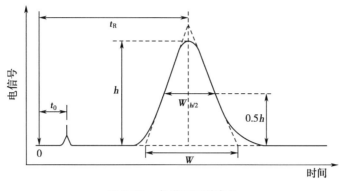

图 6-30 色谱图及其参数

外标法:按各种药品标准测定方法的规定,精密称(量)取对照品和供试品,配成溶液,分别取一定量注入仪器,记录色谱图,测量对照品及供试品待测组分的峰面积(或峰高),按下式计算含量:

$$C_{供} = C_{对} \times \frac{A_{供}}{A_{对}}$$ （式 6-18）

在高效液相色谱法中,外标法是中药制剂定量分析的主要方法。如药典中一清颗粒、牛黄解毒丸等制剂中黄芩苷的测定;藿香正气水、香砂养胃丸等制剂中厚朴酚的测定;桂龙咳喘宁胶囊、桂枝茯苓等制剂中肉桂酸的测定等均使用外标法。

5. 结果判断 将测定结果与药品标准比较,若在规定范围之内,则判断为符合规定,否则不符合规定。

四、应用实例

（一）固本咳喘片中补骨脂素和异补骨脂素的含量测定

本品是由党参、白术(麸炒)、茯苓、麦冬、盐补骨脂、炙甘草、醋五味子加工制成的片剂。

1. 色谱条件与系统适用性试验 以十八烷基硅烷键合硅胶为填充剂;以甲醇-0.1mol/ml 磷酸氢二钠溶液(用 30% 磷酸溶液调节 pH 值至 7.0)(45∶55)为流动相;检测波长为 246nm。理论塔板数按补骨脂素峰计算应不低于 2000。

2. 对照品溶液的制备 取补骨脂素对照品和异补骨脂素对照品适量,精密称定,加甲醇制成 1ml 含补骨脂素 10μg 和异补骨脂素 14μg 的混合溶液,即得。

3. 供试品溶液的制备 取本品 10 片,精密称定,计算平均片重($W_{片}$),研细,取约 0.4g($W_{样}$),精密称定,置具塞锥形瓶中,精密加入甲醇 20ml,密塞,称定重量,超声处理(功率 300W,频率 50kHz)40分钟,放冷,再称定重量,用甲醇补足减失的重量,摇匀,滤过,取续滤液,记录续滤液的体积($V_{供}$),即得。

4. 测定 分别精密吸取对照品溶液与供试品溶液各 10μl 注入高效液相色谱仪,照高效液相色谱法(《中国药典》2015 年版通则 0512)测定,即得。

5. 计算

（1）$C_{供} = C_{对} \times \dfrac{A_{供}}{A_{对}}$

（2）含量（mg/片）$= C_{对} \times \dfrac{A_{供}}{A_{对}}$（mg/ml）$\times 10^{-3} \dfrac{V_{供}(\text{ml})}{W_{样}(\text{mg})} \times W_{片}$（mg/片）

6. 结果判断 本品每片含补骨脂以补骨脂素（$C_{11}H_6O_3$）和异补骨脂素（$C_{11}H_6O_3$）的总量计，不得少于0.30mg。

（二）胃舒宁颗粒中甘草酸含量的测定

本品是由甘草、海螵蛸、白芍、白术、延胡索、党参加工制成的颗粒剂。

1. 色谱条件与系统适用性试验 以十八烷基硅烷键合硅胶为填充剂；以乙腈-0.017mol/L磷酸溶液（35∶65）为流动相；检测波长为250nm。理论塔板数按甘草酸峰计应不低于3000。

2. 对照品溶液的制备 取甘草酸单铵盐对照品适量，精密称定，加60%甲醇制成每1ml含0.1mg的溶液（相当于每1ml含甘草酸97.95μg），即得。

3. 供试品溶液的制备 取本品适量研细，取约0.3g（$W_{样}$）（每袋装5g规格）或0.18g（$W_{样}$）（每袋装3g规格），精密称定，置具塞锥形瓶中，精密加入甲醇-0.017mol/L磷酸溶液（13∶7）的混合溶液25ml，密塞，称定重量，浸泡1小时，超声处理（功率160W，频率50kHz）30分钟，放冷，再称定重量，用上述混合溶液补足减失的重量，摇匀，滤过，记录续滤液的体积（$V_{供}$），取续滤液，即得。

4. 测定法 分别精密称取对照品与供试品溶液各10μl注入液相色谱仪，照高效液相色谱法（《中国药典》2015年版通则0512）测定，即得。

5. 计算及结果判断

（1）计算：$C_{供} = C_{对} \times \dfrac{A_{供}}{A_{对}}$

（2）含量（mg/袋）$= C_{对} \times \dfrac{A_{供}}{A_{对}}$（mg/ml）$\dfrac{V_{供}(\text{ml})}{W_{样}(\text{mg})} \times W_{袋}$（mg/袋）

6. 结果判断 本品每袋含甘草以甘草酸（$C_{42}H_{62}O_{16}$）计，不得少于20mg。

▶▶ **课堂互动**

胃舒宁颗粒为什么要测定甘草酸含量？

胃舒宁颗粒中甘草为主药，因此选用甘草中的甘草酸的含量作为控制胃舒宁颗粒制剂的质量标准。甘草酸（甘草皂苷）为三萜类化合物的苷类，分子中含有三个羧基，可以形成甘草酸单铵盐。甘草酸易溶于热水，可溶于热稀乙醇，在冷水中溶解度较小，几乎不溶于无水乙醇或乙醚。

供试品溶液的制备和流动相中，加磷酸可使甘草酸由盐转变为游离的形式，溶于甲醇溶液中，制备成供试品溶液。

点滴积累 ∨

1. 高效液相色谱法是采用高压输液泵将流动相泵入装有填充剂的色谱柱进行分离并测定含量的方法。具有分离效能高、选择性好、灵敏度高、分析速度快、适用范围广（供试品不需气化，只需制成溶液即可）、流动相选择性大、流出组分易收集、色谱柱可反复使用等特点，对于挥发性低、热稳定性差、分子量大、离子型化合物尤为适宜。

2. 高效液相色谱仪一般由高压输液系统、进样系统、色谱分离系统、检测系统和数据处理系统组成。

第五节　气相色谱法

以气体为流动相（称载气）流经色谱柱，进行分离定量的色谱分析法称气相色谱法（GC）。气相色谱法是在加温的状态下使供试品气化，由载气带入色谱柱，由于各组分在固定相与载气间作用不同，在色谱柱中移动速度不同而得到分离，再依次被载气带入检测器，将各组分的浓度或质量转换成电信号变化并记录成色谱图，根据色谱峰高或峰面积进行定量。在中药制剂分析中主要用于含挥发油及其他挥发性组分的含量测定，还可用于中药及其制剂中含水量、含醇量的测定。

气相色谱仪
的使用

由于气相色谱法具有分离效能高、选择性好、灵敏度高、分析速度快等特点，只要化合物有适当的挥发性，且在操作温度下具有良好的稳定性，就可以用气相色谱法测定其含量。但本法也存在一定局限性，它对挥发性差、遇热易分解破坏及不具挥发性的物质难以分析。

一、仪器工作原理

（一）仪器构造

气相色谱仪由气流控制系统、进样系统、柱分离系统、检测系统、温度控制系统及信号记录处理系统组成（图6-31）。

1. **气流控制系统**　包括气源、气体净化装置、气体流速控制和测量装置。气相色谱仪的载气系

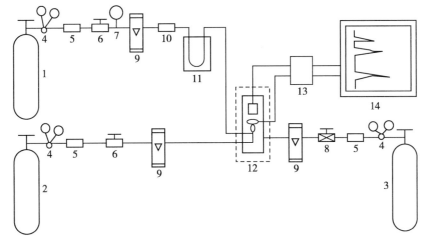

图6-31　气相色谱仪构造示意图

1. 载气钢瓶（N_2）；2. 氢气钢瓶；3. 空气钢瓶；4. 减压阀；5. 干燥器；6. 稳压器；7. 压力表；8. 针形阀；9. 转子流量计；10. 进样器及汽化室；11. 色谱柱（实线表示恒温室）；12. 氢火焰离子化检测器（虚线表示恒温室）；13. 微电流放大器；14. 记录器

统是一个连续运行的密闭管路系统,载气由高压阀出来后经减压阀、压力表、净化器、气体流量调节阀、转子流量计、气化室、色谱柱、检测器,然后放空。

（1）气源及净化:气源(载气)是气相色谱仪载气和辅助气的来源,可以是高压气钢瓶、氢气发生器以及空气压缩机。常用氮、氦、氢、氩等作载气,空气作辅助气。热导检测器多用氦气或氢气;氢离子火焰检测器多用氢气、氦气或氮气;电子捕集检测器多用氮气或混有 5% 甲烷气体的氢气。一般在药物分析中主要使用氮气为载气(含量为 99.9% 的纯氮或 99.99% 的高纯氮),如果缺乏氮气,可用氢气代替。目前氮气和氢气气源主要有高压气瓶和气体发生器两种,高压气瓶的气体纯度高,质量好,但是更换不方便,如气瓶压力低于 2MPa 时应停止使用。气体发生器使用较方便。空气可以用空气压缩机或高压空气钢瓶。由于空气压缩机是以实验室空气为气体来源的,可能将油带入气体,所以有机杂质含量高、纯度低,因此,使用空气压缩机要及时更换净化装置。

（2）减压阀:是连接在高压钢瓶和气体流路之间的减压装置,将由高压钢瓶供给的气体压力降至 0.2～0.5MPa。用于氢气的减压阀俗称氢气表,用于氮气和氦气的减压阀称为氧气表。如果采用高压钢瓶作气源,在安装气瓶减压阀时,应先将瓶口连接处的灰尘擦干净,将瓶口向外,旋转阀门开关放气数次,吹出灰尘,将减压阀用扳手拧紧,再用连接管将减压阀出口连接到气相色谱仪。用检漏液(表面活性剂溶液)检查连接处气密性。

（3）稳压阀:又称压力调节器,其结构如图 6-32 所示。为后面的针形阀提供稳定的气压,或为后面的稳流阀提供恒定的参考压力。旋转调节手柄,即可通过弹簧将针阀 2 旋到一定的开度,当压力达到一定值时就处于平衡状态,当气体进口压力 P_1 稍有增加时,P_2 处的压力也增加,波纹管就向右移动,并带动三根连动阀杆(图中只画出一根)也向右移动,使阀开度变小,使出口压力 P_3 维持不变,反之亦然。

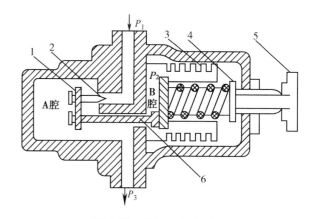

图 6-32　稳压阀示意图
1. 阀座;2. 针形阀(或平面阀);3. 波纹阀;4. 弹簧;5. 手柄;6. 阀杆

（4）压力表:压力显示器,指示和监测载气流量的仪器,气体的流速是以单位时间内通过色谱柱或检测器的体积大小来表示(ml/min),现代仪器有电子流量监测器和电子压力控制器,可编程控制柱头压力和载气流量。

（5）净化装置:连接在气源与仪器之间的净化载气中的杂质和水分所用载气的装置,一般为装有 5A 或 13X 分子筛的金属或塑料管[内径为(20～25)cm×4cm]。气体中的杂质主要是一些永久性气体、低分子有机化合物和水蒸气,分子筛中的过滤器可以吸附有机杂质,变色硅胶可以除去水蒸气。大部分 GC 仪器本身有气体净化器,但要定期更换净化装置中的填料。分子筛可以重新活化后使用,活化方法是将分子筛从过滤装置中取出,置于坩埚中,在马弗炉内加热到 400～600℃,活化 4～6 小时。硅胶颜色变红时也要进行活化,方法是在烘箱中 140℃ 左右加热 2 小时即可。

（6）气体流量调节阀(稳流阀):为调节载气流量、稳定气体压力的装置,其结构如图 6-33 所

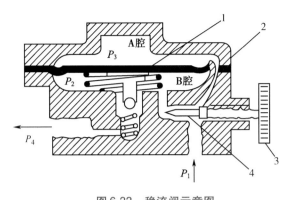

图 6-33　稳流阀示意图
1. 弹性膜片;2. 上游反馈管;3. 手柄;4. 针阀

示。程序升温用气相色谱仪通常还配有稳流阀,以维持柱升降温时气流的稳定。其工作原理是针阀在输入压力保持不变的情况下旋到一定的开度,使流量维持不变。当进口压力 P_1 稳定,针阀两端的压力差 $\Delta P = P_1 - P_2$,当 ΔP 等于弹簧压力时,膜片两边达到平衡。当柱温升高时,气体阻力增加,出口压力 P_4 增加,流量降低。因为 P_1 是恒定的,所以 $P_1 - P_2$ 小于弹簧压力,这时弹簧向上压动膜片,球阀开度增大,出口压力 P_4 增大,流量增加,P_2 也相应下降,直至 $P_1 - P_2$ 等于弹簧压力时,膜片又处于平衡,使气体流量维持不变。

可在色谱柱的温度改变时,保持气体流速的稳定。为保证分析结果的准确性,要求载气流速保持恒定,其变化小于1%。一般使用减压阀、稳压阀等控制。在控制其流速时,输入的压力应符合说明书规定。

(7)转子流量计:测定显示载气流速的仪器,载气流速对色谱柱的分离效能和检测器的灵敏度均有很大影响,是色谱分析的一个重要操作条件之一。

2. 进样系统　GC 进样系统包括供试品引入装置(进样器)、气化室(进样系统)和温度控制装置组成。进样量的大小、进样时间的长短,直接影响到柱的分离和最终定量结果。

3. 分离系统　是气相色谱仪的心脏部分,包括色谱柱、柱室和柱温箱。

(1)色谱柱:色谱柱按柱内径的大小和长度,可分为填充柱和毛细管柱,前者的内径在 2~4mm,长度为 1~10m 左右;后者内径在 0.2~0.5mm,长度为 25~100m。柱形有螺旋形、U 形。

1)填充柱:填充柱管的材质为不锈钢或玻璃。不锈钢柱管坚固耐用,但不适宜不稳定化合物分离,玻璃柱管无以上缺点,但易碎,柱长一般为 2~3m。柱内径一般为 2~4mm,细柱径比粗柱径分离效果好。柱形有螺旋形、U 形,U 形柱的柱效高。

2)色谱柱填料:色谱柱内填料分为吸附剂类、高分子多孔微球和涂布固定液的硅藻土类载体。在药物分析检验中,主要使用经酸洗并硅烷化处理的硅藻土(即白色载体)或高分子多孔微球作载体。

3)固定液:要求固定液在操作范围内具备蒸气压低、热稳定性好、对供试品各组分有足够的溶解能力、选择性高、不与供试品发生化学反应等性质。如果组分的结构、性质及极性与固定液相似,组分在固定液中的溶解度就大,保留时间长,有利于相互分离;反之,则溶解度小,保留时间短,不利于分离。常用固定液有甲基聚硅氧烷(如 SE-30、OV-17 等)、聚乙二醇(如 PEG-20W 等)。固定液涂布浓度一般为 5%~25%。

4)毛细管柱:毛细管柱的材质为玻璃或石英,内壁或载体经涂渍或交联固定相,内径一般为 0.20mm、0.32mm 和 0.53mm,柱长 5~60m,固定液膜厚 0.1~5.0μm,常用的固定液有甲基聚硅氧烷、不同比例组成的苯基甲基聚硅氧烷、聚乙二醇等,新填充柱和毛细管柱在使用前需老化以除去残留溶剂及低分子量的聚合物,色谱柱如长期未用,使用前应进行老化处理,使基线稳定。

（2）柱室:是指色谱柱内没有被固定相填充的空间。

（3）柱温箱:设置、控制、测量色谱柱温度的装置。正确选择和精密控制的温度是顺利完成分析任务的重要条件。特别是柱温控制精度应在±1℃,且波动小于每小时0.1℃。温度控制系统分为恒温控制和程序升温两种,前者用于单组分分析,后者用于复杂多组分分析。

4. 检测系统 气相色谱检测系统由检测器、微电流放大器等部件组成,是指示和测量载气中被测组分及其量变化的一种装置。

（1）检测器:是将流出色谱柱的载气中被测组分的浓度（或质量）变化转化为电信号变化的装置。检测器按流出曲线的形状不同可分为积分型检测器和微分型检测器;按检测性能不同分为浓度型检测器和质量型检测器。

1）积分型检测器:这类指示显示的信号是组分积分随时间的积分量,可直接得出组分的含量,通常用来测定色谱柱后流出物的总量。

2）微分型检测器:这类检测器显示的信号是组分随时间的瞬时量的变化,曲线上的各点表示该瞬间某组分的量,整个峰面积才表明某组分的总量。

3）浓度型检测器:浓度型检测器输出的信号的大小与载气中组分的浓度有关,当载气的流量不同,组分的进样量一定时,色谱峰高在一定范围内变化很小,色谱峰随载气流量增大而减小。此类检测器有热导检测器及电子捕获检测器。

4）热导检测器（TCD）:是利用待测组分与载气的热导率不同检测组分浓度的变化。具有结构简单、线性范围宽、测定范围广、热稳定性好、供试品不易被破坏等优点。缺点是灵敏度低、噪音大。

5）质量型检测器:质量型检测器输出的信号的大小与组分在单位时间内进入检测器的量有关,与浓度关系不大。当载气的流量不同,进样量一定时,色谱峰的面积在一定范围内不变,色谱峰峰高随载气流量增大而变大。此类检测器有氢火焰离子化检测器（FID）和火焰光度检测器（FPD）等。

知识链接

氢火焰离子化检测器（FID）

氢火焰离子化检测器（FID）:简称氢焰检测器,是利用有机物在氢气燃烧的高温火焰的作用下电离成正负离子,并在外加电场的作用下定向移动形成电子流,其电流的强度与单位时间内进入检测器离子室的待测组分含碳原子的数目有关,所以它适用于含碳有机物的测定。该检测器具有灵敏度高、响应快、线性范围宽、噪音小等优点及适应范围窄的缺点。

（2）温度控制系统:设置、控制、测量检测器温度的装置。

5. 数据处理系统 由放大器、记录仪、积分仪、数据处理系统组成。数据处理机或色谱工作站,接收处理经放大的供试品浓度或质量的信号（色谱图信息）,打印出操作条件,由积分仪给出定性和定量分析结果。由于微电子技术的不断发展,特别是计算机的出现,现代色谱仪采用计算机(色谱工作站)进行数据采集和处理,同时也对色谱仪的自动进样器、柱温、检测器、载气流速和压力等色谱参数进行设定和控制。

色谱柱、检测器和数据处理系统是色谱仪的重要组成部分,也是不断发展、创新的重要部分。

（二）　仪器的工作流程

首先由高压瓶提供载气,经压力调节器调压后,进入净化干燥装置除去载气中的杂质及水分,再由稳压阀调制适宜的流量和流速后进入色谱柱。供试品用微量注射器或进样阀由进样器注入,如果供试品为液体,进样后在高温气化时瞬间气化为气体,随后被载气带入色谱柱。各组分在色谱柱内经分离后依次流出色谱柱进入检测器,检测器将各组分的浓度或质量变化信号转变成电压变化,经放大器放大后记录在记录仪上,得到色谱图,利用色谱峰的面积或峰高加以校正进行定量分析,供试品经检测器后放空。

二、仪器操作通法

（一）　开机前的准备

1. 检查仪器上电器开关,均处于"关"位置。

2. 选择好合适的色谱柱,柱的两端应有盲堵。

3. 取下盲堵,分清入口与出口端,套好石墨密封圈及固定螺母,装于仪器上,拧紧固定螺丝,但也勿过紧,以不漏气为度。换下的色谱柱,应堵上盲堵保存。

4. 开启载气钢瓶上总阀调节减压阀至规定压力。注意:如果采用氮气发生器作为载气气源,则应提前2~3小时打开氮气发生器进行平衡。要注意经常更换载气净化器中的填料,另外,采用ECD为检测器时,不适宜使用氮气发生器作为载气气源,应采用高纯度氮气钢瓶作为气源。

5. 用表面活性剂检查柱连接处是否漏气,如有漏气应检查柱两端的石墨密封圈或再略加紧固定螺母。

6. 如果仪器有恒流和恒压阀调节气流量,换柱后可不再调节,若有疑点可用皂膜流量计检查和调节流量。

（二）　开机

1. 打开各部分电路开关及色谱站,设置进样系统、气化室、柱温箱及检测器温度和载气流量等色谱参数,并开始加热。

2. 待各部分温度恒定后,打开氢气钢瓶及空气压缩机总阀,同载气操作。

3. 按下点火按钮(FID检测器)。有些仪器在检测器温度达到一定温度后有自动点火功能,应有"噗"的点火声,用玻璃片置氢火焰离子化检测器(FID)气体出口处,检视玻璃片上如有水雾,表示已点着火,同时记录器有响应。注意:对于有自动点火功能的仪器来说,有时工作站已显示点火成功,但实际上没有点火,所以每次试验均应用玻璃片检视。

4. 调节仪器的放大器灵敏度等,走基线,待基线稳定度达到可接受范围内,即可进样分析。

（三）测定

1. 仪器系统适用性试验 应符合药品标准各品种项下的要求。

2. 预试验 初次测定该品种时,可先经预试验以确定仪器参数,根据预试验情况,可适当调节柱温、载气流速、进样量等,使色谱峰的保留时间、分离度、峰面积或峰高的测量能符合要求。如果用积分仪作峰面积积分时,对含量测定的色谱峰面积不得小于 10 000μV·s,否则应调节进样量,也可调节 FID 的灵敏度,但应注意信噪比是否达到。

3. 正式进样测定 正式测定时,每份校正因子测定溶液（或对照品溶液）及供试品溶液各进样 2 次,2 份共 4 个校正因子及 4 个供试品数据结果平均值的相对标准偏差（RSD）不得大于 2.0%。用外标法测定同上,相对标准偏差不得大于 2.5%,如超过应重新测定。多份供试品测定时,每隔 5 批应再进对照品 2 次,核对一下仪器有无改变。在用微量注射器手动进样时,进样操作的好坏影响测定结果的精密度,因此,在进样时要注意以下几点:

（1）要根据进样量选用注射器:如果进样量不少于 1μl,选用 10μl 微量注射器;进样量在 1μl 以下时,选用 5μl 或 1μl 的微量注射器。用 5μl 或 1μl 的微量注射器吸取液体供试品时,要反复推拉针芯,防止气泡进入注射器内,而且供试品应抽在针头内。

（2）取样前要先洗涤注射器:即先用供试品溶剂抽到针管的三分之二处,排出,如此反复三次后,再用供试品溶液洗涤三次。

（3）进样的速度快:进样速度慢会使供试品气化时间变长,进入色谱柱供试品的谱带变宽,影响分离效果。正确的进样方法是:取样后,一手持注射器,另一手护住针头,小心将针头刺穿过隔垫,在将注射器插到底的同时,供试品也要迅速推进气化室（注意针尖不要弯曲）,并立即抽出注射器。

（四）关机

分析完毕后,待各组分流出后,先关闭氢气和空气,再进行降温操作,将进样系统、柱温箱、检测器以及顶空进样器的温度均设为 40℃ 或更低,待各组件的温度降至 40℃ 以下时,依次关闭载气工作站、气相色谱仪并断电。若要取下色谱柱,则应将柱两端用盲堵堵上,放在盒内,妥善保管。

三、含量测定

┌─**边学边练**─────────────────────────────────┐

测定十滴水软胶囊中樟脑的含量（实训二十五）。

└──┘

气相色谱法的定量方法有归一化法、外标法、内标法、内加法及校正因子法,主要介绍内标法。

（一）原理（内标法）

利用色谱峰的峰面积或峰高与待测组分的浓度或质量成正比的原理,选用与检测器相对应的纯物质作标准物质（内标物）,将内标物加到供试品中,用气相色谱仪测得待测组分和内标物的峰面积或峰高,将待测组分和内标物的峰面积或峰高相比较进行定量的方法称为内标法。内标法可分为内标一点法、校正因子法、工作曲线法。

1. 峰面积的计算公式 峰面积测量的准确度,直接影响定量结果的准确度。对于不同峰型的色谱峰,在计算峰面积时采用不同的公式。

（1）对称峰的峰面积计算公式:

$$A = 1.065h \times W_{1/2}$$ （式6-19）

式中,A 为峰面积;h 为峰高;$W_{1/2}$ 为半峰宽。

（2）不对称峰的峰面积计算公式:

$$A = 1.065h \frac{(W_{0.15} + W_{0.85})}{2}$$ （式6-20）

式中,A 为峰面积;h 为峰高;$W_{0.15}$ 和 $W_{0.85}$ 分别为0.15及0.85峰高处的峰宽。

（3）用数字积分以计算峰面积:数字积分仪具有测量精密度高、线性范围宽、操作简便等优点。色谱专用微机处理机能自动记录、储存色谱峰高、面积等数据,并能进行定量运算,给出测量结果及打印报告等。

2. 定量校正因子　定量分析是利用待测组分的浓度或质量与峰面积或峰高成正比的关系,由于同一种物质在不同类型检测器上的响应信号灵敏度不同,不同物质在同一检测器上的响应灵敏度也不同,使相同质量的不同物质的峰面积(峰高或峰宽)不同,为使峰面积或峰高与其浓度或质量相对应,因此必须引入校正因子。校正因子分为绝对校正因子和相对校正因子。

（1）绝对校正因子:$W_i = f_i \times A_i$ （式6-21）

$$W_i = A_i / S_i$$ （式6-22）

式中,f_i 为比例常数,称为绝对校正因子,为单位峰面积或峰高代表的i组分的量;W_i 为待测组分i的质量;A_i 为待测组分i的峰面积或峰高;S_i 为单位待测组分i的峰面积或峰高,简称响应值;f_i、S_i 为绝对定量校正因子,单位相同时二者为倒数:

$$f_i = 1/S_i$$ （式6-23）

式中,f_i、S_i 为峰面积的校正因子,如用峰高定量时,要求出峰高校正因子,将上述公式中的峰面积换成峰高即可。

绝对定量校正因子与仪器及色谱条件有关,缺乏通用性。在实际工作中,常用相对校正因子代替绝对校正因子。

（2）相对校正因子:相对校正因子是指某组分i与内标物s绝对校正因子的比值。待测组分i与内标物s不是相同的物质,一般是根据检测器的种类选择内标物。在文献手册的记载中,热导检测器常用苯做内标物,氢焰检测器常用正庚烷做内标物。一般选用面积相对质量校正因子,面积相对质量校正因子又称质量校正因子或相对校正因子:

$$f_m = \frac{f_i}{f_s} = \frac{W_i/A_i}{W_s/A_s} = \frac{A_s W_i}{A_i W_s}$$ （式6-24）

式中,f_m 为相对校正因子;f_i 为待测组分i的绝对校正因子;f_s 为内标物的绝对校正因子;A_i、A_s 和 W_i、W_s 分别代表待测组分i的纯品和内标物s的峰面积和质量。

热导与氢焰检测器的质量相对校正因子可从手册中查得,手册中的校正因子是常数,其数值与检测器的类型有关,与检测器的操作条件无关。氢焰检测器的校正因子与载气性质种类无关;热导检测器用氢气、氦气作载气时,质量校正因子变化不大,误差不超过3%,氢气、氦气可以通用,用氮气作载气时,质量校正因子变化较大,氢气、氦气与氮气不能通用。

(3)相对校正因子的测定与计算:准确称量待测组分 i 的纯品与内标物 s,配制成溶液,取一定体积的溶液进样,得到两个色谱峰面积 A_i、A_s,按公式(式6-23)计算相对校正因子。

3. 定量分析方法　当供试品中所有组分不能都流出色谱柱、检测器不能检测出所有的组分或只需测定供试品中几个组分的含量时,可采用内标法。

将一定量的内标物加到供试品中,再经色谱分离后,获得待测组分 i 与内标物 s 的峰面积 A_i、A_s,根据待测组分 i 与内标物 s 的质量,就可求出待测组分 i 的质量 W_i。

计算公式:

$$\frac{W_i}{W_s} = \frac{A_i f_i}{A_s f_s} \qquad (式6\text{-}25)$$

$$W_i = \frac{A_i f_i W_s}{A_s f_s} \qquad (式6\text{-}26)$$

$$C_i\% = \frac{W_i}{W} \times 100 = \frac{A_i f_i W_s}{A_s f_s W} \times 100 \qquad (式6\text{-}27)$$

内标物物质应具备的条件:内标物为纯物质;内标物为供试品中不存在的组分;内标物的保留时间与待测组分的保留时间接近但不相同。

只要求出待测组分与内标物的峰面积或峰高比,就能求出待测组分的含量,因此,内标法更适合测定药物或复方制剂中某些有效成分及杂质的含量。由于杂质的含量较低,产生的峰面积或峰高数值较小,难以测定杂质的含量,或测得的误差较大,这时可加入与杂质相当量的内标物,加大进样量,增大杂质峰的面积,测定杂质峰与内标物峰面积比,求出杂质的含量。

(1)工作曲线法:在待测组分的各种浓度的对照品溶液中加入相同量的内标物,测得对照品与内标物的峰面积或峰高,用峰高比 $\frac{A_i}{A_s}$ 对浓度 $\frac{C_i}{C_s}$ 绘制标准曲线或求出回归方程。

将供试品按上述方法配成溶液,将与上述相同量的内标物加到在供试品溶液中,用相同的方法求得供试品中待测组分与内标物的峰面积或峰高比,然后用两者的峰面积或峰高比,在标准曲线上查出供试品中待测组分的含量,或用回归方程计算出供试品中待测组分的含量。

(2)校正因子法:在已知内标物与待测组分的相对校正因子的前提下,用校正因子求含量的方法。精密称取供试品 W_i 克,加一定量精密称取的内标物 W_s 克,由两者的峰面积或峰高之比,用内标校正因子计算含量。

由公式:

$$f_m = \frac{f_i}{f_s} = \frac{W_i/A_i}{W_s/A_s} = \frac{A_s W_i}{A_i W_s} \qquad 得 \qquad W_i = \frac{f_m A_i W_s}{A_s} \qquad (式6\text{-}28)$$

（3）内标法加校正因子法（内标对比法）：在校正因子未知的情况下,采用内标对比法测定待测组分的含量。精密称（量）取对照品、供试品和内标物质,分别配成溶液。将精密量取相同量的内标物溶液分别加到对照品及供试品溶液中,配成测定校正因子用的对照品溶液及测试用的供试品溶液。先取一定量对照品溶液注入仪器,记录色谱图,测量对照品和内标物的峰面积或峰高,按下式计算校正因子 f：

$$f = \frac{A_S/C_S}{A_R/C_R}$$ （式 6-29）

式中,A_S 为内标物质的峰面积（或峰高）；A_R 为对照品的峰面积（或峰高）；C_S 为内标物质的浓度；C_R 为对照品的浓度。

再取含内标物质的供试品溶液,注入仪器,记录色谱图,测量供试品中待测组分和内标物质的峰面积（或峰高）,按下式计算供试品中待测组分的量：

$$C_X = f \times \frac{A_X \times C_S'}{A_S'}$$ （式 6-30）

式中,C_X 为供试品中待测组分的浓度；A_X 为供试品峰面积（或峰高）；C_S' 为供试品中内标物质的浓度；A_S' 为相应内标物质的峰面积。

如果供试品溶液的浓度为 C,则供试品中被测组分的百分含量用下式计算：

$$被测组分 i\% = \frac{C_X}{C} \times 100\% = \frac{f \times A_X \times C_S'}{A_S' \times C} \times 100\%$$ （式 6-31）

内标法是一种相对测量法,由于内标物与待测物同时进样,在相同条件下记录色谱图,可抵消由仪器不稳定或进样量不准确等原因带来的定量分析误差。

（二）操作步骤和方法

1. 测试溶液的制备

（1）对照品溶液的配制：按药品标准中各品种项下的规定,精密称（量）取待测组分 i 的对照品和内标物质,分别配制成溶液,精密量取各溶液,配成测定校正因子用的对照品溶液。

（2）供试品溶液的配制：按各品种项下的规定,精密称（量）取供试品和内标物质,分别配制成溶液,精密量取各溶液,配成测定用的供试品溶液。

2. 系统适用性试验　除另有规定外,气相色谱法的系统适用性试验,按高效液相色谱法中的测定。

3. 进样测试　按各品种项下的规定,分别量取对照溶液及供试品溶液进样测试。一般测定 3 次以上。

4. 相对校正因子的测定与计算　准确称量待测组分 i 的纯品与内标物 s,按各品种项下要求配制成溶液,取一定体积的溶液进样,得到两个色谱峰面积 A_i、A_w,按下式计算相对校正因子。

$$f_m = \frac{f_i}{f_s} = \frac{W_i/A_i}{W_s/A_s} = \frac{A_s W_i}{A_i W_s} \quad 或 \quad f = \frac{A_s/C_s}{A_R/C_R}$$ （式 6-32）

5. 含量计算　由于气相色谱法进样量小,且进样量不易准确控制,故外标法较少用,主要采用内标法。在中药制剂分析中,校正因子多数情况下是未知的,因此采用内标对比法测定待测组分的含量。

内标法:按各品种项下的规定,精密量取对照品溶液和供试品溶液,分别取一定量注入仪器,记录色谱图,先计算校正因子,然后按测量对照品及供试品待测组分的峰面积(或峰高),进行计算。

计算公式:
$$f=\frac{A_s/C_s}{A_R/C_R} \qquad C_X=f\times\frac{A_X\times C'_S}{A'_S}$$
（式6-33）

如供试品溶液的浓度为 C,则供试品中被测组分的百分含量可用下式计算:

$$被测组分 i(\%)=\frac{C_X}{C}\times100\%=\frac{f\times A_X\times C'_S}{A'_S\times C}\times100\%$$
（式6-34）

6. 结果判断　将测定结果与药品标准比较,若在规定的范围之内,则判断本品合格,否则为不合格。

四、应用实例

（一）冠心苏合丸中冰片的含量测定

本品为由苏合香、冰片、乳香(制)、檀香、土木香等五味中药饮片制成的大蜜丸。

1. 色谱条件与系统适用性试验　以聚乙二醇20000(PEG-20M)为固定相,涂布浓度为10%,柱温为140℃,理论板数按正十五烷峰计算应不低于1200。

2. 内标物溶液的配制　取正十五烷适量,精密称定,加乙酸乙酯制成每1ml含7mg的溶液,作为内标溶液。

3. 对照品溶液的配制　取冰片对照品10mg,精密称定,置5ml量瓶中,精密加入内标溶液1ml,加乙酸乙酯至刻度,摇匀,即得。

4. 校正因子测定　分别吸取内标物溶液及对照品溶液各1μl,注入气相色谱仪,测定,计算校正因子。

5. 供试品溶液的配制　取本品10丸,精密称定,研匀;或取本品10丸,精密称定,每丸各取四分之一,合并,精密称定,精密加入等量硅藻土,研匀。取适量(约相当于冰片12mg),精密称定,置具塞试管中,精密加入内标溶液1ml与乙酸乙酯4ml,密塞,振摇使冰片溶解,静置,吸取上清液,即得。

6. 测定　精密吸取对照品溶液及供试品溶液各1μl,注入气相色谱仪,测定(按照气相色谱法《中国药典》2015年版通则0521测定)以龙脑、异龙脑峰面积之和计算,即得。

7. 结果判断　本品每丸含冰片($C_{10}H_{18}O$)应为80.0～120.0mg。

（二）保妇康栓中莪术油的含量测定

本品为由莪术油、冰片制成的栓剂。

1. 对照品溶液的制备　取莪术二酮对照品适量,精密称定,加乙酸乙酯制成每1ml含2.4mg的溶液,即得。

2. 色谱条件与系统适用性试验　聚乙二醇20000（PEG-20M）毛细管柱（柱长为30m,柱内径为0.32mm,膜厚度为0.25μm）;柱温为程序升温,初始温度为140℃,保持35分钟,以每分钟10℃的速率升温至200℃,保持3分钟。理论板数按莪术二酮峰计算应不低于10 000。

3. 供试品溶液的制备　取本品5粒,置1000ml圆底烧瓶中,加水300ml与玻璃珠数粒,照挥发油测定法（《中国药典》2015年版通则2204）试验,加乙酸乙酯3ml,加热至沸腾并保持微沸5小时,放冷,分取乙酸乙酯液,测定器用乙酸乙酯洗涤3次,每次5ml,合并乙酸乙酯液,通过铺有无水硫酸钠的漏斗,转移至25ml量瓶中,用少量乙酸乙酯洗涤漏斗,洗液并入同一量瓶中,加乙酸乙酯至刻度,摇匀,即得。

4. 测定　分别精密吸取对照品溶液与供试品溶液各1μl,注入气相色谱仪,测定（照气相色谱法《中国药典》2015年版通则0521测定）,即得。

5. 结果判断　本品每粒含莪术油以莪术二酮（$C_{15}H_{24}O_2$）计,不得少于5.0mg。

点滴积累　∨

1. 气相色谱法是在加温的状态下使样品气化,由载气带入色谱柱,由于各组分在固定相与载气间作用不同,在色谱柱中移动速度不同而得到分离,再依次被载气带入检测器,将各组分的浓度或质量转换成电信号并记录成色谱图,根据色谱峰高或峰面积进行定量。在中药制剂分析中主要用于含挥发油及其他挥发性组分的含量测定,还可用于中药及其制剂中含水量、含醇量的测定。

2. 由于气相色谱法具有分离效能高、选择性好、灵敏度高、分析速度快等特点,只要化合物有适当的挥发性,且在操作温度下具有良好的稳定性,就能用气相色谱法测定其含量。但本法也存在一定局限性,它对挥发性差、遇热易分解破坏及不具挥发性的物质难以分析。

第六节　原子吸收分光光度法

原子吸收分光光度法又称原子吸收光谱分析法,是基于从光源辐射出具有待测元素特征谱线的光,通过试样蒸气时,被待测元素的基态原子所吸收,由辐射谱线被减弱的程度（即原子的吸光度）来测定试样中该元素的含量的方法。该法已广泛应用于中药制剂及中药材中重金属、毒害元素及微量元素的检测。如《中国药典》2015年版收载的龙牡壮骨颗粒中钙的测定、西洋参中重金属及有害元素的测定、健脾生血颗粒中硫酸亚铁的测定等。

原子吸收分光光度法具有灵敏度高、选择性和重现性好、干扰较少、操作简便快速、测定范围广等优点;其缺点是标准工作曲线的线性范围窄、测定不同元素一般需用不同光源灯,且实验条件要求严格。

一、仪器工作原理

（一）仪器构造

原子吸收分光光度法的测量对象是呈原子状态的金属元素和部分非金属元素,一般通过比较对照品溶液和供试品溶液的吸光度,计算供试品中待测元素的含量。所用仪器为原子吸收分光光度计,它由光源、原子化器、单色器(分光系统)、背景校正系统、自动进样系统和检测系统等组成(图6-34)。

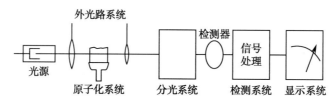

图6-34 原子吸收光谱仪结构示意图

1. 光源 常用待测元素作为阴极的空心阴极灯。

2. 原子化器 主要有四种类型:火焰原子化器、石墨炉原子化器、氢化物发生原子化器及冷蒸气发生原子化器。

(1)火焰原子化器:由雾化器及燃烧灯头等主要部件组成。其功能是将供试品溶液雾化成气溶胶后,再与燃气混合,进入燃烧灯头产生的火焰中,以干燥、蒸发、离解供试品,使待测元素形成基态原子。燃烧火焰由不同种类的气体混合物产生,常用乙炔-空气火焰。改变燃气和助燃气的种类及比例可控制火焰的温度,以获得较好的火焰稳定性和测定灵敏度。

(2)石墨炉原子化器:由电热石墨炉及电源等部件组成。其功能是将供试品溶液干燥、灰化,再经高温原子化使待测元素形成基态原子。一般以石墨作为发热体,炉中通入保护气,以防氧化并能输送试样蒸气。

(3)氢化物发生原子化器:由氢化物发生器和原子吸收池组成,可用于砷、锗、铅、镉、硒、锡、锑等元素的测定。其功能是将待测元素在酸性介质中还原成低沸点、易受热分解的氢化物,再由载气导入由石英管、加热器等组成的原子吸收池,在吸收池中氢化物被加热分解,并形成基态原子。

(4)冷蒸气发生原子化器:由汞蒸气发生器和原子吸收池组成,专门用于汞的测定。其功能是将供试品溶液中的汞离子还原成汞蒸气,再由载气导入石英原子吸收池进行测定。

3. 单色器 其功能是从光源发射的电磁辐射中分离出所需要的电磁辐射,仪器光路应能保证有良好的光谱分辨率和在相当窄的光谱带(0.2nm)下正常工作的能力,波长范围一般为190.0~900.0nm。

4. 背景校正系统 背景干扰是原子吸收测定中的常见现象。背景吸收通常来源于样品中的共存组分及其在原子化过程中形成的次生分子或原子的热发射、光吸收和光散射等。这些干扰在仪器设计时应予以克服。常用的背景校正法有以下四种:连续光源(在紫外区通常用氘灯)、塞曼效应、自吸效应、非吸收线等。

在原子吸收分光光度分析中,必须注意背景以及其他原因等对测定的干扰。仪器某些工作条件(如波长、狭缝、原子化条件等)的变化可影响灵敏度、稳定程度和干扰情况。在火焰法原子吸收测定中可采用选择适宜的测定谱线和狭缝、改变火焰温度、加入配合剂或释放剂、采用标准加入法等方法消除干扰;在石墨炉原子吸收测定中,可采用选择适宜的背景校正系统、加入适宜的基体改进剂等方法消除干扰。具体方法应按各品种项下的规定选用。

5. 检测系统　由检测器、信号处理器和指示记录器组成,应具有较高的灵敏度和较好的稳定性,并能及时跟踪吸收信号的急速变化。

（二）工作原理

原子吸收分光光度法是以待测元素原子蒸气中基态原子对该元素特征谱线的吸收为基础,原子吸收和分子吸收一样,服从 Lambert-Beer 定律。当光源辐射出具有待测元素特征谱线的光通过试样蒸气时,被待测元素的基态原子所吸收,使辐射谱线的强度被减弱,其减弱的程度(即待测元素原子蒸气对其共振辐射的吸收程度 A)与待测元素基态原子数 N_0 成正比($A \times N_0$)。根据玻尔兹曼分布律,在原子吸收测定条件下($T = 3000\mathrm{K}$),待测元素激发态原子数 N_i 相对于其基态原子数 N_0 可忽略不计,可看作等于总原子数,即可认为所有的吸收都是在基态情况下进行的。在稳定的原子化条件下,试液中被测组分浓度 C 与蒸气中待测元素原子总数成正比,当原子蒸气的厚度(即火焰宽度)保持一定时,吸收度 A 与被测组分的浓度 C 呈线性关系,即:

$$A = KC \tag{式 6-35}$$

式中,A 为被测组分吸收度;C 为被测组分浓度;K 为比例系数。

知识链接

原子吸收分光光度法（AAS）的发展

原子吸收光谱作为一种实用的分析方法是从 1955 年开始的。这一年澳大利亚的瓦尔什（A. Walsh）发表了他的著名论文《原子吸收光谱在化学分析中的应用》奠定了原子吸收光谱法的基础。50 年代末和 60 年代初,Hilger,Varian Techtron 及 Perkin-Elmer 公司先后推出了原子吸收光谱商品仪器,发展了瓦尔西的设计思想。到了 60 年代中期,原子吸收光谱开始进入迅速发展的时期。电热原子吸收光谱仪器产生的 1959 年,苏联里沃夫发表了电热原子化技术的第一篇论文。电热原子吸收光谱法的绝对灵敏度可达到 $10^{-10}\mathrm{g}$,使原子吸收光谱法向前发展了一步。原子吸收分析仪器的发展随着原子吸收技术的发展,推动了原子吸收仪器的不断更新和发展,而其他科学技术进步,为原子吸收仪器的不断更新和发展提供了技术和物质基础。近年来,使用连续光源和中阶梯光栅,结合使用光导摄像管、二极管阵列多元素分析检测器,设计出了微机控制的原子吸收分光光度计,为解决多元素同时测定开辟了新的前景。微机控制的原子吸收光谱系统简化了仪器结构,提高了仪器的自动化程度,改善了测定准确度,使原子吸收光谱法的面貌发生了重大的变化。

二、操作通法

（一）样品处理

原子吸收光谱分析通常是溶液进样,被测样品需事先转化为溶液样品,预处理方法与通常的化学分析相同,要求试样分解完全,在分解过程中应防止玷污和避免待测组分的损失,所用试剂及反应产物对后续测定应无干扰。

分解试样最常用的方法是用酸溶解或碱熔融,近年来微波溶样法获得了广泛的应用。通常采用稀酸、浓酸或混合酸处理,酸不溶物质采用熔融法。无机试样如矿物类药物大都采用此类方法。有机试样通常先进行消化处理,以除去有机物基体,消化后的残留物再用合适的酸溶解。消化处理主要分干法消化和湿法消化两种,被测元素若是易挥发的元素(如 Hg、As、Cd、Pb、Sb、Se 等),则不能采用干法消化,因为这些元素在消化过程中损失严重。

干法消化是在较高的温度下,用氧来氧化样品。准确称取一定量的样品,置于石英坩埚或铂坩锅中,于 80~150℃ 低温加热赶去大量有机物;然后放于高温炉中,加热至 450~550℃ 进行灰化处理。冷却后,再将灰分用 HNO_3、HCl 或其他溶剂进行溶解。如有必要,可加热溶液以使残渣溶解完全,最后转移到容量瓶中,稀释溶液至刻度。

湿法消化是在样品升温下用合适的酸加以氧化。最常用的是 HNO_3+HCl 法、HNO_3+HClO_4 法、$HNO_3+H_2SO_4$ 等混合酸法。若用微波溶样技术,可将样品放于聚四氟乙烯焖罐中,于专用微波炉中加热消化样品。根据样品类型决定采用何种混合酸消化样品。

若使用石墨炉原子化器,可直接分析固体试样,采用程序升温,以分别控制试样干燥、消化和原子化过程,使易挥发或易热解的基体在原子化阶段之前除去。

（二）仪器操作

1. 开机

（1）开稳压电源,待电压稳定在 220 伏后开主机电源开关;

（2）开空压机;

（3）开燃气钢瓶主阀,乙炔钢瓶主阀最多开启一圈;

（4）开排风扇和冷却水。

2. 测试

（1）装上待测元素空心阴极灯,调节灯电流与波长至所需值;

（2）点火,设置仪器测试参数;

（3）将毛细管插入去离子水中,调零、将进样毛细管插入溶液,待吸光度显示稳定后,记录测试结果,将毛细管插入去离子水中,回到零点,依次测定。

3. 关机

（1）测试完毕后,在点火状态下吸喷干净的去离子水清洗原子化器几分钟;

（2）关闭燃气钢瓶主阀,待管路中余气燃净后关闭仪器的燃气阀门;

（3）松开仪器面板上燃气和助燃气旋钮,将灯电流旋至零;

（4）关仪器电源,关稳压电源;

（5）关排风扇和冷却水;

（6）将燃气钢瓶减压阀旋松;

（7）顺序关燃气、空压机、阴极灯,旋钮复位,关光电倍增管负高压电源,总电源;

（8）用滤纸将燃烧头缝擦干净。

（9）清洗仪器,复位,填写仪器使用记录。

三、含量测定

（一）标准曲线法

在仪器推荐的浓度范围内,除另有规定外,制备含待测元素不同浓度的对照品溶液至少5份,浓度依次递增,并分别加入各品种项下制备供试品溶液的相应试剂,同时以相应试剂制备空白对照溶液。将仪器按规定启动后,依次测定空白对照溶液和各浓度对照品溶液的吸光度,记录读数。以每一浓度3次吸光度读数的平均值为纵坐标、相应浓度为横坐标,绘制标准曲线。按各品种项下的规定制备供试品溶液,使待测元素的估计浓度在标准曲线浓度范围内,测定吸光度,取3次读数的平均值,从标准曲线上查得相应的浓度,计算被测元素含量。绘制标准曲线时,一般采用线性回归,也可采用非线性拟合方法回归(图6-35)。

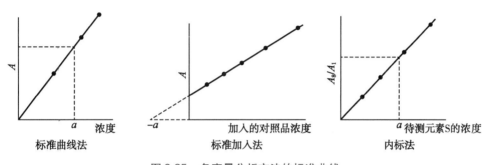

图6-35 各定量分析方法的标准曲线

（二）标准加入法

取同体积按各品种项下规定制备的供试品溶液4份,分别置4个同体积的量瓶中,除1号量瓶外,其他量瓶分别精密加入不同浓度的待测元素对照品溶液,分别用去离子水稀释至刻度,制成从零开始递增的一系列溶液。按上述标准曲线法自"将仪器按规定启动后"操作,测定吸光度,记录读数;将吸光度读数与相应的待测元素加入量作图,延长此直线至与含量轴的延长线相交,此交点与原点间的距离即相当于供试品溶液取用量中待测元素的含量,如图6-35所示,再以此计算供试品中待测元素的含量。

当用于杂质限量检查时,取供试品,按各品种项下的规定,制备供试品溶液;另取等量的供试品,加入限度量的待测元素溶液,制成对照品溶液。照上述标准曲线法操作,设对照品溶液的读数为 a,供试品溶液的读数为 b, b 值应小于 $(a-b)$。

（三）内标法

内标法是在一系列标准溶液和试样溶液中分别加入一定量样品中不存在的内标元素,同时测定溶液中待测元素和内标元素的吸收度 A、A_0,以吸收度的比值 A/A_0 对标准溶液中待测元素的浓度绘制标准曲线,根据试样溶液中待测元素与内标元素的吸收度比值,由标准曲线上求得试样中待测元素的浓度或含量(图6-35)。

内标法由于是同时测定,测定值的波动可相互抵消,选择适当的分析条件及分析方法会使测得值再现性良好,精密度较高。采用内标法可消除在原子化过程中由于实验条件(如气体流量、基体组成、火焰状态等)变化而引起的误差。

四、应用实例

(一) 龙牡壮骨颗粒中钙的含量测定

本品为由党参、黄芪、龙骨、煅牡蛎等十六味中药饮片制成的颗粒剂。

1. 对照品溶液的制备　取碳酸钙基准物约 60mg,置 100ml 量瓶中,用水 10ml 湿润后,用稀盐酸 5ml 溶解,加水至刻度,摇匀,精密量取 25ml,置 100ml 量瓶中,加水至刻度,摇匀,量取 1.0ml、1.5ml、2.0ml、2.5ml 和 3.0ml,分别置 25ml 量瓶中,各加镧试液 1ml,加水至刻度,摇匀,即得。

2. 供试品溶液的制备　取装量差异项下的本品,混匀,取适量,研细,取 0.5g 或 0.3g(无蔗糖),精密称定,置 100ml 量瓶中,用水 10ml 湿润后,用稀盐酸 5ml 溶解,加水至刻度,摇匀,滤过。精密量取续滤液 2ml 置 25ml 量瓶中,加镧试液 1ml,加水至刻度,摇匀,即得。

3. 测定　取对照品溶液与供试品溶液,依法(《中国药典》2015 年版通则 0406 第一法)在 422.7nm 的波长处测定,计算,即得。

4. 结果判断　本品每袋含钙(Ca)不得少于 45.0mg。

(二) 健脾生血颗粒中硫酸亚铁的测定

本品为由党参、茯苓、炒白术、甘草、黄芪、硫酸亚铁等十四味药制成的颗粒剂。

1. 对照品溶液的制备　取铁单元素标准溶液适量,用水稀释成每 1ml 含铁 100μg 的溶液,作为标准溶液。精密量取标准溶液 1.0ml、1.5ml、2.0ml、2.5ml 和 3.0ml,分别置 25ml 量瓶中,用水稀释至刻度,摇匀,即得。

2. 供试品溶液的制备　取装量差异项下的本品,混匀,取适量,研细,取 1g,精密称定,置 100ml 量瓶中,用水溶解并稀释至刻度,摇匀,滤过,精密量取续滤液 5ml,置 25ml 量瓶中,加水至刻度,摇匀,即得。

3. 测定　取对照品溶液与供试品溶液,照原子吸收分光光度法(《中国药典》2015 年版通则 0406 第一法),在 248.3nm 的波长处测定,计算,即得。

4. 结果判断　本品每 1g 含硫酸亚铁($FeSO_4 \cdot 7H_2O$)以铁(Fe)计,应为 3.6~4.6mg。

点滴积累 ∨

　　在吸收光程、进样方式等实验条件固定时,样品产生的待测元素相基态原子对作为锐线光源的该元素的空心阴极灯所辐射的单色光产生吸收,其吸光度(A)与样品中该元素的浓度(C)成正比。 即 $A=KC$ 式中, K 为比例系数。 据此,通过测量标准溶液及未知溶液的吸光度,根据标准溶液浓度及吸光度,绘制标准曲线,求得未知液中待测元素浓度。

第七节　浸出物测定法

本法是以测定药材浸出物含量作为其质量标准的方法,适用于有效成分尚不明确、待测成分含量太低(低于万分之一)或尚无确切定量测定方法的中药制剂。药材浸出物的测定,可依据制剂中已知成分的溶解性能,选择水、乙醇、乙醚、三氯甲烷等适当的溶剂,测定浸出物的含量,以此控制中药制剂的质量。《中国药典》2015 年版收载有三种测定方法:水溶性浸出物测定法、醇溶性浸出物测定法和挥发性醚浸出物测定法。除另有规定外,供试品需粉碎,通过二号筛,并混合均匀。《中国药典》2015 年版中成药浸出物测定品种及其限量见表6-7。

表 6-7　《中国药典》2015 年版中成药浸出物测定品种及其限度

类别	品种	溶剂	方法	限度（％）
醇溶性浸出物测定法	女珍颗粒	乙醇	热浸法	≥10.0
	妇科止带片	乙醇	热浸法	≥30.0
	感冒清热胶囊	乙醇	热浸法	≥11.0
	七厘散	乙醇	热浸法	≥60.0
	刺五加浸膏	甲醇	热浸法	≥60.0
	刺五加片	甲醇	热浸法	≥80mg/片
	化积口服液	正丁醇		≥0.60
	安神宝颗粒	正丁醇		≥90mg/片
	复方阿胶浆	正丁醇		≥0.80
	感冒清热口服液	正丁醇		≥1.50
	儿康宁糖浆	正丁醇		≥3.0
挥发性醚浸出物测定法	安中片	乙醚		≥0.35
	沉香化气丸	乙醚		≥0.40
	九味羌活丸	乙醚		≥0.30
	龟龄集	乙醚		≥0.25
水浸出物测定	暑症片	水	冷浸法	≥25.0
	刺五加浸膏	水	热浸法	≥90.0

知识链接

《中国药典》浸出物测定法

《中国药典》2015 年版一部除规定水溶性浸出物、醇溶性浸出物、挥发性醚浸出物外,还收载了乙酸乙酯、石油醚等浸出物的测定。 例如,山菊降压片含乙酸乙酯浸出物小片不得少于 7.0mg,大片不得少于11.7mg;麝香舒活搽剂含石油醚浸出物不得少于3.5%。 此类浸出物的测定按各品种项下规定的方法测定。

一、水溶性浸出物测定法

本法系以水为溶剂,对制剂中水溶性成分进行提取,并计算其在制剂中的含量,适用于水溶性成分较多的制剂。有冷浸法和热浸法两种测定方法。

（一）冷浸法

取供试品约4g,精密称定,置250~300ml锥形瓶中,精密加水100ml,密塞,冷浸,前6小时内时时振摇,再静置18小时,用干燥滤器迅速滤过,精密量取滤液20ml,置已干燥至恒重的蒸发皿中,在水浴上蒸干后,于105℃干燥3小时,置干燥器中冷却30分钟,迅速精密称定重量,除另有规定外,以干燥品计算供试品中水溶性浸出物的含量（$W/W\%$）。

（二）热浸法

取供试品约2~4g,精密称定,置100~250ml锥形瓶中,精密加水50~100ml,密塞,称定重量,静置1小时后,连接回流冷凝管,加热至沸腾,并保持微沸1小时。放冷后,取下锥形瓶,密塞,再称定重量,用水补足减失的重量,摇匀,用干燥滤器滤过。精密量取滤液25ml,置已干燥至恒重的蒸发皿中,在水浴上蒸干后,于105℃干燥3小时,置干燥器中冷却30分钟,迅速精密称定重量,除另有规定外,以干燥品计算供试品中水溶性浸出物的含量（$W/W\%$）。热浸法仅适用于不含或少含淀粉、黏液质等成分的药品中水溶性浸出物的含量测定。

（三）注意事项

仪器应干净、干燥。干燥时可参考水分测定法中烘干法的有关内容。

（四）含量计算

$$冷浸物含量（W/W\%）=\frac{浸出物重量（g）\times100ml}{取样量（g）\times（1-含水量\%）\times20ml}\times100\% \qquad （式6-36）$$

$$热浸物含量（W/W\%）=\frac{浸出物重量（g）\times精密加水量（ml）}{取样量（g）\times（1-含水量\%）\times25ml}\times100\% \qquad （式6-37）$$

（五）结果判断

将测定结果与药品标准比较,若等于或高于限度则符合规定;否则不符合规定。

（六）应用实例

1. 暑症片水溶性浸出物测定（冷浸法）　本品为由猪牙皂、细辛、薄荷、广藿香等十五味中药加工制成的片剂。

（1）测定:取20片,研细,精密称取细粉约4g,置250ml锥形瓶中,精密加入水100ml,塞紧,冷浸,前6小时内时时振摇,再静置18小时,用干燥滤器迅速滤过,弃去初滤液,精密量取滤液20ml,置已干燥至恒重的蒸发皿中,水浴蒸干后,于105℃干燥3小时,移置干燥器中,冷却30分钟,迅速精密称定重量。

（2）结果判断:除另有规定外,以干燥品计算供试品中水溶性浸出物的含量。《中国药典》2015年版规定,其含量不得少于25.0%。

2. 刺五加浸膏（水浸膏）水溶性浸出物测定（热浸法）　本品为五加科植物刺五加的干燥根及根茎或茎用水或乙醇提取加工制成的浸膏。《中国药典》规定，水浸膏应测定水溶性浸出物的含量；醇浸膏应测定甲醇浸出物的含量。

（1）水溶性浸出物含量的测定：取本品2.5g，精密称定，置100ml具塞锥形瓶中，精密加水25ml使溶散（必要时以玻璃棒搅拌使溶散），再精密加水25ml冲洗瓶壁及玻璃棒，密塞，称定重量，超声处理30分钟，放冷，再称定重量，用水补足减失的重量，摇匀，滤过，精密量取续滤液25ml，置已干燥至恒重的蒸发皿中，在水浴上蒸干，于105℃干燥3小时，置干燥器中冷却30分钟，迅速精密称定重量。

（2）结果判断：本品以干燥品计算水溶性浸出物的含量。《中国药典》2015年版规定，其含量不得少于90.0%。

> ▶▶ **课堂活动**
>
> 已知称取细粉的重量为8.2988g，得到浸出物重量为2.0019g，试计算暑症片的水溶性浸出物含量，并判断是否符合规定。

二、醇溶性浸出物测定法

本法系以甲醇、乙醇或正丁醇为溶剂，提取药品中相应的醇溶性成分，并计算其含量，适用于含较多皂苷类成分的制剂。

（一）甲醇、乙醇浸出物的测定

照水溶性浸出物测定法测定。

（二）正丁醇浸出物的测定

按各品种项下规定的方法测定。一般说来，水溶液制剂可直接用水饱和的正丁醇提取数次，合并提取液，置已干燥至恒重的蒸发皿中，蒸干，置105℃干燥3小时，移至干燥器中，冷却30分钟，迅速精密称定重量，计算供试品中正丁醇浸出物的含量（$W/V\%$）。固体制剂可先加水溶解，移至分液漏斗中，用水饱和的正丁醇提取数次，合并提取液，照上述方法蒸干，干燥，称定浸出物重量，计算出制剂中正丁醇浸出物的含量（$W/W\%$）。

（三）注意事项

1. 称定浸出物重量要迅速。

2. 回流提取须在水浴上加热。

3. 蒸发皿中蒸干醇提液，应在水浴上并在通风橱中进行。

4. 仪器应干净、干燥。

（四）含量计算

参照水溶性浸出物测定法的计算方法。

（五）结果判断

将测定结果与药品标准比较，若等于或高于限度则符合规定；否则不符合规定。

（六）应用实例

1. 儿康宁糖浆正丁醇浸出物的测定 本品由党参、黄芪等12味中药制成,含较多皂苷类成分,故测定其正丁醇浸出物的含量。

取本品10支(每支装10ml)内容物,混匀,精密量取20ml,用水饱和的正丁醇振摇提取5次,第一次30ml,以后每次20ml,合并正丁醇提取液,置已干燥至恒重的蒸发皿中,蒸干,105℃干燥3小时,移至干燥器中,冷却30分钟,迅速精密称定重量,计算浸出物的含量,并判断是否符合规定。《中国药典》2015年版规定,其含量不得少于3.0%。

2. 刺五加浸膏(醇浸膏)甲醇浸出物测定 取本品约2.5g,精密称定,置100ml的锥形瓶中,精密加入甲醇50ml,塞紧,称定重量,静置1小时后,连接回流冷凝管,水浴加热至沸腾,并保持微沸1小时。放冷后,取下锥形瓶,密塞,称定重量,用甲醇补足减失的重量,摇匀,用干燥滤器滤过。弃去初滤液,精密量取续滤液25ml置已干燥至恒重的蒸发皿中,在水浴上蒸干后,于105℃干燥3小时,移至干燥器中,冷却30分钟,迅速精密称定重量,计算浸出物的含量。《中国药典》2015年版规定,其含量不得少于60%。

三、挥发性醚浸出物测定法

本法系以乙醚为溶剂对制剂中挥发性醚溶性成分进行提取,并计算其含量,适用于含挥发性成分较多的制剂。

（一）操作方法

取供试品(过四号筛)2~5g,置五氧化二磷干燥器中,干燥12小时,精密称定重量(m_s),置索氏提取器中,加乙醚适量,除另有规定外,加热回流提取8小时,取乙醚液,置干燥至恒重的蒸发皿中,放置,挥去乙醚,残渣置五氧化二磷干燥器中,干燥18小时,精密称定(m_1),缓缓加热至105℃,并于105℃干燥至恒重(m_2)。其减失重量(m_1-m_2)即为挥发性醚浸出物的重量。计算,即得。

（二）注意事项

1. 回流加热乙醚须在水浴上进行。

2. 蒸发皿中挥去乙醚须在室温下、通风橱中进行。

3. 加热挥去浸出物中挥发性成分时,应缓缓加热至105℃。

（三）含量计算

$$含量(W/W\%) = \frac{m_1-m_2}{m_s} \times 100\% \tag{式6-38}$$

（四）结果判断

将测定结果与药品标准比较,若高于或等于限度则符合规定;否则不符合规定。

（五）应用实例

九味羌活丸的挥发性醚浸出物测定 本品由羌活、防风、苍术、细辛、川芎、白芷等九味中药制成,其主成分为挥发油,故测定其中挥发性醚浸出物的含量。

取供试品适量,剪碎(过四号筛),混合均匀,取 2g,置五氧化二磷干燥器中,干燥 12 小时,精密称定重量,置索氏提取器中,加乙醚适量,除另有规定外,加热回流提取 8 小时,取乙醚液,置干燥至恒重的蒸发皿中,放置,挥去乙醚,残渣置五氧化二磷干燥器中,干燥 18 小时,精密称定,缓缓加热至105℃,并于 105℃ 干燥至恒重。其减失重量即为挥发性醚浸出物的重量。计算,即得。《中国药典》2015 年版规定,其浸出物不得少于 0.30% 。

点滴积累 V

1. 浸出物测定是主要有效成分不明确的药品重要的定量评价指标;作为总有效部位含量评价指标,是其他单个定量指标无法完全替代的。
2. 浸出物测定的具体方式和类型选择根据药品的制剂形式及主要成分的理化性质确定。

第八节 挥发油测定法

挥发油又称芳香油或精油,是广泛存在于植物中的一类可随水蒸气蒸馏,但难溶于水的油状液体的总称。挥发油大多为中药及其制剂的有效成分。因此测定挥发油含量对于控制药品质量具有重要意义。例如正骨水、牡荆油胶丸、红色正金软膏等富含挥发油的中成药,其药品标准均规定了挥发油测定项目。

一、仪器工作原理

(一) 测定装置

挥发油测定装置如图 6-36 所示,A 为 1000ml(或 500ml 或 2000ml)硬质圆底烧瓶,上接挥发油测定器 B,B 的上端连接回流冷凝管 C。以上各部分均用玻璃磨口连接。测定器 B 应具有 0.1ml 的刻度。全部仪器应充分洗净,并检查结合部是否严密,以防挥发油逸出。装置中挥发油测定器的支管分岔处应与基准线平行。

(二) 测定原理

首先利用挥发油的挥发性,用水蒸气蒸馏法将其提取完全;再利用其较强的亲脂性与水不相溶而分层,即可读取挥发油的体积,并计算其含量。

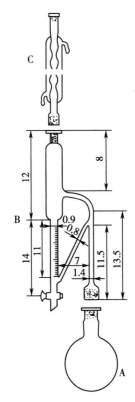

图 6-36 挥发油测定器(单位:cm)
A. 圆底烧瓶;B. 挥发油测定器;C. 回流冷凝管

二、测定方法

边学边练

测定正骨水中挥发油的含量（实训二十六）。

挥发油测定有甲、乙二法。甲法适用于测定相对密度在 1.0 以下的挥发油，乙法适用于测定相对密度在 1.0 以上的挥发油。测定用的供试品，除另有规定外，须粉碎使能通过二至三号筛，并混合均匀。应初步了解供试品中挥发油的含量，以确保所用样品量能蒸出不少于 0.5ml 挥发油。

1. **甲法**　取供试品适量（约相当于含挥发油 0.5 ~ 1.0ml），称重（准确至 0.01g），置烧瓶中，加水 300 ~ 500ml（或适量）与玻璃珠数粒，振摇混合后，连接挥发油测定器与回流冷凝管。自冷凝管上端加水使充满挥发油测定器的刻度部分，并溢流入烧瓶时为止。置电热套中或用其他适宜方法缓缓加热至沸，并保持微沸约 5 小时，至测定器中油量不再增加，停止加热，放置片刻，开启测定器下端的活塞，将水缓缓放出，至油层上端到达刻度 0 线上面 5mm 处为止。放置 1 小时以上，再开启活塞使油层下降至其上端恰与刻度 0 线平齐，读取挥发油量，并计算供试品中含挥发油的百分数。

2. **乙法**　取水约 300ml 与玻璃珠数粒，置烧瓶中，连接挥发油测定器。自测定器上端加水使充满刻度部分，并溢流入烧瓶时为止，再用移液管加入二甲苯 1ml，连接回流冷凝管。将烧瓶内容物加热至沸腾，并继续蒸馏，其速度以保持冷凝管中部呈冷却状态为度。30 分钟后，停止加热，放置 15 分钟以上，读取二甲苯的容积。然后照甲法自"取供试品适量"起，依法测定，自油层中减去二甲苯量，即为挥发油量，再计算供试品中含挥发油的百分数。

▶▶ **课堂活动**

丁香油和薄荷油是常见药用挥发油，在进行含量测定时，方法选择有何不同？　主要原因是什么？作为定量方法，挥发油测定法与气相色谱法测定挥发性物质在应用上有何差异？　请探讨。

三、含量计算

$$含量(V/W\%) = \frac{V_{油}}{W_{样}} \times 100\%$$ （式 6-39）

$$含量(W/W\%) = \frac{V_{油} \times D}{W_{样}} \times 100\%$$ （式 6-40）

$$含量(V/V\%) = \frac{V_{油}}{V_{样}} \times 100\%$$ （式 6-41）

式中，$V_{油}$ 为测得的挥发油体积；$W_{样}$ 为样品重量；$V_{样}$ 为样品体积；D 为挥发油的相对密度。

四、应用实例

（一）正骨水中挥发油的含量测定

本品为九龙川、木香、薄荷脑等二十六味中药制成的酊剂,该制剂主要化学成分为挥发油类,其含量对药物疗效有直接影响,故《中国药典》2015 年版规定应依法测定挥发油含量,以控制其药品质量。

1. **测定**　精密量取本品 10ml,置分液漏斗中,加饱和氯化钠溶液 100ml,振摇 1～2 分钟,放置 1～2 小时,分取上层液,移入圆底烧瓶中,用热水洗涤分液漏斗数次,洗液并入圆底烧瓶中。

2. **测定**　照挥发油测定法(甲法)测定。

3. **结果判断**　本品含挥发油不得少于 9.5%。

（二）牡荆油胶丸挥发油的含量测定

本品为牡荆油与适量稀释剂经加工制成的胶丸,每丸含牡荆油 20mg。

1. **测定**　取本品 100 丸,加醋酸溶液(1→10)500ml,照挥发油测定法(甲法)测定,所得油量按相对密度为 0.897 计算,即得。

2. **结果判断**　本品每丸含牡荆油应为标示量的 85.0%～110.0%。

点滴积累 ∨

> 挥发油是中草药的一大类成分。挥发油总量的测定有甲、乙二法。甲法适用于测定相对密度在 1.0 以下的挥发油,乙法适用于测定相对密度在 1.0 以上的挥发油。

第九节　氮测定法

《中国药典》2015 年版收载有三种测定方法:常量法、半微量法和定氮仪法。氮测定法多用于含蛋白质、氨基酸较多的角甲类中药、提取物及中药制剂的质量控制。

一、测定原理

本法系依据含氮有机物经硫酸消化后,生成的硫酸铵被氢氧化钠分解释放出氨,后者借水蒸气被蒸馏入硼酸液中生成硼酸铵,最后用强酸滴定,依据强酸消耗量可计算出供试品的氮含量。

二、测定方法

（一）常量法

取供试品适量(相当于含氮量 25～30mg),精密称定,供试品如为固体或半固体,可用滤纸称取,并连同滤纸置干燥的 500ml 凯氏烧瓶中;然后依次加硫酸钾(或无水硫酸钠)10g 和硫酸铜粉末 0.5g,再沿瓶壁缓缓加硫酸 20ml;在凯氏烧瓶口放一小漏斗并使凯氏烧瓶成 45°斜置,用直火缓缓加热,使溶液的温度保持在沸点以下,等爆沸停止,加热至沸腾,待溶液成澄明的绿色后,除另有规定,继续加热 30 分钟,放冷。沿瓶壁缓缓加水 250ml,振摇使混合,放冷后,加 40% 氢氧化钠溶液 75ml,

注意使沿瓶壁流至瓶底,自成一液层,加锌粒数粒,用氮气球将凯氏烧瓶与冷凝管连接;另取 2% 硼酸溶液 50ml,置 500ml 锥形瓶中,加甲基红-溴甲酚绿混合指示液 10 滴;将冷凝管的下端插入硼酸溶液的液面下,轻轻摆动凯氏烧瓶,使溶液混合均匀,加热蒸馏,至接收液的总体积约为 250ml 时,将冷凝管尖端提出液面,使蒸气冲洗约 1 分钟,用水淋洗尖端后停止蒸馏;馏出液用硫酸滴定液(0.05mol/L)滴定至溶液由蓝绿色变为灰紫色,并将滴定的结果用空白试验校正。每 1ml 硫酸滴定液(0.05mol/L)相当于 1.401mg 的 N。

(二) 半微量法

蒸馏装置如图 6-37。图中 A 为 1000ml 圆底烧瓶,B 为安全瓶,C 为连有氮气球的蒸馏器,D 为漏斗,E 为直形冷凝管,F 为 100ml 锥形瓶,G、H 为橡皮管夹。

连接蒸馏装置,A 瓶中加水适量与甲基红指示液数滴,加稀硫酸使成酸性,加玻璃珠或沸石数粒,从 D 漏斗加水约 50ml,关闭 G 夹,开放冷凝水,煮沸 A 瓶中的水,当蒸气从冷凝管尖端冷凝而出时,移去火源,关 H 夹,使 C 瓶中的水反抽到 B 瓶,开 G 夹,放出 B 瓶中的水,关 B 瓶及 G 夹,将冷凝管尖端插入约 50ml 水中,使水自冷凝管尖端反抽至 C 瓶,再抽至 B 瓶,如上法放去。如此将仪器内部洗涤 2～3 次。

取供试品适量(相当于含氮量 1.0～2.0mg),精密称定,置干燥的 30～50ml 凯氏烧瓶中,加硫酸钾(或无水硫酸钠)0.3g 与 30% 硫酸铜溶液 5 滴,再沿瓶壁滴加硫酸 2.0ml;在凯氏烧瓶口放一小漏

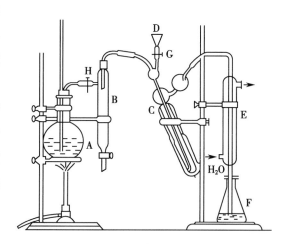

图 6-37　蒸馏装置
A. 1000ml 圆底烧瓶;B. 安全瓶;C. 连有氮气球的蒸馏器;D. 漏斗;E. 直形冷凝管;F. 100ml 锥形瓶;G、H. 橡皮管夹

斗,并使烧瓶成 45° 斜置,用小火缓缓加热使溶液保持在沸点以下,等爆沸停止,逐步加大火力,沸腾至溶液成澄明的绿色后,除另有规定外,继续加热 10 分钟,放冷,加水 2ml。

取 2% 硼酸溶液 10ml,置 100ml 锥形瓶中,加甲基红-溴甲酚绿混合指示液 5 滴,将冷凝管尖端插入液面下。然后,将凯氏烧瓶中内容物经由 D 漏斗转入 C 蒸馏瓶中,用水少量淋洗凯氏烧瓶及漏斗数次,再加入 40% 氢氧化钠溶液 10ml,用少量水再洗漏斗数次,关 G 夹,加热 A 瓶进行蒸气蒸馏,至硼酸液开始由酒红色变为蓝绿色时起,继续馏约 10 分钟后,将冷凝管尖端提出液面,使蒸气继续冲洗约 1 分钟,用水淋洗尖端后停止蒸馏。

馏出液用硫酸滴定液(0.005mol/L)滴定至溶液由蓝绿色变为灰紫色,并将滴定的结果用空白(空白和供试品所得馏出液的容积应基本相同,70～75ml)试验校正。每 1ml 硫酸滴定液(0.005mol/L)相当于 0.1401mg 的 N。

取用的供试品如在 0.1g 以上时,应适当增加硫酸的用量,使消解作用完全,并相应地增加 40% 氢氧化钠溶液的用量。

(三) 定氮仪法

本法适用于常量及半微量法测定含氮化合物中氮的含量。

半自动定氮仪由消化仪和自动蒸馏仪组成;全自动定氮仪由消化仪、自动蒸馏仪和滴定仪组成。

根据供试品的含氮量参考常量法或半微量法称取样品置消化管中,依次加入适量硫酸钾、硫酸铜和硫酸,把消化管放入消化仪中,按照仪器说明书的方法开始消解[通常为150℃,5分钟(去除水分);350℃,5分钟(接近硫酸沸点);400℃,60~80分钟]至溶液成澄明的绿色,再继续消化10分钟,取出,冷却。

将配制好的碱液、吸收液和适宜的滴定液分别置自动蒸馏仪相应的瓶中,按照仪器说明书的要求将已冷却的消化管装入正确位置,关上安全门,连接水源,设定好加入试剂的量、时间、清洗条件及其他仪器参数等,如为全自动定氮仪,即开始自动蒸馏和滴定。如为半自动定氮仪,则取馏出液照常量法或半微量法滴定,测定氮的含量。

三、应用实例

清开灵注射液含氮量测定

本品为由胆酸、珍珠母、猪去氧胆酸、栀子、水牛角、板蓝根、黄芩苷、金银花等8味中药制成的注射剂。

1. **供试品溶液的制备**　取本品5支,每支规格为2ml,倒入干净、干燥的烧杯中,混匀,精密量取0.5ml,置干燥的50ml凯氏烧瓶中,照氮测定法(《中国药典》2015年版通则0704第二法)依法操作,即得。

2. **空白溶液的制备**　不加样品,照供试品制备方法制备空白溶液,即得。

3. **测定**　供试品溶液及空白溶液用硫酸滴定液(0.005mol/L)滴定至溶液由蓝绿色变为灰紫色,即得。

4. **计算**　根据结果,计算供试品中氮的含量,并判断是否符合规定。《中国药典》2015年版规定,本品每1ml含总氮(N)应为2.2~3.0mg。

点滴积累　V

1. 《中国药典》2015年版收载的三种测定中药制剂含氮量的方法:常量法、半微量法和定氮仪法。

2. 氮测定法多用于含蛋白质、氨基酸较多的角甲类中药、提取物及中药制剂的质量控制。

第十节　鞣质含量测定法

本法用于中药材和饮片中总鞣质的含量测定。实验应避光操作。

一、测定原理

鞣质是存在于植物体内的一类结构比较复杂的多元酚类化合物。干酪素为蛋白质能与鞣质产生沉淀(吸附作用)。测定鞣质含量的方法主要分为三步,第一步是先测得中药材或制剂中总酚类化合物的含量;第二步是不被吸附的多酚的测定,就是利用干酪素对鞣质的吸附性,使鞣质与干酪素产生沉淀,将产生沉淀的溶液滤过后,测定不含鞣质的滤液中酚类化合物的含量;第三步是计算总酚类化合物的量与不被吸附的多酚类化合物的含量之差,二者之差即为鞣质的含量。

酚类化合物的测定原理是鞣质中酚类化合物在碱性溶液中可以将磷钼钨酸还原,生成蓝色化合物,其颜色深浅与酚的含量成正比,采用比色法进行测定,在760nm 处有最大吸收。其中,以没食子酸为对照品,测定总酚和不被干酪素吸附的酚的含量,两者之差即为鞣质的含量。

> **知识链接**
>
> 鞣质与鞣红
>
> 鞣质为存在于植物体内的一类结构比较复杂的多元酚类化合物。 根据鞣质在酸、碱、酶的作用下能否水解,将鞣质分成可水解鞣质、缩合鞣质及复合鞣质,其中可水解鞣质根据水解产物不同又分为没食子酸鞣质(gallotannin)和逆没食子酸鞣质;缩合鞣质不能水解,但可进一步缩合成更大的分子-鞣红;复合鞣质中的部分结构可水解、合成更大的分子-鞣红。 鞣红不是鞣质,不具备鞣质的性质,不溶于水,不能与蛋白质形成沉淀。

二、测定方法

1. 对照品溶液的制备　精密称取没食子酸对照品 50mg,置 100ml 棕色量瓶中,加水溶解并稀释至刻度。精密量取 5ml,置 50ml 棕色量瓶中,用水稀释至刻度,摇匀,即得(每 1ml 中含没食子酸 0.05mg)。

2. 标准曲线的制备　精密量取对照品溶液 0.5ml、1.0ml、2.0ml、3.0ml、4.0ml、5.0ml,分别置 25ml 棕色量瓶中,各加入磷钼钨酸试液 1ml,再分别加水 11.5ml、11ml、10ml、9ml、8ml、7ml,用 29% 碳酸钠溶液稀释至刻度,摇匀,放置 30 分钟以相应的试剂为空白,照可见-紫外分光光度法(《中国药典》2015 年版通则 0401),在 760mn 的波长处测定吸光度,以吸光度为纵坐标,浓度为横坐标,绘制标准曲线。

3. 供试品溶液的制备　取药材粉末适量(按品种项下的规定),精密称定,置 250ml 棕色量瓶中,加水 150ml,放置过夜,超声处理 10 分钟,放冷,用水稀释至刻度,摇匀,静置(使固体物沉淀),滤过,弃去初滤液 50ml,精密量取续滤液 20ml,置 100ml 棕色量瓶中,用水稀释至刻度,摇匀,即得。

4. 测定法

(1) 总酚的测定:精密量取供试品溶液 2ml,置 25ml 棕色量瓶中,照标准曲线的制备项下的方法,自"加入磷钼钨酸试液 1ml"起,加水 10ml,依法测定吸光度,从标准曲线中读出供试品溶液中没食子酸的量(mg),计算,即得。

(2) 不被吸附的多酚的测定:精密量取供试品溶液 25ml,加至盛有干酪素 0.6g 的 100ml 具塞锥形瓶中,密塞,置30℃水浴中保温 1 小时,时时振摇,取出,放冷,摇匀,滤过,弃去初滤液,精密量取续滤液 2ml,置 25ml 棕色量瓶中,照标准曲线的制备项下的方法,自"加入磷钼钨酸试液 1ml"起,加水 10ml,依法测定吸光度,从标准曲线中读出供试品溶液中没食子酸的量(mg),计算,即得。

三、含量计算

鞣质含量 = 总酚量 - 不被吸附的多酚量　　　　　　　　　　　　(式 6-42)

四、应用实例

紫地宁血散中鞣质含量的测定

本品为由大叶紫珠、地稔两味中药饮片制成的散剂。《中国药典》2015 年版规定本品每 1g 含鞣质不得少于 6.0mg。

1. 供试品溶液的制备 取药材粉末 4g，精密称定，置 250ml 棕色量瓶中，照鞣质测定法（《中国药典》2015 年版通则 2202）依法操作，即得。

2. 对照品溶液的制备 精密称取没食子酸对照品 50mg，置 100ml 棕色量瓶中，加水溶解并稀释至刻度。精密量取 5ml，置 50ml 棕色量瓶中，用水稀释至刻度，摇匀，即得。

3. 标准曲线的制备 精密量取对照品溶液 0.5ml、1.0ml、2.0ml、3.0ml、4.0ml、5.0ml，分别置 25ml 棕色量瓶中，各加入磷钼钨酸试液 1ml，再分别加水 11.5ml、11ml、10ml、9ml、8ml、7ml，用 29% 碳酸钠溶液稀释至刻度，摇匀，放置 30 分钟以相应的试剂为空白，照紫外-可见分光光度法（《中国药典》2015 年版通则 0401），在 760mn 的波长处测定吸光度，以吸光度为纵坐标，浓度为横坐标，绘制标准曲线。

4. 供试品溶液的测定法 按照鞣质测定法（《中国药典》2015 年版通则 2202）依法操作，分别进行总酚以及不被吸附的多酚的测定，从标准曲线上分别读出供试品溶液中没食子酸的量，计算，即得。

点滴积累 ▽

中药制剂和饮片中总鞣质的含量测定主要采用紫外-可见分光光度法在 760nm 处进行测定，测定过程应避光操作。

第十一节 容量分析法

容量分析法，又称滴定分析法，系将一种准确浓度的试剂溶液，从滴定管中滴加到被测物质溶液中，直到所加的滴定液与被测物质按化学计量关系定量反应完全，根据所消耗的滴定液的浓度和体积求得被测组分含量的分析方法。在中药制剂检验中，滴定分析法常被用来测定生物碱的含量或某些矿物药的含量。滴定分析法一般用于测定被测成分含量在 1% 以上的试样，具有结果准确（相对误差一般在 ±0.2% 以内）、操作方便、设备简单等特点。

知识链接

容量分析法相关概念

1. 标准溶液 在滴定分析中，已知准确浓度的试剂溶液称为标准溶液（又称滴定液）。

2. 滴定 将标准溶液从滴定管中滴加到待测物品溶液中的过程。

3. 化学计量点 标准溶液与被测物质按照化学计量关系恰好定量作用的点（简称计量点）。

4. 滴定终点 在滴定分析中，指示剂的颜色改变点。

一、测定方法

滴定分析法多在水溶液中进行,当被测物质因在水中溶解度小或其他原因不能以水为溶剂时,也可采用非水溶剂为滴定介质。根据反应的类型,滴定分析法可分为下列四类:

1. 酸碱滴定法　又称中和法,系以酸碱中和反应为基础的一种滴定方法。可以用酸作标准溶液,测定碱及碱性物质的含量;也可以用碱作标准溶液,测定酸及酸性物质的含量。对于 $K \cdot C \geqslant 10^{-8}$ 的酸、碱组分,可在水溶液中直接滴定。如《中国药典》2015 年版收载的止喘灵注射液、北豆根片、颠茄酊中生物碱的含量测定。而对于 $K \cdot C < 10^{-8}$ 的弱有机酸、生物碱或水中溶解度很小的酸、碱,只能采用间接滴定或非水滴定法测定。

2. 沉淀滴定法　系以沉淀反应为基础的一种滴定方法。其实质是离子与离子形成难溶性的盐,可分为银量法、四苯硼钠法和亚铁氰化钾等。在中药制剂分析中最常用的是银量法,用硝酸银标准溶液测定卤化物的含量,主要用于测定制剂中生物碱、生物碱的氢卤酸盐及含卤素的其他有机成分的含量。

3. 氧化-还原滴定法　系以氧化-还原反应为基础的一种滴定方法,有碘量法、高锰酸钾法及亚硝酸钠法等。可用氧化剂作标准溶液,测定还原性物质;可用还原剂作标准溶液,测定氧化性物质。适用于测定含酚类、糖类、Fe、As 等具有氧化还原性成分的中药制剂。

4. 配位滴定法　是以配位反应为基础的一种滴定方法,包括乙二胺四乙酸钠(EDTA)法和硫氰酸铵法等。适用于测定制剂中鞣质、生物碱及含 Ca^{2+}、Fe^{3+}、Hg^{2+} 等矿物药中金属离子的含量。

二、含量计算

$$含量(W/W\%) = \frac{T \times V \times F}{m_s} \times 100\% \qquad (式6\text{-}43)$$

式中,V 为滴定液消耗的体积;T 为滴定度,即每 1ml 滴定液相当于被测药物的质量;F 为滴定液浓度校正因子;m_s 为供试品的取样量。

三、应用实例

(一) 生物碱的含量测定

用于生物碱含量测定的滴定分析法有水溶液中的酸碱滴定法和非水酸碱滴定法。一般用强酸或强碱为滴定液,以直接或间接方式测定。如果生物碱可溶于水或水-醇溶液中,且生物碱碱性较强($K \cdot C \geqslant 10^{-8}$),则可用强酸滴定液直接测定;如果生物碱在水中溶解度较小时,可先将其溶解在一定量过量的酸标准溶液中,再用强碱滴定液回滴剩余的酸,即用返滴定法测其含量。如北豆根片、止喘灵注射液中总生物碱的含量测定均采用此法。对于某些不溶于水的生物碱或碱性比较弱($K \cdot C < 10^{-8}$)的生物碱也可采用非水酸碱滴定法测其含量。测定时可选用冰醋酸、醋酐、三氯甲烷、吡啶等非水溶剂,用高氯酸作滴定液,结晶紫等作指示剂或以电位法确定终点。本法多用于纯生物碱的含量测定。

例:止喘灵注射液中生物碱的含量测定(酸碱滴定法)

本品为由麻黄、洋金花、苦杏仁、连翘四味中药饮片制成的注射液。

1. 总生物碱含量测定　精密量取本品 10ml,加 1mol/L 氢氧化钠溶液 0.5ml,用三氯甲烷提取 4

次(10ml,10ml,5ml,5ml),合并三氯甲烷液,置具塞锥形瓶中,精密加硫酸滴定液(0.01mol/L)10ml及新沸的冷水10ml,充分振摇,加茜素磺酸钠指示液1～2滴,用氢氧化钠滴定液(0.02mol/L)滴定至淡红色,并将滴定结果用空白试验校正。每1ml硫酸滴定液(0.01mol/L)相当于3.305mg的麻黄碱($C_{10}H_{15}NO$)。

2. 结果判断　本品每1ml含总生物碱以麻黄碱计,应为0.50～0.80mg。

（二）矿物药的测定

矿物药包括天然矿物、生物化石、人类加工品及纯粹化学制品,其组成为无机化合物。矿物药依据其所含最主要化学组分类别,可分为砷类药(如雄黄)、汞类药(如朱砂)、铜类药(如胆矾)、铁类药(如赭石)等十种。由于其品种复杂,且砷、汞等类药物具有毒性,因此对矿物药的质量控制尤为重要。对矿物药进行定量分析前,需预先对样品进行适当的分解,将被测成分制备成溶液后方可测定。常用的分解法有溶解法和熔融法。溶解法是将样品溶解在水、酸或其他溶剂中;溶解法不能完全溶解的样品则采用熔融法,熔融法是将样品与固体熔剂(如碳酸钠、硫氢酸钾、过氧化钠、硝酸钾等)混合,在高温下加热至熔,使待测组分转化成可溶于水或酸的化合物。样品制备成溶液后,如有干扰成分存在,可用掩蔽或分离等方法除去干扰后,选择适当的滴定方法进行测定。如雄黄中砷的含量测定,可采用碘量法测其含量(属氧化还原滴定法);朱砂中汞的含量测定可采用硫氰酸铵法测其含量(属沉淀滴定法);白矾中铝的测定可采用EDTA法测其含量(属配位滴定法)等。

例： 万氏牛黄清心丸中朱砂含量测定(硫氰酸铵法)

本品为由牛黄、朱砂、黄连、栀子、郁金、黄芩等六味中药饮片制成的丸剂。

1. 测定　取重量差异项下的本品,剪碎,混匀,取约5g,精密称定,置250ml凯氏烧瓶中,加硫酸30ml与硝酸钾8g,加热待溶液至近无色,放冷,转入250ml锥形瓶中,用水50ml分次洗涤烧瓶,洗液并入溶液中,加1%高锰酸钾溶液至显粉红色且两分钟内不消失,再滴加2%硫酸亚铁溶液至红色消失后,加硫酸铁铵指示液2ml,用硫氰酸铵滴定液(0.1mol/L)滴定。每1ml硫氰酸铵滴定液(0.1mol/L)相当于11.63mg硫化汞(HgS)。

2. 结果判断　本品每丸含朱砂以硫化汞(HgS)计,小丸应为69～90mg;大丸应为138～180mg。

▶▶ **课堂活动**

万氏牛黄清心丸为《中国药典》2015年版收载品种,由牛黄、朱砂、黄连、栀子、郁金、黄芩等组成,其中朱砂主要成分为HgS,有毒,为此标准中对其进行含量测定,并规定了HgS的含量范围。取重量差异项下的本品(规格1.5g/丸,小丸),剪碎,取约5g,精密称定为4.9875g,用硫氰酸铵滴定液(0.1013mol/L)滴定,终点消耗了20.13ml,判断本品该含量测定项是否符合标准规定。

点滴积累 ∨

1. 滴定分析法是一种准确浓度的试剂溶液,从滴定管中滴加到被测物质溶液中,直到所加的滴定液与被测物质按化学计量关系定量反应完全,然后根据所用滴定液的浓度和体积求得被测组分含量的分析方法。

2. 滴定分析法按反应类型分为酸碱滴定法、氧化-还原滴定法、沉淀滴定法和配位滴定法。

复习导图

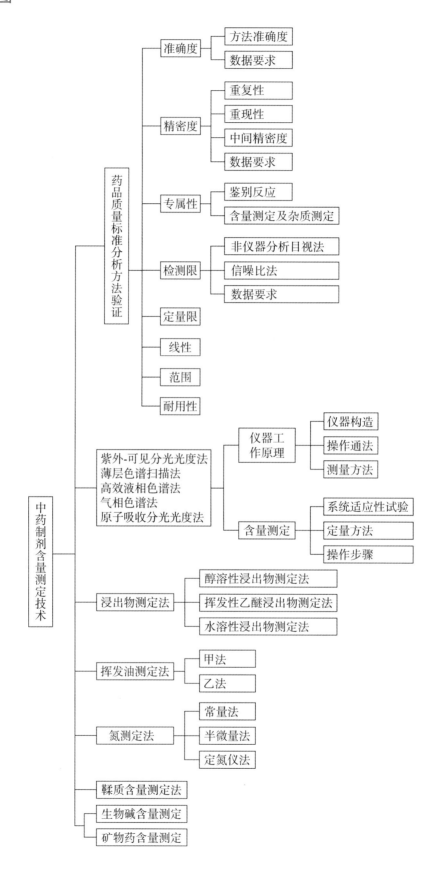

目标检测

一、选择题

（一）单项选择题

1. 准确度一般用（ ）表示

    A. 精密度   B. 回收率   C. 专属性   D. 重现性

2. 常用信噪比法确定定量限,一般以信噪比为（ ）时相应浓度或注入仪器的量确定定量限

    A. 10∶1   B. 5∶1   C. 3∶1   D. 2∶1

3. 紫外-可见光区的波长范围为（ ）

    A. 200～400nm   B. 400～760nm   C. 200～760nm   D. 190～900nm

4. 标准曲线是指测定一系列不同浓度的对照品溶液,以其（ ）为纵坐标,浓度为横坐标绘制的曲线

    A. 吸光度   B. 吸收系数   C. 吸收浓度   D. 测定时间

5. 紫外-可见分光光度法中,测定时不需要对照品的是（ ）

    A. 标准曲线法   B. 对照品比较法   C. 吸收系数法   D. 以上均可

6. 薄层扫描法线性扫描适用于（ ）

    A. 荧光测定法   B. 吸收测定法   C. 二者均可   D. 二者均不可

7. 药品检验采用的薄层扫描仪的光束为（ ）

    A. 单波长、单光束   B. 双波长、双光束

    C. 单波长、双光束   D. 以上均可

8. 高效液相色谱法中对照品溶液的进样次数至少为（ ）

    A. 3次   B. 5次   C. 4次   D. 6次

9. 高效液相色谱法中用以完成流动相的输送任务的系统是（ ）

    A. 减压阀   B. 色谱柱   C. 高压输液泵   D. 均可

10. 在中成药检验中,高效液相色谱法最常使用的柱填料是（ ）

    A. 十八烷基硅烷键合硅胶   B. 硅胶

    C. 凝胶   D. 辛烷基硅烷键合硅胶

11. 高效液相色谱法测定中成药含量主要采用（ ）

    A. 峰面积归一化法   B. 外标法

    C. 内标法   D. 标准曲线法

12. 气相色谱法用于中药制剂的定量分析主要适用于（ ）

    A. 含挥发油成分及其他挥发性组分的制剂

    B. 含酸类成分的制剂

    C. 含苷类成分的制剂

    D. 含生物碱类成分的制剂

13. 麝香中麝香酮的定量方法最常用的是(　　)

    A. 紫外分光光度法　　　　　　　　B. 薄层扫描法

    C. 高效液相色谱法　　　　　　　　D. 气相色谱法

14. 应用 GC 法进行中药制剂有效成分含量测定最常用的定量方法是(　　)

    A. 外标法　　　　　B. 内标法　　　　　C. 归一化法　　　　　D. 校正因子法

15. GC 法或 HPLC 法用于中药制剂的含量测定时,定量的依据一般是(　　)

    A. 峰面积　　　　　B. 保留时间　　　　　C. 分离度　　　　　D. 理论塔板数

16. 在原子吸收光谱分析中,若组分较复杂且被测组分含量较低时,为了简便准确地进行分析,
最好选择何种方法进行分析(　　)

    A. 工作曲线法　　　　　B. 内标法　　　　　C. 标准加入法　　　　　D. 间接测定法

17. 在原子吸收分光光度计中,目前常用的光源是(　　)

    A. 火焰　　　　　B. 空心阴极灯　　　　　C. 氙灯　　　　　D. 交流电弧

18. 原子吸收分光光度计中常用的检测器是(　　)

    A. 光电池　　　　　B. 光电管　　　　　C. 光电倍增管　　　　　D. 感光板

19. 测定醇溶性浸出物所采用的提取溶剂是(　　)

    A. 甲醇　　　　　　　　　　　　B. 乙醇

    C. 正丁醇　　　　　　　　　　　D. 甲醇、乙醇或正丁醇

20. 挥发性醚浸出物的测定采用的提取溶剂是(　　)

    A. 石油醚　　　　　B. 乙醇　　　　　C. 乙醚　　　　　D. 甲醚

21. 对于轻于水的挥发油,《中国药典》2015 年版采用何种方法测定其含量(　　)

    A. 甲法　　　　　B. 乙法　　　　　C. 两者均可　　　　　D. 两者都不行

22. 乙法测定挥发油时,挥发油测定管中加入的试剂为(　　)

    A. 乙醚　　　　　B. 二甲苯　　　　　C. 三氯甲烷　　　　　D. 甲苯

23. 总氮测定法中采用(　　)吸收氨蒸气

    A. 稀盐酸　　　　　B. 稀硫酸　　　　　C. 硼酸　　　　　D. 醋酸

24. 中药制剂总鞣质的含量测定中,没食子酸和磷钼钨酸反应生成的蓝色化合物的检测波长为
(　　)

    A. 760nm　　　　　B. 570nm　　　　　C. 670nm　　　　　D. 750nm

25. 总生物碱测定多采用(　　)

    A. 酸碱滴定法　　　　　　　　　B. 氧化还原滴定法

    C. 配位滴定法　　　　　　　　　D. 沉淀滴定法

(二)多项选择题

1. 通常分光光度计由哪些部件组成(　　)

    A. 光源　　　　　　B. 单色器　　　　　　　　C. 吸收池

    D. 检测器　　　　　E. 显示器

2. 《中国药典》2015 年版收载的紫外-可见分光光度测定法有(　　)

    A. 三波长法　　　　　　　B. 标准曲线法　　　　　　C. 吸收系数法

    D. 导数分光光度法　　　　E. 对照品比较法

3. 高效液相色谱法系统适用性试验的项目有(　　)

    A. 校正因子　　　　　　　B. 理论板数　　　　　　　C. 拖尾因子

    D. 重复性　　　　　　　　E. 分离度

4. 薄层扫描法含量测定的系统适用性试验的项目有(　　)

    A. 理论板数　　　　　　　B. 灵敏度　　　　　　　　C. 拖尾因子

    D. 分离度　　　　　　　　E. 重复性

5. 高效液相色谱法流动相脱气的方法有(　　)

    A. 抽真空脱气法　　　　　B. 超声脱气法　　　　　　C. 吹入惰性气体脱气法

    D. 在线真空脱气法　　　　E. 加热回流脱气法

6. 在进行中药制剂中醇溶性浸出物提取时,所使用的有机溶剂为(　　)

    A. 甲醇　　　　　　　　　B. 乙醇　　　　　　　　　C. 丙醇

    D. 正丁醇　　　　　　　　E. 戊醇

7. 下列中药制剂需要进行挥发油的含量测定的是(　　)

    A. 正骨水　　　　　　　　B. 牡荆油胶丸　　　　　　C. 正金软膏

    D. 六味地黄丸　　　　　　E. 云香祛风止痛酊

8. 《中国药典》2015 年版规定中药制剂含氮量测定的方法有(　　)

    A. 常量法　　　　　　　　B. 微量法　　　　　　　　C. 半微量法

    D. 定氮仪法　　　　　　　E. 滴定法

9. 下列中药以及中药制剂需要进行鞣质的含量测定的是(　　)

    A. 五味子　　　　　　　　B. 紫地宁血散　　　　　　C. 五倍子

    D. 石榴皮　　　　　　　　E. 地榆

10. 气相色谱的检测器有(　　)

    A. 热导检测器　　　　　　B. 氢火焰离子化检测器　　C. 火焰光度检测器

    D. 紫外检测器　　　　　　E. 电子捕获检测器

11. 气-固色谱常见的固定相有(　　)

    A. 化学键合相　　　　　　B. 分子筛　　　　　　　　C. 高分子多孔微球

    D. 吸附剂　　　　　　　　E. 滤纸

12. 气相色谱对固定液的要求是(　　)

    A. 选择性高　　　　　　　B. 化学稳定性高　　　　　C. 挥发性小

    D. 热稳定性高　　　　　　E. 极性大

13. 原子吸收分光光度法中原子化器的主要类型有(　　)

    A. 火焰原子化器　　　　　　　　　　　B. 热导检测器

C. 石墨炉原子化器　　　　　　　　　　　D. 氢化物发生原子化器

E. 冷蒸气发生原子化器

14. 精密度可以从(　　　)几个层次考察

A. 重复性　　　　　　B. 中间精密度　　　　　　C. 重现性

D. 回收率　　　　　　E. 检测限

二、简答题

1. 简述分析方法验证的内容？

2. 分别写出紫外吸收系数法、对照品比较法和标准曲线法中供试液浓度的计算公式。

3. 薄层扫描仪的扫描方式有哪些？

4. 高效液相色谱法的流动相中为什么不能有气泡的存在？

5. 简述原子吸收分光光度法的原理。

6.《中国药典》2015 年版收载了哪些浸出物测定法？

7. 简述《中国药典》2015 年版收载挥发油测定方法及应用范围。

8. 简述中药制剂含氮量测定的基本原理。

9. 简述中药制剂中鞣质含量测定的原理。

10. 用于含量测定的容量分析法有哪些,各有何特点？

11. 简述原子吸收分光光度法含量测定的方法。

三、综合题

1. 取六味地黄颗粒约 2g,精密称定为 2.0150g,用水蒸气蒸馏,收集馏出液约 450ml,置 500ml 量瓶中,加水稀释至刻度。照紫外-分光光度法,在 274nm 波长处测定吸光度为 0.452,丹皮酚 ($C_9H_{10}O_3$)的百分吸收系数为 862,计算每袋六味地黄颗粒(5g)含丹皮酚的量。《中国药典》2015 年版规定每袋含牡丹皮按丹皮酚($C_9H_{10}O_3$)计,不得少于 6.0mg。判断本品含丹皮酚的量是否符合规定？

2. 黄连中盐酸小檗碱含量测定方法如下:取黄连粉末约 0.1g,精密称定,置 100ml 量瓶中,加入盐酸-甲醇(1:100)约 95ml,60℃ 水浴中加热 15 分钟,取出,超声处理 30 分钟,室温放置过夜,加甲醇至刻度,摇匀,滤过,滤液作为供试品溶液。另取盐酸小檗碱对照品适量,精密称定,加甲醇制成每 1ml 含 0.04mg 的溶液作为对照品溶液。照薄层色谱法(《中国药典》2015 年版通则 0502)试验,吸取供试品溶液 1μl、对照品溶液 1μl 与 3μl,交叉点于同一硅胶 G 薄层板上,以苯-乙酸乙酯-异丙酮-甲醇-水(6:3:1.5:1.5:0.3)为展开剂,另槽加入等体积的浓氨试液,预平衡 15 分钟,展开至 8cm,取出,挥干,照薄层色谱扫描法(《中国药典》2015 年版通则 0502)进行荧光扫描,激发光波长 $\lambda=$ 366nm,测量供试品与对照品荧光强度积分值,计算,即得。本品含小檗碱以盐酸小檗碱计($C_{20}H_{18}ClNO_4$)不得少于 3.6% 。

请回答下列问题:①本品采用的是荧光扫描法还是吸收测定法？②采用的是线性扫描还是锯齿扫描？③测光方式是透射法还是反射法？④光源采用的是氙灯还是氘灯？⑤本测定法属于外标一

点法还是外标二点法？⑥展开槽中为什么加浓氨水？

3. 取牡荆油胶丸100丸,加乙酸溶液(1→10)500ml,照挥发油测定法测定,得总油量2.1ml(相对密度为0.897)。已知:供试品(100丸)重8.254g,标示含量为20mg/丸,药典规定每丸含牡荆油应为标示量的85.0%~110.0%。

请回答下列问题:①应采用甲法还是乙法测定? ②写出含量计算公式,并计算挥发油的含量(保留三位有效数字)? ③含量是否符合规定? ④为什么要用乙酸溶液提取挥发油? 乙酸溶液如何配制?

4. 取北豆根片20片(每片含总生物碱30mg),除去包衣后精密称定为5.0016g,研细,称取片粉适量(相当于总生物碱80mg),精密称定为0.7024g,置具塞锥形瓶中,加乙酸乙酯25ml,振摇30分钟,滤过,用乙酸乙酯10ml分三次洗涤容器及滤渣,洗液与滤液合并,置水浴上蒸干,残渣加无水乙醇10ml使溶解,精密加入硫酸滴定液(0.01mol/L)25ml与甲基红指示液2滴,用氢氧化钠滴定液(0.01997mol/L)滴定,消耗了12.13ml。每1ml硫酸滴定液(0.01mol/L)相当于6.248mg的蝙蝠葛碱($C_{38}H_{44}N_2O_6$),本品含总生物碱以蝙蝠葛碱($C_{38}H_{44}N_2O_6$)计,应为标示量的90.0%~110%。判断本品含总生物碱的量是否符合规定?

5. 前列舒丸中牡丹皮的含量测定

(1) 供试品溶液的制备:取本品水蜜丸,用研钵研碎,取2g,用电子天平(感量0.0001g)精密称定,称量范围1.5000~2.5000g。或取重量差异项下的大蜜丸,剪碎,混匀,取2g,用电子天平(感量0.0001g)精密称定,称量范围1.5000~2.5000g。置具塞锥形瓶中,精密加入甲醇50ml,密塞,称定重量,超声处理(功率300W,频率40kHz)40分钟,放冷,再称定重量,用甲醇补足失去的重量,摇匀,滤过,取续滤液,即得。

(2) 对照品溶液的制备:称取丹皮酚对照品适量,精密称定,加甲醇制成每1ml含20μg,摇匀,即得。

(3) 色谱条件:以十八烷基硅胶键合硅胶为填充剂;以甲醇-水(45:55)为流动相;检测波长为274nm,理论塔板数按丹皮酚峰计算不低于3500。

(4) 测定:分别精密吸取对照品溶液与供试品溶液各10μl,注入液相色谱仪,照高效液相色谱法(《中国药典》2015年版通则0512)测定,计算前列舒丸中牡丹皮的含量。《中国药典》2015年版规定:本品含牡丹皮按丹皮酚($C_9H_{10}O_3$)计,水蜜丸每1g不得少于0.53mg,大蜜丸每丸不得少于3.15mg。

请回答下列问题:①为什么选择牡丹皮药材中的丹皮酚为前列舒丸的指标性成分? ②为什么选择274nm做检测波长? ③列出计算前列舒丸中牡丹皮的含量的公式。

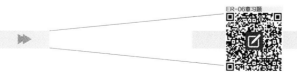

实训二十一 华山参片中总生物碱的含量测定

【实训目的】

1. 掌握紫外-可见分光光度法(对照品比较法)含量测定的一般操作步骤和技能。

2. 能进行华山参片中总生物碱的含量测定。

【实训内容】

(一) 实训用品

1. 仪器 紫外分光光度计、石英吸收池、分液漏斗、量瓶(25ml)、吸量管(2ml、10ml)、干燥箱、电子天平(感量0.0001g)、具塞锥形瓶。

2. 试剂 硫酸阿托品对照品、三氯甲烷、枸橼酸-磷酸氢二钠缓冲液(pH 4.0)等。

3. 材料 华山参片。

(二) 实训方法

华山参片为华山参浸膏制成的片剂。本品有效成分为莨菪类生物碱,主要有莨菪碱、东莨菪碱、山莨菪碱和东莨菪内酯等。《中国药典》2015年版以莨菪碱为指标,测定总生物碱的含量,以此控制药品质量的优劣。

莨菪碱(阿托品)   山莨菪碱

东莨菪碱

莨菪类生物碱为无色结晶,具有中强碱性,溶于酸水、甲醇、乙醇、三氯甲烷等,本检测方法采用枸橼酸-磷酸氢二钠缓冲液(pH 4.0)提取总生物碱,使生物碱以盐的形式被提取出来。莨菪碱和硫酸阿托品在pH 4.0的缓冲液中可与酸性染料溴甲酚绿定量生成有色配合物,该配合物可转溶于三氯甲烷生成供试品溶液,并在415nm波长处有最大吸收,其浓度和吸光度呈正比例关系,可用紫外-可用分光光度法测定含量,这种方法又称为酸性染料比色法,常用于生物碱的含量测定。由于天然产物左旋莨菪碱不稳定,一般将其消旋化生成性质稳定的硫酸阿托品作为对照品或供药用。

1. 查阅《中国药典》2015年版一部和四部,设计检测方案。

2. 按检测要求取样,并根据需要进行适宜处理。

3. 应符合《中国药典》2015年版华山参片含量测定项下有关规定。本品含生物碱以莨菪碱($C_{17}H_{23}NO_3$)计,应为标示量的80.0%~120.0%。

（三）实验步骤

1. 供试品溶液的制备 取本品 40 片,除去糖衣,用电子天平(感量 0.0001g)精密称定并计算平均片重(保留 4 位有效数字),研钵研细,用分析天平(感量 0.0001g)精密称取适量(约相当于 12 片的重量,该重量＝平均片重×12,称量范围＝该重量±(该重量×10%),保留 4 位有效数字),置 50ml 具塞锥形瓶内,用吸量管精密加入枸橼酸-磷酸氢二钠缓冲液(pH 4.0)25ml,密塞振摇 5 分钟,放置过夜,用干燥滤纸滤过,取续滤液,即得。

精密量取供试品溶液 2ml,分别置分液漏斗中,各精密加入枸橼酸-磷酸氢二钠缓冲液(pH 4.0)10ml,再精密加入用上述缓冲液配制的 0.04% 溴甲酚绿溶液 2ml,摇匀,用 10ml 三氯甲烷振摇提取 5 分钟,待溶液完全分层后,分取三氯甲烷液,用三氯甲烷湿润的滤纸滤入 25ml 量瓶中,再用三氯甲烷提取 3 次,每次 5ml,依次滤入量瓶中,并用三氯甲烷洗涤滤纸,滤入量瓶中,加三氯甲烷至刻度,备用。

2. 对照品溶液的制备 精密称取在 120℃ 干燥至恒重的硫酸阿托品,加水制成每 1ml 相当于含莨菪碱 7μg 的溶液,即得。

精密量取对照品溶液各 2ml,分别置分液漏斗中,各精密加入枸橼酸-磷酸氢二钠缓冲液(pH 4.0)10ml,再精密加入用上述缓冲液配制的 0.04% 溴甲酚绿溶液 2ml,摇匀,用 10ml 三氯甲烷振摇提取 5 分钟,待溶液完全分层后,分取三氯甲烷液,用三氯甲烷湿润的滤纸滤入 25ml 量瓶中,再用三氯甲烷提取 3 次,每次 5ml,依次滤入量瓶中,并用三氯甲烷洗涤滤纸,滤入量瓶中,加三氯甲烷至刻度,备用。

3. 测定 分别取上述供试品溶液及对照品溶液,照紫外-可见分光光度法(《中国药典》2015 年版通则 0401)分别在 415nm 的波长处测定吸光度并记录。

4. 含量计算

（1）计算供试品溶液中总生物碱的浓度 $C_{供}$(μg/ml)

$$C_{供}(μg/ml) = (A_{供}/A_{对}) \times C_{对}(μg/ml)$$

（2）计算药品中总生物碱的含量(标示含量%)

含量 = $[C_{供}(mg/ml) \times 10^{-3} \times V_{供}(ml) \times D \times 平均片重(mg/片)] / [W_{样}(mg) \times 标示含量(mg/片)] \times 100\%$。

5. 结果判断 本品含生物碱以莨菪碱($C_{17}H_{23}NO_3$)计,应为标示量的 80.0% ~ 120.0%。

【实训注意】

1. 硫酸阿托品对照品($C_{17}H_{23}NO_3)_2 \cdot H_2SO_4$ 分子量为 676.82,其中 2 分子阿托品(莨菪碱)($C_{17}H_{23}NO_3)_2$ 分子量为 578.74,二者的比值为 1.169。因此配制每 1ml 相当于含莨菪碱 7μg 的对照品溶液时,硫酸阿托品的称取量 W(mg)应按下式计算:$W = 1.169 \times 14.0$mg。

2. 两相溶液萃取时,在无严重乳化的前提下,要充分振摇和放置,待溶液完全分层后才可分液,以提高萃取效率。

【实训检测】

1. 供试品为什么采用 pH 4.0 枸橼酸-磷酸氢二钠缓冲液提取？

2. 除了本药品外还有哪种中成药也采用了酸性染料比色法测定含量？

3. 水/三氯甲烷两相溶剂萃取时，分液漏斗下口旋转活塞能用凡士林作润滑剂吗？

4. 本法检测哪类生物碱？

5. 测定吸光度时，吸收池是否要加盖？为什么？

6. 写出本法的含量测定原理。

【实训报告】 记录实训结果，并将其与药品标准对照，判断供试品是否符合规定。

【实训评价】

序号	考核内容	技能要求	分值	实得分
1	查阅资料及设计方案	资料的查阅范围与资料整理	10	
		方案的设计	10	
2	实验用品的准备	实验用品的设计	5	
		实验用品的清洁	5	
3	实训操作	取样操作熟练规范	10	
		供试品的制备操作熟练规范	10	
		仪器的规范使用	20	
		结果计算	10	
4	实训报告	数据真实，资料完整，书写清晰	20	
合计			100	

实训二十二　排石颗粒中总黄酮的含量测定

【实训目的】

1. 掌握紫外-可见分光光度法（标准曲线法）含量测定的操作步骤和技能。

2. 能进行排石颗粒中总黄酮的含量测定。

【实训内容】

（一）实训用品

1. 仪器　紫外可见分光光度计、石英吸收池、量瓶（10ml、100ml、500ml）、移液管（1ml、5ml）、干燥箱、电子天平（感量 0.0001g）、具塞锥形瓶等。

2. 试剂　甲醇、芦丁对照品、亚硝酸钠、硝酸铝、氢氧化钠等。

3. 材料　排石颗粒。

（二）实训方法

排石颗粒为由连钱草、盐车前子、木通、徐长卿、石韦、忍冬藤、滑石、瞿麦、苘麻子、甘草十味中药饮片制成的颗粒剂。《中国药典》2015 年版规定本品指标性成分为芦丁,芦丁为黄酮类化合物,具有溶于甲醇、乙醇等溶剂的性质。本实验以无水芦丁为对照品,通过配制成不同浓度的系列溶液,加5% 亚硝酸钠溶液和10% 硝酸铝溶液,再加氢氧化钠试液显色,以相应的溶液为空白,照紫外-可见分光光度法(《中国药典》2015 年版通则0401)测定吸光度,以吸光度为纵坐标,浓度为横坐标,绘制标准曲线。将供试品依法处理,测定吸光度,从标准曲线上读出供试品溶液中以芦丁计总黄酮的浓度,并计算出排石颗粒中总黄酮的含量。

1. 查阅《中国药典》2015 年版一部和四部,设计检测方案。

2. 按检测要求取样,并根据需要进行适宜处理。

3. 应符合《中国药典》2015 年版排石颗粒含量测定项下有关规定,本品每袋含总黄酮以无水芦丁($C_{27}H_{30}O_{16}$)计,不得少于 0.12g。

(三) 实训步骤

1. 供试品溶液的制备　取本品装量差异项下的内容物,研钵研细,取 5g 或 1g(无糖型),用电子天平(感量 0.0001g)称定重量(保留四位有效数字),称量范围 4.6000 ~ 5.4000g,或 0.6000 ~ 1.4000g(无糖型),置锥形瓶中,用移液管精密加入甲醇100ml,超声处理20 分钟,溶解,放凉,再称定重量,用甲醇补足减失的重量,摇匀,滤过,弃去初滤液,收集续滤液,得样品溶液。

用移液管精密量取样品溶液 25ml,置 50ml 量瓶中,加水至刻度,摇匀,再用移液管精密量取 2ml,置 10ml 量瓶中,加 50% 甲醇至刻度,摇匀,作为空白对照液。

另用移液管精密量取上述样品溶液 2ml,置 10ml 量瓶中,加 50% 甲醇至 5ml,用移液管加 5% 亚硝酸钠溶液 0.3ml,摇匀,放置 6 分钟;加 10% 硝酸铝溶液 0.3ml,摇匀,放置 6 分钟;加氢氧化钠试液 4ml,再加 50% 甲醇至刻度,摇匀,即得供试品溶液。

2. 对照品溶液的制备　精密称取经 120℃ 干燥至恒重的芦丁对照品 20mg,置 100ml 量瓶中,加 50% 甲醇适量,振摇使溶解,放凉,用 50% 甲醇稀释至刻度,摇匀,即得(每 1ml 含无水芦丁 0.195 ~ 0.205mg)。

3. 标准曲线的制备　用移液管精密量取对照品溶液 1.0ml、2.0ml、3.0ml、4.0ml、5.0ml,分别置 10ml 量瓶中,各加 50% 甲醇至 5ml,用移液管加 5% 亚硝酸钠溶液 0.3ml,摇匀,放置 6 分钟;加 10% 硝酸铝溶液 0.3ml,摇匀,放置 6 分钟;加氢氧化钠试液 4ml,再加 50% 甲醇至刻度,摇匀。以相应的溶液为空白。照紫外-可见分光光度法(《中国药典》2015 年版通则0401),在 510nm 的波长处测定吸光度,以吸光度为纵坐标,浓度为横坐标,绘制标准曲线,并计算回归方程 $A = a + bC$ 和相关系数 r。

4. 测定　分别取上述供试品溶液及对照品溶液,照紫外-可见分光光度法(《中国药典》通则 0401)测定吸光度并记录。

5. 含量计算

(1) 将回归方程转变成下列浓度计算公式,再将 $A_{供}$ 代入即可计算出供试品溶液中总黄酮的浓度 $C_{供}$(mg/ml)。

$$C_{供}(mg/ml) = (A_{供} - a)/b$$

（2）按下式计算药品中总黄酮的含量(g/袋)

$$含量(g/袋) = C_{供}(g/ml) \times 10^{-3} \times D \times V_{样}(ml) \times 平均装量(g/袋)/W_{样}(g)。$$

6. **结果判断**　本品每袋含总黄酮以无水芦丁($C_{27}H_{30}O_{16}$)计,不得少于0.12g。

【实训注意】

1. 实验中加亚硝酸钠溶液和硝酸铝溶液后要摇匀,并按规定时间充分放置,否则反应不完全会影响测量结果。

2. 由于供试品溶液显色后稳定性较差,故需立即上机测定。

【实训检测】

1. 实验中加入亚硝酸钠溶液、硝酸铝溶液和氢氧化钠溶液的目的是什么?

2. 为什么在510nm的波长处测定吸光度?

【实训报告】记录实训结果,并将其与药品标准对照,判断供试品是否符合规定。

【实训评价】

序号	考核内容	技能要求	分值	实得分
1	查阅资料及设计方案	资料的查阅范围与资料整理	10	
		方案的设计	10	
2	实验用品的准备	实验用品的设计	5	
		实验用品的清洁	5	
3	实训操作	取样操作熟练规范	10	
		供试品的制备操作熟练规范	10	
		仪器的规范使用	20	
		结果计算	10	
4	实训报告	数据真实,资料完整,书写清晰	20	
合计			100	

实训二十三　九分散中马钱子的含量测定

【实训目的】

1. 掌握薄层扫描法的外标二点法的一般操作步骤和技能。

2. 能进行九分散中马钱子的含量测定。

【实训内容】

（一）实训用品

1. **仪器**　薄层扫描仪、研钵、托盘天平(感量0.1g)、具塞锥形瓶、量筒、分液漏斗、水浴锅、漏斗、蒸发皿、展开槽、点样器(毛细玻璃管)、通风橱等。

2. 试剂　士的宁对照品、三氯甲烷、硫酸、浓氨水、甲苯、丙酮、乙醇。

3. 材料　九分散。

（二）实训方法

九分散为由马钱子粉、麻黄、乳香（制）、没药（制）等四味中药饮片制成的散剂。九分散中马钱子粉含有的士的宁，是主要药效成分又是毒性成分，如果士的宁含量少于规定标准，则疗效随之降低，过量时容易引起中毒。故《中国药典》2015年版中以马钱子中的士的宁含量为控制九分散的质量指标。

士的宁，又称番木鳖碱。味极苦，毒性极强。具有一般叔胺碱的性质。难溶于水，可溶于乙醇、甲醇、苯、甲苯，易溶于三氯甲烷，极微溶于乙醚和石油醚。$pK_{a2} = 11.7$。UV_{max}（乙醇）（$\log\varepsilon$）：254nm（4.10），278nm（3.63），288nm（3.53）。

士的宁供试品的制备原理为：加浓氨试液将九分散制剂中的生物碱盐转变成游离生物碱而溶解在三氯甲烷中，将生物碱从九分散中提取出来。加硫酸溶液可将生物碱转变成硫酸盐溶解在硫酸水溶液中，达到与三氯甲烷中的脂溶性成分分离的目的。加浓氨试液使溶液呈碱性，是将士的宁由硫酸盐转变为脂溶性的游离生物碱溶于三氯甲烷中，不溶于硫酸水溶液中，与硫酸溶液中的水溶性成分分离。经过上述分离过程后，可除去大部分脂溶性杂质和水溶性杂质，获得较纯的士的宁供试品溶液。

士的宁薄层色谱分离的原理为：由于士的宁生物碱的极性较强，所以选择吸附能力稍弱的硅胶为固定相。由于硅胶具有弱酸性，不适合分离检识生物碱，因此，在展开剂中加浓氨水是为了中和硅胶的酸性，防止拖尾现象的产生。

士的宁薄层扫描波长选择的依据为：由于处方中的马钱子和麻黄均含有生物碱，所以选择测定波长时，选择士的宁生物碱吸收最大，麻黄类生物碱无吸收的电磁辐射为光源，即士的宁吸收较大的254nm为入射波长，士的宁吸收较弱的325nm为参比波长测定士的宁的含量。

1. 查阅《中国药典》2015年版一部和四部，设计检测方案。

2. 按检测要求取样，并根据需要进行适宜处理。

3. 应符合《中国药典》2015年版九分散含量测定项下有关规定。本品按干燥品计算，每包含马钱子以士的宁（$C_{21}H_{22}N_2O_2$）计，应为 $4.5 \sim 5.5mg$。

（三）实训步骤

1. 供试品溶液制备　取装量差异项下的本品10包，混匀，精密称量，计算平均装量。精密称取 $2g$（$W_{样}$），置具塞锥形瓶中，精密加三氯甲烷20ml与浓氨试液1ml，轻轻摇匀，称重，于室温下放置24小时，再称重，用三氯甲烷补足减失的重量，充分振摇，滤过，记录续滤液的体积（$V_{供}$），计算供试品溶液的浓度 C。精密量取续滤液10ml，用硫酸溶液（3→100）分次提取至生物碱提取完全，合并硫酸液，置分液漏斗中，加浓氨试液使呈碱性，用三氯甲烷分次提取，合并三氯甲烷液，蒸干，放冷，残渣中精密加三氯甲烷5ml使溶解，作为供试品溶液。

2. 对照品溶液的制备　取士的宁对照品，加三氯甲烷制成每1ml含0.4mg的溶液，作为对照品溶液。

3. 测定法　照薄层色谱法(《中国药典》2015 年版通则 0502)试验,吸取对照品溶液 2μl、5μl,供试品溶液 5μl,分别点于同一硅胶 GF₂₅₄薄层板上,以甲苯-丙酮-乙醇-浓氨试液(16∶12∶1∶4)的上层溶剂为展开剂,展开,取出,晾干。照薄层色谱法(通则 0502 薄层色谱扫描法)进行扫描,波长:$\lambda_S = 254\,nm$,$\lambda_R = 325\,nm$,测量供试品吸光度积分值与对照品吸光度积分值,计算,即得。

4. 结果计算

(1) 供试品溶液的浓度:

$$F_1 = \frac{C_{对1} - C_{对2}}{A_{对1} - A_{对2}} \quad 或 \quad F_1 = \frac{C_{对2} - C_{对1}}{A_{对2} - A_{对1}} \quad F_2 = \frac{1}{2}(C_{对1} + C_{对2}) - \frac{1}{2}F_1(A_{对1} + A_{对2})$$

$$C_{供} = F_1 A_{供} + \frac{1}{2}(C_{对1} + C_{对2}) - \frac{1}{2}F_1(A_{对1} + A_{对2})$$

式中,$C_{对}$为对照品溶液浓度(mg/ml);$C_{供}$为供试品溶液中士的宁的浓度,C_2 为样品溶液中待测组分士的宁的浓度(mg/ml);C 为样品溶液的浓度(mg/ml);$A_{对}$、$A_{供}$分别为对照品和供试品吸光度积分值;$W_{样}$为干燥供试品称样量。

(2) 供试品中士的宁的含量

$$士的宁\% = \frac{C_2}{C} \times 100\% = \frac{C_{供} \times \frac{5}{10}}{\frac{W_{样} \times 10^3}{20}} \times 100\% = \frac{C_{供}}{W_{样} \times 100} \times 100\%$$

(3) 九分散中马钱子的含量测定:将计算出的百分含量乘以九分散的平均装量,即可求出每包九分散中所含士的宁的量。

$$士的宁\% = \frac{C_2}{C} \times 100\% = \frac{C_{供} \times \frac{5}{10}}{\frac{W_{样} \times 10^3}{20}} \times 100\% = \frac{C_{供}}{W_{样} \times 100} \times 100\% \times W_{平均装量}(mg/袋) \times 10^3$$

5. 结果判断　《中国药典》2015 年版规定,本品按干燥品计算,每包含马钱子以士的宁($C_{21}H_{22}N_2O_2$)计,应为 4.5～5.5mg。

【实训注意】

1. 分液漏斗使用前,要进行检漏,防止操作过程中漏液或堵塞。

2. 两相溶剂萃取时,要充分振摇,使混合物与两相溶剂充分接触,达到溶解平衡,如有乳化现象,应加热使乳化层消失后再分离溶液。

3. 加三氯甲烷或蒸干溶液时,要在通风橱中进行。

【实训检测】

1. 薄层色谱的展开剂中为什么加浓氨水?

2. 测定士的宁的含量的方法属于何种方法?

3. 结合本实训,试述应如何选择扫描时的方向?

4. 如何选择测定波长与参比波长?

【实训报告】记录实训结果,并将其与药品标准对照,判断供试品是否符合规定。

【实训评价】

序号	考核内容	技能要求	分值	实得分
1	查阅资料及设计方案	资料的查阅范围与资料整理	10	
		方案的设计	10	
2	实验用品的准备	实验用品的设计	5	
		实验用品的清洁	5	
3	实训操作	取样操作熟练规范	10	
		供试品的制备操作熟练规范	10	
		仪器的规范使用	20	
		结果计算	10	
4	实训报告	数据真实,资料完整,书写清晰	20	
合计			100	

实训二十四　牛黄解毒片中黄芩苷的含量测定

【实训目的】

1. 掌握高效液相色谱法的一般操作步骤和技能。

2. 能进行牛黄解毒片中黄芩苷的含量测定。

【实训内容】

(一) 实训用品

1. **仪器**　高效液相色谱仪、研钵、托盘天平(感量 0.1g)、具塞锥形瓶、量筒、漏斗、超声波提取器、微量注射器、通风橱、蒸发皿、量瓶(100ml、10ml)。

2. **试剂**　黄芩苷对照品、甲醇、乙醇、磷酸。

3. **材料**　牛黄解毒片。

(二) 实训方法

牛黄解毒片为由人工牛黄、雄黄、石膏、大黄、黄芩、桔梗、冰片、甘草八味中药饮片制成的片剂。《中国药典》2015 年版规定以黄芩中的黄芩苷含量作为控制牛黄解毒片的质量指标。黄芩苷难溶于乙醇,可溶于含水乙醇中,因此用 70% 乙醇可将黄芩苷从牛黄解毒片中提取出来。由于黄芩苷具有弱酸性,在流动相中加入磷酸可以抑制部分黄芩苷电离成酸根离子,使黄芩苷以分子的形式存在,防止吸收峰变宽而影响测定结果。选择黄芩苷吸收最大,其他成分无吸收的电磁辐射为光源,即以 315nm 为检测黄芩苷的照射波长。

1. 查阅《中国药典》2015 年版一部和四部,设计检测方案。

2. 按检测要求取样,并根据需要进行适宜处理。

3. 应符合《中国药典》2015 年版牛黄解毒片含量测定项下相关规定,本品每片中以黄芩苷 ($C_{21}H_{18}O_{11}$)计,小片不得少于 3.0mg;大片不得少于 4.5mg。

（三）实训步骤

1. 对照品溶液的制备　取黄芩苷对照品适量,精密称定,加甲醇制成每 1ml 中含 30μg 的对照品溶液,即得。

2. 供试品溶液制备　取牛黄解毒片 20 片(包衣片除去包衣),精密称定,计算平均片重,研细,取约 0.6g($W_{样}$),精密称定,至锥形瓶中,加 70% 乙醇 30ml,超声处理(功率 250W,频率 33kHz)20 分钟,放冷,滤过,滤液置 100ml 量瓶中,用少量 70% 乙醇分次洗涤容器和残渣,洗液滤入同一量瓶中,加 70% 乙醇至刻度,摇匀,精密量取 2ml,至 10ml 量瓶中,加 70% 乙醇至刻度,摇匀,即得。

3. 测定　照高效液相色谱法(《中国药典》2015 年版通则 0512)测定。

（1）色谱条件与系统适用性实验:以十八烷基硅烷键合硅胶为填充剂;甲醇-水-磷酸(45∶55∶0.2)为流动相;检测波长为 315nm;理论板数按黄芩苷峰计算应不低于 3000。

（2）测定:分别精密吸取对照品溶液 5μl 与供试品溶液 10μl,注入色谱仪,测定,即得。

（3）计算: $\text{黄芩苷}(\text{mg/片}) = \dfrac{C_{对} \times A_{供} \times 50.0 \times 平均片重(\text{g})}{A_{对} \times 供试品重量(\text{g})} \times 100\%$

式中, $C_{对}$ 为对照品的浓度,μg/ml。

4. 结果判断　药典规定,本品每片中以黄芩苷($C_{21}H_{18}O_{11}$)计,小片不得少于 3.0mg;大片不得少于 4.5mg。

【实训注意】

1. 各色谱柱的使用应予登记,包括本次测试药品及柱中的保存溶剂。

2. 供试品溶液的配制完后,注意要对其体积进行准确测量。

【实训检测】

1. 高效液相色谱检测黄芩苷的流动相中为什么加磷酸?

2. 高效液相色谱法为什么要进行色谱条件与系统适用性实验?

3. 测定黄芩苷含量的方法属于何种方法?

4. 含量测定的对照品溶液和供试品溶液每份至少进样几次?

5. 分析结束后,为什么用经滤过和脱气的适当溶剂清洗分离系统?

6. 结合本实训,试述进样前为什么用流动相对色谱柱进行平衡处理。

【实训报告】记录实训结果,并将其与药品标准对照,判断供试品是否符合规定。

【实训评价】

序号	考核内容	技能要求	分值	实得分
1	查阅资料及设计方案	资料的查阅范围与资料整理	10	
		方案的设计	10	
2	实验用品的准备	实验用品的设计	5	
		实验用品的清洁	5	
3	实训操作	取样操作熟练规范	10	
		供试品的制备操作熟练规范	10	
		仪器的规范使用	20	
		结果计算	10	
4	实训报告	数据真实,资料完整,书写清晰	20	
合计			100	

实训二十五　十滴水软胶囊中樟脑的含量测定

【实训目的】

1. 掌握气相色谱法的一般操作步骤和技能。

2. 能进行十滴水软胶囊中樟脑的含量测定。

【实训内容】

（一）实训用品

1. 仪器　气相色谱仪、电子天平（感量0.0001mg）、具塞试管、量筒、漏斗、量瓶（25ml、10ml）。

2. 试剂　薄荷脑对照品、无水乙醇、樟脑。

3. 材料　十滴水软胶囊。

（二）实训方法

十滴水软胶囊为由樟脑、干姜、大黄、小茴香、肉桂、辣椒、桉油七味中药制成的胶囊剂，其中樟脑为主药，因此，《中国药典》2015年版规定以樟脑的含量为控制十滴水软胶囊的质量指标。樟脑为双环单萜类化合物，分子中含有羰基。常温下为菱面结晶，具有挥发性和升华性。微溶于水，易溶于三氯甲烷、苯、乙醚及乙醇。薄荷脑又称薄荷醇为单环单萜类化合物，分子中含有醇羟基，极性较樟脑强。具有挥发性和升华性。略溶于水，易溶于乙醇、三氯甲烷、乙醚、石油醚和冰醋酸。由于樟脑易溶于无水乙醇中，因此，选用无水乙醇为溶剂从十滴水制剂中提取樟脑，选用无水乙醇配制对照品溶液及供试品溶液。由于薄荷脑的极性强于樟脑，在气相色谱图中，二者的色谱峰不会重叠，所以测定樟脑含量时，选用薄荷脑为内标物。

1. 查阅《中国药典》2015 年版一部和四部,设计检测方案。

2. 按检测要求取样,并根据需要进行适宜处理。

3. 应符合《中国药典》2015 年版十滴水软胶囊含量测定项下相关规定。本品每粒含樟脑 ($C_{10}H_{16}O$)应为 53.0 ~ 71.8mg,含桉油精($C_{20}H_{18}O$)不得少于 15.7mg。

（三）实训步骤

1. 色谱条件与系统适用性试验 以改性聚乙二醇（PEG-20M）毛细管柱（柱长为 30m,内径为 0.53mm,膜厚度为 1μm）柱温为程序升温,初始温度为 65℃,以每分钟 2.5℃的速率升温至 102℃,再以每分钟 6℃的速率升温至 173℃;分流进样。理论板数按樟脑峰计算应不低于 10 000。

2. 校正因子测定 取环己酮适量,精密称定,加无水乙醇制成每 1ml 含 12.5mg 的溶液,作为内标溶液。分别取樟脑对照品约 25mg、桉油精对照品 10mg,精密称定,置同一个 10ml 量瓶中,精密加入内标溶液 1ml,加无水乙醇至刻度,摇匀,吸取 1μl,注入气相色谱仪,计算校正因子。

3. 供试品溶液的制备 取装量差异项下的内容物,混匀,取 0.8g,精密称定,置具塞试管中,用无水乙醇提取 5 次,每次 4ml,分取乙醇提取液,转移至 25ml 量瓶中,加无水乙醇稀释至刻度,摇匀,精密量取 5ml,置 10ml 量瓶中,精密加入内标溶液 1ml,加无水乙醇至刻度,摇匀,作为供试品溶液。

4. 含量测定 照气相色谱法（《中国药典》2015 年版通则 0521）测定。精密量取对照品及供试品溶液各 1μl,注入气相色谱仪,测定,计算,即得。

计算:

$$樟脑(mg/粒) = \frac{f \times A_{供} \times m'_{内} \times 平均片重(g)}{A_{内} \times 供试品重量(g)}$$

式中,f 为校正因子可通过试验求得;$m'_{内}$ 为测试供试品时加入的内标物的重量（mg）。

5. 结果判断 《中国药典》2015 年版规定,本品每粒含樟脑($C_{10}H_{16}O$)应为 53.0 ~ 71.8mg,含桉油精($C_{20}H_{18}O$)不得少于 15.7mg。

【实训注意】

使用气相色谱仪时,要认真阅读说明书,根据各气相色谱仪的具体操作要求进行操作。此外,还需要注意以下事项:

1. 在点燃氢火焰离子化检测器时,可先通入氢气以排除气路中的空气,然后通入大于 50ml/min 的氢气和小于 500ml/min 的空气,这样容易点燃。

2. 切忌将大量的氢气排入室内。

3. FID 检测器往往由于固定液流失,样品在喷嘴燃烧后产生积碳,或使用硅烷化衍生试剂沉积二氧化硅,污染检测器,喷嘴内径变小,点火困难,检测器线性范围变窄,收集极表面也沉积二氧化硅,使灵敏度下降,故最好卸下喷嘴和收集极清洗。先用通针通喷嘴,必要时用金相砂纸打磨,然后再依次用洗涤剂、水超声清洗,在100~120℃烘干,收集极也按上法清洗。

【实训检测】

1. 为什么要计算校正因子?该方法中采用何种控温方式?测定樟脑的含量方法属于何种方法?含量测定的对照品溶液和供试品溶液每份至少进样几次?分析结束后,为什么先降温后关机?

2. 结合本实训,试述预试验情况,如何调节柱温、载气流速、进样量等参数。

【实训报告】 记录实训结果,并将其与药品标准对照,判断供试品是否符合规定。

【实训评价】

序号	考核内容	技能要求	分值	实得分
1	查阅资料及设计方案	资料的查阅范围与资料整理	10	
		方案的设计	10	
2	实验用品的准备	实验用品的设计	5	
		实验用品的清洁	5	
3	实训操作	取样操作熟练规范	10	
		供试品的制备操作熟练规范	10	
		仪器的规范使用	20	
		结果计算	10	
4	实训报告	数据真实,资料完整,书写清晰	20	
合计			100	

实训二十六　正骨水中挥发油的含量测定

【实训目的】

1. 掌握挥发油含量测定的一般操作步骤和技能。

2. 能进行正骨水中挥发油的含量测定。

【实训内容】

（一）实训用品

1. **仪器**　分液漏斗、玻璃珠、挥发油测定装置等。

2. **试剂**　饱和氯化钠溶液。

3. **材料**　正骨水。

（二）实训方法

正骨水为由九龙川、海风藤、豆豉姜、香加皮、买麻藤、香樟、降香、碎骨木、虎杖、千斤拔、横经席、鹰不扑、薄荷脑、木香、土鳖虫、大皂角、莪术、过江龙、徐长卿、两面针、羊耳菊、五味藤、朱砂根、穿壁风、草乌、樟脑二十六味药制成的酊剂。挥发油是正骨水中有效成分的一部分，《中国药典》2015 年版规定测定其挥发油含量。利用挥发油的挥发性，用水蒸气蒸馏法将其提取完全；再利用其较强的亲脂性与水不相溶而分层，即可读取挥发油的体积，并计算其含量。

1. 查阅《中国药典》2015 年版一部和四部，设计检测方案。

2. 按检测要求取样，并根据需要进行适宜处理。

3. 应符合《中国药典》2015 年版正骨水含量测定项下相关规定。本品含挥发油不得少于 9.5%。

（三）实训步骤

1. 供试品溶液的制备 精密量取本品 10ml，置分液漏斗中，加饱和氯化钠溶液 100ml，振摇 1 ~ 2 分钟，放置 1 ~ 2 小时，分取上层液，移入圆底烧瓶中，用热水洗涤分液漏斗数次，洗液并入圆底烧瓶中。

2. 挥发油测定法 在圆底烧瓶中加入玻璃珠 2 粒，连接挥发油测定器和回流冷凝管，自冷凝管上端加水使充满挥发油测定器的刻度部分，并溢流入烧瓶时为止。置电热套中或用其他适宜方法缓缓加热至沸，并保持微沸约 5 小时，至测定器中油量不再增加，停止加热，放置片刻，开启测定器下端的活塞，将水缓缓放出，至油层上端到达刻度 0 线上面 5mm 处为止。放置 1 小时以上，再开启活塞使油层下降至其上端恰与刻度 0 线平齐，读取挥发油量，并计算供试品中含挥发油的百分数。

$$含量(V/V\%) = \frac{V_{油}}{V_{样}} \times 100\%$$

3. 计算

4. 结果判断 将测定的结果与药品标准进行比较，判断是否符合规定。《中国药典》2015 年版规定：本品含挥发油不得少于 9.5%。

【实训注意】

1. 注意挥发油提取装置的密封性。

2. 停止加热时，要放置一段时间，不可立即开启测定器下端活塞。

【实训检测】

1. 本法测定挥发油的原理是什么？

2. 当挥发油的相对密度大于 1.0 时，如何设计实验？

3. 挥发油测定的意义是什么？

4. 挥发油测定中加入玻璃珠的目的是什么？

【实训报告】记录测定结果，并将其与药品标准对照，判断供试品是否符合规定。

【实训评价】

序号	考核内容	技能要求	分值	实得分
1	查阅资料及设计方案	资料的查阅范围与资料整理	10	
		方案的设计	10	
2	实验用品的准备	实验用品的准备	5	
		实验用品的清洁	5	
3	实训操作	分液漏斗的操作规范	10	
		供试品的制备操作熟练规范	10	
		挥发油测定仪器的规范使用	20	
		结果计算	10	
4	实训报告	数据真实,资料完整,书写清晰	20	
合计			100	

第七章

中药制剂检测的新技术

导学情景 ∨

　　川贝母为润肺止咳的名贵中药材，应用历史悠久，疗效卓著，驰名中外。近年来，由于川贝母资源短缺、价格一直居高不下，导致市场上出现了众多的混淆品和伪品，一些不法商家以次充好、以假乱真，牟取暴利。如小粒的平贝、浙贝、湖北贝母等跟川贝中的松贝在外观形态上较相似，有类似于松贝"怀中抱月"的特征，常被用于混充川贝母。传统的鉴定方法（性状、显微结构及化学鉴定方法）容易受到药材生长环境、生长年限以及产地加工等诸多因素的干扰，有时很难将川贝母与非川贝母区别开，不少消费者上当受骗。《中国药典》2015 年版中川贝母项下除了传统的鉴别方法外，还收载了"聚合酶链式反应-限制性内切酶长度多态性方法"从基因水平鉴别川贝母和非川贝母。

　　请查阅：何为聚合酶链式反应？其原理是什么？

第一节　中药指纹图谱和特征图谱测定法

扫一扫　知重点

　　中药指纹图谱(fingerprints of traditional Chinese medicine)是指中药材、饮片、提取物及其制剂经适当处理后，采用一定的分析方法与技术所建立的能够标识其化学成分特性的图谱，包括色谱图、光谱图、质谱图及 DNA 指纹图谱等。

　　指纹概念起源于法医学，其强调的是个体的绝对唯一性。近代已发展延伸到 DNA 指纹分析，而且应用范围已从犯罪学扩大到医学和生命科学领域。生物样品的 DNA 指纹图谱分析，既强调个体的唯一性，也可侧重于整个物种的唯一性。将这一概念引入中药分析，利用指纹图谱来评价中药品质。中药指纹图谱大多数是依据其后天代谢的化学产物，其具有遗传特性，也同时受生长环境、采收时间等影响。因而所建立的中药指纹图谱具有物种唯一性和个体相似性的特征，它强调的是同一药材群体的相似性，即物种群体内的唯一性(共有特征性)。

　　中药指纹图谱是以光学分析、分离分析、生物学分析及其他分析方法与技术为依托所建立的质量控制模式之一，是一种综合的、可量化的鉴定手段。主要用于鉴别中药(包括药材、饮片、制剂及其半成品)真实性、评价质量一致性和产品稳定性。它的基本属性是整体性和模糊性。它强调的是多个成分以相对稳定的比例及位置顺序的完整性特征。以及在共同特征的基础上个体之间又互有差异的模糊性特征。因此，中药指纹图谱分析强调准确的辨认，而不是精密的计算，比较图谱强调的是相似，而不是相同。

中药及其制剂均为多组分复杂体系,因此评价其质量应采用与之相适应的,能提供丰富鉴别信息的检测方法,但现行的显微鉴别、理化鉴别和含量测定等方法都不足以解决这一问题,建立中药指纹图谱将能较为全面地反映中药及其制剂中所含化学成分的种类与数量,进而对药品质量进行整体描述和评价。这也正好符合中医药的整体学说。在此基础上,进一步开展谱效学研究,使中药质量与其药效真正结合起来,有助于阐明中药作用机制。总之,中药指纹图谱的研究和建立,对于提高中药质量,促进中药现代化具有重要意义。

国家药典委员会从 2000 年 12 月起开始组织实施中药注射剂相关的指纹图谱工作,进行了可行性调研、规范性技术文件起草与研究、同步进行了科技部立项。从中药注射剂指纹图谱研究、质量标准提高,逐步成熟、扩展,到《中国药典》2010 年版中部分提取物和中成药标准中收载了指纹图谱项目,再到《中药药典》2015 年版对中药复杂体系质量标准研究的思路、方法和模式的完善,特征图谱与指纹图谱技术在中药质量标准中的应用明显增加,特征图谱结合多指标成分定量分析,增加了质量整体可控性,经过十几年的研究和应用,中药指纹图谱技术已日趋成熟,在中药质量标准控制中得到更广泛的应用,开创了符合中医理论整体控制的可行模式,体现了现代分析方法技术在建立符合中医药特点的质量标准体系方面取得的新进展。

一、指纹图谱的分类

1. 按研究与应用对象分类　可分为中药材指纹图谱、中药原料(包括饮片、中药提取物)指纹图谱、中间体(工艺生产过程中的中间产物)指纹图谱以及中药制剂指纹图谱。

2. 按研究方法、测定手段分类　可分为中药化学指纹图谱和中药生物学指纹图谱两类。

(1) 中药化学指纹图谱:系指采用各种化学的、物理的或物理化学的分析方法所建立的、用以表征其所含化学成分特征的指纹图谱。主要分析方法有薄层色谱(TLC)、气相色谱(GC)、高效液相色谱(HPLC)、高效毛细管电泳(HPCE)、高速逆流色谱(HSCCC)、超临界流体色谱(SFC)、紫外-可见光谱(UV/VIS)、红外光谱(IR)、荧光光谱(FS)、近红外光谱(NIR)、拉曼光谱(FT-Raman)、核磁共振波谱(NMR)、质谱(MS)、X 射线衍射(XRD)等,各种联用技术如气质联用(GC-MS)、液质联用(LC-MS)、超临界流体色谱质谱联用(SFC-MS)、高效毛细管电泳质谱联用(HPCE-MS)、气-红联用(FC-IR)等方法获得的指纹图谱。此外还有电化学指纹图谱、常规电泳(EP)指纹图谱、差热分析(DTA)指纹图谱、圆二色谱(CD)指纹图谱、微量元素指纹图谱、X 射线荧光光谱(XRF)指纹图谱等,其中以色谱法应用最为广泛。

(2) 中药生物学指纹图谱:包括中药 DNA 指纹图谱、中药基因组学指纹图谱、中药蛋白质组学指纹图谱以及扫描电镜(SEM)指纹图谱等。

3. 按质量控制目的分类　可分为指纹图谱和特征图谱。指纹图谱是基于图谱的整体信息,用于中药整体评价,确保其内在质量的均一和稳定。特征图谱是选取若干专属性强的色谱峰或色谱峰组合组成特征指纹图谱,作为控制中药质量的中药鉴别手段,主要用于中药的专属性鉴别。

二、中药指纹图谱建立的原则和研究思路

（一）中药指纹图谱建立的原则

中药指纹图谱的建立,应以系统的化学成分研究和药理学研究为依托,体现系统性、特征性和稳定性三个基本原则。唯此,才能保证指纹图谱的标准化、规范化、客观化,从而便于推广和应用。

1. 系统性 是指指纹图谱中反映的化学成分应包括该中药有效部位所含大部分成分,或指标性成分的全部,如中药两头尖中抗肿瘤的有效成分为皂苷类化合物,则其指纹图谱应尽可能地反映其中的皂苷类成分;银杏叶的有效成分是黄酮类和银杏内酯类,则其指纹图谱可采用两种方法,针对这两类成分分别分析,达到系统全面的目的。

2. 特征性 是指指纹图谱中反映的化学信息(如保留时间)应具有较强的选择性,这些信息的综合结果,将能特征性地区分中药的真伪与优劣,成为中药自身的"化学条码"。如北五味子的HPLC 指纹图谱和 TLC 指纹图谱,不仅包括多种的五味子木脂素类成分,而且具有许多未知类成分,这些成分的峰位顺序、比值在一定范围内是固定的,并且随药材品种不同而产生差异,依此可以很好地区别其来源、产地,判别药材的真伪优劣。

3. 稳定性 是指所建立的指纹图谱在规定的方法、条件下的耐用程度,即不同操作者、不同实验室所重复做出的指纹图谱应在所允许的误差范围内,以体现其通用性和实用性。因而要求包括样品制备、分析方法、实验过程、数据采集、处理、分析等全过程都要规范化操作,同时,还应建立相应的评价机构,对其进行客观评价。

（二）中药指纹图谱研究思路

中药指纹图谱构建的一般程序包括:设计方案、样品采集、方法建立、数据分析、样品评价、方法检验和建立标准指纹图谱及其技术参数。

1. 研究对象的确定 当研究某个注射剂品种的指纹图谱时,首先必须调研相关的文献、新药申报资料(质量部分和工艺部分)及其他研究结果,尽可能详尽地了解药材、中间体及成品中所含化学成分的种类及其理化性质,经综合分析后找出成品中的药效成分或有效成分,作为成品或中间体指纹图谱的研究对象,即分析检测目标。

例如,黄芪含黄酮、皂苷及多糖;黄芪多糖注射液是以黄芪中的多糖为原料,因此对黄芪多糖注射液进行指纹图谱研究时应以多糖作为研究对象;研究其中间体时也应以多糖为研究对象;研究原药材的指纹图谱时应把黄酮、皂苷及多糖作为研究对象。

2. 方法建立 选择光谱学和色谱学方法。主要采用色谱法。各种色谱法是互补的,应根据研究对象的物理化学性质及研究目的结合不同色谱技术的特点和优势来选择确定,要保证方法的重现性,并能描述与产品质量相关的主要化学成分。大多数类型的化合物可采用 HPLC,如黄芪中的黄酮、多糖等。挥发性成分应采用 GC,如鱼腥草中的鱼腥草素、土木香中的土木香内酯、异土木香内酯和二氢土木香内酯等。某些有机酸经甲酯化后亦可用 GC 分析。采用上述方法难以分离检测的成分,可考虑使用 TLC 和 HPCE。

3. 研究内容　根据国家药监局《中药注射剂指纹图谱研究的技术要求》(暂行)的规定,主要研究内容有原药材、中间体、注射剂成品的指纹图谱,涉及样品名称、来源、制备、测定方法、指纹图谱及技术参数等。中药指纹图谱构建思路见图 7-1。

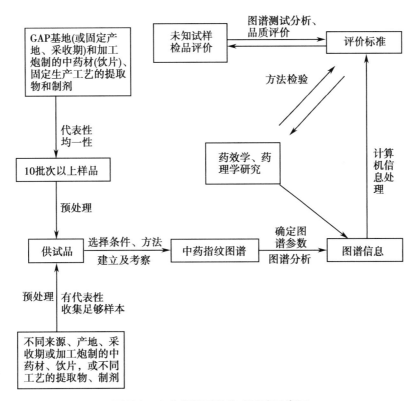

图 7-1　中药指纹图谱构建思路示意图

中药指纹图谱的建立可针对不同用途,选用不同的分析方法。如对于药品进行质量控制,应考虑生产企业和药检部门常规配备的仪器,方法耐用,一般以光谱法、气相色谱法和高效液相色谱法为主。若用于配伍理论或新药研究,特别是化学成分与药理、药效相关性研究,可考虑联用技术。方法检验室是在方法确立后的一段时间内对更多未知样品进行检验分析,进一步考察方法的可行性和耐用性。

三、中药指纹图谱建立的方法与技术要求

(一) 样品的收集

由于中药来源广泛,所含化学成分的种类及数量常会受到产地、采收等环节的影响,因此,为了确保指纹图谱的系统性,必须广泛收集具有代表性的样品,尤其是不同产地、不同采收加工方式的样品,只有保证样品的代表性,才能保证建立的指纹图谱的有效性。一般要求不少于 10 批样品的收集数量(药材的批次是指不同产地、不同渠道或不同时间获取的独立样品,与成品的批次不同,要注意区分),每批供试品中取样量应不少于三次检验量,同时要有详实记录。

供试品收集是研究指纹图谱最初也是最关键的步骤,由于不可能对一个药材的所有样本进行试验,而且生长环境条件对药材代谢产物有影响,所以要收集有代表性的供试品。

1. 原料药材及饮片　原料药材的指纹图谱主要是反映其自然状态的内在质量情况,研究其指纹图谱是以此作为选择原药材投料或混批提取的依据,同时作为研究注射剂成品指纹图谱相关性的基础。由于自然条件的变化,药材个体之间指纹图谱的差异是正常的,在品种鉴定无误的基础上,力争药材有较为稳定的来源。

（1）药材样品首先要品种鉴定,中药材及其饮片或炮制品,应符合国家药品标准及饮片炮制规范,最好选择传统产地收集或是资源丰富的产地收集,或者来自 GAP 基地供应的药材。

（2）动植物类药材样品均应固定品种、药用部位、产地、采收期、加工和炮制方法;矿物类药材应固定产地及炮制加工方法;对于多来源的中药材,必须固定单一品种。对于多药用部位的中药材,必须固定单一药用部位;但同时进行不同来源或不同药用部位的代表性样品指纹图谱分析比较,找出其共性与特性,并以共性指纹标定该中药材的质量,还要考察和固定最佳采收期。

（3）记录要求:

药材名称(包括药材及基源)。

样品来源:详细记录样品来自何处(如是来自 GAP 基地供应或产地购买、市场购买或委托购买,便于生产原料的采购选择和测试数据的可追溯)。

收集时间(购买时间)及收集人。

货源情况调查(货源是否充足和稳定)。

基源鉴定及鉴定人:产地或 GAP 基地收集的药材结合植物形态鉴定品种。如缺原植物,由熟练的专业人员凭性状或显微特征鉴别。如近缘品种、难以区分的野生品种(如白花蛇舌草、蒲公英),应在指纹图谱研究中仔细比较,如获得的指纹图谱相似度很高,也可应用,但须明确记录,并在今后实施 GAP 时确定一个品种;如指纹图谱相似度很低,则必须确定品种,改为栽培品使用。对于商品混乱的品种(如陈皮),其产区的选择应缩小范围,并结合资源选用药典收载品种中的一种。复方制剂中的君药及处方中量大的药材必须重点注意品种的鉴定,以避免今后执行指纹图谱过程中出现难以预料的问题。

质量评估:为了便于正确分析色谱,减少试验结果的判断误差,首先药材需符合药典或部颁标准规定,并详细记录。所有药材均须编号,必要时附药材外形照片。

（4）样品的留样、贮藏和标签:由于指纹图谱研究周期较长,供试品必须在干燥、低温、避光处贮藏,标签必须有编号,收集供试品的编号应与贮藏样品、试验样品的编号一致。留样数量应不少于试验实际用量的 3 倍,以保证试验结果有异议时的可追溯。

2. 半成品(提取物、中间体)和成品(各类制剂相关的产品)　药材所含成分的个体差异是难以避免的,指纹图谱研究用的半成品应来自生产车间通过药材混批调整及规范的生产工艺生产的实际样品。对产品批号、生产单位、成品批号与半成品(中间体、提取物)批号的相关性均须有明确的记录,以保证试验数据的可追溯。各批供试样品须有留样。

（二）供试品溶液的制备

供试品制备的每一步骤均必须标准化操作,以保证样品分析具有良好的精密度、重现性、准确性及样品间的可比性,主要操作过程及数据应详细记录。

1. 取样　依药典规定的方法取样。供试品取样应注意代表性和均匀性,以保持实验室取样与实际生产应用药材一致。例如地上部分的药材,取样量约为 0.5~1kg,要按茎、叶、花、果的大致比例取样别称量茎、叶、花、果的大致比例并做记录;果实类药材,生产时去除种子的,供试品也应除去种子,并做记录;如果药材表观质量不均匀(如大小不一、肥瘦不等、粗细不匀等),也要分取各代表部分。将选取的供试品适当粉碎混合均匀,按规定取样,一般量取供试品与样品的比例为 1∶10,如称取 1g 供试品,应在混合均匀的 10g 样品中称取。称取供试品的精度一般要求取 3 位有效数字。

2. 供试品溶液的制备　供试品溶液的制备,可选用适宜的溶剂和提取方法,定量操作进行,尽量使药材中的成分较多地在色谱图中反映出来,并达到较好的分离。再应用适宜的溶剂制成标示浓度的供试品溶液(g/ml 或 mg/ml)。标签上须注明编号或批号(应与取样的药材编号一致,或有明确的关联,以保证数据的可追溯)。一般要求供试品溶液尽量新鲜配制,如需要连续试验,供试品溶液应在避光、低温、密闭容器条件下短期放置,一般不超过两周,溶液不稳定的,一般不超过 48 小时。

（三）参照物的制备

构建指纹图谱应设立参照物或参照峰,以考察其稳定性和重现性,并有助于色谱的辨认。一般可选取样品中容易获取的一个以上的主要活性成分或指标成分的对照品作为参照物(必须注明其来源和纯度)。如果没有对照品,也可选择适宜的内标物作为参照物。指纹图谱一般比较复杂,内标物不易选择,因此应慎重考虑选用内标物质的必要性和可能性。如果无参照物也可选指纹图谱中的稳定的色谱峰作为参照峰,说明其色谱行为和有关数据。参照物应精密称定,用适宜的溶剂配成标示浓度的参照物溶液(g/ml 或 mg/ml)。如图 7-2 三七药材的指纹图谱中以三七皂苷 R_1 为参照物。

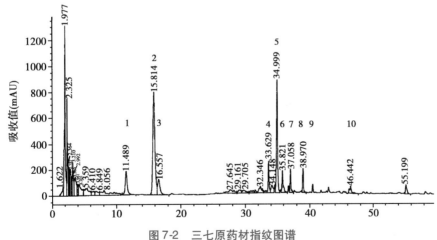

图 7-2　三七原药材指纹图谱

1. 三七皂苷 R_1(S);2. 人参皂苷 Rg_1;3. 人参皂苷 Re;4. 人参皂苷 Rb_1;5. 人参皂苷 Rc;6. 人参皂苷 Rb_2;7. 人参皂苷 Rd

（四）实验方法和条件的选择

中药指纹图谱的建立与应用关键在于分析方法,包括测定方法、仪器、试剂、测定条件等,应根据分析试样中所含化学成分的理化性质,选择适宜的测定方法。以色谱法最常用,一般首选 HPLC 法,对于易挥发性成分选用 GC 法,对于生物大分子可采用凝胶色谱法、CE 或 HPLC-MS;对于成分复杂的试样,必要时可以考虑采用多种测定方法,建立多个指纹图谱。

试验条件应能满足指纹图谱的需要,故应进行试验条件的优选,目的是通过比较试验,从中选取相对简单易行的方法和条件,获取足以代表样品特征的指纹图谱,以满足指纹图谱的专属性、重现性和普遍适用性的要求。方法和条件须经过严格的方法学验证。

1. **高效液相色谱法** 色谱条件包括:色谱柱、流动相、检测器等。色谱柱一般选用 $5 \sim 10\mu m$ C_{18} 填料,以 $4.6mm \times 250mm$ 柱较合适,也可根据测定的对象选择氨基柱、氰基柱等。一般选三根以上不同厂家生产的柱子进行比较优选。流动相至少用三种不同组成的溶剂进行比较,并从中选取最合适的色谱条件。如需梯度洗脱时,应尽量采用线性梯度。并应报告仪器梯度滞后时间(测定梯度滞后时间,可用一零死体积连接器代替色谱柱,以甲醇为溶剂 A,含 0.1% 丙酮的甲醇为溶剂 B,检测波长为 260nm,运行 $0 \sim 100\%$ B 的线性梯度,梯度时间 20 分钟,流速 $1.0ml/min$,记录梯度图形,测定梯度曲线中间点的时间,减去 10 分钟,即得)。由于不同的仪器梯度滞后时间的不同,可能会影响方法的重现性,常可通过调整进样和梯度起始时间减少这种影响。检测器最常见的是紫外-可见光检测器;条件许可的可使用光电二极管阵列检测器,获取不同波长处得到的色谱图,从中汲取更多的信息。对在紫外区无吸收的化合物,也可选择其他类型的检测器,如示差折光检测器或蒸发光散射检测器等,质谱联用技术亦可以使用。

试验条件筛选的目的是通过比较实验,从中选取相对简单易行的方法和条件,获取足以代表品种特征的指纹图谱,以满足指纹图谱的专属性、重现性和普通适用性的要求(图 7-3 ~ 图 7-5)。方法和条件须经过严格的方法学验证。例如稳定性试验、精密度试验、重现性试验等。

2. **气相色谱法** 气相色谱通常使用毛细管柱,如填充柱得到的色谱虽然简单,但确能表达该品种的指纹特征,也可采用。一般极性与非极性固定相均需比较,以确定选用合适的固定相。同时,对柱长、内径、老化条件、载气、流速、柱温、柱头压力、进样方式、进样口温度、检测器等均需进行考察。色谱运行时间能保证供试品中的成分均能流出色谱柱。仪器和柱效都应定期校验。如需要将相对保留时间作为固定的常数(保留指数),也可根据实际需要和可能选取内标物质计算。如需程序升温宜采用线性升温,尽量避免复杂的多阶程序。气相色谱法应首选氢焰离子化检测器(FID)检测。

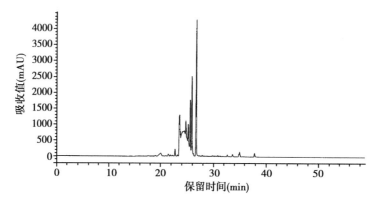

图 7-3 淫羊藿提取物初始条件下的色谱图

梯度洗脱条件:0 ~ 55 分钟:水-乙腈(100∶0→20∶80);55 ~ 60 分钟:水-乙腈(20∶80→0∶100)

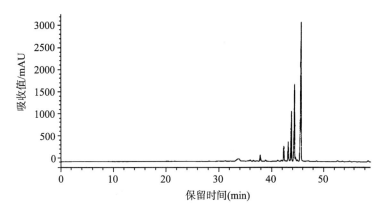

图 7-4　淫羊藿提取物第一次优化后的指纹图谱

梯度洗脱条件:0～40 分钟:水-乙腈(100∶0→70∶30);40～60 分钟:水-乙腈(70∶30→60∶40)

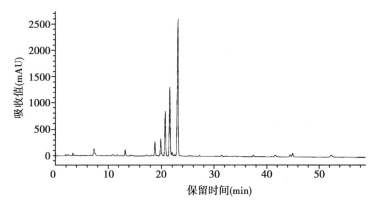

图 7-5　淫羊藿提取物第 2 次优化后的指纹图谱

梯度洗脱条件:0～40 分钟:水-乙腈(80∶20→60∶40);40～60 分钟:水-乙腈(60∶40→50∶50)

3. 薄层色谱法　薄层色谱法为离线操作,常用的固定相有硅胶 G、硅胶 GF_{254}、硅胶 H、硅胶 HF_{254} 等。薄层色谱一般采用常规硅胶预制板或高效硅胶预制板,必要时也可选用聚酰胺薄膜板或纤维素薄层板等。薄层板为一次性器材,不存在重复使用问题,但不同厂家的商品预制薄层板质量可能不一致,手工自制的薄层板只能供筛选试验条件使用,用确定的条件制作指纹图谱(图像)时必须用有质量保证的商品预制薄层板(如 Silicagel 60,Merck 等)。展开用溶剂系统的选择至少需做三种不同展开系统的比较;另外,还应注意观察温度和相对湿度对色谱行为的影响,注意样品制备时尽量除去干扰组分的影响。薄层色谱指纹图谱宜在同板将对照用提取物或相应参照物与供试品平行比较,即每一薄层板必须有"随行对照用提取物"或相应的参照物。显色剂分通用型显色剂和专属型显色剂,结合使用可在一个色谱条件下得到的指纹图谱获取成分类别或化学成分功能团的信息。如生物碱、黄酮类、三萜类、甾体类、香豆素类等,专用的显色剂可以直观地显示各自的特征。图谱摄像时如用数码摄像机,像素应在 2 000 000 像素以上;荧光色谱须在薄层色谱专用的紫外灯箱下加滤光片拍摄。如有相应的积分软件,可立即生成轮廓扫描图以及积分数据;也可用常规的薄层色谱扫描仪进行积分和绘制轮廓图谱。薄层扫描仪的机械部分、电子部分及光源需定期校验。

（五） 中药指纹图谱的方法验证

考察和证明采用的指纹图谱测定方法是否具有可靠性、重复性和耐用性。

1. 精密度试验 主要考察仪器的精密度。取同一供试品,连续进样 5 次以上,考察色谱峰的相对保留时间、峰面积比值的一致性。采用高效液相色谱和气相色谱制定指纹图谱,在指纹图谱中规定共有峰面积比值的各色谱峰,其峰面积比值的相对标准偏差 RSD 不得大于 3% ,其他方法不得大于 5% 。采用光谱方法检测的供试品,参照色谱方法进行相应考察,相对标准偏差 RSD 不得大于 3% 。

2. 重现性试验 主要考察实验方法的重现性。取同一批号的供试品 5 份以上,按照供试品的制备和检测方法制备供试品并进行检测,考察色谱峰的相对保留时间、峰面积比值的一致性。采用高效液相色谱和气相色谱制定指纹图谱,在指纹图谱中规定共有峰面积比值的各色谱峰,其峰面积比值的相对标准偏差 RSD 不得大于 3% ,其他方法不得大于 5% 。采用光谱方法检测的供试品,参照色谱方法进行相应考察,相对标准偏差 RSD 不得大于 3% 。

3. 稳定性试验 主要考察供试品的稳定性。取同一供试品,分别在不同时间(0 小时、1 小时、2 小时、4 小时、8 小时、12 小时、24 小时、48 小时)检测,考察色谱峰的相对保留时间、峰面积比值的一致性,确定检测时间。

（六） 指纹图谱的建立和辨认

试验条件确立后,将获得的所有样品的指纹图谱逐一研究比较,首先找出药材色谱具有指纹意义的各个峰,给以编号,将药材、半成品和成品之间的图谱比较,如有缺峰,则缺号,要保持峰的编号不变,便于清楚地考察相互之间的相关性。半成品(提取物)的指纹图谱与原药材的指纹图谱应有一定的相关性,即半成品(提取物)指纹图谱的特征应在原药材的指纹图谱中可以追溯,而原药材中的某些特征在提取物指纹图谱中允许因生产工艺关系而有规律的丢失。半成品(提取物)指纹图谱与成品(注射剂)的指纹图谱应有较高的相关性。

指纹图谱的辨认应注意指纹特征的整体性。一个品种的指纹图谱是由各个具有指纹意义的峰组成的完整图谱构成,各个有指纹意义的峰(或薄层色谱的斑点)其位置(保留时间或比移值)、大小或高低(积分面积或峰高)、各峰之间相对的比例是指纹图谱的综合参数,辨认和比较时从整体的角度综合考虑,注意各个有指纹意义的峰相互的依存关系。指纹图谱的评价指标是供试品指纹图谱与该品种对照用指纹图谱(共有模式)之间的相似性。指纹图谱的相似性从两个方面考虑,一是色谱的整体"面貌",即有指纹意义的峰的数目、峰的位置和顺序、各峰之间的大致比例(薄层色谱还有斑点的颜色)等是否相似,以判断样品的真实性。二是供试品与对照样品或"对照用指纹图谱"之间及不同批次样品指纹图谱之间总积分值作量化比较。如总积分面积相差较大(如±20%),则说明同样量的样品含有的内在物质有较明显的"量"的差异,这种差异是否允许,应视具体品种,具体工艺的实际情况,并结合含量测定项目综合判断。这种比较应在同一台仪器平行进行测定。相似性比较可以用"相似度"表达,相似度可以借助药典会推荐的"中药指纹图谱计算机辅助相似度评价软件"计算,除个别品种视具体情况而定外,一般成品指纹图谱相似度计算结果在 0.9 ~ 1.0(或以 90 ~ 100 表示)作为符合要求。

（七）指纹图谱的校验与复核

应对所建立的指纹图谱按有关规定要求进行实验条件、方法及结果的校验与复核。

（八）指纹图谱的分析与评价

根据指纹图谱所获取的信息,建立指纹图谱分析比较的重要参数(共有峰、重叠率、N 强峰、特征指纹等),计算特征指纹的相似度,进行指纹图谱的评价。

1. 指纹图谱参数的建立　根据供试品的检测结果,建立指纹图谱。采用阿拉伯数字标示共有峰,其中参照物的峰用"S"标示。采用 HPLC 法和 GC 法制定指纹图谱,其记录时间一般为 1 小时;应提供 2 小时的记录图,以考察 1 小时以后的色谱峰情况。采用 TLCS 法,必须提供从原点至溶剂前沿的图谱;采用光谱法制定指纹图谱,必须按各种光谱的相应的规定提供全谱,对于化学成分复杂的中药注射剂、有效部位和中间体,特别是中药复方注射剂,必要时可建立多张指纹图谱。

（1）共有指纹峰的标定:根据 10 次以上供试品的检测结果,标定共有指纹峰。色谱法采用相对保留时间标定指纹峰,光谱法采用波长或波数等相关值标定指纹峰。

共有指纹峰的化学归属,可采用对照品加入法或 HPLC/DAD/MS 联用技术进行鉴别,后者可在无对照品的情况下使用(图 7-6 ~ 图 7-8)。

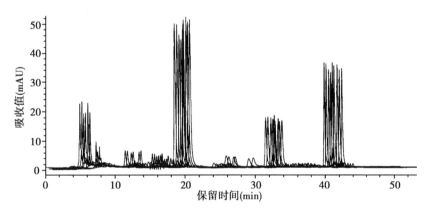

图 7-6　10 批虫草提取物指纹图谱横向叠加图

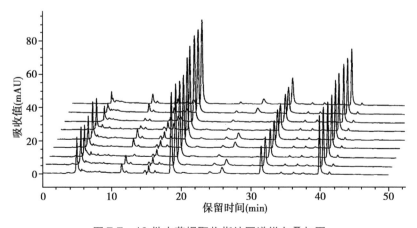

图 7-7　10 批虫草提取物指纹图谱纵向叠加图

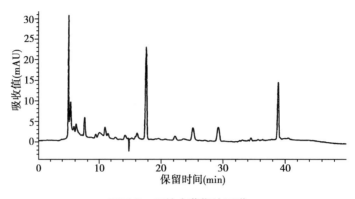

图 7-8　天然虫草指纹图谱

例如复方丹参注射液指纹图谱应有 9 个特征峰[相对保留时间（峰序号）]，即：0. 145（1）；0. 186（2）；0. 298（3）；0. 378（4）；0. 425（5）；0. 499（6）；0. 594（7）；1. 000（8s 原儿茶醛）；1. 145（9）。

峰面积比值：0. 059（1）；0. 064（2）；0. 036（3）；0. 112±30%（4）；0. 054（5）；0. 297±25% （6）；0. 055（7）；1. 000（8s 原儿茶醛）；0. 040（9）。

（2）共有指纹峰面积的比值：以对照品作为参照物的指纹图谱，以参照物峰面积作为 1，计算各共有指纹峰面积与参照物峰面积的比值；以内标物作为参照物的指纹图谱，则以共有指纹峰中其中一个峰（要求峰面积相对较大，较稳定的共有峰）的峰面积作为 1，计算其他各共有峰面积的比值。各共有指纹峰的面积比值必须相对固定，并允许有一定的幅度范围。中药材的供试品图谱中各共有峰面积的比值与指纹图谱各共有峰面积的比值比较，单峰面积占总峰面积大于或等于 20% 的共有峰，其差值不得大于±20%；单峰面积占总峰面积大于或等于 10%，而小于 20% 的共有峰，其差值不得大于±25%；单峰面积占总峰面积小于 10% 的共有峰，峰面积比值不作要求，但必须标定相对保留时间。未达基线分离的共有峰，应计算该组峰的总峰面积作为峰面积，同时标定该组各峰的相对保留时间。

（3）非共有峰面积：供试品图谱与指纹图谱比较，相对保留值不同的（共有指纹峰以外的峰）即为非共有峰，中药材供试品的图谱与指纹图谱比较，非共有峰总面积不得大于总峰面积的 10%。中间体供试品图谱与指纹图谱比较，非共有峰总面积不得大于总峰面积的 5%。

（4）N 强峰：按峰面积的大小，选择列前的 n 个色谱峰为强峰，其总峰面积占整个总峰面积的 70% 以上。n 值的大小取决于出峰数的多少，一般占总峰数的 $1/5 \sim 1/3$，同时还要考虑 n 个强峰总峰面积的大小。另外还要注意 N 强峰中各谱峰在供试品中出现的频次和所列的次序。N 强峰用量的角度来描述两个被比较分析样品间的异同；反映了药材中各主要成分的相对含量，是评价其质量重要的信息和依据。

（5）特征指纹：指一系列特征指纹峰所组成的固定峰群，指全部样品所共有（或者 90%）峰，是从多组分角度来反映中药内在的特征。

特征指纹检出率＝待检药材中的特征指纹峰数／特征指纹峰总数

重叠率＝（共有峰数×2）／（对照药材峰数+待检药材峰数）×100%

（6）中药材、有效部位、中间体和注射剂指纹图谱之间的相关性：应根据中药材、有效部位、中间体和注射剂的指纹图谱,标定各指纹图谱之间的相关性。必要时可采用加入某一中药材、有效部位或中间体的供试品或制备某一中药材、有效部位或中间体阴性供试品的方法标定各指纹图谱之间的相关性,提供相关性研究的指纹图谱。

2. 指纹图谱与特征图谱评价模式

(1) 随行对照评价:随行对照评价是指采用对照提取物或对照药材与对照品作为随行对照,将待测样品的图谱与随行对照图谱进行比较,应具有保留时间一致的特征峰。采用随行对照,因不受色谱柱、仪器设备等因素影响,不同实验室均有较好的重现性,避免了采用相对保留时间判定复杂样品的不确定性,从而提高了特征图谱的专属性、重现性、准确性和实用性。该方法主要适合中药材、中药提取物、中成药特征图谱的评价。

(2) 特征峰分析评价:特征峰分析评价是指从指纹图谱中选定若干具有鉴别属性的特征峰,确定其特征参数,包括相对保留时间和相对峰面积。特征图谱采用相对保留时间进行评价,用于中药材、饮片、提取物的鉴别和成方制剂中组方药味的鉴别,是一种常用的评价方法。指纹图谱采用相对保留时间与相对峰面积进行评价,但目前《中国药典》2015 年版一部还未应用该评价模式。因不同实验室、不同仪器、不同色谱柱对相对保留时间有一定影响,所以在标准中规定了相对保留时间允许偏差范围。

(3) 相似度评价:相似度评价是采用相似度评价软件对样品指纹图谱和对照指纹图谱进行整体比较获得相似度,同时对特征峰进行必要的考察和分析,用于评价产品批间的稳定性与一致性。相似度是供试品指纹图谱与对照指纹图谱共有模式的相似性的量度。指纹图谱相似性计算就是通过量化比较各张指纹图谱上互相对应谱峰的差异,计算出各指纹图谱间的相似度。包括两个步骤:一是指纹图谱信息的数字化(峰面积、峰高等);二是计算指纹图谱间相似度。

指纹图谱相似度一般采用指纹图谱上所有峰进行计算。根据国家药品监督管理部门颁布的《中药注射剂指纹图谱实验研究技术指南》规定,指纹图谱相似度可以借助国家药典委员会推荐的"中药计算机辅助相似度评价软件"计算。即"中药指纹图谱鉴别分析系统"与"计算机辅助相似性评价系统"。这两个相似度计算软件均采用了模糊信息分析法,相似度的计算采用夹角余弦法,把每一个色谱指纹图谱都看作一组对应保留时间下的峰面积或谱图数据点的数值,将这组数值作为多维空间中的向量,使两个指纹图谱间相似性的问题转化为多维空间的两个向量的相似性问题,利用 $\cos\theta$ 值来定量表征指纹图谱间的相似性。一般情况下当成品相似度计算结果在 0.9 ~ 1.0(90% ~ 100%)视为符合要求。

▶▶ **课堂活动**

请分析指纹图谱技术与传统的定性及定量分析方法有何显著差异。 分析色谱及光谱技术在指纹图谱研究中地位差异。 作为指纹图谱原始数据的获取来源,紫外光谱法存在哪些优劣方面?

四、应用实例

(一) 鱼腥草滴眼液的特征图谱测定

本品是由鲜鱼腥草加工而成的滴眼液。

【特征图谱】 照气相色谱法(《中国药典》2015 年版通则 0521)测定。

1. 参照物溶液的制备 取松油醇对照品、4-萜品醇对照品、申基正壬酮对照品乙酸龙脑酯对照品适量,精密称定,分别加无水乙醇制成每 1ml 含 25μg 的溶液,记录色谱图,即得。

2. 供试品溶液的制备 供试品溶液的制备精密量取本品 25ml 通过 C8 固相萃取小柱(100mg:1ml,使用前用 2ml 的甲醇活化,活化后用 10ml 水冲洗干净),用乙酸乙酯-乙醇(7:3)的混合溶液洗脱,收集洗脱液约 1.8ml,置 2ml 量瓶中,加上述混合溶液至刻度,摇匀,滤过,取续滤液,即得。

3. 测定法 分别精密吸取参照物溶液与供试品溶液各 2μl,照[含量测定]项下的方法试验,注入气相色谱仪,测定,记录色谱图,即得。

供试品特征图谱中应呈现 6 个特征峰,其中 4 个峰应分别与相应的参照物峰保留时间相同;与甲基正壬酮参照物相应的峰为 S 峰,计算各特征峰与 S 峰的相对保留时间,其相对保留时间应在规定值的 ±5% 之内;规定值为:0.782(峰 1)、0.820(峰 2)、0.878(峰 3:4-萜品醇)、0.909(峰 4:α-松油醇)、1.000(峰 S)、1.052(峰 5:乙酸龙脑酯)。

4. 对照特征图谱 见《中国药典》2015 年版一部第 1105 页。

(二) 心可舒片的特征图谱测定

本品是由丹参、葛根、三七、山楂、木香加工而成的薄膜衣片。

1. 色谱条件与系统适用性试验 以十八烷基硅烷键合硅胶为填充剂;以乙腈为流动相 A,以 0.1% 的三氟乙酸溶液为流动相 B,按下表中的规定进行梯度洗脱;柱温为 25℃;检测波长为 287nm。理论板数按丹酚酸 B 峰计算应不低于 100 000。

时间(分钟)	流动相 A	流动相 B
0 ~ 20	5	95
20 ~ 30	5→9	95→91
30 ~ 60	9	91
60 ~ 80	9→22	91→78
80 ~ 120	22	78

2. 参照物溶液的制备 取葛根对照药材 0.5g,置具塞锥形瓶中,加 70% 甲醇 50ml,超声处理 30 分钟,摇匀,滤过,取续滤液作为对照药材参照物溶液。

3. 对照品溶液的制备 取丹参素钠对照品、原儿茶醛对照品、丹酚酸 B 对照品、葛根素对照品适量,精密称定,加 70% 甲醇制成每 1ml 含丹参素 50μg(相当于丹参素 45μg)、原儿茶醛 20μg、丹酚酸 B 100μg、葛根素 150μg 的混合溶液,即得。

4. 供试品溶液的制备 取重量差异项下的本品,研细,取约 0.5g 精密称定,置具塞锥形瓶中,精密加入 70% 甲醇 50ml,密塞,称定重量,超声处理(功率 250W,频率 40kHz)30 分钟,取出,放冷,再称定重量,用 70% 甲醇补足减失的重量,摇匀,滤过,取续滤液,即得。

5. 测定法 精密吸取参照物溶液与供试品溶液各 10μl,注入液相色谱仪,测定,即得。

供试品色谱中应呈现 8 个与对照特征图谱相对应的色谱峰,其中 1 号、2 号、4 号、8 号色谱峰保留时间应与丹参素钠、原儿茶醛、葛根素、丹酚酸 B 对照品色谱峰的保留时间相对应;3 号、4 号、5 号、6 号、7 号色谱峰的保留时间应与对照药材参照物色谱中的 5 个主色谱峰的保留时间相对应。

6. 对照特征图谱 见《中国药典》2015 年版一部第 714 页。

（三）茵栀黄软胶囊的特征图谱测定

本品是由茵陈提取物、栀子提取物、黄芩提取物、金银花提取物加工而成的软胶囊剂。

【特征图谱】照高效液相色谱法(《中国药典》2015 年版通则 0512)测定。

1. 色谱条件与系统适用性试验 以十八烷基硅烷键合硅胶为填充剂(柱长为 25cm,内径为 4.6mm,粒径为 5μm);以乙腈为流动相 A,以 0.1% 甲酸溶液为流动相 B,按下表中的规定进行梯度洗脱;柱温为 30℃;检测波长为 325nm。理论板数按绿原酸峰计算应不低于 10 000。

时间（分钟）	流动相 A（%）	流动相 B（%）	流速
0～20	5→15	95→85	0.8
20～25	15→18	85→82	0.8→1.0
25～50	18	82	1.0

2. 参照物溶液的制备 取绿原酸对照品适量,精密称定,加 50% 甲醇制成每 1ml 含 30μg 的溶液,即得。

3. 供试品溶液的制备 取本品内容物 3g,加 50% 甲醇 50ml,超声处理 30 分钟,滤过,取续滤液,即得。

4. 测定法 分别精密吸取参照物溶液和供试品溶液各 10μl,注入液相色谱仪,测定,即得。

供试品特征图谱中应有 6 个特征峰,与参照物峰相应的峰为 S 峰,计算各特征峰与 S 峰的相对保留时间,其相对保留时间应在规定值的 ±10% 之内。规定值为 0.72(峰 1:新绿原酸)、1.00(峰 S:绿原酸)、1.05(峰 3:隐绿原酸)、1.92(峰 4:3,4-*O*-二咖啡酰奎宁酸)、2.05(峰 5:3,5-*O*-二咖啡酰奎宁酸)、2.38(峰 6:4,5-*O*-二咖啡酰奎宁酸)。

5. 对照特征图谱 见《中国药典》2015 年版一部第 1148 页。

（四）桂枝茯苓胶囊的指纹图谱测定

本品是由桂枝、茯苓、牡丹皮、桃仁、白芍加工制成的胶囊剂。

【指纹图谱】照高效液相色谱法(《中国药典》2015 年版通则 0512)测定。

1. 色谱条件与系统适用性试验 以十八烷基硅烷键合硅胶为填充剂;以含 0.1% 磷酸及 50% 乙腈的水溶液为流动相 A,以含 0.1% 磷酸及 5% 乙腈的水溶液为流动相 B,梯度洗脱;流速为 1ml/min;检测波长为 230nm。理论板数按参照物(芍药苷)峰计算,应不低于 6000。

时间（分钟）	流动相 A（%）	流动相 B（%）
0～70	0→100	100→0

2. 参照物溶液的制备 取芍药苷对照品适量,精密称定,加甲醇制成每 1ml 含 50μg 的溶液,即得。

3. 供试品溶液的制备　取本品内容物适量,混匀,研细,取约 0.25g,至具塞锥形瓶中,精密称定,精密加入甲醇 25ml,超声处理(功率 720W,频率 50kHz)30 分钟,滤过,取续滤液,即得。

4. 测定法　分别精密吸取参照物溶液和供试品溶液各 10μl,注入液相色谱仪,测定,记录色谱图,即得。按中药色谱指纹图谱相似性评价系统计算,供试品指纹图谱与对照品指纹图谱相似度不得低于 0.85。

5. 色谱条件　仪器 Agilent 1100 型液相色谱仪;色谱柱 Alltima C_{18}(4.6mm×250mm,5μm)。

6. 对照指纹图谱　见《中国药典》2015 年版一部第 1337 页。

（五）天舒胶囊的指纹图谱测定

本品是由川芎、天麻加工而成的胶囊剂。

【指纹图谱】照高效液相色谱法(《中国药典》2015 年版通则 0512)测定。

1. 色谱条件与系统适用性试验　以十八烷基硅烷键合硅胶为填充剂(Phenomenex Luna,柱长为 250mm,柱内径为 4.6mm,粒径为 5μm);以甲醇为流动相 A,以 0.1% 磷酸为流动相 B,按下表中的规定进行梯度洗脱;流速为每分钟 1ml;检测波长为 276nm;柱温为 30℃。理论板数按阿魏酸峰计算应不低于 6000。

时间（分钟）	流动相 A（％）	流动相 B（％）
0~5	15	85
5~55	15→95	85→5
55~60	95	5
60~70	15	85

2. 参照物溶液的制备　取阿魏酸对照品适量,精密称定,加 50% 甲醇制成每 1ml 含 20μg 的溶液,即得。

3. 供试品溶液的制备　取本品内容物,混匀,研细,取约 1g,精密称定,置具塞锥形瓶中,精密加入 50% 甲醇 25ml,称定重量,超声处理(功率 250W,频率 40kHz)30 分钟,放冷,再称定重量,用 50% 甲醇补足减失的重量,摇匀,滤过,取续滤液,即得。

4. 测定法　分别精密吸取参照物溶液与供试品溶液各 10μl,注入液相色谱仪,记录 60 分钟色谱图。按中药色谱指纹图谱相似度评价系统计算,屏蔽 2 号色谱峰后,供试品指纹图谱与对照指纹图谱的相似度不得低于 0.85。

5. 对照指纹图谱　见《中国药典》2015 年版一部第 601 页。

（六）复方丹参滴丸的指纹图谱测定

本品是由丹参、三七、冰片加工而成的滴丸剂。

【指纹图谱】照高效液相色谱法通则(《中国药典》2015 年版 0512)测定。

1. 色谱条件与系统适用性试验　用 Waters Acquity UP-LC™HSS T3 色谱柱(柱长为 100mm,内径为 2.1mm,粒径为 1.5μm),以含 0.02% 磷酸的 80% 乙腈溶液为流动相 A,以 0.02% 磷酸溶液为流动相 B,按下表中的规定进行梯度洗脱;流速为每分钟 0.4ml;检测波长为 280nm;柱温为 40℃。理论板数按丹参素峰计算应不低于 8000。

时间（分钟）	流动相 A	流动相 B
0～1.6	9→22	91→78
1.6～1.8	22→26	78→74
1.8～8.0	26→39	74→61
8.0～8.4	39→9	61→91
8.4～10.0	9	91

2. 对照品溶液的制备 取丹参素钠对照品适量,精密称定,加75%甲醇制成每1ml含0.16mg的溶液(相当于每1ml含丹参素0.144mg),即得。

3. 供试品溶液的制备 取本品10丸,精密称定,置10ml量瓶中,加水适量,超声处理(功率120W,频率40kHz)150分钟使溶解,放冷,加水至刻度,摇匀,滤过,取续滤液,即得。

4. 测定法 分别精密吸取对照品溶液与供试品溶液各2～4μl,注入液相色谱仪,测定,即得。本品每丸含丹参以丹参素($C_9H_{10}O_5$)计,不得少于0.10mg。

供试品色谱图中,应呈现八个对照指纹图谱相对应的特征峰,按中药色谱指纹图谱相似度评价系统计算,供试品指纹图谱与对照指纹图谱经相似度不得低于0.90。

5. 对照指纹图谱 见《中国药典》2015年版一部第1219页。

点滴积累 ╲

1. 建立中药色谱特征图谱应满足专属性、重现性和可操作性的要求。

2. 收集有代表性的样品（中药制剂、中间体、原料药材）各10批次以上，每批样品需重复三次实验，样品应均匀并具代表性；以确保建立的图谱具有特征性。

3. 制备供试品溶液时应选择合适的溶剂进行提取分离，尽可能保证能够充分反映供试样品的基本特性。 测定方法的选择应能确保图谱具有特征性，使制剂中的成分较多地在特征图谱中反映出来，并达到较好的分离。

4. 特征图谱中具有特殊意义的峰应予以编号，对供试品中的色谱峰应尽可能进行峰的成分确认。 对色谱峰多的样品，参照物最好能有2～3个，以便与对照图谱定位。

5. 为确保特征图谱具有足够的信息量，必要时中药复方制剂可使用2张以上对照图谱。

第二节　聚合酶链式反应法

一、概述

聚合酶链式反应(polymerase chain reaction,PCR)是一种在体外特异性地扩增已知基因的生物学技术,是在引物指导下由酶催化的对特定模板(克隆或基因组 DNA)的扩增反应,是模拟体内 DNA复制过程,在体外特异性扩增 DNA 片段的一种技术。

1985 年,美国 Kary Mullis 等利用一种耐热性聚合酶(Taq DNA 酶)首创了聚合酶链式反应,即DNA 体外扩增技术。它利用体内 DNA 复制的原理,以合成的一对寡核苷酸片段为引物,在耐热 Taq

DNA 聚合酶催化下,使 DNA 分子经变性-退火-延伸,循环往复,使两段引物之间的 DNA 片段大量扩增。能在短时间内将不同生物材料 DNA 成指数递增而获得扩增产物带型的遗传多态性,从而使人们从 DNA 水平上鉴定物种的亲缘关系与进化地位成为可能。目前,PCR 技术已广泛用于生命学科、医学工程、遗传工程、疾病诊断、法医学、考古学、医药及食品等领域。

（一）基本原理

PCR 基本原理是利用模板 DNA 在高温下变性,双链解开为单链状态;然后降低温度,使合成引物在低温下与其靶序列配对,形成部分双链,称为复性(退火);再将温度升至合适温度,在 Taq DNA 聚合酶的催化下,以四种脱氧核苷酸(dNTP)为原料,引物沿 5′→3′方向延伸,形成新的 DNA 片段,该片段又可作为下一轮反应的模板,如此重复改变温度,由高温变性、低温复性和适温延伸组成一个周期,反复循环,使目的基因得以指数倍增。因此 PCR 循环过程包括三个环节:模板变性、引物退火、DNA 链延伸合成(图 7-9)。中药分析中利用这一原理,将经过 PCR 扩增的供试品药材和对照药材的 DNA 片段,通过琼脂糖凝胶电泳法检测,供试品凝胶电泳图谱中与对照药材凝胶电泳图谱相应的位置上应有相应的 DNA 条带。从而对供试品的真伪进行鉴别。

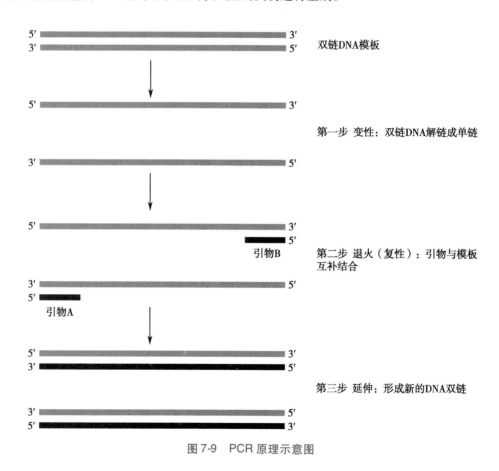

图 7-9 PCR 原理示意图

（二）主要特点

1. 特异性强　PCR 反应的特异性决定因素为:引物与模板 DNA 特异性的结合;碱基配对原则;Taq DNA 聚合酶合成反应的忠实性;靶基因的特异性与保守性。引物与模板结合的正确性是决定反应产物是否特异的关键,引物与模板的结合及引物链的延伸是遵循碱基配对原则的。聚合酶合成反应的忠实性及 Taq DNA 聚合酶耐高温性,使反应中引物与模板的结合可以在较高的温度下进行,结合的特异性大大增加,被扩增的靶基因片段也就能保持很高的正确度。再通过选择特异性和保守性高的靶基因区,其特异性程度就更高。

2. **灵敏度高**　PCR 产物的生成量是以指数方式增加的,能将皮克(pg)量级的起始待测模板扩增到微克(μg)水平。

3. **快速简便**　PCR 反应用耐高温的 Taq DNA 聚合酶,一次性地将反应液加好后,即在 PCR 仪上进行变性-退火-延伸反应,反应一般在 2~4 小时完成。扩增产物常用电泳分析,操作简单易推广,如采用特殊 PCR 仪(如荧光实时定量 PCR 仪)则可全程监测 PCR 反应的结果,耗时将更短。

4. **模板纯度要求低**由于 PCR 技术有高灵敏度和较强的特异性,因此只要含目的基因的 DNA 粗制品及总 RNA 等均可作为扩增模板,可以作为反应起始材料来获取目的 DNA 扩增产物。如可直接用临床标本如血液、体腔液、洗嗽液、毛发、细胞、活组织等粗制的 DNA 扩增检测。

二、仪器和试剂

(一) 主要仪器

PCR 扩增仪(图 7-10)、电泳仪、紫外透射仪、凝胶成像系统或照相系统、高速离心机(转速可达 12 000rpm 及以上)、研钵、移液器、一次性移液枪头、微量离心管等。

(二) 常用试剂

供试品、对照药材、DNA 提取试剂盒、Taq DNA 聚合酶、四种 dNTP 底物、鉴别引物、十六烷基三甲基溴化铵(CTAB)、十二烷基硫酸钠(SDS)、RNA 酶、蛋白酶 K、琼脂糖、各种缓冲液、三羟甲基氨苯甲烷(Tris)、乙二胺四醋酸(EDTA)、无水乙醇、苯酚、三氯甲烷、异丙醇、液氮、$MgCl_2$、HCl 等。

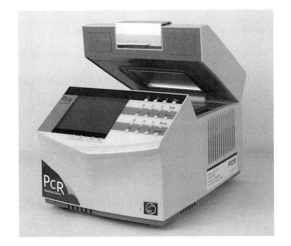

图 7-10　PCR 扩增仪

三、基本操作

(一) 模板 DNA 的提取

PCR 检测时,首先要进行模板 DNA 的提取,不同检测对象的 DNA 提取方法也有所不同。细胞中的 DNA 绝大多数以 DNA-蛋白复合物(DNP)的形式存在于细胞核内。提取 DNA 时,一般先破碎细胞释放出 DNP,破碎细胞方法:称取适量供试品碎片在研钵中加入液氮冷冻后研成粉末状,置于-20℃冷冻保存,备用。

1. **传统 DNA 提取方法**　传统的 DNA 提取与纯化,如 CTAB 法、SDS 法是在裂解细胞的基础上(动物类药材可加入蛋白酶 K 来消化处理样品),多次苯酚/三氯甲烷等有机溶剂抽提,使蛋白质变性沉淀于有机相,而核酸保留在水相,达到分离核酸的目的;加入 RNA 酶除去核酸中的 RNA;然后加入异丙醇、乙醇等沉淀 DNA;用 70% 乙醇洗涤沉淀,除去分离过程中残留的有机溶剂和盐离子,以免影响核酸溶解和抑制后续步骤的酶促反应,最后用 TE 缓冲液溶解 DNA,冷藏,备用。

CTAB 是一种阳离子去污剂,能与核酸形成复合物,此复合物在高盐($>0.7mol/L$)浓度下可溶,并稳定存在,但在低盐浓度($0.1 \sim 0.5mol/L$ NaCl)下 CTAB-核酸复合物就因溶解度降低而沉淀,而大部分的蛋白质及多糖等仍溶解于溶液中。通过有机溶剂抽提,去除蛋白、多糖、酚类等杂质后加入乙醇沉淀即可使核酸分离出来。经离心弃上清后,CTAB-核酸复合物再用 70% 酒精浸泡可洗脱掉 CTAB。

SDS 是一种阴离子去垢剂,在高温($55 \sim 65℃$)条件下能裂解细胞,使染色体离析、蛋白变性,同时 SDS 与蛋白质和多糖结合成复合物,释放出核酸;提高盐(KAc 或 NH_4Ac)浓度并降低温度(冰浴),使 SDS-蛋白质复合物转变为溶解度更小的钾盐形式,使蛋白质及多糖杂质沉淀更加完全,离心后除去沉淀;上清液中的 DNA 用酚/三氯甲烷反复抽提后,用乙醇沉淀水相中的 DNA。SDS 法操作简单,温和,也可提取到高分子量的 DNA,但所得到的产物含糖类杂质较多。

传统基因组 DNA 经典的提取方法由于无需昂贵仪器和药品,提取的 DNA 纯度能够满足一般分子生物学的需要,一直作为 DNA 提取的常规方法。但这种方法操作步骤复杂,耗时长,易交叉污染,残留在 DNA 溶液中有机物质对 DNA 聚合酶有抑制作用。另外,酚、三氯甲烷等有机溶剂易造成环境污染,因此使该方法的应用受到一定的局限性。

2. 试剂盒法 随着 PCR 技术的发展,国内外很多生物公司根据不同的检测对象,开发出了多种 DNA 提取纯化试剂盒,并实现了商品化,其分离原理各有不同,有的利用核酸的分子量差异,有的利用特异性膜与 DNA 结合达到分离、回收的目的,如离子交换柱、磁珠等。这些试剂盒针对不同的检测对象设计了不同的提取方法,操作简单、高效,大大的减少了 DNA 提取时间和操作步骤,所提取的 DNA 质量也较高,但其价格昂贵,提取量较少。

DNA 试剂盒经过了多年的发展,已经不再仅局限于单纯的 DNA 提取纯化,有些厂家推出了 DNA 提取—扩增 PCR 试剂盒,将 DNA 提取和 PCR 扩增结合起来,极大的提高了工作效率。另外,还出现了高通量的 DNA 提取产品,每次可以处理几十甚至上百个样品的 DNA 提取。

3. DNA 提取注意事项

(1) 所用的研钵、研磨棒、药匙、离心管等必须经过灭菌处理,并在操作过程中不得污染。

(2) 将药材用剪刀剪碎或是直接用手掰碎,放置到研钵中用液氮研磨,在研磨过程中要注意添加液氮,要保持样品冻结状态不能化冻,以免降解。注意要带厚手套防止冻伤。

(3) 尽量去除蛋白质、RNA、次生代谢物质(如多酚、类黄酮等)、多糖等杂质,并防止和抑制内源性脱氧核糖核酸酶(DNase)对 DNA 的降解。几乎所有的 DNase 都需要 Mg^{2+} 或 Mn^{2+} 为辅因子,因此需加入一定浓度的螯合剂以消除 Mg^{2+} 或 Mn^{2+} 的影响,如 EDTA、柠檬酸等。

(4) 尽量减少对溶液中 DNA 的机械剪切破坏。在 DNA 处于溶解状态时,尽量减弱溶液的涡旋,而且动作要轻柔,在进行 DNA 溶液转移时用大口(或剪口)吸管。提取的 DNA 是否纯净、是否是双链、是否是高分子的化合物,一般可通过电泳分离,紫外吸收法鉴定。

▶▶ **课堂活动**

请思考:动物类药材和植物类药材的细胞结构有何不同? 在模板 DNA 提取过程中分别该如何操作?

（二）PCR 反应

1. 反应体系　在微量离心管中加入适量的 PCR 反应缓冲液、模板 DNA、鉴别引物、dNTP 底物、Taq DNA 聚合酶、二氯化镁、无菌超纯水等。

2. PCR 反应　将微量离心管置 PCR 仪中，设置 PCR 反应参数：变性、退火、延伸反应的温度、时间，循环反应次数，进行 PCR 扩增反应。反应完毕，应立即进行琼脂糖凝胶检测或将 PCR 产物 4℃保存。

标准的 PCR 反应分为三步：①DNA 变性（90～96℃）：双链 DNA 模板在热作用下，氢键断裂，形成单链 DNA；②退火（60～65℃）：系统温度降低，引物与 DNA 模板结合，形成局部双链；③延伸（70～75℃）：在 Taq DNA 聚合酶（在 72℃左右，活性最佳）的作用下，以四种 dNTP 为原料，以引物为起始点进行延伸，合成与模板互补的 DNA 链。变性、退火和延伸三步为一个循环，每一循环的产物作为下一个循环的模板，DNA 含量成指数级增加，30 个循环后，扩增倍数一般可达 10^6～10^7。现在有些 PCR 因为扩增区很短，即使 Taq DNA 聚合酶不是最佳也能在很短的时间内复制完成，因此可以改为两步法，即退火和延伸同时在 60～65℃间进行，以减少一次升降温过程，提高了反应速度。

有的样品在 PCR 反应结束后，还需要在 PCR 反应液中加入适当的限制性内切酶，进行酶切反应，用酶切产物进行琼脂糖凝胶电泳检测，这就是在 PCR 技术基础上发展起来的聚合酶链式反应—限制性内切酶长度多态性（PCR-RFLP）分析技术。该技术是通过 PCR 扩增一段 DNA 片段，然后再选择适当的限制性内切酶，消化 PCR 产物，经电泳，可得到特异性的电泳谱带，从而达到鉴定不同基因型的目的。

知识链接

PCR 反应的五要素

1. 模板 DNA　单、双链 DNA 均可，其量与纯化程度，是 PCR 成败的关键环节之一。不能混有蛋白酶、核酸酶、DNA 聚合酶抑制剂、DNA 结合蛋白类，一般浓度为 100ng DNA 模板/100μl，模板浓度过高会导致反应的非特异性增加。

2. dNTP 底物　dNTP 是 DNA 扩增的原料，包括 dATP、dGTP、dCTP、dTTP 四种。dNTP 浓度取决于扩增片段的长度，四种 dNTP 浓度应相等，一般应为 50～200μmol/L，如四种 dNTP 浓度不等易产生错误碱基的掺入（即引起错配），dNTP 浓度过高会抑制 Taq 酶的活性，浓度过低则降低反应产量。

3. 引物　引物是 PCR 特异性反应的关键，PCR 产物的特异性取决于引物与模板 DNA 互补的程度。理论上只要知道任何一段模板 DNA 序列，就能根据模板 DNA 设计互补的寡核苷酸链做引物，用 PCR 就可将模板 DNA 在体外大量扩增。其浓度一般为 0.1～0.5μmol/L，浓度过高易导致模板与引物错配，反应特异性下降。

4. 耐热 DNA 聚合酶（Taq 酶）　一个典型的 PCR 反应（30 次循环）约需酶量 0.1～2.5U（指总反应体积为 100μl 时）；浓度过高可引起非特异性扩增，浓度过低则合成产物量减少。

5. Mg^{2+}　是 DNA 聚合酶的激活剂，一般浓度为 0.5～2.5mmol/L，Mg^{2+} 浓度过低会使 Taq 酶活性丧失、PCR 产量下降；Mg^{2+} 浓度过高影响反应特异性。Mg^{2+} 可与负离子结合，所以反应体系中 dNTP、EDTA 等的浓度可影响反应中游离的 Mg^{2+} 浓度。

（三）　电泳检测

电泳是指溶解或悬浮于电解液中的带电荷的蛋白质、胶体、大分子或其他粒子,在电流作用下向其自身所带电荷相反的电极方向迁移。电泳法是指利用溶液中带有不同量电荷的阳离子或阴离子,在外加电场中使供试品组分以不同的迁移速度向对应的电极移动,实现分离并通过适宜的检测方法记录或计算,以达到测定目的的分析方法。

电泳法一般可分为两大类:一类为由溶液电泳或移动界面电泳,另一类为区带电泳。移动界面电泳是指不含支持物的电泳,溶质在自由溶液中泳动,故也称自由溶液电泳,适用于高分子的检测。区带电泳是指含有支持介质的电泳,带电荷的供试品(如蛋白质、核苷酸等大分子或其他粒子)在惰性支持介质(如纸、醋酸纤维素、琼脂糖凝胶、聚丙烯酰胺凝胶等)中,在电场的作用下,向其极性相反的电极方向按各自的速度进行泳动,使组分分离成狭窄的区带。

电泳是分离和纯化 DNA 片段的最常用的技术。PCR 反应中的 DNA 电泳检测,常采用琼脂糖凝胶电泳法。

琼脂糖凝胶电泳法以琼脂糖作为支持介质。琼脂糖是由琼脂分离制备的链状多糖。其结构单元是 D-半乳糖和 3,6-脱水-L-半乳糖。许多琼脂糖链互相盘绕形成绳状琼脂糖束,构成大网孔型的凝胶。这种网络结构具有分子筛作用,使带电颗粒的分离不仅依赖净电荷的性质和数量,还可凭借分子大小进一步分离,从而提高了分辨能力。本法适用于免疫复合物、核酸与核蛋白等的分离、鉴定与纯化。

DNA 分子在琼脂糖凝胶中泳动时有电荷效应和分子筛效应。DNA 分子在高于等电点的 pH 溶液中带负电荷,在电场中向正极移动。由于糖-磷酸骨架在结构上的重复性质,相同数量的双链 DNA 几乎具有等量的净电荷,因此它们能以同样的速率向正极方向移动。在一定浓度的琼脂糖凝胶介质中,DNA 分子的电泳迁移率与其分子量的常用对数成反比;分子构型也对迁移率有影响,如共价闭环 DNA≫直线 DNA>开环双链 DNA。

操作方法:

1. 配制琼脂糖凝胶　称取适量的琼脂糖,加入到电泳缓冲液中,轻微震荡摇匀,放入微波炉中加热溶解成 1.0% ~2.0% 的琼脂糖凝胶液,待溶液为均一无浑浊现象,取出凝胶溶液,加入核酸凝胶染色剂 GelRed,摇匀,趁热将胶液涂布于大小适宜(2.5cm×7.5cm 或 4cm×9cm)的水平玻璃板上,涂层厚度约 3mm,静置,待凝胶结成无气泡的均匀薄层,即得。

2. 对照品溶液及供试品溶液的制备　照各品种项下规定配制。

3. 点样与电泳　在电泳槽内加入电泳缓冲液,将凝胶板置于电泳槽架上,经滤纸桥与缓冲液接触。于凝胶板负极端上样,供试品与对照药材 PCR 反应溶液(或酶切产物)的上样量分别为 8μl,DNA 分子量标记上样量为 1~2μl(0.5μg/μl),立即接通电源,在电压梯度约 30V/cm、电流强度 1~2mA/cm 的条件下,电泳约 20 分钟,关闭电源。

4. 凝胶成像分析　电泳结束后,将凝胶放入凝胶成像系统(或紫外投射仪)上,由于在配制凝胶时加入了核酸凝胶染色剂 GelRed,能镶嵌入核酸分子中,且可在紫外线灯下发出荧光。可在凝胶成像系统(或紫外投射仪)上观察电泳结果。对比供试品凝胶电泳图谱中与对照药材凝胶电泳图谱相应的位置上是否有相应的 DNA 条带,从而对供试品的真伪进行鉴别。将电泳结果形成电子文件存档或用照相系统拍照。

《中国药典》2015 年版中规定,琼脂糖凝胶电泳法(通则 0541)适用于检测 DNA,PCR 反应中的电泳检测,方法见各品种项下。

四、应用实例

(一) 川贝母的聚合酶链式反应—限制性内切酶长度多态性方法鉴别

《中国药典》2015 年版共收载了川贝母、平贝母、土贝母、伊贝母、浙贝母、湖北贝母 6 大类贝母,每类贝母的功能主治不尽相同,由于川贝母资源短缺、价格高,药材市场常出现以次充好、以假乱真的现象,如用小平贝、小浙贝混充川贝母,传统的鉴定方法(性状、显微结构及化学鉴定方法)容易受到药材生长环境、生长年限以及产地加工等诸多因素的干扰,有时很难将川贝类与非川贝类区别开来。因此《中国药典》2015 年版中川贝母项下除了传统的鉴定方法外,还收载了"聚合酶链式反应-限制性内切酶长度多态性方法"用于鉴别川贝母和非川贝母。

1. 模板 DNA 提取　取本品 0.1g,依次用 75% 乙醇 1ml、灭菌超纯水 1ml 清洗,吸干表面水分,置乳钵中研磨成极细粉。取 20mg,置 1.5ml 离心管中,用新型广谱植物基因组 DNA 快速提取试剂盒提取 DNA[加入缓冲液 AP_1 400μl 和 RNA 酶溶液(10mg/ml)4μl,涡漩振荡,65℃ 水浴加热 10 分钟,加入缓冲液 AP_2 130μl,充分混匀,冰浴冷却 5 分钟,离心(转速为 14 000rpm)10 分钟;吸取上清液转移入另一离心管中,加入 1.5 倍体积的缓冲液 AP_3/E,混匀,加到吸附柱上,离心(转速为 13 000rpm)1 分钟,弃去过滤液,加入漂洗液 700μl,离心(转速为 12 000rpm)30 秒,弃去过滤液;再加入漂洗液 500μl,离心(转速为 12 000rpm)30 秒,弃去过滤液;再离心(转速为 13 000rpm)2 分钟,取出吸附柱,放入另一离心管中,加入 50μl 洗脱缓冲液,室温放置 3~5 分钟,离心(转速为 12 000rpm)1 分钟,将洗脱液再加入吸附柱中,室温放置 2 分钟,离心(转速为 12 000rpm)1 分钟],取洗脱液,作为供试品溶液,置 4℃ 冰箱中备用。另取川贝母对照药材 0.1g,同法制成对照药材模板 DNA 溶液。

2. PCR-RFLP 反应　鉴别引物:5′CGTAACAAGGTTT-CCGTAGGTGAA 3′和 5′GCTACGTTCT-TCATCGAT 3′。PCR 反应体系:在 200μl 离心管中进行,反应总体积为 30μl,反应体系包括 10×PCR 缓冲液 3μl,二氯化镁(25mmol/L)2.4μl,dNTP(10mmol/L)0.6μl,鉴别引物(30μmol/L)各 0.5μl,高保真 Taq DNA 聚合酶(5U/μl)0.2μl,模板 1μl,无菌超纯水 21.8μl。将离心管置 PCR 仪,PCR 反应参数:95℃ 预变性 4 分钟,循环反应 30 次(95℃ 30 秒,55~58℃ 30 秒,72℃ 30 秒),72℃ 延伸 5 分钟。取 PCR 反应液,置 500μl 离心管中,进行酶切反应,反应总体积为 20μl,反应体系包括 10×酶切缓冲液 2μl,PCR 反应液 6μl,Sma I(10U/μl)0.5μl,无菌超纯水 11.5μl,酶切反应在 30℃ 水浴反应 2 小时。另取无菌超纯水,同法上述 PCR-RFLP 反应操作,作为空白对照。

3. 电泳检测　照琼脂糖凝胶电泳法(《中国药典》2015 年版通则 0541),胶浓度为 1.5%,胶中加入核酸凝胶染色剂 GelRed;供试品与对照药材酶切反应溶液的上样量分别为 8μl,DNA 分子量标记上样量为 1μl(0.5μg/μl)。电泳结束后,取凝胶片在凝胶成像仪上或紫外透射仪上检视。供试品凝胶电泳图谱中,在与对照药材凝胶电泳图谱相应的位置上,在 100~250bp 应有两条 DNA 条带,空白对照无条带。

（二）乌梢蛇饮片的聚合酶链式反应法鉴别

《中国药典》2015 年版中收载乌梢蛇饮片的鉴别方法为聚合酶链式反应法。

1. 模板 DNA 提取 取本品 0.5g,置乳钵中,加液氮适量,充分研磨使成粉末,取 0.1g 置 1.5ml 离心管中,加入消化液 275μl［细胞核裂解液 200μl,0.5mol/L 乙二胺四醋酸二钠溶液 50μl,蛋白酶 K(20mg/ml)20μl,RNA 酶溶液 5μl］,在 55℃ 水浴保温 1 小时,加入裂解缓冲液 250μl,混匀,加到 DNA 纯化柱中,离心(转速为 10 000rpm)3 分钟;弃去过滤液,加入洗脱液 800μl［5mol/L 醋酸钾溶液 26μl,1mol/L Tris-盐酸溶液(pH=7.5)18μl,0.5mol/L 乙二胺四醋酸二钠溶液(pH=8.0)3μl,无水乙醇 480μl,灭菌双蒸水 273μl］,离心(转速为 10 000rpm)1 分钟;弃去过滤液,用上述洗脱液反复洗脱 3 次,每次离心(转速为 10 000rpm)1 分钟;弃去过滤液,再离心 2 分钟,将 DNA 纯化柱转移入另一离心管中,加入无菌双蒸水 100μl,室温放置 2 分钟后,离心(转速为每分钟 10 000 转)2 分钟,取上清液,作为供试品溶液,置零下 20℃ 保存备用。另取乌梢蛇对照药材 0.5g,同法制成对照药材模板 DNA 溶液。

2. PCR 反应 鉴别引物:5′ GCGAAAGCTCGACCTAGCAAGGGGACCACA 3′ 和 5′ CAGGCTC-CTCTAGGTTGTTATGGGGTACCG 3′。PCR 反应体系:在 200μl 离心管中进行,反应总体积为 25μl,反应体系包括 10×PCR 缓冲液 2.5μl,dNTP(2.5mmol/L)2μl,鉴别引物(10μmol/L)各 0.5μl,高保真 Taq DNA 聚合酶(5U/μl)0.2μl,模板 0.5μl,无菌双蒸水 18.8μl。将离心管置 PCR 仪,PCR 反应参数:95℃预变性 5 分钟,循环反应 30 次(95℃ 30 秒,63℃ 45 秒),延伸(72℃ 5 分钟)。

3. 电泳检测 照琼脂糖凝胶电泳法(《中国药典》2015 年版通则 0541),胶浓度为 1%,胶中加入核酸凝胶染色剂 GelRed;供试品与对照药材 PCR 反应溶液的上样量分别为 8μl,DNA 分子量标记上样量为 2μl(0.5μg/μl)。电泳结束后,取凝胶片在凝胶成像仪上或紫外透射仪上检视。供试品凝胶电泳图谱中,在与对照药材凝胶电泳图谱相应的位置上,在 300~400bp 应有单一 DNA 条带。

点滴积累 ∨

1. 聚合酶链式反应(polymerase chain reaction，PCR)是一种在体外特异性地扩增已知基因的生物学技术，是在引物指导下由酶催化的对特定模板（克隆或基因组 DNA）的扩增反应，是模拟体内 DNA 复制过程，在体外特异性扩增 DNA 片段的一种技术。
2. PCR 循环过程包括三个环节：模板变性、引物退火、DNA 链延伸。
3. PCR 的主要特点：特异性强、灵敏度高、快速简便、模板纯度要求低。
4. PCR 鉴别的基本操作包括模板 DNA 提取、PCR 反应、电泳检测。

第三节 质谱法

一、概述

质谱法(MS)是使待测化合物产生气态离子,再按质荷比(m/z)将离子分离、检测的分析方法,

检测限可达 $10^{-15} \sim 10^{-12}$ mol 数量级。质谱法已从简单质量分析衍生出很多其他的分析功能,是非常重要的分析工具,应用非常广泛。

质谱法可提供分子质量和结构的信息,是纯物质鉴定的最有力工具之一,其中包括相对分子量测定、化学式的确定及结构鉴定等。质谱法可以进行有效的定性分析,但对复杂有机化合物分析就无能为力了,而且在进行有机物定量分析时要经过一系列分离纯化操作。而色谱法对有机化合物是一种有效的分离和分析方法,特别适合进行有机化合物的定量分析,但定性分析则比较困难,因此两者的有效结合将提供一个进行复杂化合物高效的定性定量分析的工具。

知识拓展

质谱分析法发展简史

从 J. J. Thomson 制成第一台质谱仪,到现在已有近 90 年了,早期的质谱仪主要是用来进行同位素测定和无机元素分析,20 世纪 40 年代以后开始用于有机物分析,60 年代出现了气相色谱-质谱联用仪,使质谱仪的应用领域大大扩展,开始成为有机物分析的重要仪器。计算机的应用又使质谱分析法发生了飞跃变化,使其技术更加成熟,使用更加方便。80 年代以后又出现了一些新的质谱技术,如快原子轰击电离子源,基质辅助激光解吸电离源,电喷雾电离源,大气压化学电离源,以及随之而来的比较成熟的液相色谱-质谱联用仪,感应耦合等离子体质谱仪,傅立叶变换质谱仪等。这些新的电离技术和新的质谱仪使质谱分析又取得了长足进展。目前质谱分析法已广泛地应用于化学、化工、材料、环境、地质、能源、药物、刑侦、生命科学、运动医学等各个领域。

（一）基本原理

将样品置于高真空环境中,在高速电子流或强电场等作用下,样品分子失去外层电子而生成分子离子,或化学键断裂生成各种碎片离子,经加速电场的作用,形成离子束,进入质量分析器。不同质荷比(m/z)离子具有不同的速度,利用离子的质荷比的不同及其速度差异在质量分析器中将其分离,然后依次通过检测器测量其强度并记录。以离子的质荷比(m/z)为横坐标,离子的相对强度为纵坐标,所得的二维图,称之为质谱图或质谱或棒图(图 7-11)。

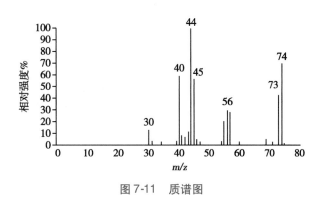

图 7-11 质谱图

> **知识链接**
>
> 质荷比（m/z）、离子的相对强度
>
> 1. 质荷比（m/z）是指该离子的相对质量和所带单位电荷的数值之比。
>
> 2. 离子的相对强度是指以含量最多离子的强度为100%，其他离子的强度与之相比所得的相对百分比。

（二）主要特点

1. 分析速度快最短可以几分钟完成一次样品测试。

2. 灵敏度高、信息量大检测限可达$10^{-15} \sim 10^{-12}$mol 数量级；除了提供分子量信息，还可从碎片离子得到其结构信息；高分辨的质谱可以提供元素组成相关信息。

3. 样品用量少。

4. 应用范围广气体、液体、固体、混合物都可以通过与质谱串联的色谱仪器得到分离之后进入质谱鉴定。质谱可以有效地与多种色谱技术联用，如 GC-MS、LC-MS、CE-MS 等。

在具有多项优势特点的同时，质谱也有局限性：

1. 质谱进行的是破坏性分析，需要进行汽化，电离等步骤，故样品是不可回收的。

2. 仪器昂贵、复杂，准入门槛较高。

二、仪器设备

质谱仪的主要组成如图 7-12 所示。在由泵维持的约 $10^{-3} \sim 10^{-6}$Pa 真空状态下，离子源产生的各种正离子(或负离子)，经加速，进入质量分析器分离，再由检测器检测。计算机系统用于控制仪器，记录、处理并储存数据，当配有标准谱库软件时，计算机系统可以将测得的质谱与标准谱库中图谱比较，获得可能化合物的组成和结构信息。

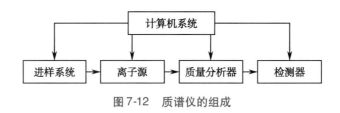

图 7-12　质谱仪的组成

（一）进样系统

进样系统的作用是高效重复地将样品导入离子源且不影响离子源的真空度。进样方式的选择取决于样品的性质、纯度及所采用的离子化方式。

1. **直接进样**　室温常压下，气态或液态化合物的中性分子通过可控漏孔系统，进入离子源。吸附在固体上或溶解在液体中的挥发性待测化合物可采用顶空分析法提取和富集，程序升温解吸附，再经毛细管导入质谱仪。

挥发性固体样品可置于进样杆顶端，在接近离子源的高真空状态下加热、气化。采用解吸离子

化技术,可以使热不稳定的、难挥发的样品在气化的同时离子化。

多种分离技术已实现了与质谱的联用。经分离后的各种待测成分,可以通过适当的接口导入质谱仪分析。

2. 气相色谱-质谱联用(GC-MS)　在使用毛细管气相色谱柱及高容量质谱真空泵的情况下,色谱流出物可直接引入质谱仪。

3. 液相色谱-质谱联用(LC-MS)　使待测化合物从色谱流出物中分离、形成适合于质谱分析的气态分子或离子需要特殊的接口。为减少污染,避免化学噪声和电离抑制,流动相中所含的缓冲盐或添加剂通常应具有挥发性,且用量也有一定的限制。

LC-MS 的特殊接口主要有:①粒子束接口:液相色谱的流出物在去溶剂室雾化、脱溶剂后,仅待测化合物的中性分子被引入质谱离子源。粒子束接口适用于分子质量小于 1000 道尔顿的弱极性、热稳定化合物的分析,测得的质谱可以由电子轰击离子化或化学离子化产生。电子轰击离子化质谱常含有丰富的结构信息。②移动带接口:流速为 0.5~1.5ml/min 的液相色谱流出物,均匀地滴加在移动带上,蒸发、除去溶剂后,待测化合物被引入质谱离子源。移动带接口不适宜于极性大或热不稳定化合物的分析,测得的质谱可以由电子轰击离子化或化学离子化或快原子轰击离子化产生。③大气压离子化接口:是目前液相色谱-质谱联用广泛采用的接口技术。由于兼具离子化功能,这些接口将在离子源部分介绍。

4. 超临界流体色谱-质谱联用(SFC-MS)　超临界流体色谱-质谱联用主要采用大气压化学离子化或电喷雾离子化接口。色谱流出物通过一个位于柱子和离子源之间的加热限流器转变为气态,进入质谱仪分析。

5. 毛细管电泳-质谱联用(CE-MS)　几乎所有的毛细管电泳操作模式均可与质谱联用。选择接口时,应注意毛细管电泳的低流速特点并使用挥发性缓冲液。电喷雾离子化是毛细管电泳与质谱联用最常用的接口技术。

(二) 离子源

离子源是质谱仪的心脏,其功能是将进样系统导入的气态样品分子转化为带电的离子。根据待测化合物的性质及拟获取的信息类型,可以选用不同的离子源。

1. 电子轰击离子化(EI)　处于离子源的气态待测化合物分子,受到一束能量(通常是 70eV)大于其电离能的电子轰击而离子化。质谱中往往含有待测化合物的分子离子及具有待测化合物结构特征的碎片离子。电子轰击离子化适用于热稳定的、易挥发化合物的离子化,是气相色谱-质谱联用最常用的离子化方式。当采用粒子束或移动带等接口时,电子轰击离子化也可用于液相色谱-质谱联用。

2. 化学离子化(CI)　离子源中的试剂气分子(如甲烷、异丁烷和氨气)受高能电子轰击而离子化,进一步发生离子-分子反应,产生稳定的试剂气离子,再使待测化合物离子化。化学离子化可产生待测化合物(M)的(M+H)⁺或(M-H)⁻特征离子、或待测化合物与试剂气分子产生的加合离子。与电子轰击离子化质谱相比,化学离子化质谱中碎片离子较少,适宜于采用电子轰击离子化无法得到分子质量信息的热稳定的、易挥发化合物分析。

3. 快原子轰击(FAB)或快离子轰击离子化(LSIMS)　高能中性原子(如氩气)或高能铯离子,使置于金属表面、分散于惰性黏稠基质(如甘油)中的待测化合物离子化,产生(M+H)⁺或(M-H)⁻特征离子或待测化合物与基质分子的加合离子。快原子轰击或快离子轰击离子化非常适合于各种极性的、热不稳定化合物的分子质量测定及结构表征,广泛应用于分子质量高达 10 000 道尔顿的肽、抗生素、核苷酸、脂质、有机金属化合物及表面活性剂的分析。

快原子轰击或快离子轰击离子化用于液相色谱-质谱联用时,需在色谱流动相中添加 1% ~ 10% 的甘油,且必须保持很低流速(1 ~ 10μl/min)。

4. 基质辅助激光解吸离子化(MALDI)　将溶于适当基质中的供试品涂布于金属靶上,用高强度的紫外或红外脉冲激光照射,使待测化合物离子化。基质辅助激光解吸离子化主要用于分子质量在 100 000 道尔顿以上的生物大分子分析,适宜与飞行时间分析器结合使用。

5. 电喷雾离子化(ESI)　离子化在大气压下进行。待测溶液(如液相色谱流出物)通过一终端加有几千伏高压的毛细管进入离子源,气体辅助雾化,产生的微小液滴去溶剂,形成单电荷或多电荷的气态离子。这些离子再经逐步减压区域,从大气压状态传送到质谱仪的高真空中。电喷雾离子化可在 1μl/min ~ 1ml/min 流速下进行,适合极性化合物和分子质量高达 100 000 道尔顿的生物大分子研究,是液相色谱-质谱联用、毛细管电泳-质谱联用最成功的接口技术。

6. 大气压化学离子化(APCI)　原理与化学离子化相同,但离子化在大气压下进行。流动相在热及氮气流的作用下雾化成气态,经由带有几千伏高压的放电电极时离子化,产生的试剂气离子与待测化合物分子发生离子-分子反应,形成单电荷离子,正离子通常是(M+H)⁺,负离子则是(M-H)⁻。大气压化学离子化能在流速高达 2ml/min 下进行,常用于分析分子质量小于 1500 道尔顿的小分子或弱极性化合物,主要产生的是(M+H)⁺或(M-H)⁻离子,很少有碎片离子,是液相色谱-质谱联用的重要接口之一。

7. 大气压光离子化(APPI)　与大气压化学离子化不同,大气压光离子化是利用光子使气相分子离子化。该离子化源主要用于非极性物质的分析,是电喷雾离子化、大气压化学离子化的一种补充。大气压光离子化对于试验条件比较敏感,掺杂剂、溶剂及缓冲溶液的组成等均会对测定的选择性、灵敏度产生较大影响。

(三) 质量分析器

质量分析器的作用是将离子源产生的并经高压电场加速的试样离子,按质荷比(m/z)的大小不同将其分开。质量范围、分辨率是质量分析器的两个主要性能指标。质量范围指质量分析器所能测定的质荷比的范围;分辨率表示质量分析器分辨相邻的、质量差异很小的峰的能力。虽然不同类型的质量分析器对分辨率的具体定义存在差异,高分辨质谱仪通常指其质量分析器的分辨率大于 10^4。

1. 扇形磁场分析器　离子源中产生的离子经加速电压(V)加速,聚焦进入扇形磁场(磁场强度 B)。在磁场的作用下,不同质荷比的离子发生偏转,按各自的曲率半径(r)运动:

$$m/z = B^2 r^2 / 2V$$

改变磁场强度,可以使不同质荷比的离子具有相同的运动曲率半径(r),进而通过狭缝出口,达到检测器。

扇形磁场分析器可以检测分子质量高达 15 000 道尔顿的单电荷离子。当与静电场分析器结合、构成双聚焦扇形磁场分析器时,分辨率可达到 10^5。

2. 四极杆分析器　分析器由四根平行排列的金属杆状电极组成。直流电压(DC)和射频电压(RF)作用于电极上,形成了高频振荡电场(四极场)。在特定的直流电压和射频电压条件下,一定质荷比的离子可以稳定地穿过四极场,到达检测器。改变直流电压和射频电压大小,但维持它们的比值恒定,可以实现质谱扫描。

四极杆分析器可检测的分子质量上限通常是 4000 道尔顿,分辨率约为 10^3。

3. 离子阱分析器　四极离子阱(QIT)由两个端盖电极和位于它们之间的环电极组成。端盖电极处在地电位,而环电极上施加射频电压(RF),以形成三维四极场。选择适当的射频电压,四极场可以储存质荷比大于某特定值的所有离子。采用"质量选择不稳定性"模式,提高射频电压值,可以将离子按质量从高到低依次射出离子阱。挥发性待测化合物的离子化和质量分析可以在同一四极场内完成。通过设定时间序列,单个四极离子阱可以实现多级质谱(MS^n)的功能。

线性离子阱(LIT)是二维四极离子阱,结构上等同于四极质量分析器,但操作模式与三维离子阱相似。四极线性离子阱具有更好的离子储存效率和储存容量,可改善的离子喷射效率及更快的扫描速度和较高的检测灵敏度。

离子阱分析器与四极杆分析器具有相近的质量上限及分辨率。

4. 飞行时间分析器(TOF)　具有相同动能、不同质量的离子,因飞行速度不同而实现分离。当飞行距离一定时,离子飞行需要的时间与质荷比的平方根成正比,质量小的离子在较短时间到达检测器。为了测定飞行时间,将离子以不连续的组引入质量分析器,以明确起始飞行时间。离子组可以由脉冲式离子化(如基质辅助激光解吸离子化)产生,也可通过门控系统将连续产生的离子流在给定时间引入飞行管。

飞行时间分析器的质量分析上限约 15 000 道尔顿、离子传输效率高(尤其是谱图获取速度快)、质量分辨率 $>10^4$。

《中国药典》2015 年版除以上四种分析器外,还收载了离子回旋共振分析器(ICR)和串联质谱(MS-MS)。

（四）检测器

质谱仪常用的检测器主要有电子倍增管、闪烁检测器和法拉第杯等。

（五）计算机系统

现代质谱仪都配有完善的计算机系统,不仅能快速准确的采集数据和处理数据,还能够监控质谱仪各部件的工作状态,从而实现质谱仪的全自动操作,并能够自动对被测化合物进行定性和定量的分析。

三、操作方法

1. 开机前准备　准备好样品和各种试剂;检查仪器是否正确安装;检查各钢瓶内气体压力是否

符合要求。打开高纯氦气/氩气、液氮钢瓶气阀,调节气压至规定值。

2. 开机

(1) 打开 USB 电源,确定处于供电状态。

(2) 打开主机及各模块电源,打开控制软件,进行通讯连接。

(3) 联机成功后,调入相应方法文件,抽真空,调谐,设置参数。

3. 进样　进行样品分析和数据采集。

4. 报告输出

5. 关机　放空,当满足关机条件后,关闭相关软件和电源,关闭钢瓶气阀。

6. 做好记录,清场。

四、应用实例

随着质谱技术的发展,质谱技术的应用领域也越来越广。由于质谱分析具有灵敏度高,样品用量少,分析速度快,分离和鉴定同时进行等优点,因此,质谱技术广泛应用于化学、化工、环境、能源、医药、运动医学、刑侦科学、生命科学、材料科学等各个领域。

在中药及其制剂分析方面应用也越来越多,其常与色谱分析技术联用,既可建立药物指纹图谱,又可进行多种有效成分或指标成分定量,还可用于体内药物分析,开展有效成分研究等。

苦楝皮中川楝素的含量测定:川楝素为苦楝皮中的有效成分,《中国药典》2015 年版中收载高效液相色谱-质谱法(HPLC-MS)用于苦楝皮中川楝素的含量测定。

色谱、质谱条件与系统适用性试验:以十八烷基硅烷键合硅胶为填充剂;以乙腈-0.01% 甲酸溶液(31:69)为流动相;采用单级四极杆质谱检测器,电喷雾离子化(ESI)负离子模式下选择质荷比(m/z)为 573 离子进行检测。理论板数按川楝素峰计算应不低于 8000。

对照品溶液的制备:取川楝素对照品适量,精密称定,加甲醇制成每 1ml 含 1μg 的溶液。即得。

供试品溶液制备:取本品粉末(过四号筛)约 0.25g,精密称定,置圆底烧瓶中,精密加入甲醇50ml,称定重量,加热回流 1 小时,放冷,再称定重量,用甲醇补足减失的重量,摇匀,滤过,取续滤液,即得。

测定法:分别精密吸取对照品溶液 2μl 与供试品溶液 1~2μl,注入液相色谱-质谱联用仪,测定,以川楝素两个峰面积之和计算。即得。

本品按干燥品计算,含川楝素($C_{30}H_{38}O_{11}$)应为 0.01%~0.20%。

点滴积累 $\bigvee$

1. 质谱法(MS)是使待测化合物产生气态离子,再按质荷比(m/z)将离子分离、检测的分析方法,检测限可达 10^{-15}~10^{-12}mol 数量级。

2. 质谱分析具有分析速度快,灵敏度高,样品用量少,应用范围广等优点。

3. 质谱仪由进样系统、离子源、质量分析器、检测器、计算机系统等组成。

4. 在中药分析中,质谱法常与色谱技术联合应用,常用的有 HPLC-MS,GC-MS 等。

复习导图

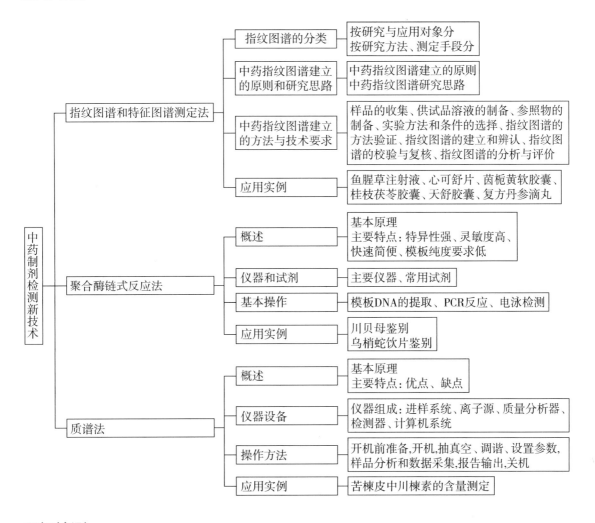

目标检测

一、选择题

（一）单项选择题

1. 中药指纹图谱是指（　　）

   A. 中药材经适当处理后测得显示其特征的光谱图

   B. 中药制剂经处理后测得的光谱图和色谱图

   C. 中药材经适当处理后测得的色谱图

   D. 中药材或中药制剂经适当处理后，测得能够表示其特性的色谱图或光谱图

2. 中药指纹图谱研究中样品采集应（　　）

   A. 大于 10 批　　　　B. 小于 10 批　　　　C. 大于 20 批　　　　D. 5～8 批

3. 国家药品监督管理局规定，要求建立中药指纹图谱的中药剂型为（　　）

   A. 合剂　　　　　　　B. 胶囊剂　　　　　　C. 注射剂　　　　　　D. 颗粒剂

4. PCR 是指（　　）

  A. 聚合酶链式反应   B. DNA 复制   C. RNA 复制   D. 酶切反应

5. 模板 DNA 在高温下双链解开为单链状态,称之为( )

  A. 复性   B. 变性   C. 延伸   D. 退火

6. PCR 反应中决定反应产物是否特异的关键是( )

  A. 引物与模板结合的正确性   B. Taq DNA 聚合酶合成反应的忠实性

  C. 靶基因的特异性   D. 靶基因的保守性

7. 质谱法(MS)是使待测化合物产生气态离子,再按( )将离子分离、检测的分析方法

  A. 离子质量   B. 离子电荷   C. 离子密度   D. 质荷比

8. 称之为质谱仪的心脏,其功能是将进样系统导入的气态样品分子转化为带电的离子的部件是( )

  A. 离子源   B. 真空泵   C. 质量分析器   D. 检测器

9. 具有将离子源产生的并经高压电场加速的试样离子,按质荷比(m/z)的大小不同将其分开作用是( )

  A. 离子源   B. 真空泵   C. 质量分析器   D. 检测器

(二) 多项选择题

1. 目前中药指纹图谱研究的方法主要有( )

  A. TLC 指纹图谱   B. HPLC 指纹图谱   C. GC 指纹图谱

  D. MS 指纹图谱   E. DNA 指纹图谱

2. 中药注射剂指纹图谱技术要求哪些物料的指纹图谱应具有相关性( )

  A. 原药材   B. 中间体   C. 有效部位

  D. 注射剂产品   E. 注射剂辅料

3. PCR 循环过程包括( )

  A. 模板变性   B. 引物退火   C. DNA 链延伸

  D. DNA 释放   E. 酶切

4. PCR 的主要特点有( )

  A. 成本较低   B. 特异性强   C. 快速简便

  D. 灵敏度高   E. 模板纯度要求低

5. 质谱仪的离子源种类有( )

  A. 电子轰击离子化(EI)   B. 化学离子化(CI)

  C. 快离子轰击离子化(LSIMS)   D. 电喷雾离子化(ESI)

  E. 大气压化学离子化(APCI)

6. 质谱仪组成包括( )

  A. 进样系统   B. 离子源   C. 质量分析器

  D. 检测器   E. 计算机系统

二、简答题

1. 何谓中药指纹图谱？其有何属性？

2. 目前建立中药指纹图谱的原则和步骤是什么？

3. 简述 PCR 的基本原理。

4. PCR 的操作步骤主要有哪些？

5. 简述质谱法的主要特点。

6. 简述质谱仪的组成及每部分的主要作用。

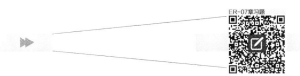

ER-07章习题

第八章

ER-08章PPT

中药制剂各剂型的综合质量检测

导学情景 ∨

　　某中成药企业生产出一批牛黄上清丸成品制剂。按照《中国药典》2015 年版的要求，该批成品制剂在上市销售前，生产企业质检部门需要对其常规项目进行检测，包括性状、鉴别、水分、重（装）量差异、溶散时限、微生物限度及含量测定，检验合格后方可上市销售。药品质量如何，与人们的健康息息相关。2016 年 10 月，中共中央、国务院印发《"健康中国 2030"规划纲要》提出全面加强药品监管，形成全品种、全过程的监管链条，保障药品安全。

　　因此，中药制剂的常规质量检验作为保障药品安全的重要技术手段，在保证人民用药安全、防范药品质量风险等方面发挥着十分重要的作用。本章我们就来学习中药制剂各剂型的质量检测。

　　《中国药典》2015 年版一部共收载 25 种中药制剂剂型。按其物理状态不同，可分为固体剂型、半固体剂型、液体剂型和气体剂型四大类。固体剂型有丸剂、片剂、胶囊剂、颗粒剂、散剂、栓剂、锭剂、茶剂等；半固体剂型有煎膏剂、软膏剂、贴膏剂、膏药等；液体剂型有糖浆剂、合剂、露剂、注射剂、搽剂、涂剂、涂膜剂、酒剂、酊剂等；气体剂型有气雾剂、喷雾剂等。《中国药典》2015 年版四部通则项下及一部成方制剂和单味制剂部分各有关品种项下，对中药制剂的质量要求和检验方法均作了相应规定。

ER-8-1

扫一扫　知重点

　　中药制剂检测程序一般为：取样→供试品制备→样品分析→原始记录和检验报告。

第一节　中药丸剂的综合质量检测

┌─**边学边练**─────────────────────────────
　　综合检测六味地黄丸的质量（实训二十七）。
└───────────────────────────────────

　　丸剂系指原料药物与适宜的辅料制成的球形或类球形固体制剂，包括蜜丸、水蜜丸、水丸、糊丸、蜡丸、浓缩丸和滴丸等。《中国药典》2015 年版一部收载丸剂 385 种，占全部成方制剂和单味制剂 25.8%，位居各剂型之首。

知识链接

丸　剂　类　型

蜜丸系指饮片细粉以炼蜜为黏合剂制成的丸剂。其中每丸重量在 0.5g（含 0.5g）以上的称大蜜丸，如十全大补丸；每丸重量在 0.5g 以下的称小蜜丸，如复方皂矾丸。

水蜜丸系指饮片细粉以炼蜜和水为黏合剂制成的丸剂，如大补阴丸。

水丸系指饮片细粉以水（或根据制法用黄酒、醋、稀药汁、糖液、含 5% 以下炼蜜的水溶液等）为黏合剂制成的丸剂，如二陈丸。

糊丸系指饮片细粉以米粉、米糊或面糊等为黏合剂制成的丸剂，如健步丸。

蜡丸系指饮片细粉以蜂蜡为黏合剂制成的丸剂，如妇科通经丸。

浓缩丸系指饮片或部分饮片提取浓缩后，与适宜的辅料或其余饮片细粉，以水、炼蜜或炼蜜和水为黏合剂制成的丸剂。根据所用黏合剂的不同，分为浓缩水丸、浓缩蜜丸和浓缩水蜜丸等，如六味地黄丸。

滴丸系指原料药物与适宜的基质加热熔融均匀，滴入不相混溶、互不作用的冷凝介质中制成的球形或类球形制剂，如穿心莲内酯滴丸。

一、常规检测项目及要求

为保证丸剂质量，除另有规定外，应进行以下项目检测：

1. **性状**　除另有规定外，外观应圆整，大小、色泽应均匀，无粘连现象。蜡丸表面应光滑无裂纹，丸内不得有蜡点和颗粒。滴丸表面应无冷凝介质黏附。

2. **水分**　照《中国药典》2015 年版限量检查法项下水分测定法测定。除另有规定外，蜜丸和浓缩蜜丸中所含水分不得过 15.0%；水蜜丸和浓缩水蜜丸不得过 12.0%；水丸、糊丸和浓缩水丸不得过 9.0%。蜡丸不检查水分。

3. **重量差异**　除另有规定外，滴丸剂照（1）检查，糖丸剂照（2）检查，其他丸剂照（3）检查，应符合相应规定。包糖衣丸剂应检查丸芯的重量差异并符合规定，包糖衣后不再检查重量差异，其他包衣丸剂应在包衣后检查重量差异并符合规定；凡进行装量差异检查的单剂量包装丸剂及进行含量均匀度检查的丸剂，一般不再进行重量差异检查。

（1）取供试品 20 丸，精密称定总重量，求得平均丸重后，再分别精密称定每丸的重量。每丸重量与标示丸重相比较（无标示丸重的，与平均丸重比较），按表 8-1 中的规定，超出重量差异限度的不得多于 2 丸，并不得有 1 丸超出限度 1 倍。

表 8-1　滴丸剂的重量差异限度

标示丸重或平均丸重	重量差异限度	标示丸重或平均丸重	重量差异限度
0.03g 及 0.03g 以下	±15%	0.1g 以上至 0.3g	±10%
0.03g 以上至 0.1g	±12%	0.3g 以上	±7.5%

（2）取供试品 20 丸，精密称定总重量，求得平均丸重后，再分别精密称定每丸的重量。每丸重

量与标示丸重相比较(无标示丸重的,与平均丸重比较),按表 8-2 中的规定,超出重量差异限度的不得多于 2 丸,并不得有 1 丸超出限度 1 倍。

表 8-2 糖丸剂的重量差异限度

标示丸重或平均丸重	重量差异限度
0.03g 及 0.03g 以下	±15%
0.03g 以上至 0.30g	±10%
0.3g 以上	±7.5%

(3) 以 10 丸为 1 份(丸重 1.5g 及 1.5g 以上的以 1 丸为 1 份),取供试品 10 份,分别称定重量,再与每份标示重量(每丸标示量×称取丸数)相比较(无标示重量的丸剂,与平均重量比较),按表 8-3 中的规定,超出重量差异限度的不得多于 2 份,并不得有 1 份超出限度 1 倍。

表 8-3 其他丸剂的重量差异限度

标示丸重或平均丸重	重量差异限度	标示丸重或平均丸重	重量差异限度
0.05g 及 0.05g 以下	±12%	1.5g 以上至 3g	±8%
0.05g 以上至 0.1g	±11%	3g 以上至 6g	±7%
0.1g 以上至 0.3g	±10%	6g 以上至 9g	±6%
0.3g 以上至 1.5g	±9%	9g 以上	±5%

4. **装量差异** 除糖丸外,单剂量包装的丸剂需依法进行装量差异检查:取供试品 10 袋(瓶),分别称定每袋(瓶)内容物的重量,每袋(瓶)装量与标示装量相比较,按表 8-4 中的规定,超出装量差异限度的不得多于 2 袋(瓶),并不得有 1 袋(瓶)超出限度 1 倍。

表 8-4 丸剂的装量差异限度

标示装量	装量差异限度	标示装量	装量差异限度
0.5g 及 0.5g 以下	±12%	3g 以上至 6g	±6%
0.5g 以上至 1g	±11%	6g 以上至 9g	±5%
1g 以上至 2g	±10%	9g 以上	±4%
2g 以上至 3g	±8%		

5. **装量** 以重量标示的多剂量包装丸剂,依法进行装量检查:取供试品 5 个(50g 以上者 3 个),除去外盖和标签,容器外壁用适宜的方法清洁并干燥后,分别精密称定重量,除去内容物,容器用适宜的溶剂洗净并干燥,再分别精密称定空容器的重量,求出每个容器内容物的装量与平均装量,均应符合表 8-5 中的规定。如有 1 个容器装量不符合规定,则另取 5 个(50g 以上者 3 个)复试,应全部符合规定。以丸数标示的多剂量包装丸剂,不检查装量。

表 8-5 丸剂的装量限度

标示装量	平均装量	每个容器装量
20g 以下	不少于标示装量	不少于标示装量的 93%
20g 至 50g	不少于标示装量	不少于标示装量的 95%
50g 以上	不少于标示装量	不少于标示装量的 97%

6. **溶散时限**　除另有规定外,取供试品6丸,选择适当孔径筛网的吊篮(丸剂直径在2.5mm以下的用孔径约0.42mm的筛网;在2.5~3.5mm之间的用孔径约1.0mm的筛网;在3.5mm以上的用孔径约2.0mm的筛网),照《中国药典》2015年版特性检查法项下崩解时限检查法片剂项下的方法加挡板进行检查。小蜜丸、水蜜丸和水丸应在1小时内全部溶散;浓缩丸和糊丸应在2小时内全部溶散。滴丸剂不加挡板检查,应在30分钟内全部溶散,包衣滴丸应在1小时内全部溶散。操作过程中如供试品黏附挡板妨碍检查时,应另取供试品6丸,以不加挡板进行检查。上述检查,应在规定时间内全部通过筛网。如有细小颗粒状物未通过筛网,但已软化且无硬心者可按符合规定论。蜡丸照片剂项下的肠溶衣片检查法检查,应符合规定。除另有规定外,大蜜丸及研碎、嚼碎后或用开水、黄酒等分散后服用的丸剂不检查溶散时限。

7. **微生物限度**　照《中国药典》2015年版生物检查法项下非无菌产品微生物限度检查:微生物计数法和控制菌检查法检查,应符合表8-6的规定。

表8-6　丸剂的微生物限度标准

丸剂的原料组成	需氧菌总数（cfu/g）	霉菌和酵母菌总数（cfu/g）	控制菌
不含药材原粉	$\leqslant 10^3$	$\leqslant 10^2$	不得检出大肠埃希菌(1g);含脏器提取物的制剂还不得检出沙门菌(10g)
含药材原粉但不含豆豉、神曲等发酵原粉	$\leqslant 3\times10^4$	$\leqslant 10^2$	不得检出大肠埃希菌(1g);不得检出沙门菌(10g);耐胆盐革兰阴性菌应小于10^2 cfu(1g)
含药材原粉且含豆豉、神曲等发酵原粉	$\leqslant 10^5$	$\leqslant 5\times10^2$	不得检出大肠埃希菌(1g);不得检出沙门菌(10g);耐胆盐革兰阴性菌应小于10^2 cfu(1g)

二、供试品制备方法

中药丸剂是由饮片细粉或饮片提取物制备而成,其组成复杂,并在制备过程中因不同类型丸剂的工艺要求添加了各种赋形剂,所以,在检测丸剂前,需要对样品进行适当处理,以制备适宜的供试品。

1. **样品的预处理**　水蜜丸、水丸、糊丸、蜡丸、浓缩丸等可直接研细或粉碎;蜜丸因含有较多蜂蜜,不能直接粉碎成细粉,可用小刀将其切成小块,加硅藻土研磨使其分散。

2. **样品的提取纯化**　样品的提取、纯化方法需根据待测成分及干扰或杂质的性质,以及不同类型丸剂的特点来选择。常用的提取方法有超声波提取法、浸渍法、回流提取法、连续回流提取法等;常用的纯化方法有液-液萃取法、固-液萃取法等。

三、应用实例

牛黄上清丸的检测

本品系由人工牛黄、薄荷、菊花、荆芥穗、白芷、川芎、栀子、黄连、黄柏、黄芩、大黄、连翘、赤芍、当归、地黄、桔梗、甘草、石膏、冰片十九味饮片制成的蜜丸或水丸。

1. **性状**　水丸为棕黄色至深棕色,小蜜丸、大蜜丸为红褐色至黑褐色;气芳香,味苦。

2. **鉴别**

(1) 显微鉴别:取本品2~3丸,置乳钵中研成粉末,取适量粉末,置载玻片上,滴加甘油醋酸试液、水合氯醛试液或其他适宜的试液（必要时加热透化），盖上盖玻片，置显微镜下观察相关饮片的典型显微特征。①黄连：纤维束鲜黄色，壁稍厚，纹孔明显；②黄芩：韧皮纤维淡黄色，梭形，壁厚，孔沟细；③甘草：纤维束周围薄壁细胞含草酸钙方晶，形成晶纤维；④连翘：内果皮纤维上下层纵横交错，纤维短梭形；⑤黄柏：石细胞鲜黄色，分枝状，壁厚，层纹明显；⑥栀子：种皮石细胞黄色或淡棕色，多破碎，完整者长多角形、长方形或形状不规则，壁厚，有大的圆形纹孔，胞腔棕红色；⑦地黄：薄壁组织灰棕色至黑棕色，细胞多皱缩，内含棕色核状物；⑧大黄：草酸钙簇晶大，直径 60～140μm；⑨菊花：花粉粒类圆形，直径 24～34μm，外壁有刺，长 3～5μm，具 3 个萌发孔；⑩赤芍：草酸钙簇晶散在或存在于薄壁细胞中，直径 7～41μm，常排列成行或一个细胞中含有数个簇晶；⑪当归：薄壁细胞纺锤形，壁略厚，有极细微的斜向交错纹理；⑫荆芥穗：果皮石细胞淡棕色或淡黄色，多成片，细胞界限不明显，垂周壁稍厚，深波状弯曲，纹孔稀疏；⑬石膏：不规则片状结晶，无色，有平直纹理（图 8-1）。

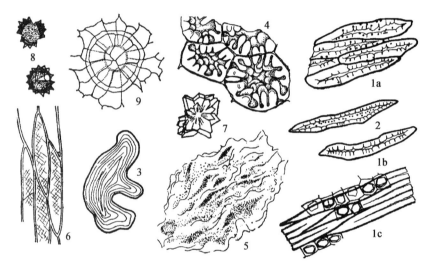

图 8-1　牛黄上清丸的显微特征图

1a. 纤维束（黄连）；1b. 韧皮纤维（黄芩）；1c. 晶纤维（甘草）；2. 内果皮纤维（连翘）；
3. 分枝状石细胞（黄柏）；4. 种皮石细胞（栀子）；5. 薄壁组织内含核状物（地黄）；
6. 纺锤形薄壁细胞（当归）；7. 草酸钙簇晶（大黄）；8. 花粉粒（菊花）；9. 腺鳞（薄荷）

（2）人工牛黄的 TLC 鉴别：①供试品溶液的制备：取蜜丸 12g，剪碎，加适量硅藻土，研匀；或取水丸 6g 研细。加三氯甲烷 50ml，超声处理 20 分钟，滤过，滤液回收溶剂至干，残渣加甲醇 3ml 分次使溶解，加在中性氧化铝柱（100～200 目，2g，内径为 1cm），以甲醇 15ml 洗脱，弃去洗脱液，再用 80% 甲醇-浓氨试液（95∶5）的溶液 15ml 洗脱，收集洗脱液，回收溶剂至干，残渣加甲醇 1ml 使溶解，即得；②对照药材溶液的制备：取人工牛黄对照药材 20mg，加甲醇 5ml，超声处理 20 分钟，滤过，取滤液，即得；③对照品溶液的制备：取胆酸对照品、猪去氧胆酸对照品，加甲醇制成每 1ml 各含 0.5mg 的混合溶液，即得；④薄层色谱制备：吸取供试品溶液 10μl、对照药材溶液及对照品溶液各 5μl，分别点于同一硅胶 G 薄层板上，以正己烷-乙酸乙酯-醋酸-甲醇（20∶25∶2∶3）的上层溶液为展开剂，展开，取出，晾干，喷以 10% 硫酸乙醇溶液，105℃加热至斑点显色清晰，在紫外光（365nm）下检视；⑤结果判断：供试品色谱中，在与对照药材色谱和对照品色谱相应的位置上，显两个或两个以上相同颜色的荧光斑点。

（3）大黄的 TLC 鉴别：①供试品溶液的制备：取蜜丸 3g，剪碎，加适量硅藻土，研细；或取水丸

2g,研细,加甲醇50ml,超声处理20分钟,滤过,取滤液5ml,蒸干,残渣加水10ml使溶解,加盐酸1ml,置水浴上加热回流30分钟,立即冷却,用乙醚提取2次,每次20ml,合并乙醚液,蒸干,残渣加乙酸乙酯1ml使溶解,即得;②对照药材溶液的制备:取大黄对照药材0.1g,加甲醇20ml,同法制成对照药材溶液;③薄层色谱制备:吸取上述两种溶液各2～10μl,分别点于同一硅胶H薄层板上,以石油醚(30～60℃)-甲酸乙酯-甲酸(15:5:1)的上层溶液为展开剂,展开,取出,晾干,置紫外线灯(365nm)下检视;④结果判断:供试品色谱中,在与对照药材色谱相应的位置上,显5个相同的橙色荧光斑点;置氨蒸气中熏后,日光下检视,斑点变为红色(图8-2)。

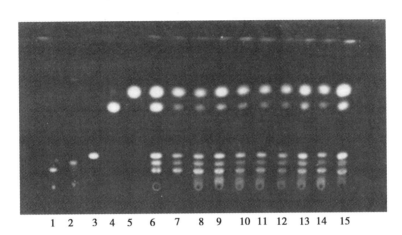

图8-2　牛黄上清丸中大黄的TLC鉴别

1. 芦荟大黄素;2. 大黄酸;3. 大黄素;4. 大黄素甲醚;5. 大黄酚;6. 混合对照;7. 大黄对照药材;8～15. 牛黄上清丸

(4) 黄连及其所含小檗碱的TLC鉴别:①供试品溶液的制备:取蜜丸3g,剪碎;或取水丸2g,研细。加甲醇20ml,超声处理30分钟,滤过,滤液通过中性氧化铝柱(100～200目,3g,内径为1cm),收集流出液,浓缩至5ml,即得;②对照药材溶液的制备:取黄连对照药材0.1g,加甲醇10ml,超声处理30分钟,滤过,即得;③对照品溶液的制备:取盐酸小檗碱对照品,加甲醇制成每1ml含0.5mg的溶液,即得;④薄层色谱制备:吸取上述三种溶液各1～2μl,分别点于同一硅胶G薄层板上,以环己烷-乙酸乙酯-异丙醇-甲醇-水-三乙胺(3:3.5:1:1.5:0.5:1)为展开剂,置氨蒸气预饱和的展开缸内,预饱和20分钟,展开,取出,晾干,在紫外光(365nm)下检视;⑤结果判断:供试品色谱中,在与对照药材色谱和对照品色谱相应的位置上,显相同的黄色荧光斑点(图8-3)。

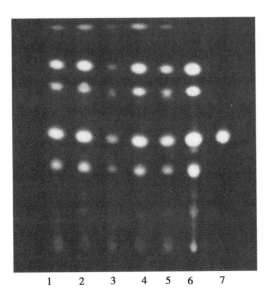

图8-3　牛黄上清丸中黄连及其小檗碱的TLC鉴别

1～5. 牛黄上清丸;6. 黄连对照药材;7. 小檗碱

(5) 当归的TLC鉴别:①供试品溶液的制备:取蜜丸12g,剪碎;或取水丸1g,研碎,加乙醚

30ml,加热回流30分钟,滤过,滤液挥干乙醚,残渣加乙酸乙酯1ml使溶解,即得;②对照药材溶液的制备:取当归对照药材0.1g,加乙醚20ml,同法制成对照药材溶液;③薄层色谱制备:吸取上述两种溶液各2~10μl,分别点于同一硅胶G薄层板上,以正己烷-乙酸乙酯(9:1)为展开剂,展开,取出,晾干,置紫外线灯(365nm)下检视;④结果判断:供试品色谱中,在与对照药材色谱相应的位置上,显相同颜色的荧光斑点。

（6）黄芩苷、栀子苷、连翘酯苷A、芍药苷的HPLC鉴别:①供试品溶液的制备:同[含量测定]项下的供试品溶液的制备;②对照品溶液的制备:取黄芩苷对照品、栀子苷对照品、连翘酯苷A对照品、芍药苷对照品,加甲醇分别制成每1ml含黄芩苷60μg、栀子苷20μg、连翘酯苷A 10μg、芍药苷10μg的溶液,即得;③高效液相色谱制备:照[含量测定]项下的色谱条件试验,分别吸取[含量测定]项下的供试品溶液和上述对照品溶液各10μl,注入液相色谱仪;④结果判断:供试品色谱图中,应呈现与对照品色谱峰保留时间相对应的色谱峰。

3. 常规检查

（1）水分:取本品2~5g,破碎成碎片,平铺于干燥至恒重的扁形称量瓶中,厚度不超过5mm,精密称定,开启瓶盖在100~105℃干燥5小时,将瓶盖盖好,移置干燥器中,冷却30分钟,精密称定,再在上述温度干燥1小时,放冷,称重,至连续两次称重的差异不超过5mg为止。根据减失的重量,计算本品的含水量（%）,水丸不得过9.0%,蜜丸不得过15.0%。

（2）重量差异:①大蜜丸:以1丸为1份,取供试品10份,分别称定重量,再与每丸标示重量相比较,超出±7%的不得多于2份,并不得有1份超出±14%;②小蜜丸或水丸:以10丸为1份,取10份,分别称定重量,再与每份标示重量相比较,超出±10%不得多于2份,并不得有1份超出±20%。

（3）装量差异:单剂量包装的本品,取10袋,分别称定每袋内容物的重量,每袋装量与标示装量相比较,超出装量差异限度(蜜丸±6%,水丸±8%)的不得多于2袋,并不得有1袋超出限度1倍(蜜丸±12%,水丸±16%)。

（4）溶散时限:取本品小蜜丸或水丸6丸,分别置于升降崩解仪吊篮的玻璃管中,加挡板,启动崩解仪进行检查,应在1小时内全部溶散且通过筛网。如有1丸不能完全溶散,应另取6丸复试,均应符合规定。如果供试品黏附挡板,应另取6丸,不加挡板按上述方法检查,应符合规定。

（5）微生物限度:按丸剂微生物限度检查法检查,应符合下列规定:①需氧菌总数:每1g不得过$3×10^4$cfu;②霉菌和酵母菌数:每1g不得过10^2cfu;③大肠埃希菌:每1g不得检出;④沙门菌:每10g不得检出;⑤耐胆盐革兰阴性菌:每1g应小于10^2cfu。

4. 含量测定

黄芩、栀子的含量测定。①色谱条件与系统适用性试验:以十八烷基硅烷键合硅胶为填充剂;以乙腈为流动相A,以0.05%磷酸为流动相B,按表8-7中规定进行梯度洗脱;检测波长为240nm。理论板数按黄芩苷峰计算应不低于3000;②对照品溶液的制备:取黄芩苷对照品和栀子苷对照品适量,精密称定,加甲醇制成每1ml含黄芩苷60μg、栀子苷20μg的混合溶液,即得;③供试品溶液的制备:取蜜丸,剪碎,混匀;或取水丸适量,研细。取约1g,精密称定,置具塞锥形瓶中,精密加入70%甲醇50ml,称定重量,超声处理(功率500W,频率40kHz)30分钟,再加热回流1小时,放冷,再称定重量,用70%甲醇补足减失的重量,摇匀,滤过,取续滤液,即得;④测定:分别精密吸取对照品溶液10~20μl与供试品溶液10μl,注入液相色谱仪,测定,即得;⑤结果判断:本品含黄芩以黄芩苷($C_{21}H_{18}O_{11}$)计,大蜜丸每丸不得少于15mg,小蜜丸每 1g 不得少于 2.5mg，水丸每 1g 不得少于 5.0mg；本品含栀子以栀子苷（$C_{17}H_{24}O_{10}$）计，大蜜丸每丸不得少于 3.6mg，小蜜丸每 1g 不得少于 0.60mg，水丸每 1g 不得少于 1.20mg。

表 8-7　梯度洗脱规定

时间（分钟）	流动相 A（％）	流动相 B（％）
0 ～ 18	10→23	90→77
18 ～ 30	23→27	77→73
30 ～ 35	27→35	73→65
35 ～ 40	35	65
40 ～ 45	35→50	65→50
45 ～ 50	50→10	50→90

点滴积累 ∨

1. 中药丸剂的常规检查包括性状、水分、重量差异、装量差异、装量、溶散时限、微生物限度等项目。

2. 中药丸剂因组成复杂，所添加赋形剂较多，为了排除干扰成分，提高检测的准确性，在检测前，需对样品进行预处理，并进一步提取纯化，以制备适宜的供试品。

3. 牛黄上清丸的检测包括性状、鉴别（包括显微鉴别和 TLC 鉴别）、检查、含量测定等四个项目。

第二节　中药片剂的综合质量检测

边学边练

综合检测牛黄解毒片的质量（实训二十八）。

中药片剂系指提取物、提取物加饮片细粉或饮片细粉与适宜辅料制成的圆形或异形的片状固体制剂，并包括浸膏片、半浸膏片和全粉片等。《中国药典》2015 年版一部收载片剂 300 种，占全部成方制剂和单味制剂的 20.1%，为第二大剂型。

知识链接

片 剂 类 型

片剂以口服普通片为主，另有含片、舌下片、口腔贴片、咀嚼片、分散片、可溶片、泡腾片、阴道片、阴道泡腾片、缓释片、控释片、肠溶片与口崩片等。

含片系指含于口腔中缓慢溶化产生局部或全身作用的片剂，如西瓜霜润喉片。

咀嚼片系指于口腔中咀嚼后吞服的片剂，如健胃消食片。

泡腾片系指含有碳酸氢钠和有机酸，遇水可产生气体而呈泡腾状的片剂，如小柴胡泡腾片。

阴道片与阴道泡腾片系指置于阴道内使用的片剂，如妇必舒阴道泡腾片。

肠溶片系指用肠溶性包衣材料进行包衣的片剂，如降糖甲片。

一、常规检查项目及要求

为保证片剂质量,除另有规定外,应进行以下项目检测:

1. 性状 除另有规定外,外观应完整光洁,色泽均匀,有适宜的硬度和耐磨性。

2. 重量差异 取供试品 20 片,精密称定总重量,求得平均片重后,再分别精密称定每片的重量,每片重量与平均片重比较(凡含量测定的片剂或有标示片重的中药片剂,每片重量应与标示片重比较),重量差异限度应符合表 8-8 规定,超出重量差异限度的不得多于 2 片,并不得有 1 片超出限度 1 倍。糖衣片的片芯应检查重量差异,包糖衣后不再检查重量差异。薄膜衣片应在包薄膜衣后检查重量差异并符合规定。凡规定检查含量均匀度的片剂,一般不再进行重量差异检查。

表 8-8 片剂重量差异限度

平均片重或标示片重	重量差异限度
0.30g 以下	±7.5%
0.30g 或 0.30g 以上	±5%

3. 崩解时限 取供试品 6 片,分别置崩解仪吊篮的玻璃管中,照《中国药典》2015 年版特性检查法项下崩解时限检查法片剂项下的方法进行检查,均应符合规定。

(1)普通片:按上述装置与方法检查,每管加挡板 1 块,启动崩解仪进行检查,全粉片各片均应在 30 分钟内全部崩解;浸膏(半浸膏)片均应在 1 小时内全部崩解。如果供试品黏附挡板,应另取 6 片,不加挡板按上述方法检查,应符合规定。如有 1 片不能完全崩解,应另取 6 片复试,均应符合规定。

(2)薄膜衣片:按上述装置与方法检查,并可改在盐酸溶液(9→1000)中进行检查,每管加挡板 1 块,各片均应在 1 小时内全部崩解,如果供试品黏附挡板,应另取 6 片,不加挡板按上述方法检查,应符合规定。如有 1 片不能完全崩解,应另取 6 片复试,均应符合规定。

(3)糖衣片:按上述装置与方法检查,每管加挡板 1 块,各片均应在 1 小时内全部崩解,如果供试品黏附挡板,应另取 6 片,不加挡板按上述方法检查,应符合规定。如有 1 片不能完全崩解,应另取 6 片复试,均应符合规定。

(4)肠溶衣片:按上述装置与方法检查,先在盐酸溶液(9→1000)中检查 2 小时,每片均不得有裂缝、崩解或软化现象;然后将吊篮取出,用少量水洗涤后,每管加入挡板 1 块,再按上述方法在磷酸盐缓冲液(pH 6.8)中进行检查,1 小时内应全部崩解。如有 1 片不能完全崩解,应另取 6 片复试,均应符合规定。

(5)含片:除另有规定外,按上述装置与方法检查,各片均不应在 10 分钟内全部崩解或溶化。如有 1 片不符合规定,应另取 6 片复试,均应符合规定。

(6)舌下片,除另有规定外,按上述装置和方法检查,各片均应在 5 分钟内全部崩解并溶化。如有 1 片不能完全崩解或溶化,应另取 6 片复试,均应符合规定。

（7）泡腾片:取供试品 6 片,分别置于 6 个 250ml 烧杯(内有 200ml 温度为 20℃±5℃的水)中,即有许多气泡放出,当片剂或碎片周围的气体停止逸出时,片剂应溶解或分散在水中,无聚集的颗粒剩留。除另有规定外,各片均应在 5 分钟内崩解。如有 1 片不符合规定,应另取 6 片复试,均应符合规定。

4. **发泡量** 阴道泡腾片按下述方法检查,应符合规定:除另有规定外,取 25ml 具塞刻度试管(内径 1.5cm,若片剂直径较大,可改为内径 2.0cm)10 支,各精密加水 2.0ml(平均片重 1.5g 及 1.5g 以下)或 4.0ml(平均片重 1.5g 以上),置 37℃±1℃水浴中 5 分钟,各管中分别投入供试品 1 片,20 分钟内观察最大发泡量的体积,平均发泡体积不得少于 6ml,且少于 4ml 的不得超过 2 片。

5. **微生物限度** 照《中国药典》2015 年版生物检查法项下非无菌产品微生物限度检查:微生物计数法和控制菌检查法检查,应符合表 8-9 的规定。

表 8-9　片剂的微生物限度标准

片剂的原料组成	需氧菌总数（cfu/g）	霉菌和酵母菌总数（cfu/g）	控制菌
不含药材原粉	$\leqslant 10^3$	$\leqslant 10^2$	不得检出大肠埃希菌(1g);含脏器提取物的制剂还不得检出沙门菌(10g)
含药材原粉但不含豆豉、神曲等发酵原粉	$\leqslant 3\times 10^4$	$\leqslant 10^2$	不得检出大肠埃希菌(1g);不得检出沙门菌(10g);耐胆盐革兰阴性菌应小于 10^2 cfu(1g)
含药材原粉且含豆豉、神曲等发酵原粉	$\leqslant 10^5$	$\leqslant 5\times 10^2$	不得检出大肠埃希菌(1g);不得检出沙门菌(10g);耐胆盐革兰阴性菌应小于 10^2 cfu(1g)

二、供试品制备方法

中药片剂是由提取物、提取物加饮片细粉或饮片细粉与适宜辅料制备而成,常含有淀粉、糊精、糖粉、硫酸钙等赋形剂,可能对检测产生影响,所以,在检测片剂前,需要对样品进行适当处理,以制备适宜的供试品。

1. **样品的预处理** 除糖衣片需先除去糖衣外,其他片剂可直接研细或粉碎,并过一定目数的药筛。

2. **样品的提取纯化** 样品的提取、纯化方法需根据待测成分及干扰或杂质的性质,以及不同类型片剂的特点来选择。常用的提取方法有超声波提取法、浸渍法、回流提取法、连续回流提取法等;常用的纯化方法有液-液萃取法、固-液萃取法等。

三、应用实例

三黄片的检测

本品系由大黄、盐酸小檗碱、黄芩浸膏制备而成的糖衣片或薄膜衣片。

1. **性状**　糖衣或薄膜衣片除去包衣后显棕色;味苦、微涩。

2. **鉴别**

（1）显微鉴别:取本品小片 2 片或大片 1 片,糖衣片除去糖衣,置乳钵中研成粉末,取适量粉末,置载玻片上,滴加水合氯醛试液加热透化,盖上盖玻片,置显微镜下观察大黄的典型显微特征:草酸钙簇晶大,直径 60～140μm(图 8-4)。

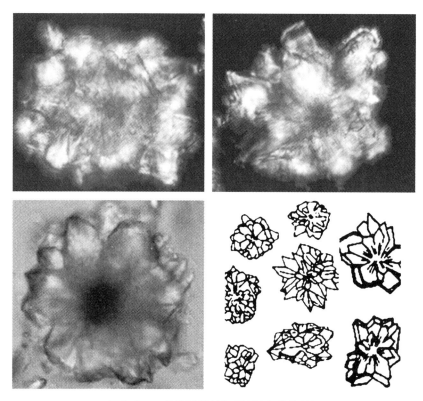

图 8-4　三黄片显微特征图(示大黄簇晶)

（2）盐酸小檗碱和黄芩苷的 TLC 鉴别:①供试品溶液的制备:取本品 5 片,除去包衣,研细,取 0.25g 加甲醇 5ml,超声处理 5 分钟,滤过,取滤液即得;②对照品溶液的制备:取盐酸小檗碱对照品,加甲醇制成每 1ml 含 0.2mg 的溶液;另取黄芩苷对照品,加甲醇制成每 1ml 含 1mg 的溶液,即得;③薄层色谱制备:吸取上述三种溶液各 3～5μl,分别点于同一硅胶 GF254 薄层板上,以乙酸乙酯-丁酮-甲酸-水(10:7:1:1)为展开剂,展开,取出,晾干,分别在紫外线灯(365nm)和紫外线灯(254nm)下检视;④结果判断:供试品色谱中,在与盐酸小檗碱对照品色谱相应的位置上,紫外光(365nm)下显相同颜色的荧光斑点;在与黄芩苷对照品色谱相应的位置上,紫外光(254nm)下显相同颜色的斑点。

（3）大黄的 TLC 鉴别:①供试品溶液的制备:取"鉴别"(2)项下的供试品溶液作为供试品溶液;②对照药材溶液的制备:取大黄对照药材 0.2g,加甲醇 3ml,超声处理 5 分钟,取上清液即得;③薄层色谱制备:吸取上述两种溶液各 5μl,分别点于同一硅胶 G 薄层板上,以环己烷-乙酸乙酯-甲酸(12:3:0.1)为展开剂,展开,取出,晾干,置紫外线灯(365nm)下检视;④结果判断:供试品色谱中,在与对照药材色谱相应的位置上,显相同颜色的荧光斑点。

3. 检查

（1）土大黄苷：①供试品溶液的制备：取本品小片2片或大片1片,糖衣片除去糖衣,研细,加甲醇15ml,加热回流30分钟,放冷,滤过,取滤液即得;②对照品溶液的制备：取土大黄苷对照品,加甲醇制成每1ml含0.3mg的溶液,即得;③薄层色谱制备：吸取上述两种溶液各2μl,分别点于同一硅胶G薄层板上,以三氯甲烷-甲醇-甲酸-水（100:30:2:3）为展开剂,展开,取出,晾干,置紫外线灯（365nm）下检视;④结果判断：供试品色谱中,在与对照品色谱相应的位置上,不得显相同颜色的荧光斑点。

（2）重量差异：按片剂重量差异检查法操作,标示片重（或平均片重）在0.3g以下的小片,重量差异限度为±7.5%,标示片重（或平均片重）在0.3g或0.3g以上的大片,重量差异限度为±5%;超出重量差异限度的不得多于2片,并不得有1片超出限度一倍。

（3）崩解时限：照片剂崩解时限检查法检查,应在1小时内全部崩解。

（4）微生物限度：按片剂微生物限度检查法检查,应符合下列规定：①需氧菌总数：每1g不得过3×10^4cfu。②霉菌和酵母菌数：每1g不得过10^2cfu。③大肠埃希菌：每1g不得检出。④沙门菌：每10g不得检出。⑤耐胆盐革兰阴性菌：每1g应小于10^2cfu。

4. 含量测定

（1）大黄：①色谱条件与系统适用性试验：以十八烷基硅烷键合硅胶为填充剂;以甲醇-0.1%磷酸溶液（85:15）为流动相;检测波长为254nm。理论板数按大黄素峰计算应不低于2000。②对照品溶液的制备：取大黄素对照品和大黄酚对照品适量,精密称定,加无水乙醇-乙酸乙酯（2:1）的混合溶液制成每1ml含大黄素10μg、大黄酚25μg的混合溶液。③供试品溶液的制备：取本品20片,除去包衣,精密称定,研细（过三号筛）,取约0.26g,精密称定,置锥形瓶中,精密加入乙醇25ml,称定重量,加热回流1小时,放冷,用乙醇补足减失的重量,摇匀,滤过,精密量取续滤液10ml,置烧瓶中,蒸干,加30%乙醇-盐酸（10:1）的混合溶液15ml,置水浴中加热回流1小时,立即冷却,用三氯甲烷强力振摇提取4次,每次15ml,合并三氯甲烷液,蒸干,残渣用无水乙醇-乙酸乙酯（2:1）的混合溶液溶解,转移至25ml量瓶中,并稀释至刻度,摇匀,滤过,取续滤液,即得。④测定：分别精密吸取对照品溶液和供试品溶液各10μl,注入液相色谱仪,测定,即得。⑤结果判断：本品每片含大黄以大黄素（$C_{15}H_{10}O_5$）和大黄酚（$C_{15}H_{10}O_4$）的总量计算,小片不得少于1.55mg;大片不得少于3.1mg。

（2）盐酸小檗碱：①色谱条件与系统适用性试验：以十八烷基硅烷键合硅胶为填充剂;以乙腈-水（1:1）（每1000ml中加入磷酸二氢钾3.4g和十二烷基硫酸钠1.7g）为流动相;检测波长为265nm。理论板数按盐酸小檗碱峰计算应不低于3000。②对照品溶液的制备：取盐酸小檗碱对照品适量,精密称定,加甲醇制成每1ml含0.1mg的溶液,即得。③供试品溶液的制备：取本品10片,除去包衣,精密称定,研细,取约0.1g,精密称定,置具塞锥形瓶中,精密加入甲醇-盐酸（500:1）的混合溶液20ml,密塞,称定重量,超声处理（功率160W,频率40kHz）30分钟,放冷,再称定重量,用甲醇补足减失的重量,摇匀,滤过,取续滤液,即得。④测定：分别精密吸取对照品溶液5～10μl、供试品溶液10μl,注入液相色谱仪,测定,即得。⑤结果判断：本品每片含盐酸小檗碱（$C_{20}H_{17}NO_4 \cdot HCl \cdot 2H_2O$）,小片应为4.0～5.8mg;大片应为8.0～11.5mg。

（3）黄芩浸膏：①色谱条件与系统适用性试验：以十八烷基硅烷键合硅胶为填充剂；以甲醇-0.1%磷酸溶液（40：60）为流动相；检测波长为280nm。理论板数按黄芩苷峰计算应不低于3000。②对照品溶液的制备：取黄芩苷对照品适量，精密称定，加甲醇制成每1ml含25μg的溶液，即得。③供试品溶液的制备：取本品10片，除去包衣，精密称定，研细，取约0.1g，精密称定，置具塞锥形瓶中，精密加入70%甲醇25ml，密塞，称定重量，超声处理（功率160W，频率50kHz）10分钟，放冷，再称定重量，用70%甲醇补足减失的重量，摇匀，滤过，精密量取续滤液1ml，置10ml量瓶中，加70%甲醇至刻度，摇匀，滤过，取续滤液，即得。④测定：分别精密吸取对照品溶液和供试品溶液各10μl，注入液相色谱仪，测定，即得。⑤结果判断：本品每片含黄芩浸膏以黄芩苷（$C_{21}H_{18}O_{11}$）计，小片不得少于13.5mg；大片不得少于27.0mg。

点滴积累 ✓

1. 中药片剂的常规检查包括性状、重量差异、崩解时限、发泡量、微生物限度等项目。
2. 中药片剂因组成复杂，所添加赋形剂较多，为了排除干扰成分，提高检测的准确性，在检测前，需对样品进行预处理，并进一步提取纯化，以制备适宜的供试品。
3. 三黄片的检测包括性状、鉴别（包括显微鉴别和TLC鉴别）、检查、含量测定等四个项目。

第三节　中药胶囊剂的综合质量检测

边学边练

综合检测一清胶囊的质量（实训二十九）。

胶囊剂系指原料药物或与适宜辅料充填于空心胶囊或密封于软质囊材中制成的固体制剂，主要供口服。《中国药典》2015年版一部收载胶囊剂273种，占全部成方制剂和单味制剂的18.30%，为第三大剂型。

知识链接

胶囊剂的类型

硬胶囊（通称为胶囊）系指采用适宜的制剂技术，将原料药物或加适宜辅料制成的均匀粉末、颗粒、小片、小丸、半固体或液体等，充填于空心胶囊中的胶囊剂，如补肺活血胶囊。

软胶囊系指将一定量的液体原料药物直接包封，或将固体原料药物溶解或分散在适宜的辅料中制备成溶液、混悬液、乳状液或半固体，密封于软质囊材中的胶囊剂，如牛黄上清软胶囊。

一、常规检查项目及要求

为保证胶囊剂质量，除另有规定外，应进行以下项目检测：

1. **性状**　应整洁,不得有黏结、变形、渗漏或囊壳破裂等现象,并应无异臭。

2. **水分**　中药硬胶囊剂应进行水分检查。取供试品内容物,照《中国药典》2015 年版限量检查法项下水分测定法测定。除另有规定外,不得过 9.0%。硬胶囊内容物为液体或半固体者不检查水分。

3. **装量差异**　除另有规定外,取供试品 10 粒,分别精密称定重量,倾出内容物(不得损失囊壳),硬胶囊囊壳用小刷或其他适宜的用具拭净;软胶囊或内容物为半固体或液体的硬胶囊囊壳用乙醚等易挥发性溶剂洗净,置通风处使溶剂挥尽,再分别精密称定囊壳重量,求出每粒内容物的装量和平均装量。每粒装量与平均装量相比较(有示示装量的胶囊剂,每粒装量应与标示装量比较),装量差异限度应为±10.0%,超出装量差异限度的不得多于 2 粒,并不得有 1 粒超出限度 1 倍。凡规定检查含量均匀度的胶囊剂,一般不再进行装量差异的检查。

4. **崩解时限**

(1) 硬胶囊或软胶囊:除另有规定外,取供试品 6 粒,分别置崩解仪吊篮的玻璃管中,照《中国药典》2015 年版特性检查法项下崩解时限检查法片剂项下的方法加挡板进行检查。硬胶囊应在 30 分钟内全部崩解;软胶囊应在 1 小时内全部崩解,以明胶为基质的软胶囊可改在人工胃液中进行检查。如有 1 粒不能完全崩解,应另取 6 粒复试,均应符合规定。

(2) 肠溶胶囊:除另有规定外,取供试品 6 粒,按上述装置与方法检查,先在盐酸溶液(9→1000)中不加挡板检查 2 小时,每粒的囊壳均不得有裂缝或崩解现象;继将吊篮取出,用少量水洗涤后,每管加入挡板,再按上述方法,改在人工肠液中进行检查,1 小时内应全部崩解。如有 1 粒不能完全崩解,应另取 6 粒复试,均应符合规定。

5. **微生物限度**　照《中国药典》2015 年版生物检查法项下非无菌产品微生物限度检查:微生物计数法和控制菌检查法检查,应符合表 8-10 的规定。

表 8-10　胶囊剂的微生物限度标准

胶囊剂的原料组成	需氧菌总数(cfu/g)	霉菌和酵母菌总数(cfu/g)	控制菌
不含药材原粉	$\leqslant 10^3$	$\leqslant 10^2$	不得检出大肠埃希菌(1g);含脏器提取物的制剂还不得检出沙门菌(10g)
含药材原粉但不含豆豉、神曲等发酵原粉	$\leqslant 3\times 10^4$	$\leqslant 10^2$	不得检出大肠埃希菌(1g);不得检查沙门菌(10g);耐胆盐革兰阴性菌应小于 10^2 cfu(1g)
含药材原粉且含豆豉、神曲等发酵原粉	$\leqslant 10^5$	$\leqslant 5\times 10^2$	不得检出大肠埃希菌(1g);不得检查沙门菌(10g);耐胆盐革兰阴性菌应小于 10^2 cfu(1g)

二、供试品制备方法

中药胶囊剂是由提取物、提取物加饮片细粉或饮片细粉与适宜辅料制备而成,常含一定量赋形剂,可能对检测产生影响,所以,在检测胶囊剂前,需要对样品进行适当处理,以制备适宜的供试品。

1. 样品的预处理　应将药物从胶囊中全部取出。

2. 样品的提取纯化　样品的提取、纯化方法需根据待测成分及干扰或杂质的性质,以及不同类型胶囊剂的特点来选择。常用的提取方法有超声波提取法、浸渍法、回流提取法、连续回流提取法等;常用的纯化方法有液-液萃取法、固-液萃取法等。

三、应用实例

地奥心血康胶囊的检测

本品系由地奥心血康与适量辅料制备而成的硬胶囊剂。

1. 性状　本品为硬胶囊剂,内容物为浅黄色或棕黄色的颗粒和粉末;味苦。

2. 鉴别　①供试品溶液的制备:取本品内容物0.18g,加甲醇2ml,振摇使溶解,滤过,取滤液即得;②对照提取物溶液的制备:取黄山药皂苷对照提取物适量,加甲醇制成每1ml含50mg的溶液,即得;③薄层色谱制备:吸取上述两种溶液各5μl,分别点于同一以羧甲基纤维素钠为黏合剂的硅胶H薄层板上,以三氯甲烷-甲醇-水(75:35:4)为展开剂,展开,取出,晾干,喷以E试剂(取对二甲氨基苯甲醛1g,加甲醇75ml,摇匀后再缓缓加入盐酸25ml,摇匀),在105℃加热至斑点显色清晰;④结果判断:供试品色谱中,在与对照提取物色谱相应的位置上,显相同颜色的主斑点。

3. 检查

(1) 水分:按胶囊剂水分检查法操作,不得过11.0%。

(2) 装量差异:按胶囊剂装量差异检查法操作,每粒装量与平均装量相比较(有示装量的胶囊剂,每粒装量应与标示装量比较),装量差异限度应为±10.0%,超出装量差异限度的不得多于2粒,并不得有1粒超出限度1倍。

(3) 崩解时限:按胶囊剂崩解时限检查法操作,30分钟内全部崩解。如有1粒不能完全崩解,应另取6粒复试,均应符合规定。

(4) 微生物限度:按胶囊剂微生物限度检查法操作,应符合下列规定:①需氧菌总数:每1g不得过10^3cfu;②霉菌和酵母菌数:每1g不得过10^2cfu;③大肠埃希菌:每1g不得检出。

4. 含量测定

(1) 甾体总皂苷:取本品内容物,混合均匀,取适量(约相当于甾体总皂苷元0.12g),精密称定,置150ml圆底烧瓶中,加硫酸40%乙醇溶液(取60ml硫酸,缓缓注入适量的40%乙醇溶液中,放冷,加40%乙醇溶液至1000ml,摇匀)50ml,置沸水浴中回流5小时,放冷,加水100ml,摇匀,用105℃干燥至恒重的4号垂熔玻璃坩埚滤过,沉淀用水洗涤至滤液不显酸性,105℃干燥至恒重,计算,即得。本品每粒含甾体总皂苷以甾体总皂苷元计,不得少于35mg。

(2) 伪原薯蓣皂苷:①色谱条件与系统适用性试验:以辛烷基硅烷键合硅胶为填充剂;以乙腈-水(30:70)为流动相;检测波长为210nm。理论板数按伪原薯蓣皂苷峰计算应不低于3000;②对照品溶液的制备:取伪原薯蓣皂苷对照品适量,精密称定,加75%乙醇制成每1ml含0.3mg的溶液,即得;③供试品溶液的制备:取本品内容物,混匀,取约0.35g,精密称定,置

100ml 量瓶中,加 75% 乙醇 70ml 超声处理(功率 250W,频率 59kHz)10 分钟,放冷,加 75% 乙醇至刻度,摇匀,滤过,取续滤液,即得;④测定:分别精密吸取对照品溶液与供试品溶液各 10μl,注入液相色谱仪,测定,即得;⑤结果判断:本品每粒含伪原薯蓣皂苷($C_{51}H_{82}O_{21}$)不得少于 15.0mg。

点滴积累 ∨

1. 中药胶囊剂的常规检查包括性状、水分、装量差异、崩解时限、微生物限度等项目。

2. 中药胶囊剂因组成复杂,所添加赋形剂较多,为了排除干扰成分,提高检测的准确性,在检测前,需对样品进行预处理,并进一步提取纯化,以制备适宜的供试品。

3. 地奥心血康胶囊的检测包括性状、鉴别、检查、含量测定等四个项目。

第四节 中药颗粒剂的综合质量检测

边学边练

综合检测排石颗粒的质量(实训三十)。

颗粒剂系指原料药物与适宜的辅料混合制成具有一定粒度的干燥颗粒状制剂。颗粒剂可分为可溶颗粒(称为颗粒)、混悬颗粒、泡腾颗粒、肠溶颗粒、缓释颗粒和控释颗粒等,《中国药典》2015 年版一部收载颗粒剂 210 种。

知识链接

颗粒剂的分类

混悬颗粒系指难溶性原料药物与适宜辅料混合制成的颗粒剂。临用前加水或其他适宜的液体振摇即可分散成混悬液,如复脉颗粒。

泡腾颗粒系指含有碳酸氢钠和有机酸,遇水可放出大量气体而呈泡腾状的颗粒剂。泡腾颗粒中的原料药物应是易溶性的,加水产生气泡后应能溶解,如阿胶泡腾颗粒。

一、常规检测项目及要求

为确保颗粒剂的质量,在生产与贮藏期间应对其进行质量检查。其法定检查项目如下:

1. 外观 颗粒剂应干燥、颗粒均匀、色泽一致、无吸潮、软化、结块、潮解等现象。

2. 粒度 除另有规定外,取单剂量分装的颗粒剂 5 袋(瓶)或多剂量分装的颗粒剂 1 包(瓶),称定重量,置规定的药筛内过筛,过筛时,将药筛保持水平状态,左右往返轻轻筛动 3 分钟,不能通过一号筛与能通过五号筛的总和,不得过 15% 。

3. **水分**　按《中国药典》2015 年版水分测定法,进行检测,颗粒剂的含水量,除另有规定外,不得超过 8.0%。

4. **溶化性**　可溶颗粒检查法:取供试品 10g(中药单剂量包装取 1 袋),加热水 200ml,搅拌 5 分钟,立即观察,可溶颗粒应全部溶化或轻微浑浊。

泡腾颗粒检查法:取供试品 3 袋,将内容物分别转移至盛有 200ml 水的烧杯中,水温为 15 ~ 25℃,应迅速产生气体而呈泡腾状,5 分钟内颗粒均应完全分散或溶解在水中。

颗粒剂按上述方法检查,均不得有异物及焦屑。

5. **装量差异**　单剂量包装的颗粒剂,取供试品 10 袋(瓶),除去包装,分别精密称定每袋(瓶)内容物的重量,求出每袋(瓶)内容物的装量与平均装量。每袋(瓶)装量与平均装量相比较[凡无含量测定的颗粒剂或有标示装量的颗粒剂,每袋(瓶)装量应与标示装量比较],超出装量差异限度的颗粒剂不得多于 2 袋(瓶),并不得有 1 袋(瓶)超出装量差异限度 1 倍。多剂量包装的颗粒剂,须进行最低装量检查,应符合规定(表 8-11)。

表 8-11　颗粒剂装量差异限度

标示装量	装量差异限度	标示装量	装量差异限度
1.0g 及 1.0g 以下	±10%	1.5g ~6g	±7%
1.0g 以上至 1.5g	±8%	6.0g 以上	±5%

6. **微生物限度标准**　不含药材原粉的颗粒剂需氧菌总数不得超过 10^3 cfu/g,霉菌、酵母菌总数不得超过 10^2 cfu/g;含药材原粉的颗粒剂需氧菌总数不得超过 10^4 cfu/g,霉菌、酵母菌总数不得超过 10^2 cfu/g;均不得检出大肠埃希菌。

二、供试品制备方法

供试品溶液制备要根据待测成分的性质,选择合适的方法,除去干扰成分和其他非待测成分,由于中药制剂成分复杂,故供试品溶液制备包括粉碎、提取、分离等操作。

1. **粉碎**　若颗粒剂本身颗粒较小,一般不需粉碎,可直接进行提取。

2. **提取**　颗粒剂中大多含有糖、糊精等辅料,使提取液黏稠度增加,或是当用有机溶剂提取时,形成不溶性块状板结物,包裹和吸附指标成分,从而影响提取效率。因此,提取时应选择合适的溶剂。常用的提取方法有溶剂提取法、水蒸气蒸馏法、升华法等。

3. **分离**　若颗粒剂提取液仍然成分复杂、干扰大,需进一步进行分离纯化。常用的分离纯化方法有液-液萃取法、液-固萃取法(色谱法)、盐析法等。

三、应用实例

气滞胃痛颗粒的检测

本品系由柴胡、延胡索(炙)、枳壳、香附(炙)、白芍、炙甘草等六味饮片制成的颗粒剂。

1. **性状**　为淡棕色至棕黄色,颗粒均匀,色泽一致;无吸潮、软化、结块、潮解等现象;闻其气味应具特异香气;味甜、微苦辛。

2. 鉴别

（1）白芍的 TLC 鉴别:①供试品溶液的制备:取本品 15g,加乙醇 40ml,浸渍 1 小时,时时振摇,滤过,滤液蒸干,残渣加水 5ml 使溶解,用水饱和的正丁醇 30ml 提取,正丁醇液用水洗涤 3 次,每次 20ml,取正丁醇液蒸干,残渣加乙醇 1ml 使溶解,即得;②对照品溶液的制备:取芍药苷对照品,加乙醇制成每 1ml 含 2mg 的溶液,即得;③薄层色谱试验:吸取上述两种溶液各 4μl,分别点于同一硅胶 G 薄层板上,以三氯甲烷-甲醇(4∶1)为展开剂,展开,取出,晾干,喷以 5% 香草醛硫酸溶液,加热至斑点显色清晰;④结果判断:供试品色谱中,在与对照品色谱相应的位置上,显相同的蓝紫色斑点。

（2）延胡索的 TLC 鉴别:①供试品溶液的制备:取本品 15g,加甲醇 50ml,超声处理 30 分钟,滤过,滤液蒸干,残渣加 2% 盐酸溶液 10ml 使溶解,用乙醚提取 2 次,每次 15ml,分取水层,用氨试液调 pH 至 9,再用乙醚提取 2 次,每次 15ml,合并乙醚液,蒸干,残渣加三氯甲烷 1ml 使溶解,即得;②对照品溶液的制备:取延胡索乙素对照品,加三氯甲烷制成每 1ml 含 1mg 的溶液,即得;③薄层色谱试验:吸取供试品溶液 10μl、对照品溶液 5μl,分别点于同一以 2% 氢氧化钠溶液制备的硅胶 G 薄层板上,以正己烷-三氯甲烷-甲醇(10∶6∶1)为展开剂,展开,取出,晾干,置碘蒸气中熏;④结果判断:供试品色谱中,在与对照品色谱相应的位置上,应显相同颜色的斑点。

3. 检查

（1）粒度:除另有规定外,取单剂量分装的颗粒剂 5 袋(瓶)或多剂量分装的颗粒剂 1 包(瓶),称定重量,置规定的药筛内过筛,过筛时,将药筛保持水平状态,左右往返轻轻筛动 3 分钟,不能通过一号筛与能通过五号筛的总和,不得过 15%。

（2）水分:不得超过 8.0%。

（3）溶化性:取供试品 1 袋(多剂量包装取 10g),加热水 200ml,搅拌 5 分钟,立即观察,应全部溶化或呈混悬状,不得有焦屑等异物。

（4）装量差异:单剂量包装的颗粒剂,取供试品 10 袋,分别称定每袋内容物的重量,每袋装量与标示装量相比较,按表 8-10 中的规定,超出装量差异限度的不得多于 2 袋,并不得有 1 袋超出限度 1 倍。多剂量包装的颗粒剂,须进行最低装量检查,应符合规定。

（5）微生物限度检查:取供试品 5 袋,进行微生物限度检查,需氧菌总数不得超过 10^3 cfu/g,霉菌、酵母菌总数不得超过 10^2 cfu/g。

4. 含量测定　采用高效液相色谱法测定:①色谱条件与系统适用性试验:以十八烷基硅烷键合硅胶为填充剂;以甲醇-0.02mol/L 磷酸二氢钾溶液(28∶72)为流动相;检测波长为 230nm。理论板数按芍药苷峰计算应不低于 4000;②对照品溶液的制备:取芍药苷对照品适量,精密称定,加乙醇制成每 1ml 含 80μg 的溶液,即得;③供试品溶液的制备:取本品,研细,取约 2g,精密称定,置具塞锥形瓶中,精密加水 50ml,密塞,称定重量,超声处理(功率 250W,频率 50kHz)60 分钟,放冷,再称定重量,用水补足减失的重量,摇匀,滤过,取续滤液,即得;④测定:分别精密吸取对照品溶液与供试品溶液各 10μl,注入液相色谱仪,测定,即得;⑤结果判断:本品每袋含白芍以芍药苷($C_{23}H_{28}O_{11}$)计,不得少于 7.5mg。

点滴积累　∨

1. 中药颗粒剂的检查项目有：外观、水分、粒度、溶化性、微生物限度检查。

2. 颗粒剂中大多含有糖、糊精等辅料，使提取液黏稠度增加，或是当用有机溶剂提取时，形成不溶性块状板结物，包裹和吸附指标成分，从而影响提取效率。 提取时应选择合适的溶剂。

3. 气滞胃痛颗粒的检测包括性状、鉴别（TLC 鉴别）、检查、含量测定（高效液相色谱法）等四个项目。

第五节　中药合剂的综合质量检测

边学边练

综合检测清喉咽合剂的质量（实训三十一）。

合剂系指饮片用水或其他溶剂，采用适宜方法提取制成的口服液体制剂（单剂量灌装者也可称"口服液"）。《中国药典》2015 年版一部收载的合剂有 111 种。

中药合剂是在汤剂基础上发展起来的一种剂型，其特点是能综合浸出药材中的多种有效成分，保证制剂的综合疗效；与汤剂一样，吸收快，奏效迅速；可大量生产，免去临床煎药的麻烦，应用方便；经浓缩工艺，服用量减少，且多加入蔗糖或蜂蜜等矫味剂，口感好易为患者接受；成品中多加入适宜的防腐剂，并经灭菌处理，密封包装，质量稳定；单剂量包装者，携带、保存和服用更方便准确。

▶▶ 课堂活动

《中国药典》2015 年版一部收载的成方制剂和单味制剂中属于合剂的品种有哪些？ 除了在规定的有效期内使用外，如何在生产、贮藏期间有效保证合剂的质量？ 请探讨。

一、常规检查项目及要求

为保证合剂质量，在生产与贮藏期间应对下列指标进行控制和检查：

1. **性状**　除另有规定外，合剂应澄清，不得有发霉、酸败、变色、异臭、异物、产生气体或其他变质现象，在贮存期内允许有少量摇之易散的沉淀。

2. **附加剂**　因合剂含水、糖或其他营养物质较多，较适合微生物生长、繁殖，一旦染菌会长霉、发酵，不但严重影响其稳定性，甚至还会引起玻璃容器爆炸。因此，为抑制微生物的生长，常加入一定量的防腐剂，如苯甲酸、山梨酸、羟苯酯类等。实践证明，防腐剂在规定限量下使用时是安全的，但大量摄入是有害的。因此，规定山梨酸和苯甲酸的用量不得超过 0.3%（其钾盐、钠盐的用量分别按酸计），羟苯酯类的用量不得超过 0.05%。另外，若加蔗糖，除另有规定外，含蔗糖量一般不高于

20%（g/ml）。

3. 相对密度　合剂的相对密度往往与溶液中含有可溶性物质的总量有关,检查合剂的相对密度在一定程度上可以反映其内在质量。因此,合剂一般应进行相对密度检查,并符合规定。如儿感退热宁口服液的相对密度应不低于1.13,小建中合剂的相对密度应不低于1.10。

4. pH　合剂的 pH 与溶液的稳定性有关,并影响微生物的生长繁殖和防腐剂的抑菌能力。因此,合剂一般应进行 pH 检查,并符合规定。如大川芎口服液的 pH 应为3.5~5.0,复方大青叶合剂的 pH 应为4.0~6.0。

5. 装量　为保证服药剂量的准确性,单剂量灌装的合剂,照下述方法检查,应符合规定:取供试品5支,将内容物分别倒入经标化的量入式量筒内,在室温下检视,每支装量与标示装量相比较,少于标示装量的不得多于1支,并不得少于标示装量的95%。多剂量灌装的合剂,照最低装量检查法检查,应符合规定。

6. 微生物限度　为保证临床用药的安全性,合剂应照微生物限度检查法进行微生物限度检查,不含药材原粉的合剂需氧菌总数不得超过 10^2 cfu/g,霉菌、酵母菌总数不得超过 10^1 cfu/g;含药材原粉的合剂需氧菌总数不得超过 $5×10^2$ cfu/g,霉菌、酵母菌总数不得超过 10^2 cfu/g;均不得检出大肠埃希菌。

二、供试品制备方法

合剂是由饮片经提取、浓缩而制成的内服液体制剂,属于水性液体制剂,含杂质量较大,且有一定黏度,大多需经净化处理后方可进行鉴别及含量测定。常用的分离净化方法有液-液萃取法、固-液萃取法、沉淀法和盐析法。

1. 液-液萃取法

（1）采用适宜的溶剂直接提取待测成分,使其与杂质分开,如玉屏风口服液中白术和 5-*O*-甲基维斯阿米醇苷鉴别的样品处理。

（2）利用适宜的溶剂直接提取杂质,使其与预测成分分开,如心通口服液中何首乌鉴别的样品处理。

（3）利用欲测定成分溶解度的性质,反复用互不相溶的两种溶剂进行处理,以除去水溶性或脂溶性杂质,如玉屏风口服液中黄芪甲苷鉴别和测定含量的样品处理。

（4）利用被测成分的酸、碱性,用不同 pH 的溶剂进行萃取。

（5）利用被测成分能与酸性染料或大分子酸形成离子对,并溶于有机溶剂的性质,进行萃取与杂质分离。

2. 固-液萃取法　常用的净化剂有 Al_2O_3、MgO、硅胶、硅藻土、活性炭、大孔吸附树脂、离子交换树脂等。若一种净化剂净化效果不理想,可用混合净化剂或串联柱等手段来提高净化效果。当含量测定时,净化后要符合定量分析的要求,可通过测定回收率来考察。净化时将杂质除去,再用适当溶剂将组分洗下;也可将组分洗下而将杂质保留于柱上,如双黄连口服液中连翘苷含量测定的样品处理。

3. 沉淀法 沉淀法是基于某些试剂与被测成分或杂质生成沉淀,保留溶液或分离沉淀而得到净化。如果将被测成分生成沉淀,这种沉淀必须是可逆的或者是可以直接测定的沉淀物,再根据化学计量关系求出被测成分含量;若使杂质生成沉淀,则可以是不可逆的沉淀反应。

4. 盐析法 盐析法是在样品的水溶液中加入无机盐至一定浓度或达到饱和状态,使某些成分在水中溶解度降低而分离。常用作盐析的无机盐有 NaCl、Na_2SO_4、$MgSO_4$ 等。

三、应用实例

心通口服液的检测

本品系由黄芪、党参、麦冬、何首乌、淫羊藿、葛根、当归、丹参、皂角刺、海藻、昆布、牡蛎、枳实等饮片制成的合剂。

案例分析

这批心通口服液可出厂销售吗?

案例

鲁南某药厂生产一批心通口服液,规格为 10ml×6 支,外观为棕红色的澄清液体,瓶底有少许沉淀,但能摇之易散。本品相对密度为 1.10,pH 应为 6.5,每 1ml 含葛根素为 2.5mg,用 TLC 方法均鉴别出了本品含有葛根素、丹参素、黄芪甲苷、2,3,5,4′-四羟基二苯乙烯-2-O-β-D-葡萄糖苷、淫羊藿苷。现需出厂销售,质检部门能否出具质检合格报告?

分析

根据合剂的常规检查项目和心通口服液的检测指标,该批心通口服液的性状、鉴别和含量测定项是合格的,检查项下相对密度和 pH 也是合格的,但尚无装量和微生物限度检查报告,因此尚不能出具质检合格报告。

---

1. 性状 本品为棕红色的澄清液体;味甜、微苦。

2. 鉴别

(1) 葛根的 TLC 鉴别:①供试品溶液的制备:取本品 5ml,用三氯甲烷 10ml 振摇提取,弃去三氯甲烷液,水液用正丁醇 10ml 振摇提取,分取正丁醇液,蒸干,残渣加甲醇 2ml 使溶解,即得;②对照品溶液的制备:取葛根素对照品,加甲醇制成每 1ml 含 1mg 的溶液,即得;③薄层色谱:吸取上述两种溶液各 5μl,分别点于同一硅胶 G 薄层板上,以三氯甲烷-甲醇-水(7:2.5:0.25)为展开剂,展开,取出,晾干,喷以 1% 醋酸镁乙醇溶液,置紫外线灯(365nm)下检视;④结果判断:供试品色谱中,在与对照品色谱相应的位置上,应显相同颜色的荧光斑点。

(2) 丹参的 TLC 鉴别:①供试品溶液的制备:取本品 10ml,蒸干,残渣加无水乙醇 20ml,置水浴上充分搅拌,放冷,滤过,滤液蒸干,残渣加甲醇 2ml 使溶解,即得;②对照品溶液的制备:取丹参素钠对照品,加甲醇制成每 1ml 含 1mg 的溶液,即得;③薄层色谱:吸取上述两种溶液各 1μl,分别点于同一硅胶 G 薄层板上,以甲苯-乙酸乙酯-甲酸(5:5:2)为展开剂,展开,取出,晾干,喷以 1% 铁氰化钾溶液和2%三氯化铁溶液的等量混合液;④结果判断:供试品色谱中,在与对照品色谱相应的位置上,应显相同颜色的斑点。

（3）黄芪的 TLC 鉴别:①供试品溶液的制备:取本品 20ml,用三氯甲烷 20ml 振摇提取,弃去三氯甲烷液,水层用水饱和的正丁醇振摇提取 2 次,每次 20ml,合并正丁醇液,用氨试液洗涤 2 次,每次 20ml,弃去洗涤液,取正丁醇液蒸干,残渣加甲醇 2ml 使溶解,加在中性氧化铝柱(100 ~ 120 目,5g,内径 1 ~ 1.5cm)上,用40% 甲醇 100ml 洗脱,收集洗脱液,置水浴上蒸干,残渣加甲醇 0.5ml 使溶解,即得;②对照品溶液的制备:取黄芪甲苷对照品,加甲醇制成每 1ml 含 1mg 的溶液,即得;③薄层色谱:吸取上述两种溶液各 3μl,分别点于同一硅胶 G 薄层板上,以三氯甲烷-甲醇-水(13:7:2)的下层溶液为展开剂,展开,取出,晾干,喷以 10% 硫酸乙醇溶液,在 105℃加热约 5 分钟;④结果判断:供试品色谱中,在与对照品色谱相应的位置上,应显相同颜色的斑点。

（4）何首乌的 TLC 鉴别:①供试品溶液的制备:取本品 20ml,用乙醚振摇提取 2 次,每次 20ml,弃去乙醚液,水液用水饱和的正丁醇振摇提取 2 次,每次 20ml,合并正丁醇液,蒸干,残渣加甲醇 1ml 使溶解,即得;②对照药材及对照品溶液的制备:取何首乌对照药材 0.25g,加乙醇 20ml,加热回流 1 小时,放冷,滤过,滤液浓缩至约 2ml,作为对照药材溶液;取 2,3,5,4′-四羟基二苯乙烯-2-O-β-D-葡萄糖苷对照品,加甲醇制成每 1ml 含 0.5mg 的溶液,作为对照品溶液;③薄层色谱:吸取上述三种溶液各 3μl,分别点于同一硅胶 G 薄层板上,以甲苯-乙酸乙酯-丙酮-水(7:65:55:12)为展开剂,展开,取出,晾干,喷以磷钼酸硫酸溶液,加热至斑点显色清晰;④结果判断:供试品色谱中,在与对照药材色谱和对照品色谱相应的位置上,应显相同颜色的斑点。

（5）淫羊藿的 TLC 鉴别:①供试品溶液的制备:取本品 20ml,加乙酸乙酯振摇提取 2 次,每次 20ml,合并乙酸乙酯液,蒸干,残渣加甲醇 1ml 使溶解,即得;②对照品溶液的制备:取淫羊藿苷对照品,加甲醇制成每 1ml 含 1mg 的溶液,即得;③薄层色谱:吸取上述两种溶液各 3μl,分别点于同一硅胶 G 薄层板上使成条状,以三氯甲烷-甲醇-水(12:7:3)的下层溶液为展开剂,展开,取出,晾干,喷以三氯化铝试液,在 105℃加热约 2 分钟,置紫外线灯(365nm)下检视;④结果判断:供试品色谱中,在与对照品色谱相应的位置上,应显相同颜色的荧光条斑。

3. 检查

（1）相对密度测定:照相对密度测定法测定,相对密度应不低于 1.08。

（2）pH 测定:照 pH 值测定方法测定,pH 应为 5.0 ~ 7.0。

（3）装量:取供试品 5 支,将内容物分别倒入经标化的量入式量筒内,在室温下检视,每支装量与标示装量相比较,少于标示装量的不得多于 1 支,并不得少于标示装量的95% 。

（4）微生物限度:照微生物限度检查法进行微生物限度检查,每 1ml 供试品,需氧菌总数不得超过 10^2 cfu/g,霉菌、酵母菌总数不得超过 10cfu/g。

4. 含量测定　照高效液相色谱法测定:①色谱条件与系统适用性试验:以十八烷基硅烷键合硅胶为填充剂,以甲醇-水(21:79)为流动相,检测波长为 250nm,理论板数按葛根素峰计算应不低于3000;②对照品溶液的制备:精密称取葛根素对照品 11mg,置 10ml 量瓶中,加甲醇溶解并稀释至刻度,摇匀,精密量取 1ml,置 25ml 量瓶中,加 30% 甲醇稀释至刻度,摇匀,即得(每 1ml 中含葛根素

44μg);③供试品溶液的制备:精密量取本品5ml,置50ml量瓶中,加丙酮稀释至刻度,摇匀,离心,精密吸取上清液5ml,置50ml量瓶中,加30%甲醇稀释至刻度,摇匀,即得;④测定:分别精密吸取对照品溶液与供试品溶液各10μl,注入液相色谱仪,测定,即得;⑤结果判断:本品每1ml含葛根以葛根素($C_{21}H_{20}O_9$)计,不得少于2.2mg。

难点释疑

汤剂与合剂的区别

汤剂是指将药物用煎煮或浸泡后去渣取汁的方法制成的液体剂型;合剂指中药复方的水煎浓缩液,或中药提取物以水为溶媒配制而成的内服液体制剂。 合剂在汤剂基础上有所发展和改进,保持了汤剂用药特点,服用量较汤剂小,可以成批生产,省去临时配方和煎煮的麻烦。

点滴积累 $\sqrt{}$

1. 合剂的常规检查和控制指标包括外观、附加剂、相对密度、pH、装量和微生物限度等。

2. 合剂是由饮片经提取、浓缩而制成的内服液体制剂,属于水性液体制剂,含杂质量较大,且有一定黏度,大多需经净化处理后方可进行鉴别及含量测定。

3. 心通口服液主要通过TLC鉴别葛根中葛根素、丹参中丹参素、黄芪中黄芪甲苷、何首乌中2,3,5,4'-四羟基二苯乙烯-2-O-β-D-葡萄糖苷、淫羊藿中淫羊藿苷来判断其真伪,通过HPLC测定葛根中葛根素的含量来反映其质量优劣。

第六节 中药散剂的综合质量检测

散剂系指原料药物或与适宜的辅料经粉碎、均匀混合制成的干燥粉末状制剂。散剂可分为口服散剂和局部用散剂。《中国药典》2015年版一部收载的散剂有59种。

知识链接

散剂的分类

口服散剂一般溶于或分散于水、稀释液或者其他液体中服用,也可直接用水送服,如五苓散。

局部用散剂可供皮肤、口腔、咽喉、腔道等处应用;专供治疗、预防和润滑皮肤的散剂也可称为撒布剂或撒粉,如九一散。

一、常规检测项目及要求

为确保散剂的质量,在生产与贮藏期间应对其进行质量检查。其法定检查项目如下:

1. **外观** 散剂应干燥、疏松、混合均匀、色泽一致。

2. **粒度** 除另有规定外,用于烧伤或严重创伤的中药局部用散剂及儿科用散剂,需进行粒度检查。

检查法:除另有规定外,取供试品 10g,精密称定,照粒度和粒度分布测定法测定。中药散剂通过六号筛的粉末重量,不得少于 95% 。

3. **外观均匀度** 取供试品适量,置光滑纸上,平铺约 $5cm^2$,将其表面压平,在明亮处观察,应色泽均匀,无花纹与色斑。

4. **水分** 中药散剂照水分测定法测定,除另有规定外,不得过 9.0% 。

5. **装量差异** 单剂量包装的散剂,需进行装量差异检查。取供试品 10 袋(瓶),分别精密称定每袋(瓶)内容物的重量,求出内容物的装量与平均装量。每袋(瓶)装量与平均装量相比较[凡有标示装量的散剂,每袋(瓶)装量应与标示装量相比较],按表 8-12 中的规定,超出装量差异限度的散剂不得多于 2 袋(瓶),并不得有 1 袋(瓶)超出装量差异限度的 1 倍。

表 8-12 散剂装量差异限度

标示装量	装量差异限度	标示装量	装量差异限度
0.1g 及 0.1g 以下	±15%	1.5g 以上至 6.0g	±7%
0.1g 以上至 0.5g	±10%	6.0g 以上	±5%
0.5g 以上至 1.5g	±8%		

6. **装量** 多剂量包装的散剂,需进行装量检查,应符合规定。

7. **无菌** 用于烧伤(除程度较轻的烧伤 I 度或浅 II 度外)、严重创伤或临床必需无菌的局部用散剂,照无菌检查法检查,应符合规定。

8. **微生物限度** 照非无菌产品微生物限度检查:微生物计数法和控制菌检查法及非无菌药品微生物限度标准检查,不含药材原粉的散剂需氧菌总数不得超过 10^3 cfu/g,霉菌、酵母菌总数不得超过 10^2 cfu/g;含药材原粉的散剂需氧菌总数不得超过 10^4 cfu/g,霉菌、酵母菌总数不得超过 10^2 cfu/g;均不得检出大肠埃希菌。

二、供试品制备方法

供试品溶液制备要根据待测成分的性质,选择合适的方法,除去干扰成分和其他非待测成分,由于中药制剂成分复杂,故供试品溶液制备包括粉碎(分散)、提取、分离等操作。

1. **粉碎** 散剂的比表面积大,易分散,供试品溶液制备时一般不需粉碎,可直接进行提取。

2. **提取** 散剂的提取方法有溶剂提取法、水蒸气蒸馏法、升华法等。最常用的是溶剂提取法,根据中药散剂中各类化学成分的溶解性,选用适宜的溶剂将待测成分从样品中溶解出来。溶剂的选择要遵循"相似相溶"规律。溶剂提取法包括浸渍法、回流提取法、连续回流提取法和超声提取法等。

3. **分离** 若散剂提取液仍然成分复杂、干扰大,需进一步进行分离纯化。常用的分离纯化方法有液-液萃取法、液-固萃取法(色谱法)、盐析法等。

三、应用实例

五苓散

本品系由茯苓、泽泻、猪苓、肉桂、炒白术五味饮片制成的散剂。

1. 性状　为淡黄色的粉末;气微香,味微辛。

2. 鉴别

（1）显微鉴别:取本品,置显微镜下观察:不规则分枝状团块无色,遇水合氯醛试液溶化;菌丝无色或淡棕色,直径 $4 \sim 6 \mu m$（茯苓）。菌丝黏结成团,大多无色;草酸钙方晶正八面体形,直径 $32 \sim 60 \mu m$（猪苓）。薄壁细胞类圆形,有椭圆形纹孔,集成纹孔群;内皮层细胞垂周壁波状弯曲,较厚,木化,有稀疏细孔沟（泽泻）。草酸钙针晶细小,长 $10 \sim 32 \mu m$,不规则地充塞于薄壁细胞中（炒白术）。纤维单个散在,长梭形,直径 $24 \sim 50 \mu m$,壁厚,木化;石细胞类方形或类圆形,壁一面菲薄（肉桂）。

（2）泽泻的 TLC 鉴别:取本品 4g,加甲醇 20ml,超声处理 30 分钟,滤过,滤液蒸干,残渣加甲醇 1ml 使溶解,作为供试品溶液。另取泽泻对照药材 1g,同法制成对照药材溶液。照薄层色谱法试验,吸取上述两种溶液各 $2\mu l$,分别点于同一硅胶 G 薄层板上,以环己烷-乙酸乙酯-丙酮（4:1:1）为展开剂,展开,取出,晾干,喷以 2% 香草醛硫酸溶液,在 105℃加热至斑点显色清晰。供试品色谱中,在与对照药材色谱相应的位置上,显相同颜色的斑点。

（3）肉桂的 TLC 鉴别:取本品 4g,加乙醇 20ml,振摇 20 分钟,滤过,取滤液作为供试品溶液。另取桂皮醛对照品适量,加乙醇制成每 1ml 含 $1\mu l$ 的溶液,作为对照品溶液。照薄层色谱法试验,吸取上述两种溶液各 $2\mu l$ 分别点于同一硅胶 G 薄层板上,以石油醚（60～90℃）-乙酸乙酯（17:3）为展开剂,展开,取出,晾干,喷以二硝基苯肼乙醇试液。供试品色谱中,在与对照品色谱相应的位置上,显相同颜色的斑点。

（4）白术的 TLC 鉴别:取本品 3g,加正己烷 10ml,超声处理 15 分钟,滤过,滤液作为供试品溶液。另取白术对照药材 0.5g,加正己烷 2ml,同法制成对照药材溶液。立即照薄层色谱法试验,吸取上述新制备的供试品溶液 $10\mu l$、对照药材溶液 $2\mu l$,分别点于同一硅胶 G 薄层板上,以石油醚（60～90℃）-乙酸乙酯（50:0.5）为展开剂,展开,取出,晾干,喷以 5% 香草醛硫酸溶液,在 105℃加热至斑点显色清晰。供试品色谱中,在与对照药材色谱相应的位置上,显相同颜色的斑点,并应显有一桃红色主斑点（苍术酮）。

3. 检查

（1）粒度:取供试品 10g,精密称定,照粒度和粒度分布测定法测定。通过六号筛的粉末重量,不得少于 95%。

（2）外观均匀度:取供试品适量,置光滑纸上,平铺约 $5cm^2$,将其表面压平,在明亮处观察,应色泽均匀,无花纹与色斑。

（3）水分:照水分测定法测定,不得过 9.0%。

（4）装量差异:分别精密称定每袋内容物的重量,求出内容物的装量与平均装量。每袋装量与平均装量相比较[凡有标示装量的散剂,每袋装量应与标示装量相比较],按表 8-12 中的规定,超出装量差异限度的散剂不得多于 2 袋,并不得有 1 袋超出装量差异限度的 1 倍。

（5）微生物限度:照非无菌产品微生物限度检查:微生物计数法和控制菌检查法及非无菌药品微生物限度标准检查,需氧菌总数不得超过 10^3 cfu/g,霉菌、酵母菌总数不得超过 10^2 cfu/g。

4. 含量测定　照高效液相色谱法测定:

（1）色谱条件与系统适用性试验:以十八烷基硅烷键合硅胶为填充剂;以乙腈-水（33∶67）为流动相;检测波长为 290nm。理论板数按桂皮醛峰计算应不低于 3000。

（2）对照品溶液的制备:精密称取桂皮醛对照品适量,加甲醇制成每 1ml 含 10μg 的溶液,即得。

（3）供试品溶液的制备:取装量差异项下的本品,混匀,取约 2g,精密称定,置具塞锥形瓶中,精密加入甲醇 50ml,密塞,称定重量,超声处理（功率 250W,频率 40kHz）10 分钟,放置过夜,同法再超声处理 1 次,再称定重量,用甲醇补足减失的重量,摇匀,滤过,精密吸取续滤液 5ml,置 25ml 量瓶中,加甲醇至刻度,摇匀,即得。

（4）测定法:分别精密吸取对照品溶液与供试品溶液各 10μl,注入液相色谱仪,测定,即得。本品每 1g 含肉桂以桂皮醛（C_9H_8O）计,不得少于 1.50mg。

点滴积累　∨

1. 散剂的常规检查和控制指标包括外观、粒度、外观均匀度、水分、装量差异、装量、无菌、微生物限度等。

2. 散剂的比表面积大,易分散,供试品溶液制备时一般不需粉碎,可直接进行提取。 常用的提取方法有溶剂提取法、水蒸气蒸馏法、升华法等。

3. 五苓散的检测包括性状、鉴别（显微鉴别、TLC 鉴别）、检查、含量测定（高效液相色谱法）等四个项目。

第七节　中药糖浆剂的综合质量检测

边学边练

综合检测急支糖浆的质量（实训三十二）。

糖浆剂系指含有原料药物的浓蔗糖水溶液,含蔗糖量不低于 45%（g/ml）。除另有规定外,于干燥处密封,避光贮存。糖浆剂生产时,将原料药物用新煮沸过的水溶解（饮片应按各品种项下规定的方法提取、纯化、浓缩至一定体积）,加入单糖浆;如直接加入蔗糖配制,则需煮沸,必要时滤过,并自滤器上添加适量新煮沸过的水至处方规定量。为防止其腐败变质,延长保存期限,常需加入适量的防腐剂或乙醇。《中国药典》2015 年版一部收载糖浆剂 30 种。

知识链接

中药制剂通用名

　　中药制剂通用名是依据国家药典委员会制定的《中国药品通用名命名原则》进行规范命名的，如采用主要功能加剂型命名（儿康宁糖浆），主要药材名加剂型命名（川贝枇杷糖浆），主要药材名缩写加剂型命名（香连丸），直接采用古方名（四逆汤），主要药材名加功能加剂型命名（牛黄解毒片）等。因此，如能熟悉《中国药品通用名命名原则》，将有助于中药制剂质量的分析及名称的记忆，并利于中药新产品开发。

一、常规检测项目及要求

　　为保证糖浆剂质量，除另有规定外，应进行以下项目检测：

　　1. 性状　除另有规定外，糖浆剂应澄清，在贮存期间不得有发霉、酸败、产生气体或其他变质现象，允许有少量摇之易散的沉淀。

　　2. 相对密度　由于相对密度与糖浆剂中的含糖量及可溶性物质总量有关，并在一定程度反映其质量，因此一般应进行检查，并符合规定。如儿康宁糖浆的相对密度规定为不低于 1.24。

　　3. pH 值　糖浆剂的 pH 值与制剂的稳定性有关，并影响微生物的生长繁殖和防腐剂的抑菌能力，因此一般应进行检查，并符合规定。如杏苏止咳糖浆的 pH 值规定为 4.0～6.0。

　　4. 装量　为保证服药剂量的准确性，单剂量灌装的糖浆剂，照下述方法检查，应符合规定：取供试品 5 支，将内容物分别倒入经标化的量入式量筒内，在室温下检视，每支装量与标示装量相比较，少于标示装量的不得多于 1 支，并不得少于标示装量的 95％。多剂量灌装的糖浆剂，照最低装量检查法检查，应符合规定。

　　5. 微生物限度　为保证临床用药的安全性，糖浆剂应照《中国药典》2015 年版生物检查法项下非无菌产品微生物限度检查要求，按照微生物计数法和控制菌检查法检查，并符合规定：每 1ml 供试品，需氧菌总数不得过 100cfu，霉菌和酵母菌总数不得过 10cfu，不得检出大肠埃希菌，含脏器提取物的糖浆剂还要求每 10ml 不得检出沙门菌。

二、供试品制备方法

　　糖浆剂含有较多的蔗糖，溶液较为黏稠，往往给质量检测增加了困难。因此，在检测糖浆剂前，需要对样品进行分离纯化后才可进行分析。

　　分离纯化的方法有液-液萃取法、固-液萃取法等。

　　1. 液-液萃取法　①有机溶剂萃取法：根据被测成分的性质，可选一种合适的有机溶剂进行提取，使被测成分与其他成分分离，如杏苏止咳糖浆中鉴别甘草酸供试品溶液的制备；②调 pH 值法：将糖浆调不同的 pH，以利于酸碱成分的提取，如急支糖浆中鉴别四季青、金荞麦和麻黄供试品溶液的制备；③蒸馏法：当被测成分具有挥发性时，可将其蒸馏出来，如杏苏止咳糖浆中鉴别紫苏叶及治咳川贝枇杷露中测定薄荷脑含量供试品溶液的制备。

2. 固-液萃取法　采用柱色谱法,选用适宜的填充剂和洗脱液,使被测成分与糖分离,这样可排除糖浆剂中糖分的干扰,如肠炎宁糖浆中鉴别金毛耳草供试品溶液的制备。

三、应用实例

儿康宁糖浆的检测

本品系由党参、黄芪、白术、茯苓、山药、薏苡仁、麦冬、制何首乌、大枣、焦山楂、炒麦芽、桑枝 12 味饮片制成的糖浆剂。

1. 性状　本品为棕黄色至棕褐色的黏稠液体;气芳香,味甜。

2. 鉴别　麦冬的 TLC 鉴别:①供试品溶液的制备:取本品 10ml,加水饱和的正丁醇振摇提取 2 次,每次 20ml,分取正丁醇液,蒸干,残渣加甲醇 1ml 使溶解,即得;②对照药材溶液的制备:取麦冬对照药材 1g,加水饱和的正丁醇 20ml,超声处理 20 分钟,滤过,滤液蒸干,残渣加正丁醇 1ml 使溶解,即得;③薄层色谱:吸取上述两种溶液各 5 ~ 10μl,分别点于同一硅胶 G 薄层板上,以正丁醇-醋酸-水(4:1:1)的上层溶液为展开剂,展开,取出,晾干,喷以 10% 硫酸乙醇溶液,于 105℃加热约 5 分钟;④结果判断:供试品色谱中,在与对照药材色谱相应的位置上,应显相同颜色的斑点。

3. 检查　相对密度应不低于 1.24;pH 应为 4.0 ~ 5.0。

案例分析

检验结论怎么下?

案例

广西某企业生产一批三蛇胆川贝糖浆,单剂量灌装,标示量为 10ml。现抽检 5 瓶,装量分别为 10.5ml、9.5ml、10.0ml、12ml、10.8ml,质检员在作结论时有点犹豫。

分析

按《中国药典》2015 年版规定,单剂量灌装的糖浆剂每支装量与标示装量相比较,少于标示装量的不得多于 1 支,并不得少于标示装量的 95%,此批三蛇胆川贝糖浆是合格的。但有 2 支超过了标示装量的 5%,其中 1 支达标示装量的 120%,是否会对患者的安全性带来影响,值得商榷。建议增加"多于标示装量的不得多于 1 支,并不得多于标示装量的 5%",会使质量更有保证和科学。

---

4. 正丁醇提取物　精密量取本品 20ml,用水饱和的正丁醇振摇提取 5 次,第 1 次 30ml,以后每次 20ml,合并正丁醇提取液,置已干燥至恒重的蒸发皿中,蒸干,置 105℃干燥 3 小时,移置干燥器中,冷却 30 分钟,迅速精密称定重量,计算,即得。本品含正丁醇提取物不得少于 3.0%。

5. 含量测定　照高效液相色谱法测定:色谱条件与系统适用性试验:以十八烷基硅烷键合硅胶为填充剂,以乙腈-水(25:75)为流动相,检测波长为 320nm,理论板数按 2,3,5,4′-四羟基二苯乙烯-2-O-β-D-葡萄糖苷峰计算应不低于 2000;对照品溶液的制备:取 2,3,5,4′-四羟基二苯乙烯-2-O-β-D-葡萄糖苷对照品适量,精密称定,加稀乙醇制成每 1ml 含 20μg 的溶液,即得;供试品溶液的制备:精密量取本品 5ml,置 25ml 棕色量瓶中,加稀乙醇至刻度,摇匀,离心,取上清液,即得;测定:分别精吸取对照品溶液与供试品溶液各10µl,注入液相色谱仪,测定,即得;结果判断:本品每1ml含何首乌以2,3,5,4′-四羟基二苯乙烯-2-O-β-D-葡萄糖苷($C_{20}H_{22}O_9$)计,不得少于30µg。

点滴积累 ∨

1. 糖浆剂的常规检查和控制指标包括外观、附加剂、相对密度、pH值、装量和微生物限度等。

2. 儿康宁糖浆主要通过TLC鉴别麦冬、何首乌中大黄素和黄芪中黄芪甲苷来判断其真伪,通过HPLC测定何首乌中2,3,5,4′-四羟基二苯乙烯-2-O-β-D-葡萄糖苷的含量及测定正丁醇提取物来反映其质量优劣。

3. 川贝枇杷糖浆主要通过TLC鉴别枇杷叶来判断其真伪,通过GC测定薄荷脑的含量来反映其质量优劣。

第八节　中药煎膏剂的综合质量检测

煎膏剂,又称膏滋,系指饮片用水煎煮,取煎煮液浓缩,加炼蜜或糖(或转化糖)制成的半流体制剂。煎膏剂生产时,饮片应按各品种项下规定的方法煎煮,滤过,滤液浓缩至规定的相对密度,即得清膏;如需要入药粉,除另有规定外,一般应加入细粉,且待冷却后加入,搅拌均匀;清膏按规定量加入炼蜜或糖(或转化糖)收膏。除另有规定外,加炼蜜或糖(或转化糖)的量,一般不超过清膏量的3倍。《中国药典》2015年版一部收载煎膏剂15种。

难点释疑

糖浆剂与煎膏剂

糖浆剂和煎膏剂均采用饮片提取物,但前者加入浓蔗糖水溶液,形态为黏稠液体,含蔗糖量不低于45%(g/ml),后者加入炼蜜或糖(或转化糖),形态为稠厚的半流体。为防止腐败变质,延长保存期限,糖浆剂常需加入适量的防腐剂或乙醇,而煎膏剂不需加。

一、常规检测项目及要求

为保证煎膏剂质量,除另有规定外,应进行以下项目检测:

1. 性状　为带颜色的稠厚半流体,但应无焦臭、异味,无糖的结晶析出。

2. 相对密度　除另有规定外,取供试品适量,精密称定,加水约2倍,精密称定,混匀,作为供试品溶液。照相对密度测定法测定,按下式计算,应符合各品种项下的有关规定。如山东阿胶膏的相对密度规定为应不低于1.08。

$$供试品相对密度 = \frac{W_1 - W_1 \times f}{W_2 - W_1 \times f}$$

式中，W_1为比重瓶内供试品溶液的重量，g；W_2为比重瓶内水的重量，g。

$$f=\frac{m_2-m_1}{m_2}$$

式中，m_2-m_1为加入供试品中的水的质量，g；m_2为供试品中与加入其中水的总质量，g。

凡加饮片细粉的煎膏剂，不检查相对密度。

3. **不溶物**　取供试品5g，加热水200ml，搅拌使溶化，放置3分钟后观察，不得有焦屑等异物。加饮片细粉的煎膏剂，应在未加入药粉前检查，符合规定后方可加入药粉，加入药粉后不再检查不溶物。

4. **装量**　按最低装量检查法依法检查，应符合规定。

5. **微生物限度**　为保证临床用药的安全性，煎膏剂应照微生物限度检查法进行微生物限度检查，并符合规定：每1ml供试品，需氧菌总数不得超过100cfu，霉菌、酵母菌数不得超过100cfu，并不得检出大肠埃希菌。

二、供试品制备方法

煎膏剂与糖浆剂相似，均含有较多的糖，溶液较为黏稠，故样品的分离净化方法可参照糖浆剂。《中国药典》2015年版收录的煎膏剂常用的供试品的制备方法有：

1. **直接萃取法**　将样品加水稀释后，用与水不相混溶的有机溶剂萃取待分析成分，如川贝雪梨膏、龟鹿二仙膏鉴别项下供试品溶液的制备。

2. **稀释剂法**　加硅藻土等稀释剂后按固体样品处理，再用溶剂提取待分析成分，如阿胶三宝膏含量测定项下供试品溶液的制备。

3. **固-液萃取法**　净化时先将杂质除去，再用适当溶剂将组分洗下，如胃肠复元膏芍药苷鉴别及益母草膏水苏碱含量测定供试品溶液的制备。

三、应用实例

益母草膏的检测

本品系由益母草单味饮片制成的煎膏剂。

1. **性状**　本品为棕黑色稠厚的半流体；气微，味苦、甜。

2. **鉴别**　益母草的TLC鉴别：①供试品溶液的制备：取本品10g，加水20ml，搅匀，加稀盐酸调节pH至1～2，离心，取上清液，通过732钠型强酸性阳离子交换树脂柱（内径为0.9cm，柱长为12cm）上，以水洗至流出液近无色，弃去水液，再以2mol/L氨溶液40ml洗脱，收集洗脱液，水浴蒸干，残渣加甲醇2ml使溶解，即得；②对照品溶液的制备：取盐酸水苏碱对照品，加甲醇制成每1ml含1mg的对照品溶液；③薄层色谱：吸取上述两种溶液各4μl，分别点于同一硅胶G薄层板上，以正丁醇-乙酸乙酯-盐酸（8：1：3）为展开剂，展开，取出，晾干，喷以稀碘化铋钾试液；④结果判断：供试品色谱中，在与对照品色谱相应的位置上，应显相同颜色的斑点。

3. 检查

（1）相对密度：取本品 10g，加水 20ml 稀释后，相对密度应为 1.10~1.12。

（2）不溶物：按不溶物检查法检查，不得有焦屑等异物。

（3）装量：按最低装量检查法依法检查，应符合规定。

（4）微生物限度：按微生物限度检查法检查，每 1ml 供试品，需氧菌总数不得超过 100cfu，霉菌、酵母菌数不得超过 100cfu，并不得检出大肠埃希菌。

4. 含量测定

（1）供试品溶液的制备：取本品 3g，置烧杯中，精密称定，加水 10ml 使溶解，用稀盐酸调节 pH 至 1~2，通过 732 钠型强酸性阳离子交换树脂柱（内径为 2cm，柱高为 15cm），用水洗脱至洗脱液近无色，弃去洗液，再用 2mol/L 氨溶液 150ml 洗脱，收集洗脱液，蒸干，残渣用甲醇溶解并转移至 10ml 量瓶中，加甲醇至刻度，摇匀，静置，取上清液，即得。

（2）对照品溶液的制备：取盐酸水苏碱对照品适量，精密称定，加甲醇制成每 1ml 含 2mg 的对照品溶液。

（3）薄层色谱：精密吸取供试品溶液 8μl、对照品溶液 3μl 与 8μl，分别交叉点于同一硅胶 G 薄层板上，以正丁醇-乙酸乙酯-盐酸（8：1：3）为展开剂，展开，取出，晾干，在 105℃ 加热 15 分钟，放冷，喷以 1% 三氯化铁乙醇溶液-稀碘化铋钾试液（1：10）混合溶液至斑点显色清晰。

（4）薄层色谱扫描：晾干，在薄层板上覆盖同样大小的玻璃板，周围用胶布固定，进行薄层色谱扫描，波长：$\lambda_s = 510$nm，测量供试品吸光度积分值与对照品吸光度积分值，计算，即得。

本品每 1g 含盐酸水苏碱（$C_7H_{13}NO_2 \cdot HCl$）不得少于 3.6mg。

知识链接

膏　滋

膏滋，即煎膏剂，为我国习用的一类膏状口服剂型。它以滋补为主，兼有缓慢的治疗作用，且因含有蔗糖、蜂蜜而味美可口，为病者所乐用。膏方已经非常悠久的应用历史，早在长沙马王堆西汉古墓出土的《五十二病方》中即有膏方应用的记载。近代名医秦伯未在《膏方大全》中指出："膏方者，盖煎熬药汁成脂液，而所以营养五脏六腑之枯燥虚弱者也，故俗称膏滋药。"

点滴积累 ∨

1. 煎膏剂的常规检查和控制指标包括外观、相对密度、不溶物、装量和微生物限度等。

2. 枇杷叶膏主要通过性状和相对密度等指标的检查来反映其质量优劣。

3. 益母草膏主要通过 TLC 鉴别益母草中水苏碱来判断其真伪，通过薄层色谱扫描法测定益母草中水苏碱的含量来反映其质量优劣。

第九节　中药软膏剂的综合质量检测

┌─边学边练─
│
│　　综合检测正金油软膏的质量（实训三十三）。
└

软膏剂系指原料药物与油脂性或水溶性基质混合制成的均匀的半固体外用制剂。根据原料药物在基质中分散状态不同,软膏剂分为溶液型软膏剂和混悬型软膏剂。《中国药典》2015 年版一部共收载软膏剂 14 种。

> **知识链接**
>
> 软膏剂的类型
>
> 溶液型软膏剂系指原料药物溶解（或共熔）于基质或基质组分中制成的软膏剂,如正金油软膏。
>
> 混悬型软膏剂系指原料药物细粉均匀分散于基质中制成的软膏剂,如马应龙麝香痔疮膏。

一、常规检查项目及要求

为保证软膏剂质量,除另有规定外,应进行以下项目检测:

1. **性状**　软膏剂应无酸败、异臭、变色、变硬等变质现象。应具有适当的黏稠度,易涂布于皮肤或黏膜上,不融化,黏稠度随季节变化应很小。

2. **粒度**　除另有规定外,混悬型软膏剂、含饮片细粉的软膏剂照下述方法检查,应符合规定。

取供试品适量,置于载玻片上涂成薄层,薄层面积相当于盖玻片面积,共涂 3 片,照粒度和粒度分布测定法（第一法）测定,均不得检出大于 180μm 的粒子。

3. **装量**　照最低装量检查法检查,应符合规定。

除另有规定外,取供试品 5 个(50g 以上者 3 个),除去外盖和标签,容器外壁用适宜的方法清洁并干燥,分别精密称定重量,除去内容物,容器用适宜的溶剂洗净并干燥,再分别精密称定空容器的重量,求出每个容器内容物的装量与平均装量,均应符合表 8-13 中的规定。如有 1 个容器装量不符合规定,则另取 5 个(50g 以上者 3 个)复试,应全部符合规定。

表 8-13　软膏剂的装量限度

标示装量	软膏	
	平均装量	每个容器装量
20g 以下	不少于标示装量	不少于标示装量的 93%
20～50g	不少于标示装量	不少于标示装量的 95%
50g 以上	不少于标示装量	不少于标示装量的 97%

4. 无菌　用于烧伤[除程度较轻的烧伤(1°或浅 11°外)]或严重创伤的软膏剂与乳膏剂,照无菌检查法检查,应符合规定。

5. 微生物限度　照《中国药典》2015 年版生物检查法项下非无菌药品微生物限度标准检查:微生物计数法和控制菌检查法检查。除另有规定外,不含药材原粉软膏剂,以每1g 计,其需氧菌总数不多于10cfu,霉菌和酵母菌总数不多于1cfu,不得检出金黄色葡萄球菌、铜绿假单胞菌。含有药材原粉的软膏剂,以每1g 计,用于表皮或黏膜不完整的需氧菌总数不多于10^3cfu,霉菌和酵母菌总数不多于10^2cfu;用于表皮或黏膜完整的需氧菌总数不多于10^4cfu,霉菌和酵母菌总数不多于10^2cfu,都不得检出金黄色葡萄球菌、铜绿假单胞菌。

二、供试品制备方法

软膏剂的基质会干扰制剂的检测,在检测软膏剂前,需要除去基质的干扰,以制备适宜的供试品。常用的除去基质的方法有:

1. 滤除基质法　取软膏适量,加入适量的溶剂,加热,使软膏液化,再放冷,待基质重新凝固后,滤除基质,反复数次,合并滤液后测定;

2. 提取分离法　在适宜的酸性或碱性介质中,用有机溶剂将基质提了后除去,再时行测定;

3. 灼烧法　如软膏中待测成分为无机物,可经灼烧,将基质除尽,再对灼烧后的无机物进行测定。

三、应用实例

马应龙麝香痔疮膏的检测

本品系由人工麝香、人工牛黄、珍珠、煅炉甘石粉、硼砂、冰片、琥珀七味中药粉碎成细粉后,加入到基质凡士林和羊毛脂中,搅拌制成的半凝固状软膏。

1. 性状　本品为浅灰黄色或粉红色的软膏,气香,有清凉感。

2. 鉴别

(1) 取本品 2g,置具塞试管中,加三氯甲烷 10ml,振摇使基质溶解,静置,倾去上清液,取残渣,挥干溶剂,置显微镜下观察:不规则碎块无色或淡绿色,半透明,有光泽,有的可见细密波状纹理(珍珠)。

(2) 取本品 2g,加稀盐酸 5ml,置水浴上加热 5 分钟,冰浴冷却,滤过,滤液加10% 氢氧化钠溶液6ml,摇匀,滤过,取滤液 1ml,加稀盐酸 2ml 和亚铁氰化钾试液 2 滴,即生成白色沉淀(炉甘石)。

(3) 取本品 10g,加水 5ml,置水浴上加热使融化,搅匀,放冷,滤过,滤液加稀盐酸使呈酸性,滴于姜黄试纸上,斑点变成棕红色,放干,斑点颜色变深,用氨试液湿润,斑点即变为蓝黑色(硼砂)。

(4) 取本品 10g,加乙醇 20ml,置水浴上加热使融化,搅拌约 5 分钟,在冰浴中冷却片刻,取出,滤过,取滤液,置水浴上蒸干至无冰片气味,残渣加乙醇 1ml 使溶解,作为供试品溶液。另取胆酸对照品,加乙醇制成每 1ml 含 0.5mg 的溶液,作为对照品溶液。照薄层色谱法试验,吸取上述两种溶液各 10μl,分别点于同一硅胶 G 薄层板上,以正己烷-乙酸乙酯-甲醇-醋酸(6∶32∶1∶1)为展开剂,展开,取出,晾干,喷以10%磷钼酸乙醇溶液,在110℃加热至斑点显色清晰。供试品色谱中,在与对照品色谱相应的位置上,显相同颜色的斑点。

3. 检查 应符合软膏剂项下有关的各项规定。

(1)粒度:取供试品适量,置于载玻片上涂成薄层,薄层面积相当于盖玻片面积,共涂3片,照粒度和粒度分布测定法(第一法)测定,均不得检出大于180μm的粒子。

(2)装量:取供试品5个进行试验,照最低装量检查法检查,应符合表8-13中的规定。如有1个容器装量不符合规定,则另取5个复试,应全部符合规定。

(3)微生物限度:照《中国药典》2015年版生物检查法项下非无菌药品微生物限度标准检查:微生物计数法和控制菌检查法检查。马应龙麝香痔疮膏以第1g计,需氧菌总数不多于10^3cfu,霉菌和酵母菌总数不多于10^2cfu,不得检出金黄色葡萄球菌和铜绿假单胞菌。

4. 含量测定

(1)冰片中龙脑的含量测定

1)照气相色谱法测定:色谱条件与系统适用性试验:以丁二酸二乙二醇聚酯(DEGS)为固定相,涂布浓度为15%,柱温为105℃。对照品溶液的制备:取冰片对照品约40mg,置10ml量瓶中,加入水杨酸甲酯内标溶液溶解并稀释至刻度,摇匀,作为系统适用性试验用溶液,取1μl注入气相色谱仪,记录色谱图;理论板数按水杨酸甲酯峰计算,应不低于2000;龙脑、异龙脑峰与水杨酸甲酯峰的分离度应符合要求。

2)校正因子的测定:取水杨酸甲酯适量,精密称定,加环己烷-乙酸乙酯(1:1)制成每1ml含3mg的溶液,作为内标溶液。另取龙脑对照品20mg,精密称定,置10ml量瓶中,加入内标溶液溶解并稀释至刻度,摇匀。吸取1μl,注入气相色谱仪,计算校正因子。

3)供试品溶液的制备:取本品约1g,精密称定,置具塞锥形瓶中,精密加入内标溶液10ml,混匀,称定重量,超声处理15分钟,放冷,再称定重量,用环己烷-乙酸乙酯(1:1)补足减失的重量,摇匀,滤过,吸取续滤液1μl,注入气相色谱仪,测定,即得。

本品每1g含冰片以龙脑($C_{10}H_{18}O$)计,不得少于19mg。

(2)煅炉甘石中锌盐的测定

1)供试品溶液的制备:煅炉甘石粉取本品约2g,精密称定,置具塞锥形瓶中,加三氯甲烷20ml,振摇使溶散,移入分液漏斗中,用稀盐酸强力振摇提取4次,每次10ml,合并稀盐酸液,置50ml量瓶中,加稀盐酸至刻度,摇匀。

2)测定:精密量取10ml,置锥形瓶中,加入浓氨试液与氨-氯化铵缓冲液(pH 10.0)各10ml,摇匀,加磷酸氢二钠试液10ml,振摇,滤过,锥形瓶与残渣用氨-氯化铵缓冲液(pH 10.0)-水(1:4)的混合溶液洗涤3次,每次10ml,合并洗液与滤液,加30%三乙醇胺溶液15ml与铬黑T指示剂少量,用乙二胺四乙酸二钠滴定液(0.05mol/L)滴至溶液紫红色变为纯蓝色,即得。每1ml乙二胺四醋酸二钠液(0.05mol/L)相当于氧化锌(ZnO)4.069mg。

本品每1g含煅炉甘石粉以氧化锌(ZnO)计,不得少于60.0mg。

点滴积累 ✓

1. 中药软膏剂的常规检查包括性状、粒度、装量、无菌、微生物限度。

2. 中药软膏剂中的基质可能干扰检测，在进行检测前，需对样品进行预处理，并进一步提取纯化，以制备适宜的供试品。

3. 马应龙麝香痔疮膏主要通过显微鉴别珍珠、化学方法鉴别煅炉甘石和硼砂、TLC 鉴别人工牛黄来判断其真伪，通过 GC 测定龙脑的含量、通过 EDTA 滴定法测定煅炉甘石粉中氧化锌的含量来反映其质量优劣。

第十节　中药贴膏剂的综合质量检测

┌─**边学边练**─────────────────────────
│
│　　综合检测正关节止痛膏的质量（实训三十四）。
│
└────────────────────────────────────

　　贴膏剂系指将原料药物与适宜的基质制成膏状物、涂布于背衬材料上供皮肤贴敷、可产生全身性或局部作用的一种薄片状制剂。《中国药典》2015 年版一部收载贴膏剂 17 种。贴膏剂包括凝胶贴膏和橡胶贴膏。

知识链接

贴膏剂的类型

　　凝胶贴膏系指原料药物与适宜的亲水性基质混匀后涂布于背衬材料上制成的贴膏剂。常用基质有聚丙烯酸钠、羧甲纤维素钠、明胶、甘油和微粉硅胶等，如蟾乌凝胶膏。

　　橡胶贴膏系指原料药物与橡胶等基质混匀后涂布于背衬材料上制成的贴膏剂。常用溶剂为汽油和正己烷，常用基质有橡胶、热塑性橡胶、松香、松香衍生物、凡士林、羊毛脂和氧化锌等。也可用其他适宜溶剂和基质，如伤湿止痛膏。

一、常规检测项目及要求

　　为保证贴膏剂的质量,除另有规定外,贴膏剂应进行以下项目检测。

　　1. 性状　贴膏剂的膏料应涂布均匀,膏面应光洁、色泽一致,无脱膏、失黏现象;背衬面应平整、洁净、无漏膏现象。涂布中若使用有机溶剂的,必要时应检查残留溶剂。

　　2. 含膏量　橡胶贴膏照第一法检查,凝胶贴膏照第二法检查。

　　第一法取供试品 2 片(每片面积大于 35cm² 的应切取 35cm²),除去盖衬,精密称定,置于有盖玻璃容器中,加适量有机溶剂(如三氯甲烷、乙醚等)浸渍,并时时振摇,待背衬与膏料分离后,将背衬取出,用上述溶剂洗涤至背衬无残附膏料,挥去溶剂,在 105℃ 干燥 30 分钟,移至干燥器中,冷却 30

分钟,精密称定,减失重量即为膏重,按标示面积换算成 100cm² 的含膏量,应符合各品种项下的规定。

第二法取供试品 1 片,除去盖衬,精密称定,置烧杯中,加适量水,加热煮沸至背衬与膏体分离后,将背衬取出,用水洗涤至背衬无残留膏体,晾干,在 105℃ 干燥 30 分钟,移至干燥器中,冷却 30 分钟,精密称定,减失重量即为膏重,按标示面积换算成 100cm² 的含膏量,应符合各品种项下的规定。

3. **耐热性**　除另有规定外,取供试品 2 片,除去盖衬,在 60℃,加热 2 小时,放冷后,背衬应无渗油现象;膏面应有光泽,用手指触试应仍有黏性。

4. **赋形性**　取凝胶贴膏供试品 1 片,置 37℃、相对湿度 64% 的恒温恒湿箱中 30 分钟,取出,用夹子将供试品固定在一平整钢板上,钢板与水平面的倾斜角为 60°,放置 24 小时,膏面应无流淌现象。

5. **黏附力**　除另有规定外,凝胶贴膏照黏附力测定法测定、橡胶贴膏照黏附力测定法测定,均应符合各品种项下的规定。

6. **含量均匀度**　除另有规定外,凝胶贴膏(除来源于动、植物多组分且难以建立测定方法的凝胶贴膏外)照含量均匀度检查法测定,应符合规定。

7. **微生物限度**　照《中国药典》2015 年版生物检查法项下非无菌药品微生物限度标准检查:微生物计数法和控制菌检查法检查。除另有规定外,不含药材原粉贴膏剂,以每 10cm² 计,其需氧菌总数不多于 10cfu,霉菌和酵母菌总数不多于 1cfu,不得检出金黄色葡萄球菌、铜绿假单胞菌。含有药材原粉的贴膏剂,以每 10cm² 计,用于表皮或黏膜不完整的需氧菌总数不多于 10^3 cfu,霉菌和酵母菌总数不多于 10^2 cfu;用于表皮或黏膜完整的需氧菌总数不多于 10^4 cfu,霉菌和酵母菌总数不多于 10^2 cfu,都不得检出金黄色葡萄球菌、铜绿假单胞菌。

二、供试品制备方法

贴膏剂是原料药物与适宜的基质制成膏状物、涂布于背衬材料上。其中的基质对检测会产生干扰,所以检测贴膏剂前,需要对样品进行适当处理,以制备适宜的样品溶液。

1. **预处理**　将贴膏剂除去背衬,加适量有机溶剂(如三氯甲烷、乙醚等)搅拌使基质溶解。待背衬与膏料分离后,将背衬取出,用上述溶剂洗涤至背衬无残附膏料,挥去溶剂。

2. **样品的提取纯化**　将除去背衬的残渣加无水乙醇溶解,作为样品溶液;或将除去背衬的残渣加无水乙醇溶解,用色谱柱分离,根据待检测组分极性选择洗脱液,收集所需洗脱液作为样品溶液。

三、应用实例

代温灸膏的检测

本品系以辣椒、肉桂、生姜、肉桂油为原料加入基质制成的橡胶膏。

1. **性状**　本品为橘黄色的片状橡胶膏,气芳香。

2. **鉴别**

(1) 肉桂的 TLC 的鉴别:①供试品溶液的制备:取本品 6 片,除去盖衬,剪成约 1cm 宽的条,置具塞锥形瓶中,加乙醇50ml,浸泡过夜,滤过,滤液置60～70℃水浴上挥干,残渣加乙醇2ml使溶解,即得;②对照品溶液的制备:取桂皮醛对照品,加乙醇制成每1ml含1μl的溶液;③薄层色谱制备:吸取上述两种溶液各2μl分别点于同一硅胶G薄层板上,以石油醚(60～90℃)-乙酸乙酯(17∶3)为展开剂,展开,取出,晾干,喷以二硝基苯肼试液;④结果判断:供试品色谱中,在与对照品色谱相应的位置上,显相同颜色的斑点。

(2)辣椒的HPLC的鉴别:①供试品溶液的制备:取本品6片,除去盖衬,加三氯甲烷20ml,搅拌使基质溶解,加无水乙醇30ml,搅拌使基质凝固,静置10分钟,滤过,再用三氯甲烷与无水乙醇同法处理一次,合并二次滤液,蒸干,残渣加无水乙醇2ml使溶解,离心,取上清液缓慢通过以十八烷基硅烷键合硅胶为填充剂的固相萃取小柱(300mg),用水5ml洗脱,弃去洗液;再用30%甲醇5ml洗脱,弃去洗脱液,继用70%甲醇5ml洗脱,收集洗脱液,即得;②对照品溶液的制备:取辣椒素对照品,加甲醇制成每1ml含30μg的溶液;③照高效液相色谱法试验:以十八烷基硅烷键合硅胶为填充剂,以乙腈-0.1%磷酸溶液(45∶55)为流动相;柱温35℃,检测波长为227nm。理论板数按辣椒素峰计算应不低于3000。吸取上述两种溶液各10μl,注入液相色谱仪;④结果判断:供试品色谱中应呈现与对照品色谱峰保留时间相同的色谱峰。

3. 检查

(1)含膏量:取本品,用乙醚作溶剂,依含膏量测定法第一法检查。每100cm² 含膏量不得低于1.7g。

(2)耐热性:取代温灸膏2片,除去盖衬,在60℃,加热2小时,放冷后,背衬应无渗油现象;膏面应有光泽,用手指触试应仍有黏性。

(3)黏附力:代温灸膏照黏附力测定法(第二法)测定,应符合规定。

(4)微生物限度:照微生物计数法和控制菌检查法检查。代温灸膏以每10cm² 计,其需氧菌总数不多于10cfu,霉菌和酵母菌总数不多于1cfu,不得检出金黄色葡萄球菌、铜绿假单胞菌。

4. 含量测定　醇浸出物:取本品2片,测量布面面积,除去盖衬,剪成小片,置100ml具塞锥形瓶中,加无水乙醇50ml,密塞,浸泡16小时,滤过,滤渣及容器用无水乙醇洗涤3次,每次10ml,合并洗液与滤液,置已干燥至恒重的蒸发皿中,置60～70℃水浴上挥干,置干燥器中干燥3小时,称定重量,计算,即得。每100cm² 不得少于0.20g。

点滴积累 ᐯ

1. 中药贴膏剂的常规检查包括性状、含膏量、耐热性、赋形性、黏附力、含量均匀度、微生物限度等项目。

2. 中药贴膏剂中的基质可能干扰检测,在进行检测前,需对样品进行预处理,并进一步提取纯化,以制备适宜的供试品。

3. 代温灸膏主要通过TLC鉴别肉桂中的桂皮醛、通过GC鉴别辣椒中的辣椒素来判断其真伪,通过醇浸出物来反映其质量优劣。

复习导图

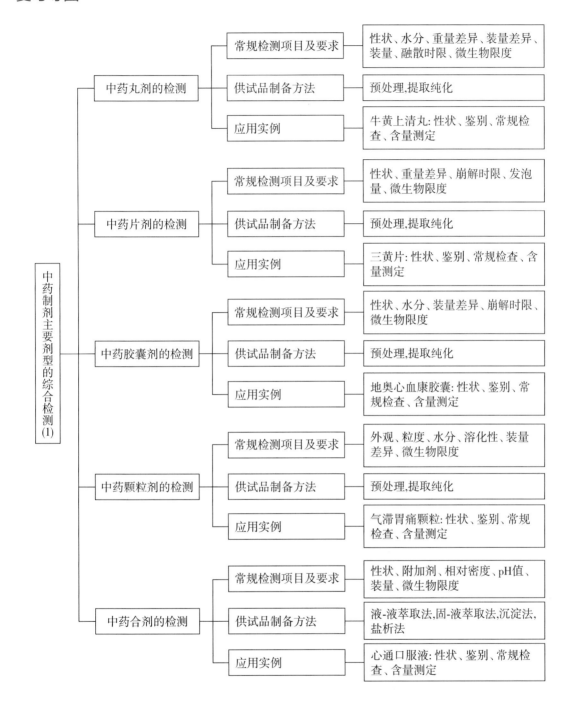

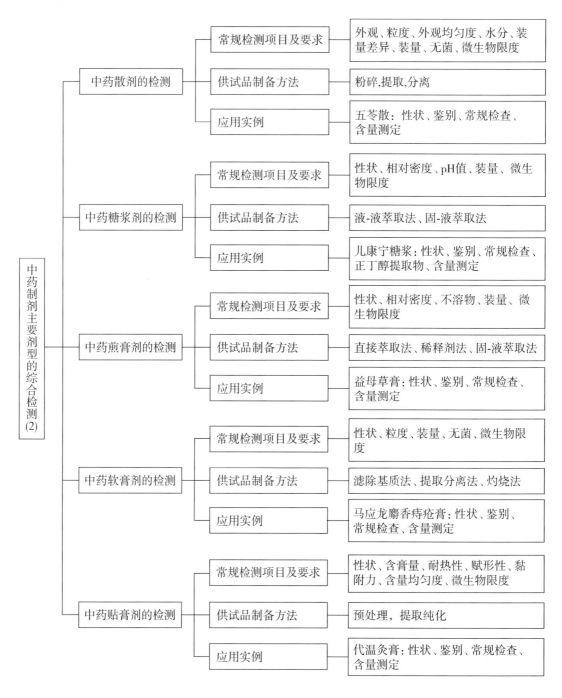

目标检测

一、选择题

（一）单项选择题

1. 蜜丸和浓缩蜜丸中所含水分不得超过（　　）

　　A. 15.0%　　　　　　B. 12.0%　　　　　　C. 10.0%　　　　　　D. 8.0%

2. 牛黄上清丸中显微鉴别特征为纤维束鲜黄色,壁稍厚,纹孔明显的药味为（　　）

　　A. 黄连　　　　　　B. 黄芩　　　　　　C. 大黄　　　　　　D. 地黄

3. 薄膜衣片的崩解时限为（　　）

  A. 5 分钟   B. 10 分钟   C. 30 分钟   D. 1 小时

4. 三黄片中不得含有(　　)

  A. 盐酸小檗碱   B. 黄芩苷   C. 土大黄苷   D. 大黄素

5. 中药胶囊剂的装量差异限度应为(　　)

  A. ±12.0%   B. ±11.0%   C. ±10.0%   D. ±8.0%

6. 地奥心血康胶囊鉴别了(　　)

  A. 黄山药皂苷   B. 甾体总皂苷   C. 伪原薯蓣皂苷   D. 薯蓣皂苷元

7. 合剂若需加蔗糖,除另有规定外,含蔗糖量应不高于(　　)g/ml

  A. 10%   B. 20%   C. 30%   D. 40%

8. 按《中国药典》2015 年版水分测定法,颗粒剂的含水量,除另有规定外,不得超过(　　)

  A. 5.0%   B. 8.0%   C. 10.0%   D. 15.0%

9. 颗粒剂粒度检查,不能通过一号筛与能通过五号筛的总和,不得超过(　　)

  A. 5%   B. 8%   C. 10%   D. 15%

10. 合剂装量检查,每支装量与标示装量相比较,少于标示装量的不得多于 1 支,并不得少于标示装量的(　　)

  A. 85%   B. 90%   C. 95%   D. 100%

11. 合剂中若加入防腐剂,规定山梨酸和苯甲酸的用量不得超过(　　)

  A. 0.3%   B. 3%   C. 0.5%   D. 5%

12. 按《中国药典》2015 年版水分测定法,散剂的含水量,除另有规定外,不得超过(　　)

  A. 7%   B. 8%   C. 9%   D. 10%

13. 糖浆剂含蔗糖量不低于(　　)g/ml

  A. 15%   B. 25%   C. 35%   D. 45%

14. 儿康宁糖浆每 1ml 含 2,3,5,4′-四羟基二苯乙烯-2-O-β-D-葡萄糖苷($C_{20}H_{22}O_9$)不得少于(　　)μg

  A. 10   B. 20   C. 30   D. 40

15. 川贝枇杷糖浆每 1ml 含薄荷脑($C_{10}H_{20}O$)应不少于(　　)mg

  A. 0.1   B. 0.2   C. 0.3   D. 0.4

16. 枇杷叶膏的相对密度为(　　)

  A. 1.12 ~ 1.16   B. 1.22 ~ 1.26   C. 1.32 ~ 1.36   D. 1.42 ~ 1.46

17. 益母草膏每 1g 含盐酸水苏碱不得少于(　　)mg

  A. 1.6   B. 2.6   C. 3.6   D. 4.6

18. 代温灸膏处方中的辣椒,通过(　　)方法来鉴别其成分辣椒素

  A. TLC   B. GC   C. HPLC   D. UV

19. 代温灸膏的含膏量不低于(　　)g

  A. 0.7   B. 1.7   C. 2.7   D. 3.7

20. 马应龙麝香痔疮膏每 1g 含冰片以龙脑计,不得少于(　　)mg

    A. 9　　　　　　　　B. 19　　　　　　　　C. 29　　　　　　　　D. 39

21. 在进行贴膏剂检查时,其微生物以(　　)计,其需氧菌总数、霉菌和酵母菌数应符合规定

    A. 1g　　　　　　　　B. 1ml　　　　　　　　C. 1cm^2　　　　　　　　D. 10cm^2

(二) 多项选择题

1. 牛黄上清丸用 TLC 鉴别了其中的(　　)

    A. 人工牛黄　　　　　　　　B. 大黄　　　　　　　　C. 黄连

    D. 当归　　　　　　　　E. 甘草

2. 三黄片含量测定了其中的(　　)

    A. 大黄　　　　　　　　B. 盐酸小檗碱　　　　　　　　C. 黄芩浸膏

    D. 土大黄苷　　　　　　　　E. 黄连

3. 地奥心血康胶囊检查了其中的(　　)

    A. 水分　　　　　　　　B. 装量差异　　　　　　　　C. 崩解时限

    D. 微生物限度　　　　　　　　E. 重量差异

4. 散剂的检查项目有(　　)

    A. 粒度　　　　　　　　B. 水分　　　　　　　　C. 外观均匀度

    D. 装量差异　　　　　　　　E. 装量

5. 合剂的检查项目有(　　)

    A. 相对密度　　　　　　　　B. 水分　　　　　　　　C. pH 值

    D. 装量差异　　　　　　　　E. 装量

6. 颗粒剂的检查项目有(　　)

    A. 粒度　　　　　　　　B. 水分　　　　　　　　C. 外观均匀度

    D. 装量差异　　　　　　　　E. 装量

7. 儿康宁糖浆的鉴别项中,主要通过 TLC 鉴别(　　)

    A. 大黄素　　　　　　　　B. 黄芪甲苷　　　　　　　　C. 苍术酮

    D. 枸橼酸　　　　　　　　E. 齐墩果酸

8. 糖浆剂的微生物限度检查,主要检查(　　)等微生物

    A. 细菌　　　　　　　　B. 霉菌　　　　　　　　C. 酵母菌

    D. 大肠埃希菌　　　　　　　　E. 金黄色葡萄球菌

9. 在进行贴膏剂的耐热性检测时,合格的现象是(　　)

    A. 背衬无渗油现象　　　　　　　　B. 膏面有光泽　　　　　　　　C. 用手指触试有黏性

    D. 膏体下滑　　　　　　　　E. 用手指触试无黏性

10. 常用的除去软膏剂的基质的方法有(　　)

    A. 滤除基质法　　　　　　　　B. 研磨法　　　　　　　　C. 萃取法

D. 提取分离法 E. 灼烧法

11. 在进行贴膏剂和软膏剂的微生物限度时,不得检出(　　)

A. 大肠埃希菌 B. 耐胆盐革兰阴性菌 C. 金黄色葡萄球菌

D. 铜绿假单孢菌 E. 沙门菌

12. 煎膏剂的性状要求是(　　)

A. 稠厚半流体 B. 稠厚固体 C. 无焦臭、无异味

D. 无糖的结晶析出 E. 有糖的结晶析出

二、简答题

1. 丸剂的常规检查项目有哪些?

2. 各种片剂的崩解时限检查有何区别?

3. 各种胶囊剂的微生物限度标准有何区别?

4. 简述颗粒剂的常规质量检查项目及要求。

5. 心通口服液质量检测时鉴别了哪几种中药饮片,分别用什么方法?

6. 五苓散质量检测时检查了哪几种指标?

7. 简述糖浆剂质量检测时供试品制备的方法。

8. 简述贴膏剂常规质量检查和控制的指标。

9. 益母草膏含量测定时选择了何种指标成分? 如何检测?

10. 马应龙麝香痔疮膏质量检测时分别何种方法鉴别了哪几种中药?

11.《中国药典》2015 年版收载的成方制剂和单味制剂属于煎膏剂的品种有哪些? 除了在规定的有效期内使用外,如何在生产、贮藏期间有效保证煎膏剂的质量?

三、实例分析

简述下面主要操作步骤的依据和目的。

启脾丸中人参皂苷 Re、人参皂苷 Rg₁ 鉴别的供试品溶液制备方法:取本品 9g,剪碎,加硅藻土 5g,研匀,加三氯甲烷 40ml,超声处理 30 分钟,滤过,药渣加甲醇 50ml,加热回流 1 小时,滤过,滤液蒸干,残渣加甲醇 5ml 使溶解,加在中性氧化铝柱(100 ~ 200 目,15g,内径为 1 ~ 1.5cm)上,用 40% 甲醇 150ml 洗脱,收集洗脱液,蒸干,残渣加水 30ml 使溶解,用水饱和的正丁醇振摇提取 2 次,每次 25ml,合并正丁醇液,用正丁醇饱和的水洗涤 3 次,每次 20ml,正丁醇液蒸干,残渣加甲醇 0.5ml 使溶解,作为供试品溶液。

ER-08章习题

实训二十七　六味地黄丸的综合质量检测

【实训目的】

1. 能依据《中国药典》2015 年版对六味地黄丸进行全项检验。

2. 能判断六味地黄丸的质量状况,并规范填写检验原始记录及检验报告单。

【实训内容】

（一）实训用品

1. 仪器　高效液相色谱仪、显微镜、水浴锅、烘箱、电子天平、崩解仪、培养箱、超声振荡器、灭菌锅、超净工作台、层析缸、紫外线灯等。

2. 试剂　甘油醋酸试液、水合氯醛试液、甲醇、正丁醇、乙酸乙酯、氨水、三氯甲烷、硅藻土、乙醚、丙酮、环己烷、盐酸、三氯化铁、甲酸、乙腈、磷酸、培养基等。

3. 材料　六味地黄丸（水蜜丸）、莫诺苷对照品、丹皮酚对照品、马钱苷对照品、泽泻对照药材等。

（二）实训内容

六味地黄丸（水蜜丸）由熟地黄、牡丹皮、酒萸肉、茯苓、山药、泽泻六味饮片制成。本实训依据《中国药典》2015 年版一部,利用显微方法对各味饮片进行鉴别;利用薄层色谱法,对牡丹皮中的丹皮酚、酒萸肉中的马钱苷和莫诺苷、泽泻进行鉴别;依据制剂通则进行性状、水分、重量差异、溶散时限和微生物限度等检查;应用高效液相色谱法测定酒萸肉中马钱苷和莫诺苷、牡丹皮中丹皮酚的含量,从而对六味地黄丸进行全面检验。

1. 查阅《中国药典》2015 年版一部和四部相关内容,设计检测方案。

2. 按检测要求取样,根据需要进行适宜处理。

3. 应符合《中国药典》2015 年版六味地黄丸的各项质量控制要求。

（三）实训步骤

1. 性状　取六味地黄丸数粒,按照由表及里的顺序,仔细观察其形状、色泽和气味等性状特征。本品应为棕黑色,味甜而酸。

2. 鉴别

（1）显微鉴别:取六味地黄丸 2～3 粒,置乳钵中研成粉末,取适量粉末,置载玻片上,滴加甘油醋酸试液、水合氯醛试液或其他适宜的试液,盖上盖玻片（必要时,加热透化）,置显微镜下观察:①山药:淀粉粒三角状卵形或矩圆形,直径 24～40μm,脐点短缝状或人字状;②茯苓:不规则分枝状团块无色,遇水合氯醛试液溶化;菌丝无色,直径 4～6μm;③熟地黄:薄壁组织灰棕色至黑棕色,细胞多皱缩,内含棕色核状物;④牡丹皮:草酸钙簇晶存在于无色薄壁细胞中,有时数个排列成行;⑤山茱萸:果皮表皮细胞橙黄色,表面观类多角形,垂周壁连珠状增厚;⑥泽泻:薄壁细胞类圆形,有椭圆形纹孔,集成纹孔群;内皮层细胞垂周壁波状弯曲,较厚,木化,有稀疏细孔沟。

（2）酒萸肉的 TLC 鉴别：①供试品溶液的制备：取本品 4g，研细。加甲醇 25ml，超声处理 30 分钟，滤过，滤液蒸干，残渣加水 20ml 使溶解，用正丁醇-乙酸乙酯（1∶1）混合溶液振摇提取 2 次，每次 20ml，合并提取液，用氨溶液（1→10）20ml 洗涤，弃去氨液，正丁醇液蒸干，残渣加甲醇 1ml 使溶解，即得；②对照品溶液的制备：取莫诺苷对照品、马钱苷对照品，加甲醇制成每 1ml 各含 2mg 的混合溶液，即得；③薄层色谱制备：吸取供试品溶液 5μl、对照品溶液 2μl，分别点于同一硅胶 G 薄层板上，以三氯甲烷-甲醇（3∶1）为展开剂，展开，取出，晾干，喷以 10% 硫酸乙醇溶液，在 105℃加热至斑点显色清晰，在紫外光（365nm）下检视；④结果判断：供试品色谱中，在与对照品色谱相应的位置上，显相同颜色的荧光斑点。

（3）牡丹皮的 TLC 鉴别：①供试品溶液的制备：取本品 6g，研细。加乙醚 40ml，回流 1 小时，滤过，滤液挥去乙醚，残渣加丙酮 1ml 使溶解，即得；②对照品溶液的制备：取丹皮酚对照品，加丙酮制成每 1ml 含 1mg 的溶液，即得；③薄层色谱制备：吸取上述两种溶液各 10μl，分别点于同一硅胶 G 薄层板上，以环己烷-乙酸乙酯（3∶1）为展开剂，展开，取出，晾干，喷以盐酸酸性 5% 三氯化铁乙醇溶液，加热至斑点显色清晰；④结果判断：供试品色谱中，在与对照品色谱相应的位置上，显相同的斑点。

（4）泽泻的 TLC 鉴别：①供试品溶液的制备：取本品 6g，加乙酸乙酯 40ml，加热回流 20 分钟，放冷，滤过，滤液浓缩至约 0.5ml，即得；②对照药材溶液的制备：取泽泻对照药材 0.5g，加乙酸乙酯 40ml，同法制备，即得；③薄层色谱制备：吸取上述两种溶液各 5～10ml，分别点于同一硅胶 G 薄层板上，以三氯甲烷-乙酸乙酯-甲酸（12∶7∶1）为展开剂，展开，取出，晾干，喷以 10% 硫酸乙醇溶液，在 105℃加热至斑点显色清晰；④结果判断：供试品色谱中，在与对照药材色谱相应的位置上，显相同颜色的斑点。

3. 检查

（1）水分：取六味地黄丸 2～5g，破碎成碎片，平铺于干燥至恒重的扁形称量瓶中，厚度不超过 5mm，精密称定，打开瓶盖在 100～105℃干燥 5 小时，将瓶盖盖好，移置于干燥器中，冷却 30 分钟，精密称定，再在上述温度干燥 1 小时，冷却，称重，至连续两次称重的差异不超过 5mg 为止。根据减失的重量，计算六味地黄丸中含水量（%），不得过 12.0%。

（2）重量差异：以本品 10 丸为 1 份，取 10 份，分别称定重量，再与每份标示重量相比较，超出±8% 不得多于 2 份，并不得有 1 份超出±16%。

（3）溶散时限：取六味地黄丸 6 丸，分别置于升降崩解仪吊篮的玻璃管中，加挡板，启动崩解仪进行检查，应在 1 小时内全部溶散且通过筛网。如有 1 丸不能完全溶散，应另取 6 丸复试，均应符合规定。如果供试品黏附挡板，应另取 6 丸，不加挡板按上述方法检查，应符合规定。

（4）微生物限度：按微生物限度检查法检查，应符合下列规定：①需氧菌总数：每 1g 不得过 3×10^4 cfu；②霉菌和酵母菌数：每 1g 不得过 10^2 cfu；③大肠埃希菌：每 1g 不得检出；④沙门菌：每 10g 不得检出；⑤耐胆盐革兰阴性菌：每 1g 应小于 10^2 cfu。

4. 含量测定

①色谱条件与系统适用性试验：以十八烷基硅烷键合硅胶为填充剂；以乙腈为流动相 A，以

0.3%磷酸溶液为流动相B,按下表中的规定进行梯度洗脱;莫诺苷和马钱苷检测波长为240nm,丹皮酚检测波长为274nm;柱温为40℃。理论板数按莫诺苷、马钱苷峰计算均应不低于4000。

时间（分钟）	流动相 A（%）	流动相 B（%）
0 ~ 5	5→8	95→92
5 ~ 20	8	92
20 ~ 35	8→20	92→80
35 ~ 45	20→60	80→40
45 ~ 55	60	40

②对照品溶液的制备:取莫诺苷对照品、马钱苷对照品和丹皮酚对照品适量,精密称定,加50%甲醇制成每1ml中含莫诺苷与马钱苷各20μg、含丹皮酚45μg的混合溶液,即得;

③供试品溶液的制备:取本品,研细,取约0.7g,精密称定,置具塞锥形瓶中,精密加入50%甲醇25ml,密塞,称定重量,加热回流1小时,放冷,再称定重量,用50%甲醇补足减失的重量,摇匀,滤过,取续滤液,即得;

④测定:分别精密吸取对照品溶液与供试品溶液各10μl,注入液相色谱仪,测定,根据下列公式计算供试品中莫诺苷、马钱苷、丹皮酚的含量:

$$M_i(\mu g) = M_R \times \frac{A_x}{A_R}$$

式中,M_i为供试品中莫诺苷、马钱苷或丹皮酚的含量,M_R为加入对照品的量（μg）,A_R为对照品的峰面积,A_x为供试品中莫诺苷、马钱苷或丹皮酚的峰面积。

$$每片供试品中莫诺苷、马钱苷或丹皮酚的含量(mg) = \frac{m_i \times 25}{10 \times 供试品量(g)}$$

⑤结果判断:本品含酒萸肉以莫诺苷（$C_{17}H_{26}O_{11}$）和马钱苷（$C_{17}H_{26}O_{10}$）的总量计,每1g不得少于0.75mg;含牡丹皮以丹皮酚（$C_9H_{10}O_3$）计,每1g不得少于1.05mg。

【实训注意】

1. 进行薄层色谱鉴别时,展开槽的玻璃槽口与盖的边缘磨砂处应涂抹甘油淀粉糊(展开剂为脂溶性时)或凡士林(展开剂为水溶性时),使其密闭。展开前需用展开剂对展开缸进行预平衡15 ~ 30分钟,以防止边缘效应。注意展开过程中的恒温恒湿。展开剂应新鲜配制,所用溶剂纯度应高,应分别量取后再混合,不得在同一量具中累积量取。丹皮酚具挥发性,故提取时需缓缓加热,低温回流;由于点样量较大(10μl),宜点样成条带状。

2. 进行溶散时限检查时,如有细小颗粒状物未通过筛网,但已软化且无硬心者可按符合规定处理。

3. 进行微生物限度检查时,应从2个以上最小包装单位中随机抽取本品,且不少于30g。检出大肠埃希菌时,按一次检出结果为准,不再复试;若需氧菌、霉菌和酵母菌数其中一项不符合规定,应从同一批供试品中随机抽样,独立复试两次,以 3 次结果的平均值报告菌数,只有上述五项全部符合规定,才判断本品微生物限度符合规定。

4. 用于含量测定的对照品必须在 60℃减压干燥 4 小时以上。

【实训检测】

1. 为什么选择盐酸酸性 5% 三氯化铁乙醇溶液作为丹皮酚的显色剂?

2. 如果本品为单剂量包装的水丸,还应检查何项目?

3. 如果本品为蜜丸,在供试品溶液制备时,常加入硅藻土的作用是什么?

【实训报告】记录检验结果,并将其与药品标准对照,判断供试品是否符合规定。

【实训评价】

序号	考核内容	技能要求	分值	实得分
1	方案设计	正确选取资料,科学设计实训方案,操作性强	10	
2	取样	正确取样	5	
3	性状	正确判断	5	
4	鉴别	显微鉴别:正确操作与鉴别	10	
		莫诺苷、马钱苷的 TLC 鉴别:正确操作与鉴别	5	
		丹皮酚的 TLC 鉴别:正确操作与鉴别	5	
		泽泻的 TLC 鉴别:正确操作与鉴别	5	
5	检查	水分:正确检查与判断	5	
		重量差异:正确检查与判断	5	
		溶散时限:正确检查与判断	5	
		微生物限度:正确检查与判断	10	
6	含量测定	正确应用高效液相色谱仪,检测数据准确	20	
7	实训报告	原始记录和检验报告书填写规范完整	10	
合计			100	

实训二十八　牛黄解毒片的综合质量检测

【实训目的】

1. 能依据《中国药典》2015 年版对牛黄解毒片进行全项检验。

2. 能判断牛黄解毒片的质量状况,并规范填写检验原始记录及检验报告单。

【实训内容】

(一) 实训用品

1. 仪器　高效液相色谱仪、显微镜、水浴锅、烘箱、电子天平、崩解仪、培养箱、超声振荡器、灭菌锅、超净工作台、层析缸、紫外线灯、古蔡氏法测砷装置等。

2. 试剂　甘油醋酸试液、水合氯醛试液、乙醇、二氯甲烷、磷钼酸、三氯甲烷、甲醇、盐酸、乙醚、石油醚、甲酸乙酯、甲酸、乙酸乙酯、丁酮、三氯化铁、亚硫酸氢钠、磷酸、标准砷试液、碘化钾试液、酸性氯化亚锡试液、醋酸铅棉花、锌粒、溴化汞试纸、培养基等。

3. 材料　牛黄解毒片（薄膜衣片）、大黄对照药材、人工牛黄对照药材、胆酸对照品、黄芩苷对照品、大黄素对照品、冰片对照品。

（二）实训方法

牛黄解毒片（薄膜衣片）由人工牛黄、雄黄、石膏、大黄、黄芩、桔梗、冰片、甘草等八味饮片制成。本实训依据《中国药典》2015 年版一部，利用显微方法对大黄、雄黄进行鉴别；利用薄层色谱法，对冰片、人工牛黄及胆酸、大黄及大黄素、黄芩中的黄芩苷进行鉴别；牛黄解毒片中含有雄黄，主要成分为 As_2S_2，为保证制剂的安全性，需对制剂进行砷盐检查；依据片剂制剂通则进行重量差异、崩解时限和微生物限度等检查；应用高效液相色谱法测定黄芩中黄芩苷的含量，从而对牛黄解毒片进行全面检验。

1. 查阅《中国药典》2015 年版一部和四部相关内容，设计检测方案。

2. 按检测要求取样，根据需要进行适宜处理。

3. 应符合《中国药典》2015 年版牛黄解毒片的各项质量控制要求。

（三）实训步骤

1. 性状　取牛黄解毒片数片，按照由表及里的顺序，仔细观察其形状、色泽和气味等性状特征。本品除去包衣后应显棕黄色；有冰片香气，味微苦、辛。

2. 鉴别

（1）显微鉴别：取本品 2 ~ 3 片，刮去包衣，置乳钵中研细；或用刀片直接从药片断面刮取少量粉末，置载玻片上，滴加甘油醋酸试液、水合氯醛试液或其他适宜的试液，盖上盖玻片（必要时，加热透化），置显微镜下观察：①大黄：草酸钙簇晶大，直径 60 ~ 140μm；②雄黄：规则碎块金黄色或橙黄色，有光泽。

（2）冰片的 TLC 鉴别：①供试品溶液的制备：取本品 5 片，研细，加环己烷 10ml，充分振摇，放置 30 分钟，滤过，取滤液即得。②对照品溶液的制备：取冰片对照品，加乙醇制成每 1ml 含 5mg 的溶液，即得。③薄层色谱制备：吸取供试品溶液 5μl，对照品溶液 2μl，分别点于同一硅胶 G 薄层板上，以二氯甲烷为展开剂，展开，取出，晾干。喷以 5% 磷钼酸乙醇溶液在 105℃ 加热至斑点显色清晰。④结果判断：供试品色谱中，在与对照品色谱相应的位置上，显相同颜色的斑点。

（3）胆酸的 TLC 鉴别：①供试品溶液的制备：取本品 2 片，研细，加三氯甲烷 10ml 研磨，滤过，滤液蒸干，残渣加乙醇 0.5ml 使溶解，即得；②对照品溶液的制备：取胆酸对照品，加乙醇制成每 1ml 含 1mg 的溶液，即得；③薄层色谱制备：吸取上述两种溶液各 5μl，分别点于同一硅胶 G 薄层板上，以正己烷-乙酸乙酯-甲醇-乙酸（20∶25∶3∶2）的上层溶液为展开剂，展开，取出，晾干，喷以 10% 硫酸乙醇溶液,在105℃加热约10分钟,置紫外线灯(365nm)下检视;④结果判断:供试品色谱中,在与对照品色谱相应的位置上,显相同颜色的变光斑点。

(4) 大黄的TLC鉴别:①供试品溶液的制备:取本品1片,研细,加甲醇20ml,超声处理15分钟,滤过,取滤液10ml,蒸干,残渣加水10ml使溶解,加盐酸1ml,加热回流30分钟,放冷,用乙醚振摇提取2次,每次20ml,合并乙醚液,蒸干,残渣加三氯甲烷2ml使溶解,即得;②对照药材及对照品溶液的制备:取大黄对照药材0.1g,同法制成对照药材溶液。再取大黄素对照品,加甲醇制成每1ml含1mg的溶液;③薄层色谱制备:吸取上述三种溶液各4μl,分别点于同一以羧甲基纤维素钠为黏合剂的硅胶H薄层板上,以石油醚(30~60℃)-甲酸乙酯-甲酸(15:5:1)的上层溶液为展开剂,展开,取出,晾干,置紫外线灯(365nm)下检视;④结果判断:供试品色谱中,在与对照药材色谱相应的位置上,显相同的5个橙黄色荧光主斑点;在与对照品色谱相应的位置上,显相同的橙黄色荧光斑点,置氨蒸气中熏后,日光下检视,斑点变为红色。

(5) 黄芩的TLC鉴别:①供试品溶液的制备:取本品4片,研细,加乙醚30ml,超声处理15分钟,滤过,弃去乙醚,滤渣挥尽乙醚,加甲醇30ml,超声处理15分钟,滤过,滤液蒸干,残渣加水20ml,加热使溶解,滴加盐酸调节pH至2~3,加乙酸乙酯30ml振摇提取,分取乙酸乙酯液,蒸干,残渣加甲醇1ml使溶解,即得;②对照品溶液的制备:取黄芩苷对照品,加甲醇制成每1ml含1mg的溶液;③薄层色谱制备:吸取上述两种溶液各5μl,分别点于同一以含4%醋酸钠的羧甲基纤维素钠溶液为黏合剂的硅胶G薄层板上,以乙酸乙酯-丁酮-甲酸-水(5:3:1:1)为展开剂,展开,取出,晾干,喷以1%三氯化铁乙醇溶液;④结果判断:供试品色谱中,在与对照品色谱相应的位置上,显相同颜色的斑点。

(6) 人工牛黄的TLC鉴别:①供试品溶液的制备:取本品20片(除去包衣),研细,加石油醚(30~60℃)-乙醚(3:1)的混合溶液30ml,加10%亚硫酸氢钠溶液1滴,摇匀,超声处理5分钟,滤过,弃去滤液,滤纸及滤渣置90℃水浴上挥去溶剂,加三氯甲烷30ml,超声处理15分钟,滤过,滤液置90℃水浴上蒸至近干,放冷,残渣加三氯甲烷-甲醇(3:2)的混合溶液1ml使溶解,离心,取上清液即得;②对照药材溶液的制备:取人工牛黄对照药材20mg,加三氯甲烷20ml,加10%亚硫酸氢钠溶液1滴,摇匀,自"超声处理15分钟"起,同法制成,即得;③薄层色谱制备:吸取上述两种溶液2~10μl,分别点于同一硅胶G薄层板上,以石油醚(30~60℃)-三氯甲烷-甲酸乙酯-甲酸(20:3:5:1)的上层溶液为展开剂,展开,取出,晾干,置日光及紫外线灯(365nm)下检视;④结果判断:供试品色谱中,在与对照药材色谱相应的位置上,显相同颜色的斑点及荧光斑点;加热后,斑点变为绿色。

3. 检查

(1) 砷盐检查:取本品适量,除去包衣,研细,精密称取1.52g,加稀盐酸20ml,时时搅拌1小时,滤过,残渣用稀盐酸洗涤2次,每次10ml,搅拌10分钟,洗液与滤液合并,置500ml量瓶中,加水稀释至刻度,摇匀。精密量取5ml,置10ml量瓶中,加水至刻度,摇匀,精密量取2ml,加盐酸5ml与水21ml,《中国药典》2015年版限量检查法项下砷盐检查法检查,所显砷斑颜色不得深于标准砷斑。

（2）重量差异检查：取供试品 20 片，精密称定总重量，求得平均片重后，再分别精密称定每片的重量，每片重量与标示片重（或平均片重）比较，超出重量差异限度（±5%）的不得多于 2 片，并不得有 1 片超出 ±10%。

（3）崩解时限检查：取供试品 6 片，分别置崩解仪吊篮的玻璃管中，照《中国药典》2015 年版特性检查法项下崩解时限检查法片剂项下的方法进行检查［也可改在盐酸溶液（9→1000）中进行检查］，每管加挡板 1 块，各片均应在 1 小时内全部崩解，如果供试品黏附挡板，应另取 6 片，不加挡板按上述方法检查，应符合规定。如有 1 片不能完全崩解，应另取 6 片复试，均应符合规定。

（4）微生物限度检查：按微生物限度检查法依法检查，应符合下列规定：①需氧菌总数：每 1g 不得过 $3×10^4$ cfu；②霉菌和酵母菌数：每 1g 不得过 10^2 cfu；③大肠埃希菌：每 1g 不得检出；④沙门菌：每 10g 不得检出；④耐胆盐革兰阴性菌：每 1g 应小于 10^2 cfu。

4. 黄芩苷的含量测定

（1）色谱条件与系统适用性试验：以十八烷基硅烷键合硅胶为填充剂；以甲醇-水-磷酸（45∶55∶0.2）为流动相；检测波长为 315nm。理论板数按黄芩苷峰计算应不低于 3000。

（2）对照品溶液的制备：取黄芩苷对照品适量，精密称定，加甲醇制成每 1ml 含 30μg 的溶液，即得。

（3）供试品溶液的制备：取本品 20 片，除去包衣，精密称定，研细，混匀，取 0.6g，精密称定，置锥形瓶中，加 70% 乙醇 30ml，超声处理（功率 250W，频率 33kHz）20 分钟，放冷，滤过，滤液置 100ml 量瓶中，用少量 70% 乙醇分次洗涤容器和残渣，洗液滤入同一量瓶中，加 70% 乙醇至刻度，摇匀；精密量取 2ml，置 10ml 量瓶中，加 70% 乙醇至刻度，摇匀，即得。

（4）测定：分别精密吸取对照品溶液 5μl 与供试品溶液 10μl，注入液相色谱仪，测定，根据下列公式计算供试品中黄芩苷的含量：

$$M_i(\mu g) = M_R × \frac{A_x}{A_R}$$

式中，M_i 为供试品中黄芩苷的含量，M_R 为加入对照品的量（μg），A_R 为对照品的峰面积，A_x 为供试品中黄芩苷的峰面积。

$$每片供试品中黄芩苷的含量（mg） = \frac{m_i×100×平均片重（g）}{2×供试品量（g）}$$

（5）结果判断：本品每片含黄芩以黄芩苷（$C_{21}H_{18}O_{11}$）计，小片不得少于 3.0mg；大片不得少于 4.5mg。

【实训注意】

1. 砷盐检查时，反应温度一般控制在 25～40℃ 之间，时间为 45 分钟。冬季气温低，可置温水浴中进行反应。如反应太快，则宜适当降低反应温度，使砷化氢气体能被均匀吸收。制备标准砷斑或标准砷对照液,应与供试品检查同时进行。因砷斑不稳定,反应中应保持干燥及避光,并立即比较。标准砷溶液应于实训当天配制,标准砷贮备液存放时间不宜超过一年。

2. 砷盐检查时,浸入乙醇制溴化汞试液的滤纸的质量,对生成砷斑的色泽有影响。必须选用质量较好、组织疏松的中速定量滤纸,以使所显砷斑色调鲜明,梯度规律。不宜使用定性滤纸,否则所显砷斑色暗,深浅梯度无规律;溴化汞试纸宜新鲜制备。

【实训思考】

1. HPLC 中常用的定量方法有几种? 外标法、内标法定量时有何优缺点?

2. 砷盐检查的原理是什么? 加入 KI、$SnCl_2$、$Pb(Ac)_2$ 棉花的作用是什么?

【实训报告】记录检验结果,并将其与药品标准对照,判断供试品是否符合规定。

【实训评价】

考核内容	技能要求	分值	实得分
方案设计	正确选取资料,科学设计实训方案	5	
取样	正确取样	5	
性状	正确判断	5	
鉴别	显微鉴别:正确操作与鉴别	5	
	冰片的 TLC 鉴别:正确操作与鉴别	5	
	胆酸的 TLC 鉴别:正确操作与鉴别	5	
	大黄的 TLC 鉴别:正确操作与鉴别	5	
	黄芩的 TLC 鉴别:正确操作与鉴别	5	
	人工牛黄的 TLC 鉴别:正确操作与鉴别	5	
检查	砷盐检查:正确检查与判断	5	
	重量差异:正确检查与判断	5	
	崩解时限:正确检查与判断	5	
	微生物限度检查:正确检查与判断	10	
含量测定	正确应用高效液相色谱仪,测定数据准确	20	
实训报告	原始记录和检验报告书填写规范完整	10	
合计		100	

实训二十九　一清胶囊的综合质量检测

【实训目的】

1. 能依据《中国药典》2015 年版对一清胶囊进行全项检验。

2. 能判断一清胶囊的质量状况,并规范填写检验原始记录及检验报告单。

【实训内容】

（一）实训用品

1. **仪器** 高效液相色谱仪、水浴锅、烘箱、电子天平、崩解仪、培养箱、超声振荡器、灭菌锅、超净工作台、层析缸、紫外线灯等。

2. **试剂** 甲醇、盐酸、乙醚、三氯甲烷、石油醚、甲酸乙酯、甲酸、乙酸乙酯、硫酸、丁酮、三氯化铁、甲苯、异丙醇、磷酸等。

3. **材料** 一清胶囊、大黄对照药材、黄连对照药材、大黄素对照品、大黄酚对照品、黄芩苷对照品、盐酸小檗碱对照品。

（二）实训方法

一清胶囊由黄连、大黄、黄芩三味饮片制成。本实训依据《中国药典》2015 年版一部,利用薄层色谱法,对大黄及大黄素、黄芩中的黄芩苷、黄连及小檗碱进行鉴别;依据制剂通则进行性状、水分、装量差异、崩解时限和微生物限度等检查;应用高效液相色谱法测定黄芩中黄芩苷、大黄中大黄素和大黄酚的含量,从而对一清胶囊进行全面检验。

1. 查阅《中国药典》2015 年版一部和四部相关内容,设计检测方案。

2. 按检测要求取样,根据需要进行适宜处理。

3. 应符合《中国药典》2015 年版一清胶囊的各项质量控制要求。

（三）实训步骤

1. **性状** 取一清胶囊数粒,按照由表及里的顺序,仔细观察其形状、色泽和气味等性状特征。本品内容物为浅黄色至黄棕色的粉末;气微,味苦。

2. **鉴别**

（1）大黄的 TLC 鉴别:①供试品溶液的制备:取本品内容物 0.5g,加甲醇 20ml,浸渍 1 小时,滤过,取滤液 10ml,蒸干,残渣加水 10ml 使溶解,再加盐酸 1ml,置水浴上加热回流 30 分钟,立即冷却,用乙醚振摇提取 2 次,每次 20ml,合并乙醚提取液,蒸干,残渣加三氯甲烷 1ml 使溶解,即得;②对照药材及对照品溶液的制备:取大黄对照药材 0.1g,同法制成对照药材溶液。再取大黄素对照品,加三氯甲烷制成每 1ml 含 1mg 的溶液,作为对照品溶液;③薄层色谱制备:吸取上述三种溶液各 4μl,分别点于同一硅胶 G 薄层板上,以石油醚(30~60℃)-甲酸乙酯-甲酸(15:5:1)的上层溶液为展开剂,展开,取出,晾干,置紫外线灯(365nm)下检视;④结果判断:供试品色谱中,在与对照药材色谱相应的位置上,显相同颜色的橙黄色荧光斑点;在与对照品色谱相应的位置上,显相同颜色的橙黄色荧光斑点;置氨蒸气中熏后,日光下检视,显相同的红色斑点。

（2）黄芩的 TLC 鉴别:①供试品溶液的制备:取本品内容物 1g,加甲醇 15ml,超声处理 15 分钟,滤过,滤液蒸干,残渣加水 20ml,加热使溶解,用盐酸调节 pH 值至 3~4,用乙酸乙酯振摇提取 2 次,每次 20ml,合并乙酸乙酯液,用 0.05mol/L 硫酸溶液 30ml 洗涤,再用水洗至中性,分取乙酸乙酯液,蒸干,残渣加甲醇 1ml 使溶解,即得;②对照品溶液的制备:取黄芩苷对照品,加甲醇制成每 1ml 含 1mg 的溶液,即得;③薄层色谱制备:吸取上述两种溶液各 5μl,分别点于同一以含 4% 醋酸钠的羧甲基纤维素钠溶液为黏合剂的硅胶 G 薄层板上,以乙酸乙酯-丁酮-甲酸-水(5∶3∶1∶1)为展开剂,展开,取出,晾干,喷以 2% 三氯化铁乙醇溶液;④结果判断:供试品色谱中,在与对照品色谱相应的位置上,显相同颜色的斑点。

(3) 黄连的 TLC 鉴别:①供试品溶液的制备:取本品内容物 0.5g,加甲醇 10ml,浸渍 30 分钟,时时振摇,滤过,滤液加甲醇至 10ml,即得;②对照药材及对照品溶液的制备:取黄连对照药材 50mg,加甲醇 5ml,浸渍 30 分钟,时时振摇,滤过,滤液加甲醇至 5ml,作为对照药材溶液。再取盐酸小檗碱对照品,加甲醇制成每 1ml 含 0.5mg 的溶液,作为对照品溶液;③薄层色谱制备:吸取上述三种溶液各 1μl,分别点于同一硅胶 G 薄层板上,以甲苯-乙酸乙酯-异丙醇-甲醇-水(4∶2∶1∶1∶0.2)为展开剂,置氨蒸气饱和的展开缸内,展开,取出,晾干,置紫外线灯(365nm)下检视;④结果判断:供试品色谱中,在与对照药材色谱相应的位置上,显相同的黄色荧光斑点;在与对照品色谱相应的位置上,显相同的黄色荧光斑点。

3. 常规检查

(1) 水分:取一清胶囊内容物 2～5g,平铺于干燥至恒重的扁形称量瓶中,厚度不超过 5mm,精密称定,打开瓶盖在 100～105℃干燥 5 小时,将瓶盖盖好,移置于干燥器中,冷却 30 分钟,精密称定,再在上述温度干燥 1 小时,冷却,称重,至连续两次称重的差异不超过 5mg 为止。根据减失的重量,计算一清胶囊中含水量(%),不得过 9.0%。

(2) 装量差异检查:取供试品 10 粒,分别精密称定重量,倾出其内容物(不得损失囊壳),再分别精密称定囊壳重量,求出每粒内容物的装量。每粒装量与标示装量相比较,装量差异限度应在标示装量的 ±10.0% 以内,超出装量差异限度的不得多于 2 粒,并不得有 1 粒超出限度一倍。

(3) 崩解时限检查:取供试品 6 粒,分别置崩解仪吊篮的玻璃管中,照《中国药典》2015 年版特性检查法项下崩解时限检查法片剂项下的方法加挡板进行检查,应在 30 分钟内全部崩解。如有 1 粒不能完全崩解,应另取 6 粒复试,均应符合规定。

(4) 微生物限度检查:按微生物限度检查法检查,应符合下列规定:①需氧菌总数:每 1g 不得过 10^3cfu;②霉菌和酵母菌数:每 1g 不得过 10^2cfu;③大肠埃希菌:每 1g 不得检出。

4. 含量测定

(1) 黄芩

①色谱条件与系统适用性试验:以十八烷基硅烷键合硅胶为填充剂;以甲醇-水-磷酸(47∶53∶0.2)为流动相;检测波长为 280nm。理论板数按黄芩苷峰计算应不低于 3000。

②对照品溶液的制备:取黄芩苷对照品约 12.5mg,精密称定,置 250ml 量瓶中,用适量甲醇溶解,用流动相稀释至刻度,摇匀,即得(每 1ml 含黄芩苷 50μg)。

③供试品溶液的制备:取本品内容物,混匀,取约 0.1g,精密称定,置 100ml 量瓶中,加流动相 50ml,超声处理(功率 250W,频率 50kHz)30 分钟,放冷,加流动相至刻度,摇匀,离心,精密量取上清液 25ml 置 50ml 量瓶中,加流动相至刻度,摇匀,即得。

④测定:分别精密吸取对照品溶液与供试品溶液各 10μl,注入液相色谱仪,测定,根据下列公式

计算供试品中黄芩苷的含量：

$$M_i(\mu g) = M_R \times \frac{A_x}{A_R}$$

式中，M_i 为供试品中黄芩苷的含量，M_R 为加入对照的量（μg），A_R 为对照品的峰面积，A_x 为供试品中黄芩苷的峰面积。

$$每片供试品中黄芩苷的含量(mg) = \frac{m_i \times 100 \times 标示粒重(g)}{供试品量(g)}$$

⑤结果判断：本品每粒含黄芩以黄芩苷（$C_{21}H_{18}O_{11}$）计，不得少于 30.0mg。

（2）大黄

①色谱条件与系统适用性试验：以十八烷基硅烷键合硅胶为填充剂；以甲醇-0.1% 磷酸（85：15）为流动相；检测波长为 254nm。理论板数按大黄素峰计算应不低于 2000；

②对照品溶液的制备：取大黄素对照品、大黄酚对照品适量，精密称定，加甲醇制成每 1ml 含大黄素、大黄酚各 10μg 的溶液，即得；

③供试品溶液的制备：取本品内容物，混匀，取约 0.1g，精密称定，置 100ml 锥形瓶中，加 2.5mol/L 硫酸溶液 10ml，超声处理（功率 250W，频率 50kHz）5 分钟，再加三氯甲烷 15ml，于 70℃ 水浴上加热回流 30 分钟，冷却，转移至分液漏斗中，分取三氯甲烷液，酸液再加三氯甲烷加热回流 2 次（10ml，10ml），每次 20 分钟，分取三氯甲烷液，酸液再用三氯甲烷 10ml 振摇提取，合并三氯甲烷液，蒸干，残渣用甲醇溶解，转移至 10ml 量瓶中，加甲醇至刻度，摇匀，滤过，取续滤液，即得；

④测定：分别精密吸取对照品溶液与供试品溶液各 10μl，注入液相色谱仪，测定，根据下列公式计算供试品中大黄素和大黄酚的含量：

$$M_i(\mu g) = M_R \times \frac{A_x}{A_R}$$

式中，M_i 为供试品中大黄素或大黄酚的含量，M_R 为加入对照品的量（μg），A_R 为对照品的峰面积，A_x 为供试品中大黄素或大黄酚的峰面积。

$$每片供试品中黄芩苷的含量(mg) = \frac{m_i \times 标示粒重(g)}{供试品量(g)}$$

⑤结果判断：本品每粒含大黄以大黄素（$C_{15}H_{10}O_5$）和大黄酚（$C_{15}H_{10}O_4$）的总量计，不得少于 0.70mg。

【实训注意】

1. 薄层鉴别时，展开前需用展开剂对展开缸进行预平衡 15~30 分钟，以防止边缘效应。

2. 展开剂应新鲜配制，所用溶剂应纯度高，应分别量取后混合，不得在同一量具中累积量取。

【实训思考】

1. 高效液相色谱仪使用注意事项有哪些？

2. 影响理论板数的因素有哪些？实训中色谱柱一定时如何提高理论板数？

【实训报告】 记录检验结果,并将其与药品标准对照,判断供试品是否符合规定。

【实训评价】

序号	考核内容	技能要求	分值	实得分
1	设计方案	正确选取并查阅资料,科学设计实训方案	5	
2	取样	正确取样	5	
3	性状	正确判断	5	
4	鉴别	大黄的 TLC 鉴别:正确操作与鉴别	10	
		黄连的 TLC 鉴别:正确操作与鉴别	10	
		黄芩的 TLC 鉴别:正确操作与鉴别	10	
5	检查	水分:正确检查与判断	5	
		装量差异:正确检查与判断	5	
		崩解时限:正确检查与判断	5	
		微生物限度:正确检查与判断	5	
6	含量测定	黄芩中的黄芩苷:正确操作与计算	10	
		大黄中的大黄素和大黄酚总量:正确操作与计算	10	
		正确操作高效液相色谱仪,检测数据可靠	5	
7	实训报告	原始记录和检验报告书填写规范完整	10	
合计			100	

实训三十 排石颗粒的综合质量检测

【实训目标】

1. 能依据《中国药典》2015 年版对排石颗粒进行全面检验。

2. 能判断排石颗粒的质量状况,能正确填写相关检验原始记录及检验报告单。

【实训内容】

(一) 实训用品

1. **仪器** 研钵、电热套、超声波仪、展开槽(缸)、薄层板、微升毛细管、紫外-可见分光光度计、分析天平、索氏提取器等。

2. **试剂** 乙酸乙酯、无水乙醇、硫酸、甲醇、甲苯、甲酸、亚硝酸钠、硝酸铝、氢氧化钠等。

3. **材料** 排石颗粒、熊果酸对照品、芦丁对照品等。

(二) 实训方法

排石颗粒由连钱草、车前子(盐炒)、木通、徐长卿、石韦、忍冬藤、滑石、瞿麦、萹蓄子、甘草等组成。

1. 查阅《中国药典》2015 年版一部和四部相关内容,设计检测方案。

2. 按检测要求取样,根据需要进行适宜处理。

3. 应符合《中国药典》2015 年版排石颗粒的各项质量控制要求。

（三）实训步骤

1. 性状　取一定量供试品,置白纸上,用肉眼仔细观察其颜色应为淡黄色至黄棕色的颗粒或混悬性颗粒(无蔗糖),颗粒均匀,色泽一致;无吸潮、软化、结块、潮解等现象;气微,味甜、略苦或味微甜、微苦(无蔗糖)。

2. 鉴别　①供试品溶液的制备:取本品 1 袋,研细,加乙酸乙酯 50ml,超声提取 30 分钟,滤过,滤液蒸干,残渣加无水乙醇 0.5ml 使溶解,即得;②对照品溶液的制备:另取熊果酸对照品,加无水乙醇制成每 1ml 含 0.5mg 的溶液,即得;③薄层色谱:吸取上述两种溶液各 5μl,分别点于同一硅胶 G 薄层板上,以甲苯-乙酸乙酯-甲酸(24∶10∶1)为展开剂,展开,取出,晾干,喷以 10% 硫酸乙醇溶液,在 105℃加热至斑点显色清晰;④结果判断:供试品色谱中,在与对照品色谱相应的位置上,显相同颜色的斑点。

3. 检查

（1）粒度:除另有规定外,取单剂量分装的颗粒剂 5 袋(瓶)或多剂量分装的颗粒剂 1 包(瓶),称定重量,置规定的药筛内过筛,过筛时,将药筛保持水平状态,左右往返轻轻筛动 3 分钟,不能通过一号筛与能通过五号筛的总和,不得过 15%。

（2）水分:颗粒剂的含水量,除另有规定外,不得过 6.0%。

（3）溶化性:取供试品 1 袋(多剂量包装取 10g),加热水 200ml,搅拌 5 分钟,立即观察,应全部溶化或呈混悬状,不得有焦屑等异物。

（4）装量差异:单剂量包装的颗粒剂,取供试品 10 袋,分别称定每袋内容物的重量,每袋装量与标示装量相比较,按药典规定,超出装量差异限度的不得多于 2 袋,并不得有 1 袋超出限度 1 倍。多剂量包装的颗粒剂,须进行最低装量检查,应符合规定。

（5）微生物限度检查:取供试品 5 袋,进行微生物限度检查,氧菌总数不得超过 10^3 cfu/g,霉菌、酵母菌总数不得超过 10^2 cfu/g,不得检出大肠埃希菌。

4. 含量测定　①对照品溶液的制备:取 120℃ 干燥至恒重的芦丁对照品 20mg,精密称定,置 100ml 量瓶中,加 50% 甲醇适量,振摇使溶解,并稀释至刻度。摇匀,即得(每 1ml 含无水芦丁 0.2mg);②标准曲线的制备:精密量取对照品溶液 1ml、2ml、3ml、4ml、5ml,分别置 10ml 量瓶中,各加 50% 甲醇至 5ml,加 5% 亚硝酸钠溶液 0.3ml,摇匀,放置 6 分钟,加 10% 硝酸铝溶液 0.3ml,摇匀,放置 6 分钟,加氢氧化钠试液 4ml,再加 50% 甲醇至刻度,摇匀。以相应的溶液为空白。照紫外-可见分光光度法,在 510nm 的波长处测定吸光度,以吸光度为纵坐标、浓度为横坐标,绘制标准曲线;③测定:取本品,研细,取约 5g 或约 1g(无蔗糖),精密称定,置具塞锥形瓶中,精密加入甲醇 100ml,密塞,称定重量,加热回流提取 20 分钟,放冷,再称定重量,用甲醇补足减失的重量,摇匀,滤过,精密量取续滤液 25ml,置 50ml 量瓶中,加水至刻度,摇匀。精密量取 2ml,置 10ml 量瓶中,加 50% 甲醇至刻度,摇匀,作为空白对照。另精密量取 2ml,置 10ml 量瓶中,照标准曲线制备项下的方法,自"加 50% 甲醇至 5ml"起,依法立即测定吸光度,从标准曲线上读出供试品溶液中无水芦丁的量,计算,即得;④结果判断:本品每袋(20g,无蔗糖 5g)

含总黄酮以无水芦丁($C_{27}H_{30}O_{16}$)计,不得少于 0.12g。

【实训注意】

1. 盛装样品溶液以吸收池体积的 4/5 为宜,用于盛装挥发性溶液时应加盖,吸收池装入样品溶液后,透光面要用镜头纸由上而下擦拭干净,检视应无残留溶剂。

2. 含量测定用的颗粒剂样品要尽量研细。

【实训思考】

1. 连钱草中熊果酸的 TLC 鉴别中,熊果酸显何颜色斑点?

2. 测定芦丁的吸光度时,为什么要用空白参比溶液作对照?有何意义?总黄酮与单体黄酮的测定方法有何不同?

【实训报告】 记录检验结果,并将其与药品标准对照,判断供试品是否符合规定。

【实训评价】

序号	考核内容	技能要求	分值	实得分
1	方案设计	正确选取资料,科学设计实训方案,可行性强	10	
2	取样	正确取样	5	
3	性状	正确判断	5	
4	鉴别	连钱草的 TLC 鉴别:正确操作与鉴别	10	
5	检查	粒度:正确检查与判断	5	
		水分:正确检查与判断	5	
		溶化性:正确检查与判断	5	
		装量差异:正确检查与判断	10	
		微生物限度:正确检查与判断	15	
6	含量测定	正确使用紫外-可见分光光度计,检测数据准确	20	
7	实训报告	原始记录和检验报告书填写规范完整	10	
合计			100	

实训三十一　清喉咽合剂的综合质量检测

【实训目标】

1. 能依据《中国药典》2015 年版对清喉咽合剂进行全面检验。

2. 能判断清喉咽合剂的质量状况,能正确填写相关检验原始记录及检验报告单。

【实训内容】

（一）实训用品

1. **仪器**　移液管、超声提取器、量筒、漏斗、薄层板、层析缸、分液漏斗、电子天平、容量瓶、高效液相色谱仪等。

2. **试剂**　甲醇、硅胶 G、乙酸乙酯、丁酮、甲酸、三氯化铁、乙醇、三氯甲烷、甲苯、丙酮、香草醛硫酸、正丁醇、乙腈、磷酸等。

3. 材料　清喉咽合剂、黄芩苷对照品、连翘苷对照品、玄参对照药材等。

（二）实训方法

清喉咽合剂由地黄、麦冬、玄参、连翘、黄芩组成。

1. 查阅《中国药典》2015 年版一部和四部相关内容，设计检测方案。

2. 按检测要求取样，根据需要进行适宜处理。

3. 应符合《中国药典》2015 年版清喉咽合剂的各项质量控制要求。

（三）实训步骤

1. 性状　取供试品，置白纸上，用肉眼仔细观察其颜色应为棕褐色的澄清液体。味苦。

2. 鉴别

（1）黄芩苷的 TLC 鉴别：①供试品溶液的制备：取本品 1ml，加甲醇 25ml，超声处理 20 分钟，滤过，滤液蒸干，残渣加甲醇 4ml 使溶解，作为供试品溶液；②对照品溶液的制备：取黄芩苷对照品，加甲醇制成每 1ml 含 1mg 的溶液，作为对照品溶液；③薄层色谱：照薄层色谱法试验，吸取上述两种溶液各分别点于同一硅胶 G 薄层板上，以乙酸乙酯-丁酮-甲酸-水（5:3:1:1）为展开剂，展开，取出，晾干，喷以 1% 三氯化铁乙醇溶液。供试品色谱中，在与对照品色谱相应的位置上，显相同的暗绿色斑点。

（2）连翘苷的 TLC 鉴别：①供试品溶液的制备：取本品 10ml，用三氯甲烷振摇提取 3 次，每次 10ml，合并提取液，蒸干，残渣加甲醇 2ml 使溶解，作为供试品溶液；②对照品溶液的制备：取连翘苷对照品，加甲醇制成每 1ml 含 2mg 的溶液，作为对照品溶液；③薄层色谱：照薄层色谱法试验，吸取上述两种溶液各 2μl，分别点于同一硅胶 G 薄层板上，以甲苯-丙酮-乙酸乙酯-甲酸-水（7:8:5:1:1）为展开剂，展开，取出，晾干，喷以香草醛硫酸试液，加热至斑点显色清晰。供试品色谱中，在与对照品色谱相应的位置上，显相同颜色的斑点。

（3）玄参的 TLC 鉴别：①供试品溶液的制备：取本品 10ml，用乙酸乙酯振摇提取 2 次，每次 10ml，弃去乙酸乙酯液，再用水饱和的正丁醇振摇提取 2 次，每次 10ml，合并正丁醇液，蒸干，残渣加甲醇 1ml 使溶解，作为供试品溶液；②对照品溶液的制备：取玄参对照药材 1g，加水饱和的正丁醇 20ml，超声处理 30 分钟，滤过，滤液蒸干，残渣加甲醇 2ml 使溶解，作为对照药材溶液；③薄层色谱：照薄层色谱法试验，吸取上述两种溶液各 2μl，分别点于同一硅胶 G 薄层板上，以三氯甲烷-甲醇（13:2）为展开剂，展开，取出，晾干，喷以香草醛硫酸试液，加热至斑点显色清晰。供试品色谱中，在与对照药材色谱相应的位置上，显相同颜色的斑点。

3. 检查

（1）相对密度：按照相对密度测定方法测定，相对密度为 1.02 ~ 1.10。

（2）pH 值：按照 pH 测定方法测定，pH 值为 4.0 ~ 6.0。

（3）装量：取供试品 5 支，将内容物分别倒入经标化的量入式量筒内，在室温下检视，每支装量与标示装量相比较，少于标示装量的不得多于 1 支，并不得少于标示装量的 95%。

（4）微生物限度：照微生物限度检查法进行微生物限度检查，需氧菌总数不得超过 10^2 cfu/g，霉菌、酵母菌总数不得超过 10cfu/g,不得检出大肠埃希菌。

4. 含量测定　①色谱条件与系统适用性试验:以十八烷基硅烷键合硅胶为填充剂;以乙腈 -0.2%磷酸溶液(28∶72)为流动相;检测波长为 278nm。理论板数按黄芩苷峰计算应不低于 5000;②对照品溶液的制备:取黄芩苷对照品适量,精密称定,加甲醇制成每 1ml 含 0.2mg 的溶液,即得;③供试品溶液的制备:取本品 1.2g,精密称定,置 50ml 量瓶中,加甲醇适量,超声处理(功率 135W,频率 59kHz)20 分钟,取出,放冷,加甲醇至刻度,摇匀,精密量取 10ml,置 25ml 量瓶中,加甲醇稀释至刻度,摇匀,滤过,取续滤液,即得;④测定法:分别精密吸取对照品溶液与供试品溶液各 2μl,注入液相色谱仪,测定,即得;⑤结果判断:本品每 1ml 含黄芩以黄芩苷($C_{21}H_{18}O_{11}$)计,不得少于 14mg。

【实训注意】

1. 合剂检查时,各检查项目应符合规定。

2. 高效液相色谱的操作要规范。

【实训思考】

1. 合剂与汤剂的区别?

2. 高效液相色谱影响分离度的主要因素有哪些?

3. 合剂的检查项目有哪些?

【实训报告】记录检验结果,并将其与药品标准对照,判断供试品是否符合规定。

【实训评价】

序号	考核内容	技能要求	分值	实得分
1	方案设计	正确选取资料,科学设计实训方案,可行性强	10	
2	取样	正确取样	5	
3	性状	正确判断	5	
4	鉴别	黄芩苷的 TLC 鉴别	10	
		连翘苷的 TLC 鉴别	10	
		玄参的 TLC 鉴别	10	
5	检查	相对密度	5	
		pH 值	5	
		装量	5	
		微生物限度:正确检查与判断	5	
6	含量测定	正确使用高效液相色谱仪,检测数据准确	20	
7	实训报告	原始记录和检验报告书填写规范完整	10	
合计			100	

实训三十二　急支糖浆的综合质量检测

【实训目的】

1. 能依据《中国药典》2015 年版对急支糖浆进行全项检验。

2. 能判断急支糖浆的质量状况,并规范填写检验原始记录及检验报告单。

【实训内容】

（一）用品

1. 仪器　高效液相色谱仪、色谱柱、紫外检测器、紫外分析仪、酸度计、分析天平、比重瓶、微量注射器、展开槽、硅胶 G 薄层板、硅胶 GF254 薄层板、微量毛细管等。

2. 试剂　盐酸、乙醚、甲醇、甲苯、乙酸乙酯、甲酸、氨水、三氯甲烷、茚三酮、三氯化铝、乙醇等。

3. 材料　急支糖浆、阿魏酸对照品、原儿茶酸对照品、盐酸麻黄碱对照品、柚皮苷对照品。

（二）实训方法和步骤

急支糖浆为由鱼腥草、金荞麦、四季青、麻黄、紫菀、前胡、枳壳、甘草等中药饮片制成的糖浆剂。通过对急支糖浆的性状、鉴别、检查、含量测定全面控制该药物的质量。

1. 查阅《中国药典》2015 年版一部和四部相关内容,设计检测方案。

2. 按检测要求取样,根据需要进行适宜处理。

3. 应符合《中国药典》2015 年版急支糖浆的各项质量控制要求。

（三）实训步骤

1. 性状　本品为棕黑色的黏稠液体;味甜、微苦。

2. 鉴别

（1）四季青的 TLC 鉴别:①供试品溶液的制备:取本品 20ml,用稀盐酸调节 pH 至 2~3,用乙醚振摇提取 2 次,每次 20ml,合并乙醚提取液,挥去乙醚,残渣加甲醇 1ml 使溶解,即得;②对照品溶液的制备:取阿魏酸对照品及原儿茶酸对照品,分别加甲醇制成每 1ml 各含 1mg 的溶液,即得;③薄层色谱:吸取上述三种溶液各 5μl,分别点于同一硅胶 GF$_{254}$ 薄层板上,以甲苯-乙酸乙酯-甲酸（20:10:1）为展开剂,展开,取出,晾干,置紫外线灯（254nm）下检视;④结果判断:供试品色谱中,在与对照品色谱相应的位置上,应显相同颜色的斑点。

（2）麻黄的 TLC 鉴别:①供试品溶液的制备:取本品 10ml,用水 20ml 稀释,转移至分液漏斗中,用浓氨试液调节 pH 至 10~12,用乙醚振摇提取 2 次,每次 15ml,合并乙醚液,蒸干,残渣加甲醇 1ml 使溶解,即得;②对照品溶液的制备:取盐酸麻黄碱对照品,加甲醇制成每 1ml 含 1mg 的溶液,即得;③薄层色谱:吸取供试品溶液 10μl、对照品溶液 2μl,分别点于同一硅胶 G 薄层板上,以三氯甲烷-甲醇-浓氨试液（40:10:1）为展开剂,展开,取出,晾干,喷以茚三酮试液,在 105℃加热至斑点显色清晰;④结果判断:供试品色谱中,在与对照品色谱相应的位置上,应显相同颜色的斑点。

（3）枳壳的 TLC 鉴别：①供试品溶液的制备：取本品 20ml，置分液漏斗中，用乙醚振摇提取 2 次，每次 20ml，弃去乙醚液，水液用乙酸乙酯振摇提取 2 次，每次 30ml，合并乙酸乙酯提取液，蒸干，残渣加甲醇 1ml 使溶解，即得；②对照品溶液的制备：取柚皮苷对照品，加甲醇制成每 1ml 含 1mg 的溶液，即得；③薄层色谱：吸取供试品溶液 10μl、对照品溶液 5μl，分别点于同一硅胶 G 薄层板上，以三氯甲烷-甲醇-水（32∶17∶5）的下层溶液为展开剂，展开，取出，晾干，喷以 2% 三氯化铝甲醇溶液，置紫外线灯（365nm）下检视；④结果判断：供试品色谱中，在与对照品色谱相应的位置上，应显相同颜色的荧光斑点。

3. 检查

（1）相对密度：用比重瓶法测定相对密度，应不低于 1.17。

（2）pH：用酸度计测定 pH，应为 4.0～5.5。

（3）装量：取本品 5 支，将内容物分别倒入经标化的量入式量筒内，在室温下检视，每支装量与标示装量相比较，少于标示装量的不得多于 1 支，并不得少于标示装量的 95%。

（4）微生物限度：按微生物限度检查法依法检查，每 1ml 本品，细菌数不得过 100cfu，霉菌和酵母菌数不得过 100cfu，并不得检出大肠埃希菌。

4. 含量测定 ①色谱条件与系统适用性试验：用十八烷基硅烷键合硅胶为填充剂，甲醇-1% 醋酸溶液（40∶60）为流动相；检测波长为 283nm，理论板数按柚皮苷峰计算应不低于 3000；②对照品溶液的制备：精密称取柚皮苷对照品适量，加甲醇制成每 1ml 含 80μg 的溶液，即得。供试品溶液的制备：精密量取本品 10ml，置 50ml 量瓶中，加稀乙醇至刻度，摇匀，离心 10 分钟，取上清液，即得；④测定：分别精密吸取对照品溶液与供试品溶液各 10μl，注入液相色谱仪，测定，即得；⑤结果判断：本品每 1ml 含枳壳以柚皮苷（$C_{27}H_{32}O_{14}$）计，不得少于 0.35mg。

【实训注意】

1. 比重瓶和酸度计的使用应严格按仪器说明书操作。

2. 微生物限度检查应严格按《中国药典》2015 年版通则方法执行。

3. 含量测定项下高效液相色谱仪应在教师指导下操作，色谱柱的填充剂应选择十八烷基硅烷键合硅胶，如是自动进样器，则不需另配备微量注射器；流动相应现用现配；应制备标准品标准曲线，每种样品应连续进样三次，取平均值。

4. 含量测定用柚皮苷对照品应先于 110℃ 干燥至恒重，然后再精密称定。

【实训检测】

1. 薄层色谱鉴别项下，硅胶 G 薄层板与硅胶 GF_{254} 薄层板有何区别？

2. 为何鉴别项下的柚皮苷对照品不需要精密称定，而含量测定项下的柚皮苷对照品需要精密称定？

3. 通过鉴别四季青中的阿魏酸、金荞麦中的原儿茶酸、麻黄中的麻黄碱、枳壳中的柚皮苷，能全面反映急支糖浆的质量吗？

【实训报告】 记录测定结果，并将其与药品标准对照，判断供试品是否符合规定。

【实训评价】

序号	测试内容	技能要求	标准分	实得分
1	查阅资料 设计方案	正确选取资料,科学设计实训方案,操作性强	10	
2	取样	正确取样	5	
3	性状	正确判断	5	
4	鉴别	TLC 鉴别:正确操作与鉴别	10	
5	检查	相对密度:正确检查与判断	10	
		pH:正确检查与判断	10	
		装量:正确检查与判断	10	
		微生物限度:正确检查与判断	10	
6	含量测定	正确操作 HPLC 仪,检测数据准确可靠	20	
7	实训报告	原始记录和检验报告书填写规范完整	10	
合计			100	

实训三十三 关节止痛膏的综合质量检测

【实训目的】

1. 能依据《中国药典》2015 年版对关节止痛膏进行全项检验。

2. 能判断关节止痛膏的质量状况,并规范填写检验原始记录及检验报告单。

【实训内容】

(一) 实训用品

1. 仪器 气相色谱仪、色谱柱 PEG-20M、高效液相色谱仪、十八烷基硅烷键合硅胶色谱柱、分析天平、微量注射器、展开槽、硅胶 G 薄层板、微量毛细管等。

2. 试剂 硫酸、乙醚、甲醇、无水乙醇、浓氨水、三氯甲烷、丙酮、碘化铋钾、环己烷、二乙胺、甲苯、无水硫酸钠、乙酸乙酯、硫酸铵。

3. 材料 关节止痛膏、硫酸阿托品对照品、盐酸苯海拉明对照品、樟脑对照品、薄荷脑对照品、水杨酸甲酯对照品、萘标准品。

(二) 实训方法

关节止痛膏为由辣椒流浸膏、颠茄流浸膏、薄荷素油、水杨酸甲酯、樟脑、盐酸苯海拉明等制成的贴膏剂。

1. 查阅《中国药典》2015 年版一部和四部相关内容,设计检测方案。

2. 按检测要求取样,根据需要进行适宜处理。

3. 应符合《中国药典》2015 年版关节止痛膏的各项质量控制要求。

（三）实训步骤

1. **性状** 描述本品为淡棕色的片状橡胶膏;气芳香。

2. **鉴别**

（1）颠茄流浸膏中莨菪碱的TLC鉴别:

①供试品溶液的制备:取本品280cm²,剪成窄条状,除去盖衬,置250ml烧瓶中,加0.1%硫酸溶液100ml,加热回流1小时,放冷,滤过,滤液浓缩至约20ml,放冷,加浓氨试液3ml,用二氯甲烷振摇提取2次,每次30ml,合并二氯甲烷液,蒸干,残渣加无水乙醇1ml使溶解,即得;②对照品溶液的制备:取硫酸阿托品对照品,加无水乙醇制成每1ml含2mg的溶液,即得;③薄层色谱:吸取上述两种溶液各5μl,分别点于同一硅胶G薄层板上,以三氯甲烷-丙酮-甲醇-浓氨试液(10∶15∶1∶1)为展开剂,展开,取出,晾干,喷以稀碘化铋钾试液;④结果判断:供试品色谱中,在与对照品色谱相应的位置上,显相同颜色的斑点。

（2）盐酸苯海拉明的TLC鉴别:①对照品溶液的制备:取盐酸苯海拉明对照品,加无水乙醇制成每1ml含2mg的溶液,即得;②薄层色谱:吸取(1)项下的供试品溶液及对照品溶液各5μl,分别点于同一硅胶G薄层板上,以环己烷(9∶1)为展开剂,展开,取出,晾干,喷以稀碘化铋钾试液;③结果判断:供试品色谱中,在与对照品色谱相应的位置上,应显相同颜色的斑点。

3. **检查**

（1）含膏量:取本品,用乙醚作溶剂,依法(第一法)检查,每100cm²的含膏量不得少于1.6g。

（2）耐寒试验:取本品3片,除去盖衬,膏面向上,置0℃冷藏72小时,取出放至室温,用手指触试,应仍有黏性。

（3）其他:应符合贴膏剂项下有关的各项规定。

（4）微生物限度:按微生物限度检查法依法检查,每1cm²本品,细菌数不得超过10cfu,霉菌和酵母菌数不得超过1cfu,并不得检出金黄色葡萄球菌、铜绿假单胞菌。

4. **含量测定**

（1）樟脑薄荷素油水杨酸甲酯照气相色谱法测定。

①色谱条件与系统适用性试验:以聚乙二醇20000(PEG-20M)为固定相的毛细管柱(柱长为30m,内径为0.32mm,膜厚度为0.25μm);柱温为140℃,理论板数按萘峰计算应不低于5000;

②校正因子测定:取萘适量,精密称定,加乙酸乙酯制成每1ml含10mg的溶液,作为内标溶液。另分别取樟脑对照品、薄荷脑对照品、水杨酸甲酯对照品各约10mg,精密称定,置同一10ml量瓶中,精密加入内标溶液1ml,用乙酸乙酯稀释至刻度,摇匀,吸取1μl,注入气相色谱仪,计算校正因子;

③供试品溶液的制备:测定法取本品210cm²,剪成窄条,除去盖衬,置250ml烧瓶中,加水100ml,照挥发油测定法甲法,测定器上端加水至充满刻度部分,并溢流入烧瓶时为止,再加甲苯2ml,加热回流提取3小时,放冷,取甲苯液,加乙酸乙酯3ml稀释,置铺有无水硫酸钠的滤纸滤过,将滤液置于50ml量瓶中,以适量乙酸乙酯分次洗涤容器及滤器,洗涤液并入同一量瓶中,精密加入内标溶液5ml,加乙酸乙酯稀释至刻度,摇匀,即得;

④测定:吸取供试品溶液$1\mu l$,注入气相色谱仪,测定,即得;

⑤结果判断:本品每$100cm^2$含樟脑($C_{10}H_{16}O$)不得少于32.0mg;荷脑($C_{10}H_{20}O$)不得少于2.8mg;水杨酸甲酯($C_8H_8O_3$)不得少于8.5mg。

（2）盐酸苯海拉明照高效液相色谱法测定

①色谱条件与系统适用性试验:以十八烷基硅烷键合硅胶为填充剂;以甲醇-1%硫酸铵溶液（47:53）流动相,检测波长为210nm。理论板数按盐酸苯海拉明峰计算应不低于3000;

②对照品溶液的制备:取盐酸苯海拉明对照品适量,精密称定,加甲醇制成每1ml含0.2mg的溶液,即得;

③供试品溶液的制备:取本品$140cm^2$,剪成窄条,除去盖衬,置具塞锥形瓶中,精密加入甲醇50ml密塞,称定重量,加热回流提取2小时,放冷,再称定重量,用甲醇补足减失的重量,摇匀,滤过,即得;

④测定:分别精密吸取对照品溶液与供试品溶液各$10\mu l$注入高效液相色谱仪,测定,即得;

⑤结果判断:本品每$100cm^2$含盐酸苯海拉明($C_{17}H_{21}NO\cdot HCl$)不得少5.5mg。

【实训注意】含量测定项下的 GC 和 HPLC 应在教师指导下操作,色谱条件和系统适应性实验应符合要求。

【实训检测】

1. 气相色谱多采用校正因子法的原因是什么？

2. 颠茄流浸膏的 TLC 鉴别,为什么选用碘化铋钾作为显色剂？

【实训报告】记录测定结果,并将其与药品标准对照,判断供试品是否符合规定。

【实训评价】

序号	测试内容	技能要求	标准分	实得分
1	查阅资料设计方案	正确选取资料,科学设计实训方案,操作性强	10	
2	取样	正确取样	5	
3	性状	正确判断	2	
4	鉴别	TLC 鉴别:正确操作与鉴别	5	
5	检查	含膏量:正确检查与判断	8	
		耐寒试验:正确检查与判断	8	
		耐热试验:正确检查与判断	8	
		赋形性试验:正确检查与判断	8	
		黏附力试验:正确检查与判断	8	
		微生物限度:正确检查与判断	8	
6	含量测定	正确操作 GC 和 HPLC 仪,检测数据准确可靠	20	
7	实训报告	原始记录和检验报告书填写规范完整	10	
合计			100	

实训三十四　正金油软膏的综合质量检测

【实训目的】

1. 能依据《中国药典》2015 年版对正金油软膏进行全项检验。

2. 能判断正金油软膏的质量状况,并规范填写检验原始记录及检验报告单。

【实训内容】

（一）实训用品

1. 仪器　坩埚、气相相色谱仪、色谱柱 PEG-20M、高效液相色谱仪、十八烷基硅烷键合硅胶色谱柱、紫外检测器、紫外线灯(365nm)、0.45μm 微孔滤膜、分析天平、微量注射器、展开槽、硅胶 G 薄层板、硅胶 H 薄层板、微量毛细管等。

2. 试剂　盐酸、乙醚、甲醇、石油醚(30～60℃)、石油醚(60～90℃)、甲酸乙酯、无水乙醇、无水硫酸钠、磷酸等。

3. 材料　正金油软膏、大黄对照药材、大黄素对照品、大黄酚对照品、姜黄素对照品、薄荷脑对照品、冰片对照品。

（二）实训方法和步骤

正金油软膏为由薄荷脑、薄荷素油、樟脑、樟油、桉油、丁香罗勒油等制成的软膏剂。

1. 查阅《中国药典》2015 年版一部和四部相关内容,设计检测方案。

2. 按检测要求取样,根据需要进行适宜处理。

3. 应符合《中国药典》2015 年版正金油软膏的各项质量控制要求。

（三）实训步骤

1. 性状　本品为灰黄色的乳剂型软膏,具有冰片的特殊气。

2. 鉴别

（1）燃烧:取本品 3g,置坩埚中,加乙醇 1ml,燃烧,有二氧化硫的刺激性臭气。

（2）大黄及大黄素 TLC 鉴别:①供试品溶液的制备:取本品 5g,加无水乙醇 20ml,加热回流 30 分钟,滤过,滤液蒸干,残渣加水 15ml 使溶解,加盐酸 1ml,置水浴上加热 30 分钟,立即冷却,用乙醚振摇提取 2 次,每次 20ml,合并乙醚液,蒸干,残渣加甲醇 1ml 使溶解,即得。②对照溶液的制备:a. 取大黄对照药材 50mg,同法制成对照药材溶液。b. 取大黄素对照品,加甲醇制成每 1ml 含 0.5mg 的溶液,作为对照品溶液。③薄层色谱:照薄层色谱法试验,吸取上述供试品溶液 5μl、对照药材溶液及对照品溶液各 2μl,分别点于同一硅胶 H 薄层板上,以石油醚(30～60℃)-甲酸乙酯-甲酸(15:5:1)的上层溶液为展开剂,展开,取出,晾干,置紫外线灯(365nm)下检视。④结果判断:供试品色谱中,在与对照药材色谱相应的位置上,显 5 个相同的橙黄色荧光斑点,在与对照品色谱相应的位置上,显相同的橙黄色荧光斑点;置氨蒸气中熏后,斑点变为红色。

（3）姜黄中姜黄素的 TLC 鉴别:①对照品溶液的制备:姜黄素对照品,加无水乙醇制成每 1ml 含 0.1mg 的溶液,即得;②薄层色谱;吸取鉴别(2)项下的供试品溶液及上述对照品溶液各 5μl,分别点于同一硅胶 G 薄层板上,以甲苯-甲醇-冰醋酸(30∶3∶1)为展开剂,展开,取出,晾干,置紫外线灯(365nm)下检视;③结果判断:供试品色谱中,在与对照品色谱相应的位置上,显相同颜色的荧光斑点。

(4) 薄荷脑和冰片的 GC 鉴别:①供试品溶液的制备:取本品 5g,加石油醚(60~90℃)20ml,充分振摇,滤过,取滤液,用铺有无水硫酸钠的滤纸滤过,滤液再用 0.45μm 的微孔滤膜滤过,滤液即得;②取薄荷脑对照品、冰片对照品,分别加石油醚(60~90℃)制成每 1ml 含 1mg 的溶液,作为对照品溶液;③气相色谱:以聚乙二醇 20000(PEG-20M)为固定相的毛细管柱(柱长为 30m,柱内径为 0.53mm,膜厚度 1μm),柱温为程序升温,初始温度 70℃,以每分钟 7℃ 的速率升至 110℃,保持 3 分钟,以同样速率升至 160℃,保持 5 分钟。分别吸取对照品溶液与供试品溶液各 1μl,注入气相色谱仪;④结果判断:供试品色谱中应呈现与对照品色谱峰保留时间相同的色谱峰。

3. 检查

(1) 粒度:取本品,依法测定,平均每张载玻片上检出超过 180μm 的粒子不得多于 3 粒,并不得有 1 粒超过 500μm。

(2) 最低装量:取供试品 5 个,除去外盖和标签,容器外壁用适宜的方法清洁并干燥,分别精密称定重量,除去内容物,容器用适宜的溶剂洗净并干燥,再分别精密称定空容器的重量,求出每个容器内容物的装量与平均装量,要求平均装量不得少于标示装量,不得有一支少于标示装量的 93%。如有 1 个容器装量不符合规定,则另取 5 个复试,应全部符合规定。

(3) 微生物限度:以每 1g 软膏计,需氧菌总数不多于 10^3cfu,霉菌和酵母菌总数不多于 10^2cfu,不得检出金黄色葡萄球菌、铜绿假单胞菌。

4. 含量测定 ①色谱条件与系统适用性试验:用十八烷基硅烷键合硅胶为填充剂,甲醇-0.1% 醋酸溶液(85∶15)为流动相;检测波长为 254nm,理论板数按大黄素峰计算应不低于 5000;②对照品溶液的制备:分别取大黄素对照品和大黄酚对照品适量,精密称定,加甲醇制成每 1ml 含 4μg 的溶液,即得;③供试品溶液的制备:取本品 1.5g,精密称定,置具塞锥形瓶中,加甲醇 30ml,超声处理(功率 160W,频率 40kHz)30 分钟,滤过,滤液置 50ml 量瓶中,用甲醇 20ml 洗涤滤纸和残渣,洗液并入同一量瓶中,加甲醇稀释至刻度,摇匀,即得;④测定:分别精密吸取对照品溶液与供试品溶液各 20μl,注入液相色谱仪,测定,即得;⑤结果判断:本品每 1g 含大黄以大黄素($C_{15}H_{10}O_5$)和大黄酚($C_{15}H_{10}O_4$)的总量计,不得少于 0.20mg。

【实训注意】

1. 微生物限度检查应严格按《中国药典》2015 年版通则方法执行。

2. 鉴别项下的气相和含量测定项下高效液相色谱仪应在教师指导下操作,气相的色谱柱应选择聚乙二醇 20000(PEG-20M)为固定相的毛细管柱(柱长为 30m,柱内径为 0.53mm,膜厚度为 1μm)色谱柱,高效液相的色谱柱的填充剂应选择十八烷基硅烷键合硅胶。

【实训检测】

1. 薄层色谱鉴别项下,硅胶 G 薄层板与硅胶 H 薄层板有何区别?

2. 高效液相的流动相中,为什么要加入醋酸?

【**实训报告**】记录测定结果,并将其与药品标准对照,判断供试品是否符合规定。

【**实训评价**】

序号	测试内容	技能要求	标准分	实得分
1	查阅资料 设计方案	正确选取资料,科学设计实训方案,操作性强	10	
2	取样	正确取样	10	
3	性状	正确判断	10	
4	鉴别	TLC 鉴别:正确操作与鉴别 GC 鉴别:正确操作与鉴别	15	
5	检查	粒度:正确检查与判断	10	
		最低装量:正确检查与判断	10	
		微生物限度:正确检查与判断	10	
6	含量测定	正确操作 HPLC 仪,检测数据准确可靠	15	
7	实训报告	原始记录和检验报告书填写规范完整	10	
	合计		100	

参考文献及网站

一、参考文献

[1] 国家药典委员会. 中华人民共和国药典一部. 2015 年版. 北京:中国医药科技出版社,2015.

[2] 国家药典委员会. 中华人民共和国药典四部. 2015 年版. 北京:中国医药科技出版社,2015.

[3] 中国药品生物制品检定所,中国药品检验总所. 中国药品检验标准操作规范. 北京:中国医药科技出版社,2010.

[4] 中国药品生物制品检定. 药品检验仪器操作规程. 北京:中国医药科技出版社,2005.

[5] 国家药典委员会编. 中国药典中药显微鉴别彩色图集. 北京:人民卫生出版社,2008.

[6] 张钦德. 中药制剂分析技术. 北京:中国中医药出版社,2005.

[7] 张钦德. 中药制剂分析技术实验指导. 北京:中国中医药出版社,2005.

[8] 刘文英. 药物分析. 北京:人民卫生出版社,2005.

[9] 梁延寿. 中药制剂检测技术. 北京:人民卫生出版社,2009.

[10] 张钦德. 中药制剂检测技能训练. 北京:人民卫生出版社,2009.

[11] 张钦德. 中药制剂检测技术. 2 版. 北京:人民卫生出版社,2013.

[12] 梁生旺,贡济宇. 中药分析. 北京:中国中医药出版社,2005.

[13] 张立群. 2015 年版《中国药典》中成药标准概述. 中国药学杂志,2015,50(20):1754-1756.

[14] 祝明,陈碧莲,石上梅. 中药指纹图谱技术在中国药典 2015 年版一部中的应用. 中国现代应用药学,2016,33(5):611-614.

[15] 魏惠珍,罗小妹,刘文霞,等. 2015 年版《中国药典》一部增修订概况. 江西中医药大学学报,2016,28(4):115-119.

二、参考网站

1. 国家食品药品监督管理总局:http://www.sda.gov.cn
2. 国家食品药品监督管理局药品审评中心:http://www.cde.org.cn
3. 中国中药指纹图谱网:http://www.zyzwtp.com
4. 中国分析仪器网:http://www.54pc.com
5. 中国分析网:http://www.analysis.org.cn
6. 中国协议分析网:http://www.cnpaf.net/
7. 中国试剂仪器网:http://www.shijiyiqi.cn
8. 《中华中药全书》大型数据库:www.medilinecn.com
9. 美国医学图书馆 www.ncbi.n/m.nik.gor
10. 丁香园 http://www.dxy.cn/cms/
11. 中医中药网 http://www.zhong-yao.net/

目标检测参考答案

第一章 绪 论

一、选择题

（一）单项选择题

1. B 2. C 3. D 4. D 5. A 6. D 7. B 8. A 9. B 10. C 11. A 12. C 13. B 14. C 15. A

（二）多项选择题

1. ABCD 2. ABC 3. ACE 4. BCDE 5. CDE 6. ABC 7. AC

二、简答题（略）

三、实例分析

1. 答：

（1）B、A、C。

（2）B、C。

（3）C、B。

（4）分别量取正丁醇 16ml、盐酸 6ml 和乙酸乙酯 2ml，置具塞锥形瓶中，摇匀，密塞放置使成均匀一相，从中量取 10ml 供展开用。

（5）应按照《中国药典》2015 年版通则 8002 试液稀碘化铋钾试液项下的规定配制。

2. 答：

（1）其称量范围 9.5～10.5g，应选用感量为 0.1g 的天平称量。

（2）使用量筒即可。

（3）提取方法为溶剂提取法；分离方法为液-液萃取法。

第二章 中药制剂的鉴别技术

一、选择题

（一）单项选择题

1. C 2. D 3. C 4. D 5. D 6. A 7. D 8. D 9. B 10. B 11. A 12. A 13. B 14. C

（二）多项选择题

1. ABCDE 2. ABCD 3. BDE 4. ACDE 5. ABCE

二、简答题(略)

三、实例分析

1. 答:

(1) 意义:进行二次展开,可有效地增大极性黄酮类成分在硅胶 G 板上的分离度。注意事项:二次展开时,第一次展开用的展开剂极性较强,展开后须将薄层板上溶剂完全挥干。

(2) 作用:三氯化铝显色后检视荧光,有效地增大其检测的灵敏度。反应机制:黄酮类化合物分子中多有下列结构,故常可铝盐、铅盐、镁盐、锆盐等试剂发生配合反应,生成有色络合物。

2. 答:

(1) 对照药材、对照提取物。

(2) 提高分离效果。

(3) 甲苯 24ml,乙酸乙酯 10ml,甲酸 1ml。

(4) 除另有规定外,用定量点样毛细管按规定吸取溶液后,以垂直方向小心接触板面使成圆点状或窄细的条带状,点样基线与底边距离,视所用板的大小,相距 10～20mm,若采用 10cm 的板,点样距底边 1cm 为宜,点间距离视情况为 1cm、1.5cm 或 2cm,圆点状直径一般不大于 3mm,条带状宽度一般为 5～10mm;高效板一般基线离底边 8～10mm,条带宽度为 4～8mm,样品间隔不少于 5mm。点样要求在干燥洁净的环境中进行,点样时注意不要损伤薄层表面。条带点样,应注意条带的均匀,用专门的条带点样器械(如喷雾状条带点样器),可保证点样的质量。

3. 答:

(1) 供试品溶液制备:取本品适量,切碎,加硅藻土,研匀,加 7% 硫酸溶液充分研磨提取充分,离心,取酸水液,置水浴上加热回流 1 小时,放冷,用石油醚(30～60℃)振摇提取充分,合并石油醚液,挥干,残渣加无水乙醇使溶解,即得。

(2) 对照品溶液制备:取人参二醇,人参三醇对照品,分别加无水乙醇制成每 1ml 含 1mg 的溶液,即得。

(3) 薄层层析:吸取供试品溶液、对照品溶液,分别点于同一硅胶 G 薄层板上,以三氯甲烷-乙醚(1:1)为展开剂,展开,取出,晾干。

(4) 检视:喷以 10% 硫酸乙醇溶液,在 105℃加热至斑点显色清晰,置紫外线灯(365nm)下检视。供试品色谱中,在与对照品色谱相应位置上,显相同颜色的荧光斑点。

第三章 中药制剂的常规检查技术

一、选择题

(一) 单项选择题

1. C 2. D 3. B 4. B 5. C 6. A 7. C 8. A 9. A 10. C 11. C 12. C 13. B 14. D 15. C 16. B 17. A 18. B 19. C

(二) 多项选择题

1. ABCD 2. ABCD 3. ABCDE 4. ABCDE 5. ABC 6. BE 7. ABCD 8. ABCDE 9. AC

10. ABC 11. ABC 12. BCD

二、简答题(略)

三、实例分析

答:

(1) 由于本方中陈皮含较多挥发性成分,故选用甲苯法测定水分的含量。

(2) 陈皮含较多挥发油。

(3) 不宜过快,否则易造成水分损失。

(4) 因为其是水溶性指示剂。

第四章　中药制剂的杂质检查技术

一、选择题

(一) 单项选择题

1. B　2. A　3. C　4. D　5. A　6. B　7. A　8. A　9. B　10. A　11. A　12. B　13. B
14. C　15. A　16. D　17. B　18. D　19. C　20. A　21. C　22. A　23. B　24. D　25. D
26. A　27. D　28. B　29. D　30. A　31. B　32. D

(二) 多项选择题

1. ABCDE　2. ABD　3. ABC　4. ABCDE　5. BDE　6. BCE　7. AC　8. ABCD　9. ABC
10. AB　11. ABCD

二、简答题(略)

三、实例分析

答:

(1) 因为制备样品砷斑时,加入氢氧化钙1g,故制备标准砷斑时也应加入等量的氢氧化钙,以消除测量误差。

(2) 醋酸铅棉花的作用是吸收硫化氢气体。

(3) 主要使样品中的五价砷还原为三价砷,加快生成砷化氢的反应速度。

(4) 砷盐限量为百万分之二。

第五章　中药制剂的卫生学检查技术

一、选择题

(一) 单项选择题

1. B　2. A　3. A　4. A　5. B　6. C　7. B　8. C　9. A

(二) 多项选择题

1. ABCE　2. ABCDE　3. AB　4. ABC　5. AE

二、简答题(略)

第六章 中药制剂的含量测定技术

一、选择题

(一)单项选择题

1. B 2. A 3. C 4. A 5. C 6. A 7. D 8. B 9. C 10. A 11. B 12. A 13. D 14. B 15. A 16. C 17. B 18. D 19. D 20. C 21. A 22. B 23. C 24. A 25. A

(二)多项选择题

1. ABCDE 2. BCE 3. BCDE 4. BDE 5. ABCD 6. ABD 7. ABCE 8. ACD 9. BCDE 10. ABCE 11. ABCD 12. ABCD 13. ACDE 14. ABC

二、简答题(略)

三、综合题

1. 答:含量6.5mg,符合规定。

2. 答:①荧光扫描法;②线性扫描;③发射法;④氙灯;⑤为外标二点法;⑥展开槽中加浓氨水的作用是综合硅胶的弱酸性,避免生物碱部分转变成盐,产生拖尾现象,影响测定结果。

3. 答:①甲法。②每丸含油量为标示量的94.2%。③含量符合规定。④加速胶丸的崩解。取50ml乙酸,加水稀释至500ml即得。

4. 答:含量95.3%,符合规定。

5. 答:①牡丹皮是前列舒丸中主要药味,故药品标准中以牡丹皮中的丹皮酚为指标测定其中牡丹皮含量;

②丹皮酚在对电磁辐射的吸收情况为:$\lambda(\text{MeOH})$:291(4.01),274(4.17),316(3.84),其中最大吸收波长$\lambda=274\text{nm}$,所以选择274nm为测定波长。

③A. 计算供试品溶液中丹皮酚的浓度公式:

$$C_{\text{对照}}=20\mu\text{g/ml},\ C_{\text{供试}}=C_{\text{对照}}\times\frac{A_{\text{供试}}}{A_{\text{对照}}}$$

B. 计算药品中丹皮酚的含量:

a. 水蜜丸中丹皮酚的含量(mg/g)计算公式:

$$含量(\text{mg/g})=\left[C_{\text{供试}}(\mu\text{g/ml})\times V_{\text{供试}}(\text{ml})\times10^{-3}\right]/W_{\text{称样量}}(\text{g})$$

b. 大蜜丸中丹皮酚的含量(mg/丸)计算公式:

$$含量(\text{mg/丸})=\left[C_{\text{供试}}(\mu\text{g/ml})\times V_{\text{供试}}(\text{ml})\times10^{-3}\times W_{\text{平均丸重}}(\text{g})\right]/W_{\text{称样量}}(\text{g})$$

第七章 中药制剂检测的新技术

一、选择题

(一)单项选择题

1. D 2. A 3. C 4. A 5. B 6. A 7. D 8. A 9. C

（二）多项选择题

1. ABCDE 2. ABCD 3. ABC 4. BCDE 5. ABCDE 6. ABCDE

二、简答题（略）

第八章　中药制剂各剂型的综合质量检测

一、选择题

（一）单项选择题

1. A 2. A 3. D 4. C 5. C 6. A 7. B 8. B 9. D 10. C 11. A 12. C 13. D 14. C 15. B 16. D 17. C 18. B 19. B 20. B 21. D

（二）多项选择题

1. ABCD 2. ABC 3. ABCD 4. ABCDE 5. ACE 6. ABD 7. AB 8. ABCD 9. ABC 10. ADE 11. CD 12. ACD

二、简答题（略）

三、实例分析

答：本品为丸剂，含蜂蜜等辅料，加硅藻土作分散剂研匀有利于溶剂的提取；加三氯甲烷将制剂中非极性干扰成分提取并弃去；加甲醇将制剂中皂苷等极性较大的成分提取，上氯化铝柱纯化，洗脱液蒸干后加水溶解，再用水饱和正丁醇提取，得皂苷提取部位，作皂苷鉴别用供试品溶液。

附录

附录一　药品抽样记录及凭证

抽样单位：　　　　　　　　　　检验单位：

抽样编号：　　　　　　　　　　抽样日期：　　年　　月　　日

药品名称：　　　　　　　　　　生产、配置单位或产地：

规格：　　　　　　　　　　　　批号：

效期：　　　　　　　　　　　　批准文号：

抽样数量：　　　　　　　　　　生产、配制或购进数量：

库存数量：　　　　　　　　　　已销售或使用数量：

被抽样单位：　　　　　　　　　被抽样场所：

被抽样单位地址：　　　　　　　联系电话：

1. 药品种类：　　　　　　　　注:是√　　否×

进厂原料(包括化工原料、药用原料、辅料、包装材料等)□;

中间体(半成品)□;制剂□;原料药□;药材(个子货、饮片)□。

2. 外包装情况：

(1) 硬纸箱□;麻袋□;木箱□;纤维桶□;蛇皮袋□;铁桶□;铝听□;牛皮纸袋□;其他

(2) 药品名称、批号、生产厂家、批准文号、商标是否相符□

(3) 包装无破损□;无水迹□;无霉变□;无虫蛀□;无污染□;其他

(4) 库存条件是否符合要求□。

3. 抽样情况：

(1) 样品包装:玻瓶□;纸盒□;塑料袋□;铝塑□;其他

(2) 抽样数量：

(3) 抽样说明：

备注：

抽样单位经手人签名：　　　　　　　　检验单位经手人签名：

被抽样单位经手人签名(盖章)：

注:本凭证一式三联,第一联(黑)抽样单位留存,第二联(绿)送被抽样单位,第三联(红)随检品送检验单位。

444

附录二　药品复验申请表

受理编号：　　　　　　　　　　　　　　　　　　　检品编号：

申请复验单位	名称			（盖章）	
	地址				
	联系电话		邮编		
	传真		e-mail		
	经办人		申请复验日期		
申请复验样品名称		通用名称：			
		英文名称：			
		商品名称：			
批号/编号			规格		
剂型/型号			包装规格*		
检品数量*			有效期至*		
复验样品标示生产或配制单位					
原检验机构名称（供样单位）			原检验报告编号		
供样单位地址					
供样单位电话			供样单位邮编		
供样单位传真			供样单位 e-mail		
检验依据*					
申请复验项目及理由					
所附资料					
受理复验的药品检验机构名称					
受理复验申请经办人			受理复验申请日期		
受理复验单位意见					
收款单位	全称**				
	开户银行、账号				
	地址、邮编				
	联系人、电话				
备注：					

注*：申请复验单位可不填写；**：一般应由申请复验单位预付检验费。

附录三　药品检验原始记录

检品编号_____　　检验依据_____

检品名称_____　　检品数量_____

生产单位或产地_____　　剩余数量_____

供样单位_____　　有(失)效期_____

批号_____　　收验日期_____

规格_____　　报告日期_____

包装_____　　仪器及型号_____

检验记录　　　　　　　　　　　　　　　　　_____年_____月_____日

检验者：　　　　　　　　　　　　　　　校对者：

共　　页　　第　　页

附录四　药品薄层色谱鉴别原始记录

检品名称:＿＿＿＿＿＿＿＿＿＿　检验编号:＿＿＿＿＿＿＿＿＿＿　检验日期:＿＿＿＿＿＿＿＿＿＿

批　　号:＿＿＿＿＿＿＿＿＿＿　规　　格:＿＿＿＿＿＿＿＿＿＿

【鉴别】

供试品溶液的制备:

对照品溶液的制备:

对照品来源:

薄层色谱条件与结果:详见附图(　　　　　)

结论:　　□符合规定　　　　　　　　□不符合规定

(标准规定:＿＿＿＿＿＿＿＿＿＿＿＿＿＿＿＿＿＿＿)

检验人:　　　　　　　复核人:　　　　　　　　　　　　　　　第　页

附录五　药品薄层色谱条件与结果附图

图号：_____

检品名称：_____ 检验编号：_____ 检验日期：_____

天气：_____ 室温：_____ 湿度：_____

薄层板：_____ 展开温度：_____

展开剂：_____

显色剂及检视方法：_____

点样量(μl)：_____

点样顺序：___1_____2_____3_____

结论：

检验人：　　　　　　　　复核人：　　　　　　　　第　　页

附录六　单剂量分装的颗粒剂装量差异检查原始记录

检品名称:＿＿＿＿＿＿＿＿＿检验编号:＿＿＿＿＿＿＿＿＿检验日期:＿＿＿＿＿＿＿＿＿

批　　号:＿＿＿＿＿＿＿＿＿规　　格:＿＿＿＿＿＿＿＿＿

【装量差异】单剂量分装的颗粒剂,按《中国药典》2015 年版通则颗粒剂项下规定进行检查。

检查法:取供试品＿＿＿＿＿袋(瓶),分别称定每袋(瓶)内容物的重量。

天平:

规定:每袋(瓶)的重量与标示量相比较,超出限度的不得多于 2 袋(瓶),并不得有 1 袋(瓶)超出限度
　　　一倍。

标示装量:每袋(瓶)＿＿＿＿＿＿＿＿g

限度为:

标示装量	装量差异限度	标示装量	装量差异限度
□1.0g 或 1.0g 以下	±10%	□1.5g 以上至 6g	±7%
□1.0g 以上至 1.5g	±8%	□6g 以上	±5%

结论:□符合规定　　　　　　　□不符合规定

检验人:　　　　　　　复核人:　　　　　　　第　　页

附录七　药品含量测定原始记录

检品名称：　　　　　　　检验编号：　　　　　　检验日期：

批号：　　　　　　　　　规格：

【含量测定】

供试品溶液的制备：

对照品溶液的制备：

测定：

仪器：

结果：

结论：　□符合规定　　　　　　□不符合规定

［标准规定:本品含＿＿＿＿＿＿＿＿＿＿＿＿＿,不得少于＿＿＿＿＿＿＿％］

检验人：　　　　　　　　复核人：　　　　　　第　　页

附录八　药品吸光度检测原始记录

样品名称		规格	
来源		检验员	
样品批号		复核人	
检验依据		检验日期	
所用仪器		检验波长	

称配过程：

显示值:1.　　　　　　　　2.　　　　　　　　3.

计算

结果

检验人：　　　　　　　　复核人：　　　　　　　　第　　页

附录九　药品高效液相色谱检测原始记录

样品名称		规格	
样品来源		检验员	
样品批号		复核人	
检验项目		检验日期	
检验依据		仪器型号	
色谱柱		柱温℃	
检测波长 nm		流动相	
流速 ml/min		进样量 μl	
柱效(塔板数)n		分离度(R)	
拖尾因子		重复性(相对标准偏差)	

分析方法：

称配过程：

计算过程：

结果：

检验人：　　　　　　　　复核人：　　　　　　　　第　　页

附录十　药品气相色谱检测原始记录

样品名称		规格	
样品来源		检验员	
样品批号		复核人	
检验项目		检验日期	
检验依据		仪器型号	
色谱柱		柱压	
检测器		进样量	
载气流速		色谱柱温度(℃)	
氢气流速		检测器(℃)	
空气流速		进样器温度(℃)	
柱效(塔板数)n		分离度(R)	
拖尾因子		重复性(相对标准偏差)	

分析方法：

称配过程：

计算过程：

结果

检验人：　　　　　　　　复核人：　　　　　　　第　　页

附录十一 药品检测报告书

报告书编号：

检品名称			
批号		规 格	
生产单位或产地		包 装	
供样单位		效 期	
检验目的		检品数量	
检验项目		收检日期	年 月 日
检验依据		报告日期	年 月 日

检验项目   标准规定   检验结果

［性状］

［鉴别］

［检查］

［含量测定］

结论：

检验者   校对者

附录十二　中药制剂检测技能实训考核项目及标准

类别	考核项目	考核标准	考核方式
基本操作技术	1. 玻璃仪器的洗涤、干燥和保管 2. 容量仪器的使用与溶液的配制 3. 分析天平的选择与称量 4. 有效数字的修约与计算 5. 显微制片与显微观察操作 6. 紫外线灯荧光观察的操作 7. 薄层色谱的铺板、活化、点样、展开与显色 8. 可见-紫外分光光度计的操作 9. 薄层扫描仪的操作 10. 气相色谱仪的操作 11. 高效液相色谱仪的操作	1. 能按规定正确选用型号合适的仪器 2. 操作熟练规范 3. 清理仪器、实验台 4. 正确填写检验原始记录	采用实操方式进行,要求考生在规定时间内完成规定的操作项目。 1. **实训考核**　每项实训都进行考核。实训课每次下课前,检查当堂实训项目的完成情况并予评定;采用学生自测、互测和教师抽测的方式进行。对不达标者予以提醒和帮助,下次课检查其进步与否。 2. **结业考核**　要求学生在规定时间内完成规定考核项目。不合格者须补考至合格
专项检验技术	1. 中药制剂的性状鉴别 2. 中药制剂的显微鉴别 3. 中药制剂的理化鉴别 4. 中药制剂的薄层色谱鉴别 5. 中药制剂的杂质检查 6. 中药制剂的制剂通则检查 7. 中药制剂的卫生学检查 8. 中药制剂的含量测定	1. 能按规定做好前期准备工作 2. 操作熟练规范 3. 正确填写检验原始记录 4. 正确判断检验结果	
综合检验技术	1. 中药丸剂与滴丸剂的综合检验 2. 中药片剂的综合检验 3. 中药颗粒剂的综合检验 4. 中药胶囊剂的综合检验 5. 中药合剂(口服液)的综合检验 6. 中药酒剂的综合检验 7. 中药酊剂的综合检验	1. 依据药品质量标准,综合检验中药制剂是否合格。 2. 正确填写检验原始记录及检验报告书	
设计性检验技术	1. 查阅资料,设计中药制剂检验的技术路线与方法 2. 验证中药制剂检验方法	综合利用各项技能完成中药制剂检验项目与方法的设计,并进行分析方法的验证	

附录十三　中药制剂检测技能实训综合考核表

考生姓名_____专业_____班级_____学号_____成绩_____

场所	实训室					分值			
检验 开始时间	____时 ____分	结束 时间	____时 ____分	检验用时 （10分）	共____ 分钟	优	良	一般	差
检验项目 （40分）									
检验仪器 操作 （10分）									
检验结果 （20分）									
检验结论 （10分）									
岗位标准操作 完成情况 （10分）									
仪器标准操作 完成情况 （10分）									
实训事故 （酌情扣分）									
合计									

考核教师：　　　　　　　　　　考核时间：　　　年　月　日

附录十四　药品中常见的残留溶剂及限度

溶剂名称	限度/%	溶剂名称	限度/%	溶剂名称	限度/%	溶剂名称	限度/%
第一类溶剂（应该避免使用）				第三类溶剂（药品 GMP 或其他质量要求限制使用）			
苯	0.0002	二氧六环	0.038	醋酸	0.5	丁酮	0.5
四氯化碳	0.0004	2-乙氧基乙醇	0.016	丙酮	0.5	甲基异丁基酮	0.5
1,2-二氯乙烷	0.0005	乙二醇	0.062	甲氧基苯	0.5	异丁醇	0.5
1,1-二氯乙烯	0.0008	甲酰胺	0.022	正丁醇	0.5	正戊烷	0.5
1,1,1-三氯乙烷	0.15	正己烷	0.029	仲丁醇	0.5	正戊醇	0.5
第二类溶剂（应该限制使用）		甲醇	0.3	乙酸丁酯	0.5	正丙醇	0.5
		2-甲氧基乙醇	0.005	叔丁基甲基醚	0.5	异丙醇	0.5
乙腈	0.041	甲基丁基酮	0.005	异丙基苯	0.5	乙酸丙酯	0.5
氯苯	0.036	甲基环己烷	0.118	二甲基亚砜	0.5	第四类溶剂（尚无足够毒理学资料）②	
三氯甲烷	0.006	N-甲基吡咯烷酮	0.053	乙醇	0.5	1,1-二乙氧基丙烷	
环己烷	0.388	硝基甲烷	0.005	乙酸乙酯	0.5	1,1-二甲氧基甲烷	
1,2-二氯乙烯	0.187	吡啶	0.02	乙醚	0.5	异辛烷	
二氯甲烷	0.06	四氢噻吩	0.016	甲酸	0.5	异丙醚	
1,2-二甲氧基乙烷	0.01	四氢化萘	0.01	正庚烷	0.5	甲基异丙基酮	
N,N-二甲基乙酰胺	0.109	四氢呋喃	0.072	乙酸异丁酯	0.5	甲基四氢呋喃	
N,N-二甲基甲酰胺	0.088	甲苯	0.089	乙酸异丙酯	0.5	石油醚	
		1,1,2-三氯乙烯	0.008	乙酸甲酯	0.5	三氯醋酸	
		二甲苯①	0.217	3-甲基-1-丁醇	0.5	三氟醋酸	

①通常含有 60% 间二甲苯、14% 对二甲苯、9% 邻二甲苯和 17% 乙苯。
②药品生产企业在使用时应提供该类溶剂在制剂中残留水平的合理性论证报告。

附录十五　常见有机溶剂在等温法测定时相对于丁酮的保留值参考值

非极性色谱柱			极性色谱柱		
溶剂名称	t_R/min	RART	溶剂名称	t_R/min	RART
柱温 40℃			柱温 40℃		
甲醇	1.828	0.126	正戊烷	1.682	0.032
乙醇	2.090	0.268	正己烷	1.787	0.075
乙腈	2.179	0.315	乙醚	1.842	0.097
丙酮	2.276	0.368	异辛烷	1.926	0.131
异丙醇	2.356	0.411	异丙醚	1.943	0.138
正戊烷	2.487	0.481	叔丁基甲基醚	2.005	0.163
乙醚	2.489	0.482	正庚烷	2.021	0.169
甲酸乙酯	2.522	0.501	环己烷	2.159	0.225
二甲氧基甲烷	2.584	0.534	1,1-二氯乙烯	2.209	0.245
1,1-二氯乙烯	2.609	0.547	二甲氧基甲烷	2.243	0.259
乙酸甲酯	2.635	0.561	甲基环己烷	2.405	0.324
二氯甲烷	2.655	0.572	丙酮	2.876	0.515
硝基甲烷	2.807	0.654	甲酸乙酯	2.967	0.551
正丙醇	2.982	0.748	乙酸甲酯	2.000	0.564
1,2-二氯乙烯	3.109	0.817	1,2-二氯乙烯	2.347	0.705
叔丁基甲基醚	3.252	0.894	四氢呋喃	2.403	0.727
丁酮	3.449	1.000	甲基四氢呋喃	2.481	0.758
仲丁醇	3.666	1.117	四氯化碳	2.635	0.821
正己烷	3.898	1.242	1,1,1-三氯乙烷	2.653	0.828
异丙醚	3.908	1.247	乙酸乙酯	2.810	0.891
乙酸乙酯	3.913	1.250	乙酸异丙酯	2.980	0.960
三氯甲烷	3.954	1.272	甲醇	2.062	0.993
四氢呋喃	4.264	1.439	丁酮	2.079	1.000
异丁醇	4.264	1.440	1,2-二甲氧基乙烷	2.604	1.212
1,2-二氯乙烷	4.517	1.576	甲基异丙基酮	4.716	1.257
1,1,1-三氯乙烷	4.808	1.733	二氯甲烷	4.758	1.274
甲基异丙基酮	4.976	1.823	异丙醇	4.822	1.300
1,2-二甲氧基乙烷	4.985	1.828	乙醇	4.975	1.362

非极性色谱柱			极性色谱柱		
溶剂名称	t_R/min	RART	溶剂名称	t_R/min	RART
苯	5.281	1.988	苯	4.977	1.362
乙酸异丙酯	5.311	2.004	乙酸丙酯	6.020	1.784
正丁醇	5.340	2.019	三氯乙烯	6.643	2.035
四氯化碳	5.470	2.089	甲基异丁基酮	7.202	2.261
环己烷	5.583	2.150	乙腈	7.368	2.328
甲基四氢呋喃	5.676	2.201	乙酸异丁酯	7.497	2.380
三氯乙烯	6.760	2.785	三氯甲烷	7.985	2.577
二氧六环	6.823	2.819	仲丁醇	8.390	2.740
异辛烷	6.957	2.891	甲苯	8.746	2.884
正庚烷	7.434	3.148	正丙醇	9.238	3.083
乙酸丙酯	7.478	3.172	二氧六环	10.335	3.526
甲基环己烷	8.628	3.792	1,2-二氯乙烷	10.827	3.724
甲基异丁基酮	8.738	3.851	乙酸丁酯	11.012	3.799
3-甲基-1-丁醇	8.870	3.922	甲基丁基酮	11.486	3.990
吡啶	9.283	4.145	甲烷	1.602	
甲苯	11.180	5.168	**柱温 80℃**		
正戊醇	11.382	5.276	异丁醇	3.577	3.045
甲烷	1.594		正丁醇	4.460	4.334
柱温 80℃			硝基甲烷	4.885	4.948
乙酸异丁酯	3.611	2.099	异丙基苯	5.288	5.543
甲基丁基酮	3.859	2.345	吡啶	5.625	6.035
乙酸丁酯	4.299	2.778	3-甲基-1-丁醇	5.934	6.486
氯苯	5.253	3.726	氯苯	6.439	7.223
甲氧基苯	7.436	5.890	正戊醇	7.332	8.527
异丙基苯	8.148	6.589	丁酮	2.176	1.000
丁酮	2.502	1.000	甲烷	1.491	
甲烷	1.493		**柱温 120℃**		
柱温 120℃			甲氧基苯	3.837	9.890
四氢化萘	8.067	29.609	四氢化萘	7.427	24.484
丁酮	1.630	1.000	丁酮	1.650	1.000
甲烷	1.405		甲烷	1.404	

注:表中数据为非极性的 SPB-1 柱(30m×0.32mm,1.0μm)和极性的 HP-INNOWAX 柱(30m×0.32mm,0.5μm)测定的结果。

附录十六　常见有机溶剂在程序升温法测定时
相对于丁酮的保留值参考值

非极性色谱柱			极性色谱柱		
溶剂名称	t_R/min	RART	溶剂名称	t_R/min	RART
甲醇	1.846	0.127	正戊烷	1.691	0.033
乙醇	2.121	0.272	正己烷	1.807	0.076
乙腈	2.201	0.314	乙醚	1.856	0.094
丙酮	2.303	0.367	异辛烷	1.957	0.131
异丙醇	2.401	0.419	异丙醚	1.966	0.135
正戊烷	2.512	0.477	叔丁基甲基醚	2.053	0.167
乙醚	2.519	0.481	正庚烷	2.063	0.171
甲酸乙酯	2.544	0.494	环己烷	2.217	0.228
二甲氧基甲烷	2.611	0.529	1,1-二氯乙烯	2.267	0.246
1,1-二氯乙烯	2.623	0.535	二甲氧基甲烷	2.303	0.260
乙酸甲酯	2.665	0.558	甲基环己烷	2.488	0.328
二氯甲烷	2.674	0.562	丙酮	2.988	0.513
硝基甲烷	2.839	0.649	甲酸乙酯	3.094	0.552
正丙醇	3.051	0.760	乙酸甲酯	3.126	0.564
1,2-二氯乙烯	3.128	0.801	1,2-二氯乙烯	3.511	0.707
叔丁基甲基醚	3.302	0.892	四氢呋喃	3.561	0.725
丁酮	3.507	1.000	甲基四氢呋喃	3.653	0.759
仲丁醇	3.756	1.131	四氯化碳	3.821	0.822
正己烷	3.966	1.241	1,1,1-三氯乙烷	3.833	0.826
异丙醚	3.971	1.244	乙酸乙酯	4.017	0.894
乙酸乙酯	3.981	1.249	乙酸异丙酯	4.207	0.964
三氯甲烷	4.005	1.262	甲醇	4.295	0.997
四氢呋喃	4.387	1.462	丁酮	4.303	1.000
异丁醇	4.397	1.468	1,2-二甲氧基乙烷	4.875	1.212
1,2-二氯乙烷	4.6124	1.581	甲基异丙基酮	5.005	1.260

非极性色谱柱			极性色谱柱		
溶剂名称	t_R/min	RART	溶剂名称	t_R/min	RART
1,1,1-三氯乙烷	4.843	1.702	二氯甲烷	5.041	1.273
甲基异丙基酮	5.087	1.830	异丙醇	5.069	1.284
1,2-二甲氧基乙烷	5.099	1.837	乙醇	5.275	1.360
苯	5.380	1.984	苯	5.275	1.360
乙酸异丙酯	5.398	1.994	乙酸丙酯	6.437	1.790
正丁醇	5.402	1.996	三氯乙烯	7.108	2.039
四氯化碳	5.501	2.048	甲基异丁基酮	7.735	2.271
环己烷	5.649	2.126	乙腈	7.892	2.329
甲基四氢呋喃	5.739	2.173	乙酸异丁酯	8.068	2.394
三氯乙烯	6.815	2.738	三氯甲烷	8.533	2.566
异辛烷	6.928	2.798	仲丁醇	8.848	2.683
二氧六环	6.928	2.798	甲苯	9.156	2.797
正庚烷	7.563	3.131	正丙醇	9.461	2.910
乙酸丙酯	7.583	3.142	二氧六环	10.183	3.177
甲基环己烷	8.581	3.666	1,2-二氯乙烷	10.446	3.274
甲基异丁基酮	8.830	3.797	乙酸丁酯	10.543	3.310
3-甲基-1-丁醇	8.968	3.870	甲基丁基酮	10.801	3.406
吡啶	9.178	3.980	异丁醇	11.606	3.704
甲苯	10.259	4.548	正丁醇	13.046	4.237
正戊醇	10.448	4.647	异丙基苯	13.258	4.315
乙酸异丁酯	10.638	4.747	硝基甲烷	13.396	4.367
甲基丁基酮	11.025	4.951	吡啶	13.949	4.571
乙酸丁酯	12.175	5.555	3-甲基-1-丁醇	14.519	4.782
氯苯	13.166	6.076	氯苯	14.562	4.798
甲氧基苯	15.270	7.181	正戊醇	15.516	5.151
异丙基苯	15.724	7.420	甲氧基苯	17.447	5.866
四氢化萘	22.409	10.933	四氢化萘	21.708	7.444
甲烷	1.604		甲烷	1.602	

注:表中数据为非极性的 SPB-1 柱(30m×0.32mm,1.0μm)和极性的 HP-INNOWAX 柱(30m×0.32mm,0.5μm)测定的结果。

附录十七　常用试液及其配制

1. 乙醇制氢氧化钾试液　可取用乙醇制氢氧化钾滴定液(0.5mol/L)。

2. 乙醇制氨试液　取无水乙醇,加浓氨溶液使每100ml中含NH_3 9~11g,即得。本液应置橡皮塞瓶中保存。

3. 乙醇制硫酸试液　取硫酸57ml,加乙醇稀释至1000ml,即得。本液含H_2SO_4应为9.5%~10.5%。

4. 乙醇制溴化汞试液　取溴化汞2.5g,加乙醇50ml,微热使溶解,即得。本液应置玻璃塞瓶中,在暗处保存。

5. 二乙基二硫代氨基甲酸银试液　取二乙基二硫代氨基甲酸银0.25g,加三氯甲烷适量与三乙胺1.8ml,加三氯甲烷至100ml,搅拌使溶解,放置过夜,用脱脂棉滤过,即得。本液应置棕色玻璃瓶中,密塞,置阴凉处保存。

6. 二硝基苯试液　取间二硝基苯2g,加乙醇使溶解成100ml,即得。

7. 二硝基苯甲酸试液　取3,5-二硝基苯甲酸1g,加乙醇使溶解成100ml,即得。

8. 二硝基苯肼乙醇试液　取2,4-二硝基苯肼1g,加乙醇1000ml使溶解,再缓缓加入盐酸10ml,摇匀,即得。

9. 二硝基苯肼试液　取2,4-二硝基苯肼1.5g,加硫酸溶液(1→2)20ml,溶解后,加水使成100ml,滤过,即得。

10. 三硝基苯酚试液　本液为三硝基苯酚的饱和水溶液。

11. 三氯化铁试液　取三氯化铁9g,加水使溶解成100ml,即得。

12. 三氯化铝试液　取三氯化铝1g,加乙醇使溶解成100ml,即得。

13. 三氯化锑试液　本液为三氯化锑饱和的三氯甲烷溶液。

14. 水合氯醛试液　取水合氯醛50g,加水15ml与甘油10ml使溶解,即得。

15. 甘油乙醇试液　取甘油、稀乙醇各1份,混合,即得。

16. 甘油醋酸试液　取甘油、50%醋酸与水各1份,混合,即得。

17. 甲醛试液　取用"甲醛溶液"。

18. 四苯硼钠试液　取四苯硼钠0.1g,加水使溶解成100ml,即得。

19. 对二甲氨基苯甲醛试液　取对二甲氨基苯甲醛0.125g,加无氮硫酸65ml与水35ml的冷混合液溶解后,加三氯化铁试液0.05ml,摇匀,即得。本液配制后在7日内应用。

20. 亚铁氰化钾试液　取亚铁氰化钾1g,加水10ml使溶解,即得。本液应临用新制。

21. 亚硝基铁氰化钠试液　取亚硝基铁氰化钠1g,加水使溶解成20ml,即得。本液应临用新制。

22. 亚硝酸钠乙醇试液　取亚硝酸钠5g,加60%乙醇使溶解成1000ml,即得。

23. 亚硝酸钴钠试液　取亚硝酸钴钠10g,加水使溶解成50ml,滤过,即得。

24. 过氧化氢试液　取浓过氧化氢溶液(30%),加水稀释成3%的溶液,即得。

25. 苏丹Ⅲ试液　取苏丹Ⅲ 0.01g,加90%乙醇5ml溶解后,加甘油5ml,摇匀,即得。本液应置棕色的玻璃瓶内保存,在 2 个月内应用。

26. **吲哚醌试液**　取 α,β-吲哚醌 0.1g,加丙酮 10ml 溶解后,加冰醋酸 1ml,摇匀,即得。

27. **钌红试液**　取 10% 醋酸钠溶液 1～2ml,加钌红适量使呈酒红色,即得。本液应临用新制。

28. **间苯三酚试液**　取间苯三酚 0.5g,加乙醇使溶解成 25ml,即得。本品应置玻璃塞瓶内,在暗处保存。

29. **间苯三酚盐酸试液**　取间苯三酚 0.1g,加乙醇 1ml,再加盐酸 9ml,混匀。本液应临用时新制。

30. **茚三酮试液**　取茚三酮 2g,加乙醇使溶解成 100ml,即得。

31. **钒酸铵试液**　取钒酸铵 0.25g,加水使溶解成 100ml,即得。

32. **变色酸试液**　取变色酸钠 50mg,加硫酸与水的冷混合液(9:4)100ml 使溶解,即得。本液应临用新制。

33. **草酸铵试液**　取草酸铵 3.5g,加水使溶解成 100ml,即得。

34. **茴香醛试液**　取茴香醛 0.5ml,加醋酸 50ml 使溶解,加硫酸 1ml,摇匀,即得。本液应临用新制。

35. **钨酸钠试液**　取钨酸钠 25g,加水 72ml 溶解后,加磷酸 2ml,摇匀,即得。

36. **品红亚硫酸试液**　取碱式品红 0.2g,加热水 100ml 溶解后,放冷加亚硫酸钠溶液(1→10)20ml、盐酸 2ml,用水稀释至 200ml,加活性炭 0.1g,搅拌并迅速滤过,放置 1 小时以上,即得。本液应临用新制。

37. **香草醛试液**　取香草醛 0.1g,加盐酸 10ml 使溶解,即得。

38. **香草醛硫酸试液**　取香草醛 0.2g,加硫酸 10ml 使溶解,即得。

39. **氢氧化钙试液**　取氢氧化钙 3g,置玻璃瓶中,加水 1000ml,密塞。时时猛力振摇,放置 1 小时,即得。用时倾取上清液。

40. **氢氧化钠试液**　取氢氧化钠 4.3g,加水溶解成 100ml,即得。

41. **氢氧化钡试液**　取氢氧化钡,加新沸过的冷水使成饱和溶液,即得。本液应临用新制。

42. **氢氧化钾试液**　取氢氧化钾 6.5g,加水使溶解成 100ml,即得。

43. **重铬酸钾试液**　取重铬酸钾 7.5g,加水使溶解成 100ml,即得。

44. **重氮对硝基苯胺试液**　取对硝基苯胺 0.4g,加稀盐酸 20ml 与水 40ml 使溶解,冷却至 15℃,缓缓加入 10% 亚硝酸钠溶液,至取溶液 1 滴能使碘化钾淀粉试纸变为蓝色,即得。本液应临用新制。

45. **重氮苯磺酸试液**　取对氨基苯磺酸 1.57g,加水 80ml 与稀盐酸 10ml,在水浴上加热溶解后,放冷至 15℃,缓缓加入亚硝酸钠溶液(1→10)6.5ml,随加随搅拌,再加水稀释至 100ml,即得。本液应临用新制。

46. **盐酸羟胺试液**　取盐酸羟胺 3.5g,加 60% 乙醇使溶解成 100ml,即得。

47. **钼硫酸试液**　取钼酸铵 0.1g,加硫酸 10ml 使溶解,即得。

48. **钼酸铵试液**　取钼酸铵 10g,加水使溶解成 100ml,即得。

49. 钼酸铵硫酸试液　取钼酸铵 2.5g,加硫酸 15ml,加水使溶解成 100ml,即得。本液配制后两周内应用。

50. 铁氰化钾试液　取铁氰化钾 1g,加水 10ml 使溶解,即得。本液应临用新制。

51. 氨试液　取浓氨溶液 400ml,加水使成 1000ml,即得。

52. 浓氨试液　取用"浓氨溶液"。

53. 氨制硝酸银试液　取硝酸银 1g,加水 20ml 溶解后,滴加氨试液,随加随搅拌,至初起的沉淀将近全溶,滤过,即得。本液应置棕色瓶内中,在暗处保存。

54. 氨制氯化铜试液　取氯化铜 22.5g,加水 200ml 溶解后,加浓氨试液 100ml,摇匀,即得。

55. 高锰酸钾试液　可取用高锰酸钾滴定液(0.02mol/L)。

56. 高氯酸试液　取 70% 高氯酸 13ml,加水 500ml,用 70% 高氯酸精确调至 pH 0.5,即得。

57. 高氯酸铁试液　取 70% 高氯酸 10ml,缓缓分次加入铁粉 0.8g,微热使溶解,放冷,加无水乙醇稀释至 100ml,即得。用时取上液 20ml,加 70% 高氯酸 6ml,用无水乙醇稀释至 500ml。

58. α-萘酚试液　取 15% 的 α-萘酚乙醇溶液 10.5ml,缓缓加硫酸 6.5ml,混匀后再加乙醇 40.5ml 及水 4ml,混匀,即得。

59. 硅钨酸试液　取硅钨酸 10g,加水使溶解成 100ml,即得。

60. 硝铬酸试液　①取硝酸 10ml,加入 100ml 水中,混匀;②取三氧化铬 10g,加水 100ml 使溶解。用时将二液等量混合,即得。

61. 硝酸汞试液　取黄氧化汞 40g,加硝酸 32ml 与水 15ml 使溶解,即得。本液应置玻璃塞瓶中,在暗处保存。

62. 硝酸银试液　可取用硝酸银滴定液(0.1mol/L)。

63. 硫化氢试液　本液为硫化氢的饱和水溶液。本液置棕色瓶内,在暗处保存。本液如无明显的硫化氢臭,或与等容的三氯化铁试液混合时不能生成大量的硫黄沉淀,即不适用。

64. 硫化钠试液　取硫化钠 1g,加水使溶解成 10ml,即得。本液应临用新制。

65. 硫代乙酰胺试液　取硫代乙酰胺 4g,加水使溶解成 100ml,置冰箱中保存。临用前取 1.0ml 加入混合液(由 1mol/L 氢氧化钠溶液 15ml、水 5.0ml 及甘油 20ml 组成)5.0ml,置水浴上加热 20 秒,冷却,立即使用。

66. 硫脲试液　取硫脲 10g,加水使溶解成 100ml,即得。

67. 硫氰酸汞铵试液　取硫氰酸铵 5g 与二氯化汞 4.5g,加水使溶解成 100ml,即得。

68. 硫氰酸铵试液　取硫氰酸铵 8g,加水使溶解成 100ml,即得。

69. 硫酸亚铁试液　取硫酸亚铁结晶 8g,加新沸过的冷水 100ml 使溶解,即得。本液应临用新制。

70. 硫酸汞试液　取黄氧化汞 5g,加水 40ml 后,缓缓加硫酸 20ml,随加随搅拌,再加水 40ml,搅拌使溶解,即得。

71. 硫酸铜试液　取硫酸铜 12.5g,加水使溶解成 100ml,即得。

72. 硫酸镁试液　取未风化的硫酸镁结晶 12g,加水使溶解成 100ml,即得。

73. 紫草试液　取紫草粗粉 10g,加 90% 乙醇 100ml,浸渍 24 小时后,滤过,滤液中加入等量的甘油,混合,放置 2 小时,滤过,即得。本液应置棕色玻璃瓶内,在 2 个月内应用。

74. 氯试液　本液为氯的饱和水溶液。本液应临用新制。

75. 氯化亚锡试液　取氯化亚锡 1.5g,加水 10ml 与少量的盐酸使溶解,即得。本液应临用新制。

76. 氯化金试液　取氯化金 1g,加水 35ml 使溶解,即得。

77. 氯化钙试液　取氯化钙 7.5g,加水使溶解成 100ml,即得。

78. 氯化钠明胶试液　取明胶 1g 与氯化钠 10g,加水 100ml,置不超过 60℃的水浴上微热使溶解。本液应临用新制。

79. 氯化钡试液　取氯化钡的细粉 5g,加水使溶解成 100ml,即得。

80. 氯化铂试液　取氯铂酸 2.6g,加水使溶解成 20ml,即得。

81. 氯化铵试液　取氯化铵 10.5g,加水使溶解成 100ml,即得。

82. 氯化铵镁试液　取氯化镁 5.5g 与氯化铵 7g,加水 65ml 溶解后,加氨试液 35ml,置玻璃瓶中,放置数日后,滤过,即得。本液如显浑浊,应滤过后再用。

83. 氯化锌碘试液　取氯化锌 20g,加水 10ml 使溶解,加碘化钾 2g 溶解后,再加碘使饱和,即得。本液应置棕色玻璃瓶中保存。

84. 氯酸钾试液　本液为氯酸钾的饱和硝酸溶液。

85. 稀乙醇　取乙醇 529ml,加水稀释至 1000ml,即得。本液在 20℃时含 C_2H_5OH 应为49.5% ~ 50.5% (ml/ml) 。

86. 稀甘油　取甘油 33ml,加水稀释使成 100ml,再加樟脑一小块或液化苯酚 1 滴,即得。

87. 稀盐酸　取盐酸 234ml,加水稀释至 1000ml,即得。本液含 HCl 应为 9.5% ~10.5% 。

88. 稀硝酸　取硝酸 105ml,加水稀释至 1000ml,即得。本液含 HNO_3 应为 9.5% ~10.5% 。

89. 稀硫酸　取硫酸 57ml,加水稀释至 1000ml,即得。本液含 H_2SO_4 应为 9.5% ~10.5% 。

90. 稀醋酸　取冰醋酸 60ml,加水稀释至 1000ml,即得。

91. 碘试液　可取用碘滴定液(0.05mol/L) 。

92. 碘化汞钾试液　取二氯化汞 1.36g,加水 60ml 使溶解,另取碘化钾 5g,加水 10ml 使溶解,将二液混合,加水稀释至 100ml,即得。

93. 碘化钾试液　取碘化钾 16.5g,加水使溶解成 100ml,即得。本液应临用新制。

94. 碘化钾碘试液　取碘 0.5g,与碘化钾 1.5g,加水 25ml 使溶解,即得。

95. 碘化铋钾试液　取碱式硝酸铋 0.85g,加冰醋酸 10ml 与水 40ml 溶解后,加碘化钾溶液(4→10)20ml,摇匀,即得。

96. 改良碘化铋钾试液　取碘化铋钾试液 1ml,加 0.6mol/L 盐酸溶液 2ml,加水至 10ml,即得。

97. 稀碘化铋钾试液　取碱式硝酸铋 0.85g,加冰醋酸 10ml 与水 40ml 溶解后,即得。临用前取 5ml,加碘化钾溶液(4→10)5ml,再加冰醋酸 20ml,用水稀释至 100ml,即得。

98. 硼酸试液　本液为硼酸饱和的丙酮溶液。

99. 溴试液　取溴 2 ~3ml,置用凡士林涂塞的玻璃瓶中,加水 100ml,振摇使成饱和的溶液,即得。本液应置暗处保存。

100. 酸性氯化亚锡试液　取氯化亚锡20g,加盐酸使溶解成50ml,滤过,即得。本液配制后3个月内应用。

101. 碱式醋酸铅试液　取一氧化铅14g,加水10ml,研磨成糊状,用水10ml洗入玻璃瓶中,加醋酸铅22g的水溶液70ml,用力振摇5分钟后,时时振摇,放置7天,滤过,加新沸过的冷水使成100ml,即得。

102. 碱性三硝基苯酚试液　取1%三硝基苯酚溶液20ml,加5%氢氧化钠溶液10ml,用水稀释至100ml,即得。本液应临用新制。

103. 碱性盐酸羟胺试液　①取氢氧化钠12.5g,加无水甲醇使溶解成100ml。②取盐酸羟胺12.5g,加无水甲醇100ml,加热回流使溶解。用时将两液等量混合,滤过,即得。本液应临用新制,配制后4小时内应用。

104. 碱性酒石酸铜试液　①取硫酸铜结晶6.93g,加水使溶解成100ml。②取酒石酸钾钠结晶34.6g与氢氧化钠10g,加水使溶解100ml。用时将两液等量混合,即得。

105. 碱性β-萘酚试液　取β-萘酚0.25g,加氢氧化钠溶液(1→10)10ml使溶解,即得。本液应临用新制。

106. 碱性碘化汞钾试液　取碘化钾10g加水10ml溶解后,缓缓加入二氯化汞的饱和水溶液,随加随搅拌至生成的红色沉淀不再溶解,加氢氧化钾30g溶解后,再加二氯化汞的饱和水溶液1ml或1ml以上,并用适量的水稀释使成200ml。静置使沉淀,即得。用时倾取上层的澄明液应用。

〔检查〕取本液2ml,加入含氨0.05mg的水50ml中,应即时显黄棕色。

107. 碳酸钠试液　取一水合碳酸钠12.5g或无水碳酸钠10.5g,加水使溶解成100ml,即得。

108. 碳酸氢钠试液　取碳酸氢钠5g,加水使溶解成100ml,即得。

109. 碳酸铵试液　取碳酸铵20g与氨试液20ml,加水使溶解成100ml,即得。

110. 醋酸汞试液　取醋酸汞5g,研细,加温热的冰醋酸使溶解成100ml,即得。本液应置棕色玻璃瓶内,密闭保存。

111. 醋酸铅试液　取醋酸铅10g,加新沸过的冷水溶解后,滴加醋酸使溶液澄清,再加新沸过的冷水使成100ml,即得。

112. 醋酸氧铀锌试液　取醋酸氧铀10g,加冰醋酸5ml与水50ml,微热使溶解,另取醋酸锌30g,加冰醋酸3ml与水30ml,微热使溶解,将二液混合,放冷,滤过,即得。

113. 醋酸铵试液　取醋酸铵10g,加水使溶解成100ml,即得。

114. 镧试液　取氧化镧(La_2O_3)5g,用水润湿,缓慢加盐酸25ml使溶解,并用水稀释成100ml,静置过夜,即得。

115. 磷钨酸试液　取磷钨酸1g,加水使溶解成100ml,即得。

116. 磷钼钨酸试液　取钨酸钠100g,钼酸钠25g,加水700ml使溶解,加盐酸100ml、磷酸50ml,加热回流10小时,放冷,再加硫酸锂150g、水50ml和溴0.2ml,煮沸除去残留的溴(约15分钟),冷却,加水稀释至1000ml,滤过,即得。本液不得显绿色(如放置后变绿色,可加溴0.2ml,煮沸除去多余的溴即可)。

117. 磷钼酸试液　取磷钼酸5g,加无水乙醇使溶解成100ml,即得。

118. 磷酸氢二钠试液　取磷酸氢二钠结晶 12g,加水使溶解成 100ml,即得。

119. 糠醛试液　取糠醛 1ml,加水使溶解成 100ml,即得。本液应临用新制。

120. 鞣酸试液　取鞣酸 1g 加乙醇 1ml,加水溶解并稀释至 100ml,即得。本液应临用新制。

附录十八　常用缓冲液及其配制

1. 枸橼酸-磷酸氢二钠缓冲液(pH 4.0)　甲液:取枸橼酸 21g 或无水枸橼酸 19.2g,加水使溶解成 1000ml,置冰箱内保存。乙液:取磷酸氢二钠 71.63g,加水使溶解成 1000ml。取上述甲液 61.45ml 与乙液 38.55ml,混合,摇匀,即得。

2. 枸橼酸-磷酸氢二钠缓冲液(pH 7.0)　甲液:取枸橼酸 21g 或无水枸橼酸 19.2g,加水使溶解成 1000ml,置冰箱内保存。乙液:取磷酸氢二钠 71.63g,加水使溶解成 1000ml。取上述甲液 17.65ml 与乙液 82.35ml,混合,摇匀,即得。

3. 氨-氯化铵缓冲液(pH 8.0)　取氯化铵 1.07g,加水使溶解成 100ml,再加稀氨溶液(1→30)调节 pH 值至 8.0,即得。

4. 氨-氯化铵缓冲液(pH 10.0)　取氯化铵 5.4g,加水 20ml 溶解后,加浓氨溶液 35ml,再加水稀释至 100ml,即得。

5. 醋酸盐缓冲液(pH 3.5)　取醋酸铵 25g,加水 25ml 溶解后,加 7mol/L 盐酸溶液 38ml,用 2mol/L 盐酸溶液或 5mol/L 氨溶液准确调节 pH 值 3.5(电位法指示),用水稀释至 100ml,即得。

6. 醋酸-醋酸钠缓冲液(pH 3.7)　取无水醋酸钠 20g,加水 300ml 溶解后,加溴酚蓝指示液 1ml 及冰醋酸 60~80ml,至溶液从蓝色转变为纯绿色,再加水稀释至 1000ml,即得。

7. 醋酸-醋酸钠缓冲液(pH 4.5)　取醋酸钠 18g,加冰醋酸 9.8ml,再加水稀释至 1000ml,即得。

8. 醋酸-醋酸钠缓冲液(pH 6.0)　取醋酸钠 54.6g,加 1mol/L 醋酸溶液 20ml 溶解后,加水稀释至 500ml,即得。

9. 醋酸-醋酸铵缓冲液(pH 4.5)　取醋酸铵 7.7g,加水 50ml 溶解后,加冰醋酸 6ml 与适量的水使成 100ml,即得。

10. 醋酸-醋酸铵缓冲液(pH 4.8)　取醋酸铵 77g,加水约 200ml 使溶解,加冰醋酸 57ml,再加水至 1000ml,即得。

11. 醋酸-醋酸铵缓冲液(pH 6.0)　取醋酸铵 100g,加水 300ml 使溶解,加冰醋酸 7ml,摇匀,即得。

12. 磷酸盐缓冲液(pH 6.8)　取 0.2mol/L 磷酸二氢钾溶液 250ml,加 0.2mol/L 氢氧化钠溶液 118ml,用水稀释至 1000ml,即得。

13. 磷酸盐缓冲液(含胰酶)(pH 6.8)　取磷酸二氢钾 6.8g,加水 500ml 使溶解,用 0.1mol/L 氢氧化钠溶液调节 pH 值至 6.8;另取胰酶 10g,加水适量使溶解,将两液混合后,加水稀释至 1000ml,即得。

14. 磷酸盐缓冲液(pH 7.6)　取磷酸二氢钾 27.22g,加水使溶解成 1000ml,取 50ml,加 0.2mol/L 氢氧化钠溶液 42.4ml,再加水稀释至 200ml,即得。

附录十九　常用试纸及其制备

1. 二氯化汞试纸　取滤纸条浸入二氯化汞的饱和溶液中,1小时后取出,在暗处60℃干燥,即得。

2. 三硝基苯酚试纸　取滤纸条浸入三硝基苯酚的饱和水溶液中,湿透后,取出,阴干,即得。临用时,浸入碳酸钠溶液(1→10)中,使均匀湿润。

3. 红色石蕊试纸　取滤纸条浸入石蕊指示液中,加极少量的盐酸使成红色,取出,干燥,即得。

［检查］灵敏度　取0.1mol/L氢氧化钠溶液0.5ml,置烧杯中,加新沸过的冷水100ml混合后,投入10～12mm宽的红色石蕊试纸1条,不断搅拌,30秒内,试纸应变色。

4. 姜黄试纸　取滤纸条浸入姜黄指示液中,湿透后,置玻璃板上,在100℃干燥,即得。

5. 硝酸汞试纸　取硝酸汞的饱和溶液45ml,加硝酸1ml,摇匀,将滤纸条浸入此溶液中,湿透后,取出晾干,即得。

6. 蓝色石蕊试纸　取滤纸条浸入石蕊指示液中,湿透后,取出,干燥,即得。

［检查］灵敏度　取0.1mol/L盐酸溶液0.5ml,置烧杯中,加新沸过的冷水100ml混合后,投入10～12mm宽的蓝色石蕊试纸一条,不断搅拌,45秒内,试纸应变色。

7. 碘化钾淀粉试纸　取滤纸条浸入含有碘化钾0.5g的新制的淀粉指示液100ml中,湿透后,取出,干燥,即得。

8. 溴化汞试纸　取滤纸条浸入乙醇制溴化汞试液中,1小时后取出,在暗处干燥,即得。

9. 醋酸铅试纸　取滤纸条浸入醋酸铅试液中,湿透后,取出,在100℃干燥,即得。

10. 醋酸铜联苯胺试纸　取醋酸联苯胺的饱和溶液9ml,加水7ml与0.3%醋酸铜溶液16ml,将滤纸条浸入此溶液中,湿透后,取出,晾干,即得。

附录二十　常用指示液及其配制

1. 二苯胺磺酸钠指示液　取二苯胺磺酸钠0.2g,加水100ml使溶解,即得。

2. 二苯偕肼指示液　取二苯偕肼1g,加乙醇100ml使溶解,即得。

3. 儿茶酚紫指示液　取儿茶酚紫0.1g,加水100ml使溶解,即得。变色范围:pH 6.0～7.0～9.0(黄→紫→紫红)。

4. 双硫腙指示液　取双硫腙50mg,加乙醇100ml使溶解,即得。

5. 石蕊指示液　取石蕊粉末10g,加乙醇40ml,回流煮沸1小时,静置,倾去上清液,再用同一方法处理二次,每次用乙醇30ml,残渣用水10ml洗涤,倾去洗液,再加水50ml煮沸,放冷,滤过,即得。

变色范围pH 4.5～8.0(红→蓝)。

6. 甲酚红指示液　取甲酚红0.1g,加0.05mol/L氢氧化钠溶液5.3ml使溶解,再加水稀释至100ml,即得。

变色范围pH 7.2～8.8(黄→红)

7. 甲酚红-麝香草酚蓝混合指示液　取甲酚红指示液 1 份与 0.1% 麝香草酚蓝溶液 3 份,混合,即得。

8. 甲基红指示液　取甲基红 0.1g,加 0.05mol/L 氢氧化钠溶液 7.4ml 使溶解,再加水稀释至 200ml,即得。

变色范围 pH 4.2 ~ 6.3(红→黄)。

9. 甲基红-亚甲蓝混合指示液　取 0.1% 甲基红的乙醇溶液 20ml,加 0.2% 亚甲蓝溶液 8ml,摇匀,即得。

10. 甲基红-溴甲酚绿混合指示液　取 0.1% 甲基红的乙醇溶液 20ml,加 0.2% 溴甲酚绿的乙醇溶液 30ml,摇匀,即得。

11. 甲基橙指示液　取甲基橙 0.1g,加水 100ml 使溶解,即得。

变色范围 pH 3.2 ~ 4.4(红→黄)。

12. 甲基橙-二甲苯蓝 FF 混合指示液　取甲基橙与二甲苯蓝 FF 各 0.1g,加乙醇 100ml 使溶解,即得。

13. 邻二氮菲指示液　取硫酸亚铁 0.5g,加水 100ml 使溶解,加硫酸 2 滴与邻二氮菲 0.5g,摇匀,即得。本液应临用新制。

14. 茜素磺酸钠指示液　取茜素磺酸钠 0.1g,加水 100ml 使溶解,即得。

变色范围 pH 3.7 ~ 5.2(黄→紫)。

15. 荧光黄指示液　取荧光黄 0.1g,加乙醇 100ml 使溶解,即得。

16. 钙黄绿素指示剂　取钙黄绿素 0.1g,加氯化钾 10g,研磨均匀,即得。

17. 钙紫红素指示剂　取钙紫红素 0.1g,加无水硫酸钠 10g,研磨均匀,即得。

18. 姜黄指示液　取姜黄粉末 20g,用冷水浸渍 4 次,每次 100ml,除去水溶性物质后,残渣在 100℃ 干燥,加乙醇 100ml,浸渍数日,滤过,即得。

19. 结晶紫指示液　取结晶紫 0.5g,加冰醋酸 100ml 使溶解,即得。

20. 酚酞指示液　取酚酞 1g,加乙醇 100ml 使溶解,即得。

变色范围 pH 8.3 ~ 10.0(无色→红)。

21. 铬黑 T 指示剂　取铬黑 T 0.1g,加氯化钠 10g,研磨均匀,即得。

22. 淀粉指示液　取可溶性淀粉 0.5g,加水 5ml 搅匀后,缓缓倾入 100ml 沸水中,随加随搅拌,继续煮沸 2 分钟,放冷,倾取上清液,即得。本液应临用新制。

23. 硫酸铁铵指示液　取硫酸铁铵 8g,加水 100ml 使溶解,即得。

24. 溴酚蓝指示液　取溴酚蓝 0.1g,加 0.05mol/L 氢氧化钠溶液 3.0ml 使溶解,再加水稀释至 200ml,即得。

变色范围 pH 2.8 ~ 4.6(黄→蓝绿)。

25. 溴麝香草酚蓝指示液　取溴麝香草酚蓝 0.1g,加 0.05mol/L 氢氧化钠溶液 3.2ml 使溶解,再加水稀释至 200ml,即得。

变色范围 pH 6.0 ~ 7.6(黄→蓝)。

26. 麝香草酚酞指示液　取麝香草酚酞 0.1g,加乙醇 100ml 使溶解,即得。

变色范围 pH 9.3~10.5(无色→蓝)。

27. 麝香草酚蓝指示液　取麝香草酚蓝 0.1g,加 0.05mol/L 氢氧化钠溶液 4.3ml 使溶解,再加水稀释至 200ml,即得。

变色范围 pH 1.2~2.8(红→黄);pH 8.0~9.6(黄→紫蓝)。

附录二十一　常用滴定液及其配制

1. 氢氧化钠滴定液(1mol/L、0.5mol/L 或 0.1mol/L)

NaOH＝40.00

40.00g→1000ml

20.00g→1000ml

4.000g→1000ml

【配制】　取氢氧化钠液适量,加水振摇使溶解成饱和溶液,冷却后,置聚乙烯塑料瓶中,静置数日,澄清后备用。

氢氧化钠滴定液(1mol/L)　取澄清的氢氧化钠饱和溶液 56ml,加新沸过的冷水使成 1000ml,摇匀。

氢氧化钠滴定液(0.5mol/L)　取澄清的氢氧化钠饱和溶液 28ml,加新沸过的冷水使成 1000ml。

氢氧化钠滴定液(0.1mol/L)　取澄清的氢氧化钠饱和溶液 5.6ml,加新沸过的冷水使成 1000ml。

【标定】　氢氧化钠滴定液(1mol/L)　取在 105℃ 干燥至恒重的基准邻苯二甲酸氢钾约 6g,精密称定,加新沸过的冷水 50ml,振摇,使其尽量溶解;加酚酞指示液 2 滴,用本液滴定;在接近终点时,应使邻苯二甲酸氢钾完全溶解,滴定至溶液显粉红色。每 1ml 氢氧化钠滴定液(1mol/L)相当于 204.2mg 的邻苯二甲酸氢钾。根据本液的消耗量与邻苯二甲酸氢钾的取用量,算出本液的浓度,即得。

氢氧化钠滴定液(0.5mol/L)　取在 105℃ 干燥至恒重的基准邻苯二甲酸氢钾约 3g,照上法标定。每 1ml 氢氧化钠滴定液(0.5mol/L)相当于 102.1mg 的邻苯二甲酸氢钾。

氢氧化钠滴定液(0.1mol/L)　取在 105℃ 干燥至恒重的基准邻苯二甲酸氢钾约 0.6g,照上法标定。每 1ml 氢氧化钠滴定液(0.1mol/L)相当于 20.42mg 的邻苯二甲酸氢钾。

如需用氢氧化钠滴定液(0.05mol/L、0.02mol/L 或 0.01mol/L)时,可取氢氧化钠滴定液(0.1mol/L)加新沸过的冷水稀释制成。必要时,可用盐酸滴定液(0.05mol/L、0.02mol/L 或 0.01mol/L)标定浓度。

【贮藏】　置聚乙烯塑料瓶中,密封保存;塞中有 2 孔,孔内各插入玻璃管 1 支,1 管与钠石灰管相连,1 管供吸出本液使用。

2. 盐酸滴定液(1mol/L、0.5mol/L、0.2mol/L 或 0.1mol/L)

HCl＝36.46

36.46g→1000ml;18.23g→1000ml

7.292g→1000ml;3.646g→1000ml

【配制】　盐酸滴定液(1mol/L)　取盐酸 90ml,加水适量使成 1000ml,摇匀。

盐酸滴定液(0.5mol/L、0.2mol/L 或 0.1mol/L)：照上法配制,但盐酸的取用量分别为45ml、18ml、或 9.0ml。

【标定】盐酸滴定液(1mol/L)　取 270～300℃ 干燥至恒重的基准无水碳酸钠约 1.5g,精密称定,加水 50ml 使溶解,加甲基红-溴甲酚绿指示液 10 滴,用本液滴定至溶液由绿色变为紫红色,煮沸 2 分钟,冷却至室温,继续滴定至溶液由绿色变为暗紫色。每 1ml 盐酸滴定液(1mol/L)相当于 53.00mg 的无水碳酸钠。根据本液的消耗量与无水碳酸钠的取用量,算出本液的浓度,即得。

盐酸滴定液(0.5mol/L)　照上法标定,但基准无水碳酸钠的取用量改为 0.8g。每 1ml 盐酸滴定液(0.5mol/L)相当于 26.50mg 的无水碳酸钠。

盐酸滴定液(0.2mol/L)　照上法标定,但基准无水碳酸钠的取用量改为 0.3g。每 1ml 盐酸滴定液(0.2mol/L)相当于 10.60mg 的无水碳酸钠。

盐酸滴定液(0.1mol/L)　照上法标定,但基准无水碳酸钠的取用量改为 0.15g。每 1ml 盐酸滴定液(0.1mol/L)相当于 5.30mg 的无水碳酸钠。

如需用盐酸滴定液(0.05mol/L、0.02mol/L 或 0.01mol/L)时,可取盐酸滴定液(1mol/L 或 0.1mol/L)加水稀释制成。必要时,标定浓度。

3. 高锰酸钾滴定液(0.02mol/L)

KMnO₄ = 158.03　　　　　　　　　　　3.161g→1000ml

【配制】取高锰酸钾 3.2g,加水 1000ml,煮沸 15 分钟,密塞,静置 2 日以上,用垂熔玻璃滤器滤过,摇匀。

【标定】取在 105℃ 干燥至恒重的基准草酸钠约 0.2g,精密称定,加新沸过的冷水 250ml 与硫酸 10ml,搅拌使溶解,自滴定管中迅速加入本液约 25ml(边加边振摇,以避免产生沉淀),待褪色后,加热至 65℃,继续滴定至溶液显微红色并保持 30 秒不褪;当滴定终了时,溶液温度应不低于 55℃,每 1ml 高锰酸钾滴定液(0.02mol/L)相当于 6.70mg 的草酸钠,根据本液的消耗量与草酸钠的取用量,算出本液的浓度,即得。

如需用高锰酸钾滴定液(0.002mol/L)时,可取高锰酸钾滴定液(0.02mol/L)加水稀释,煮沸,放冷,必要时滤过,再标定其浓度。

【贮藏】置玻璃塞的棕色玻瓶中,密闭保存。

4. 硝酸银滴定液(0.1mol/L)

AgNO₃ = 169.87　　　　　　　　　　　16.99g→1000ml

【配制】取硝酸银 17.5g,加水适量使溶解成 1000ml,摇匀。

【标定】取在 110℃ 干燥至恒重的基准氯化钠约 0.2g,精密称定,加水 50ml 使溶解,再加糊精溶液(1→50)5ml,碳酸钙 0.1g 与荧光黄指示液 8 滴,用本液滴定至浑浊液由黄绿色变为微红色。每 1ml 硝酸银滴定液(0.1mol/L)相当于 5.844mg 的氯化钠。根据本液的消耗量与氯化钠的取用量,算出本液的浓度,即得。

如需用硝酸银滴定液(0.01mol/L)时,可取硝酸银滴定液(0.1mol/L)在临用前加水稀释制成。

【贮藏】置玻璃塞的棕色玻瓶中,密闭保存。

5. 硫酸滴定液(0.5mol/L、0.25mol/L、0.1mol/L 或 0.05mol/L)

$H_2SO_4=98.08$　　　　　　　　49.04g→1000ml;24.52g→1000ml

　　　　　　　　　　　　　　　9.81g→1000ml;4.904g→1000ml

【配制】硫酸滴定液(0.5mol/L)　取硫酸30ml缓缓注入适量水中,冷却至室温,加水稀释至1000ml,摇匀。

硫酸滴定液(0.25mol/L、0.1mol/L或0.05mol/L)照上法配制,但硫酸的取用量分别为15ml、6.0ml及3.0ml。

【标定】照盐酸滴定液(1mol/L、0.5mol/L、0.2mol/L或0.1mol/L)项下的方法标定,即得。

如需用硫酸滴定液(0.01mol/L)时,可取硫酸滴定液(0.5mol/L、0.1mol/L或0.05mol/L)加水稀释制成。必要时,标定浓度。

6. 碘滴定液(0.05mol/L)

$I_2=253.81$　　　　　　　　　12.69g→1000ml

【配制】取碘13.0g,加碘化钾36g与水50ml溶解后,加盐酸3滴与水适量使成1000ml,摇匀,用垂熔玻璃滤器滤过。

【标定】取在105℃干燥至恒重的基准三氧化二砷约0.15g,精密称定,加氢氧化钠滴定液(1mol/L)10ml,微热使溶解,加水20ml与甲基橙指示液1滴,加硫酸滴定液(0.5mol/L)适量使黄色转变为粉红色,再加碳酸氢钠2g,水50ml与淀粉指示液2ml,用本液滴定至溶液显浅蓝紫色。每1ml碘滴定液(0.05mol/L)相当于4.946mg的三氧化二砷。根据本液的消耗量与三氧化二砷的取用量,计算本液的浓度,即得。

如需用碘滴定液(0.025mol/L)时,可取碘滴定液(0.05mol/L)加水稀释制成。

【贮藏】置玻璃塞的棕色玻瓶中,密闭,在凉处保存。

附录二十二　乙醇相对密度表

相对密度（20℃/20℃）	浓度%（ml/ml）	相对密度（20℃/20℃）	浓度%（ml/ml）	相对密度（20℃/20℃）	浓度%（ml/ml）
0.9992	0.5	15	6.0	47	11.5
85	1.0	08	6.5	41	12.0
78	1.5	02	7.0	35	12.5
70	2.0	0.9896	7.5	30	13.0
68	2.5	89	8.0	24	13.5
56	3.0	83	8.5	18	14.0
49	3.5	77	9.0	13	14.5
42	4.0	71	9.5	0.9807	15.0
35	4.5	0.9865	10.0	02	15.5
28	5.0	59	10.5	0.9796	16.0
0.9922	5.5	53	11.0	90	16.5

相对密度 （20℃/20℃）	浓度 %（ml/ml）	相对密度 （20℃/20℃）	浓度 %（ml/ml）	相对密度 （20℃/20℃）	浓度 %（ml/ml）
85	17.0	58	28.5	0.9497	40.0
80	17.5	52	29.0	89	40.5
74	18.0	46	29.5	81	41.0
69	18.5	40	30.0	73	41.5
64	19.0	33	30.5	65	42.0
0.9758	19.5	27	31.0	56	42.5
53	20.0	21	31.5	47	43.0
48	20.5	14	32.0	0.9439	43.5
43	21.0	08	32.5	30	44.0
37	21.5	01	33.0	21	44.5
32	22.0	0.9594	33.5	12	45.0
26	22.5	87	34.0	03	45.5
21	23.0	80	34.5	0.9394	46.0
15	23.5	73	35.0	85	46.5
10	24.0	0.9566	35.5	76	47.0
04	24.5	58	36.0	66	47.5
0.9698	25.0	51	36.5	57	48.0
0.9693	25.5	44	37.0	47	48.5
87	26.0	36	37.5	38	49.0
81	26.5	29	38.0	28	49.5
75	27.0	21	38.5	18	50.0
0.9670	27.5	13	39.0		
64	28.0	05	39.5		

中药制剂检测技术课程标准

（供中药制药技术、中药学、药学、药品生产技术、药品质量与安全专业用）

ER-课程标准